U0303043

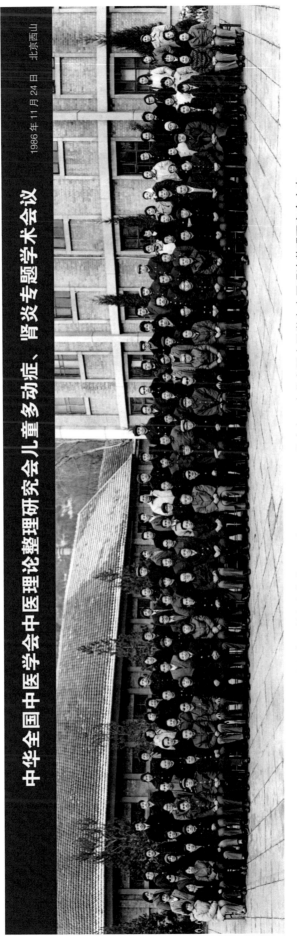

中华全国中医学会中医理论整理研究会儿童多动症、肾炎专题学术会议

1986 年 11 月 24 日　北京西山

首届全国儿童多动症专题学术会议（1986 年 11 月 24 日，北京），中华全国中医学会中医理论整理研究会主办

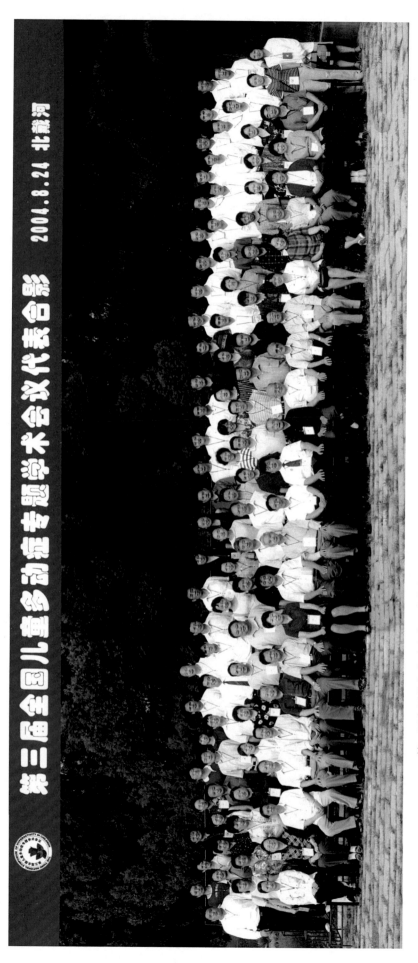

第三届全国儿童多动症专题学术会议（2004 年 8 月 24 日，北戴河），中华中医药学会继续教育部主办

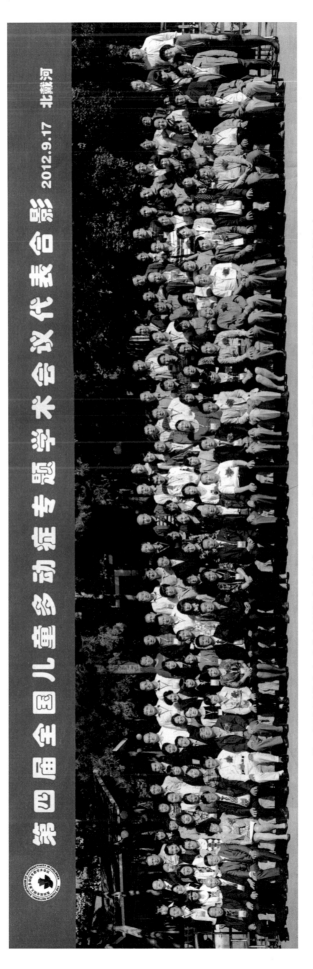

第四届全国儿童多动症专题学术会议（2012年9月17日，北戴河），中华中医药学会继续教育部主办

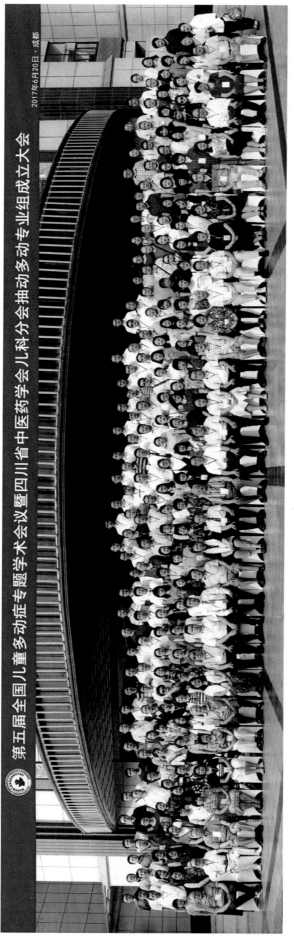

第五届全国儿童多动症专题学术会议（2017年6月20日，成都），中华中医药学会主办

儿童多动症临床治疗学

（第3版）

主编单位　全国中医理论整理研究会

主　　编　冷方南　郑　毅　李宜瑞　韩新民

副 主 编　刘　靖　杜亚松　静　进　陈晓刚

科 学 出 版 社

北 京

内 容 简 介

本书是全国中医理论整理研究会组织编写的一部关于儿童多动症临床治疗的专题著述。第3版在内容上做了较大调整和补充。全书分上、下篇和附录篇。上篇：西医基础与临床。主要论述了儿童多动症名称的沿革、病因学和发病机制的研究；儿童神经心理发育评价、儿童心理行为发展问题；临床诊断和鉴别诊断研究、治疗研究、预防和早期干预、预后等。下篇：中医证治。导论部分，概要地介绍了儿童生理特点、中医学对儿童多动症的认识、证候诊断及模式、中医药治则与治法、护理调摄与预防，以及中医药治疗的临床疗效评价标准；证治部分，将儿童多动症分为10个证（证候），分证详论。每个证，均按"证候名称""临床表现""辨证分析""疑似证鉴别""诊断要求""论治法则""方剂选择""中成药选介""穴位贴敷疗法""针灸疗法""推拿疗法""饮食疗法""音乐疗法""验案选萃""辨治按语""文献选录"等项编写。同时介绍了临床路径研究和共患病孤独症谱系障碍、抽动障碍辨证治疗。附录篇：收载了儿童行为量表、儿童多动症科研病历格式、中医证候诊断病历、门诊病历、临床观察病历等内容。末附方剂汇编，以备检索。

本书内容丰富，科学性与实用性强。可供从事儿童多动症研究的医疗、教学、科研人员和中医学爱好者及广大患儿家长参考。

图书在版编目 (CIP) 数据

儿童多动症临床治疗学 / 冷方南等主编 .—3 版 .—北京：科学出版社，2019.1
ISBN 978-7-03-060074-5

Ⅰ . ①儿… Ⅱ . ①冷… Ⅲ . ①儿童多动症－治疗学 Ⅳ . ① R748

中国版本图书馆 CIP 数据核字 (2018) 第 281456 号

责任编辑：路 弘 / 责任校对：李 影
责任印制：赵 博 / 封面设计：龙 岩

科 学 出 版 社 出版
北京东黄城根北街 16 号
邮政编码：100717
http://www.sciencep.com

三河市春园印刷有限公司印刷

科学出版社发行 各地新华书店经销

*

2019 年 1 月第 一 版 开本：889×1194 1/16
2025 年 1 月第五次印刷 印张：19 1/4 插页：2
字数：630 000

定价：120.00 元
（如有印装质量问题，我社负责调换）

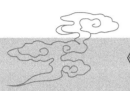

《儿童多动症临床治疗学》（第3版）
编辑委员会

主　编	冷方南　郑　毅　李宜瑞　韩新民
副主编	刘　靖　杜亚松　静　进　陈晓刚
编　委	（以姓氏笔画为序）

吕建光	朱俊凤	伊忠博	刘　华	刘　彦
刘天娇	刘亚非	刘军生	刘慧侦	纪烈琴
芦剑锋	杜玉芳	杜金双	李小珊	李丽曼
杨向娜	肖代齐	肖远德	张　萍	张　跃
张　焱	张连舫	张海涛	陈秀珍	邵洁雯
武翠凡	孟　青	侯江红	施念朋	洪峻峰
桂金贵	徐　磊	席　峰	唐　彦	唐　敏
黄　翔	黄小洪	黄丽敏	黄晓利	黄德明
蒋燕清	韩　江	景玉华	焦　平	游良昧
赖东兰	臧玉玲	鲜　涛	熊友华	颜泽明

顾　问	张奇文　林　节　凌耀星　彭国忱　宋祚民
	张继志
编　办	武　智　刘桂香　王　欢

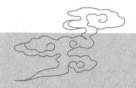

《儿童多动症临床治疗学》
主编单位
全国中医理论整理研究会

参加单位

中日友好医院

上海中医药大学

广州中医药大学附属第一医院

广西中医药大学附属瑞康医院

山东中医药大学

山西医科大学附属第一医院

山西中医药大学

大连医科大学附属大连市儿童医院

天津中医药大学附属第一医院

天津市儿童医院

中国中医科学院广安门医院

北京中医药大学

首都医科大学附属北京儿童医院

首都医科大学附属北京中医医院

本溪市中医院

四川省泸州市中医医院

扬州大学附属苏北人民医院

江苏省中医院（南京中医药大学附属医院）

江苏大学附属医院

邢台医学高等专科学校

安徽中医药大学附属第一医院

河南省中医院

河北省中医院

河北省医疗气功医院

易县中西医结合医院

青岛大学附属青岛妇女儿童医院

保定市中西医结合医院

保定市中西医结合肾病医院

南京中医药大学附属第一医院

贵阳医学院附属医院

浙江省人民医院

滦县人民医院

湖北中医药大学附属医院

黑河市第一人民医院

福建医科大学附属第二医院

煤炭总医院

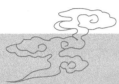

《儿童多动症临床治疗学》（修订版）
编辑委员会

主　编	冷方南　凌耀星　彭国忱　李宜瑞　韩新民
编　委	（以姓氏笔画为序）
	于作洋　文　胜　王海燕　王彩凤　尤艳枫
	厉　夫　石　萍　田　慧　刘　彦　朱海峤
	刘亚非　孙健民　张　力　张　跃　杜金双
	李元翰　李亚平　李守成　李宝珍　肖代齐
	肖远德　陈秀珍　陈晓刚　邵洁雯　芦剑锋
	周忠蜀　侯平玺　侯江红　洪峻峰　唐　彦
	桂金贵　贾六金　钱涯邻　倪蔼然　徐子彦
	高宏宇　黄彤岩　梁文旺　焦　平　赖东兰
	臧玉玲　薛　征
顾　问	张奇文　林　节　勾振堂　尤　军　周荣芝
	邹治文　宋祚民　王应麟　王立华　叶其芬
	沈宜元　瞿秀华
编　办	初金芝　商永锋　马　壮

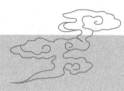

《儿童多动症临床治疗学》（原版）
编辑委员会

主　编　冷方南（北京中医学院）

　　　　王远任（太原市中医研究所）

　　　　凌耀星（上海中医学院）

　　　　王洪图（北京中医学院）

编　委　瞿秀华（上海中医学院龙华医院）

　　　　周荣芝（天津儿童医院）

　　　　邹治文（中国中医研究院）

　　　　巴　图（北京针灸骨伤学院）

　　　　吴保敏（中国医科大学三院）

　　　　叶其芬（北京儿童医院）

　　　　王立华（山东中医学院）

　　　　侯平玺（四川省泸州市中医院）

　　　　彭国忱（北京红十字朝阳医院）

　　　　沈宜元（青岛市儿童医院）

　　　　陈文庆（江西省儿童医院）

　　　　黄彤岩（扬州市卫生局）

　　　　田宏计（北戴河气功疗养院）

　　　　黄自立（重庆市中医院）

　　　　魏瑞陶（太原市妇幼保健院）

　　　　戴金梁（扬州市中医院）

　　　　李常松（本溪市中药厂）

　　　　胡　铭（本溪市中药厂）

　　　　张永华（太原市中医研究所）

　　　　钱涯邻（扬州苏北人民医院）

　　　　茅慰慈（大连儿童医院）

　　　　厉　夫（本溪市中医院）

　　　　孙远岭（上海中医学院）

经　捷（南京中医学院）

王文翰（北京针灸骨伤学院）

尤艳枫（黑龙江省黑河市人民医院）

冷　冰（北京中医学院）

刘　彦（大连儿童医院）

曾　静（四川省泸州市中医院）

顾　问　张奇文（山东省卫生厅）

周廷聪（军事医学科学院）

刘凤轩（辽宁省药检所）

林　节（南京儿童心理卫生研究所）

王一明（辽宁中医学院）

袁辉智（本溪市医药联合总公司）

韩家璋（本溪市科学技术委员会）

编　办　初金芝　石　英　许丽洁　眭　茜

程　宸　王清荣　张　跃　孙　艾

姜　虹

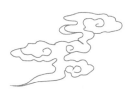

前言（第3版）

世界上，第一个把儿童多动症作为精神疾病进行报道的是德国医生霍夫曼在1845年提出的，距今已有174年；在中国，第一个把多动症介绍给中西医学界的是上海学者李雪荣在1975年提出的，距今44年，我本人研究多动症，是从1985年开始，不过34年，中国起步晚，但发展快。

儿童多动症，又称注意缺陷多动障碍（ADHD），是精神科疾病中一个特殊疾病，它的治疗关乎儿童前程、家庭幸福、社会安定，因此备受社会各界关注。当前，我国对儿童多动症的治疗，诊断水平，同世界发达国家同步。治疗上，世界上有的西医治疗手段，中国都有；世界上没有的方法手段，我们有，那就是中医的辨证治疗和综合治疗方法。中医的综合治疗方法极为丰富，除汤剂和中成药外，还有针灸治疗、穴位贴敷疗法、推拿疗法、气功疗法、饮食疗法和音乐疗法等，这些方法都必须辨证使用。当前，中国对ADHD治疗的中西医的方法是"七三开"，中医综合疗法占70%，西医综合治疗法占30%，这就是中医的疗效优势所在。因此，儿童多动症这个病，已被国家中医药管理局列为中医优势病种。可以确切地说，目前我们治疗儿童多动症的水平，已经走在了世界前面。但是，这种发展，在中国并不平衡。原因是我国的儿科医师缺乏，精神科的儿科医师又是缺乏中的缺乏——奇缺。为了在全国范围内普及，交流儿童多动症的学术经验，多年来，以儿童多动症为专题的学术会议已召开过5次；首届是在1986年有18个省68位代表参会；第2届在1991年有18省108位代表参会；第3届在2004年有20个省120位代表参会；第4届在2012年有23省163位代表参会；第5届在2017年有30省276位代表参会（除西藏自治区外，都有代表参会）。前4次均在北方召开，第5届会开始选择在西南地区召开，本身即有平衡发展的意图在其中。

儿童多动症、成人多动症都是一个慢性长期的疾病，因为特殊的体质状态调整不是短期内可以达到的，临床出现疗效后，必须坚持用药，3年，5年乃至8年以上，才能不断巩固疗效。这一点，临床医师必须有清醒的头脑，家长有充分的准备，不可半途而废。特别是中医"证候诊断"为虚证的患者，治疗周期尤长，其中诊断为"肾阴亏损证"，几乎终身间断用药，才能逐步改变先天不足的特殊体质状态。

目前，ADHD的诊断，仍然是症状诊断，各种物理和实验手段，仍属研究范畴，尚未列入诊断标准。中国中医的诊断是两级诊断，一级诊断是疾病诊断，同国际标准相同；二级诊断为证候诊断，是中国特有的。中医的治疗，必须首先明确两级诊断，否则是开不出处方的。

中医治疗ADHD，有很多新观念，与西医治疗原则不完全相同。比如：美国儿科学会提出，年龄小的患儿，尽量不要使用药物（西药）治疗，提倡用非药物治疗。中国中医则提出年龄越小，用药调整则越易见效。西医治疗多动症采用中枢兴奋剂，历史上曾有学者使用镇静剂而令症情加重者，故严格限制使用镇镇剂，但中医对辨证属于"肾阴亏、肝阳亢""心肝火旺"等证型多动症，均可使用镇静安神法则，取得很好疗效。中西医这种治疗观念上差别，导致中医治疗水平，远远超过西医，且副作用甚少，让世界刮目相看。在医疗资源上，中国有中医、西医、中西医结合三支力量，这三支队伍各自发挥自己的优势，又相互借鉴，互相学习，使中国的治疗水平，走在世界前面，为健康中国做出贡献。

本书上篇西医基础与临床部分的编写，由首都医科大学附属北京安定医院郑毅副院长，北京大学第六医院刘靖教授，上海交通大学医学院杜亚松教授，中山大学公共卫生学院静进教授完成。

本书下篇中医证治部分,导论由广州中医药大学第一附属医院李宜瑞教授、陈晓刚教授完成;儿童多动症临床路径研究由南京中医药大学第一附属医院韩新民教授完成,抽动障碍和孤独症谱系障碍的中医辨证治疗由北京中医药大学冷方南教授完成。特别需要说明的是关于"证治"部分的十大证候辨治,这是儿童多动症30年来国内研究的总结,"十大证候"是证候类型举例,如果临床上掌握了这十大证候,那么对于动态变化的其他证型,也不难识别和掌握,所以,"十大证候"仅仅是示人以范例,绝不能误以为多动症只有这十大证型。

此外,儿童多动症(注意缺陷多动障碍,ADHD),也是中医病名。中医的完整诊断模式是"疾病诊断十证候诊断"。完成儿童多动症的疾病诊断,必须熟知上篇的西医基础和诊断,完成中医的证候诊断,必须熟知下篇的中医证候相关知识,这样才能最终完成立法处方。所以,本书的上篇、下篇知识结构是为中医的诊断、治疗服务的。第3版的编写,基本上维持了修订版的框架结构,上篇西医部分做了不少知识更新,下篇中医部分做了不少内容充实,使之更贴近于临床,为临床治疗服务。

附录篇,收录了临床和科研实际需要的若干量表、筛查表、问卷、临床试验研究方案、研究病历、门诊病历等示例,备参阅使用。由于中医证治篇中各证候的临床综合治疗中涉及饮食疗法、膏药的贴敷和气功疗法,故将相关资料亦选择加以附录备参阅。

冷方南

2019年1月于北京

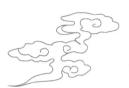

前言（修订版）

1986年以来，23年间，全国儿童多动症专题学术会议，开了三届：第一届1986年11月24日（北京）；第二届1991年8月23日（北京）；第三届2004年8月23日在北戴河，同时召开了《儿童多动症临床治疗学》（修订版）的编写会议。

多动症患儿，大多智力正常，但由于注意涣散、学习障碍，导致学习成绩下降，给患儿前程和父母带来忧患。美国流行病学调查显示：在少年犯罪和成年人犯罪中，儿童期患多动症者所占比例甚高。我国有4亿儿童，以4%发病率计，全国至少有1600万多动症患儿，其中有相当比例表现出冲动任性，导致少年犯罪。1600万多动症患者，约有25%患者可持续到成年，是导致违法犯罪、反社会人格的潜在危险人群。因此，儿童多动症的防治，已不仅是医学领域探讨的课题，已成为教育学、心理学、社会学广泛关注的课题，受到国家政府重视。第一届会议，中顾委副主任宋任穷和卫生部胡熙明副部长到会讲话，鼓励专家通力合作，做好该病的防治研究工作。第三届会议，在北戴河召开，各大媒体如新华社、人民日报、中央台、光明日报、健康报、香港大公报、澳门华侨报、中国妇女报、中国少年报等北京、港澳16家报纸和电台出席了北戴河会议，会后做了广泛宣传、报道、呼吁，意在唤起全社会对儿童多动症防治的关心，为提高中华民族人口素质，维护社会安定和家庭幸福，作出实际贡献。

北戴河编写会议结束后，承担编写任务的中西医药专家，经过两年努力，于2006年初大多已完成初稿，但因种种缘故，审稿会议一延再延，书稿始终未能审定。2009年5月，得到人民军医出版社的支持，经近6个月时间，完成了全书的审定稿任务。

《儿童多动症临床治疗学》修订版的框架结构分"西医基础与临床"和"中医证治"两大部分。这样设置的目的，是因为从事本病研究的中医药工作者，必须掌握和了解当代西医药领域研究本病的现状、进展，做到心中有全局，对从事中药治疗研究有借鉴；知晓中药治疗儿童多动症，在世界医学领域中的优势、位置，借鉴当代西医药学领域诊断治疗儿童多动症的方法手段，不断丰富发展中医药治疗的理论和方法，坚定中医药治疗儿童多动症的信心，为世界儿童健康作贡献。

本书，中医部分，编写难度在于"证治"，要求参加编写的医师，有较好的"证候学"及"证候"间鉴别的过硬功底。这部分内容，也是全书重点攻关的课题。中医诊断是两级诊断模式，一级诊断为疾病诊断，二级诊断是证候诊断。证候诊断，目前还是一个探索和有待规范化的研究课题；证候诊断的水平，反映了一个中医师临床"辨证"的水平。本书编写，从临床实际出发将本病临床常见的证候，归纳为十大"辨证"的类型。据三次全国专题会议和两次编写会议座谈讨论，北方地区"肾阴不足，肝阳偏亢"证型较多；西南地区"痰火扰心"证较多；南京地区"心肝火旺"证较多；上海地区"心肝肾失调"证所占比例突出。全国范围不同地区出现的"证候"比例不同，是否与不同地域的地理、气候、饮食习惯、家庭与学校对儿童的教育方式方法等因素有关，尚未形成流行病学调查结论。"证治"部分的十大"证候"类型，只初步反映了当前临床常见的"证"型，所列各"证"，仅是一个示例，实际临床中，错综复杂，既有"证候"间的兼见，更存在"证候"的动态变化。不可能初诊是某证，治疗过程中或治疗结束，仍是某证；"证候"，始终处于动态变化过程中，儿童多动症的临床"辨证"治疗，必须随"证候"的动态变化，其治则、立法、处方，发生相应变化，才能取得疗效上的最佳效果。中医治疗，不能针对"病"，必须针对"证"；一个病，一方到底，是十分罕见的，除非"证候"始终未变，否则不可能发生此等情形。中医诊疗的特点，"证"变，"法"变，"方药"

变,是中医临床取得疗效的关键。临床中,常听到家长或患儿说,吃某方(药),开始很见效,继续吃,就不见效了。这是一个警示语,注意一下,是否"证"变了,我们的治则、治法、方药未变。

西医药"多维治疗",中医称综合治疗。中医的综合治疗,内容极为精彩。倡导中国特色的中医药综合治疗,内容涵括中医药汤剂、中成药、穴位贴敷、针灸(体针、耳针)推拿、气功、食疗、音乐疗法、心理治疗等多项配合协同治疗,其疗效优势已经显现,没有口服西药那样的副作用和担忧。这种综合治疗,都是区别不同"证候"类型进行的,是真正的个体化治疗,考虑到了儿童体质因素、临床综合表现,在中医药理论指导下,做到"辨证"治疗,疗效是肯定的。

本书"上篇"临床治疗中所述音乐疗法,是从西医药学、心理学角度出发,从宏观上论述音乐疗法对本病治疗研究方面的探讨;而"下篇"中医各证候类型中所述音乐疗法,则是从不同证候类型临床表现特点,提出的个体化音乐疗法示例。这是一个带有学术探讨性质的尝试,有待在今后临床实践中,听取各方面意见,不断修正提高。

"下篇"各证候类型,饮食疗法推荐食谱中所涉及中药原料药,遵循国家卫生部公布的"保健食品原料管理的通知"精神(《通知》见附录篇)。

[验案选萃]一项,地位十分重要,临床研究,要得出令人信服的结论,必须有足够的临床病例资料作为数据支撑,而大量的病例资料很难在短期内搜集到。临床工作中,本来有大量的病例来源,但在临床研究中利用病例的情况却不容乐观。在编写这一项时,编委会采取"以我为主,拿来主义",尽量使用编者的治疗案例,同时广搜刊登于国内期刊上的有效案例,既解决了案例缺乏的问题,又起到广泛交流治疗经验的作用。

全书编委会是由西医、中医、中西医结合和心理学工作者所组成。《儿童多动症临床治疗学》修订版,是本领域内,西医药专家和中医药专家分工并密切合作的成功典范,早在编写之初,编委会就提出:西医药专家努力写好"西医基础与临床"部分(上篇),中医药专家努力写好"中医证治"部分(下篇),全书力争达到两个最"好"。两个最"好"是编委会的愿望,是否达到这个目的,还需在本书出版后,聆听广大读者、专家工作者的批评指导。

冷方南

2009年10月　国庆60华诞于北京

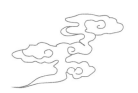

前言（原版）

20世纪60年代后期，国际间已形成儿童多动症临床研究"热"。同国外相比，我国临床研究起步，至少晚了十个春秋。80年代以后，临床实践表明，中医药治疗儿童多动症，具有明显优势。

为了在全国范围推广儿童多动症的临床治疗研究工作，全国中医理论整理研究会于1986年11月24日至26日在北京召开了儿童多动症专题学术会议。全国18个省、市、自治区的51个医疗、教学、科研单位的68名代表和特邀专家出席了会议。中共中央顾问委员会副主任宋任穷、卫生部副部长兼国家中医药管理局局长胡熙明同志到会并讲了话。宋任穷同志对中医事业的发展非常关心，希望中医中药不但要搞好继承，而且要提高发展，要在一些疾病的治疗效果上，在某些研究方面有所突破。胡熙明同志指出，用中医中药研究治疗儿童多动症是一件好事，鼓励大家通力协作，早出成果，造福儿童。会上，交流了中医中药治疗经验，讨论制定了儿童多动症的诊断标准及疗效评价标准，设计了科研大病历，并组织了全国科研协作。翌年3月份在京召开了落实临床科研的工作会议，从6月份开始，在北京、上海、天津、山西、辽宁、四川、山东、江西等13个医疗、科研单位进行临床观察。1988年4月下旬，在扬州市召开了临床科研总结会暨儿童多动症临床治疗学的第一次编写会议。因此，编写工作是在总结临床经验和进行临床科研的基础上进行的。凡是承担临床科研观察和临床药理、实验药理的单位，均参加了编委会。此外，还聘请了国内热心研究本病并取得了显著成就的少数专家，参加指导或亲自动手撰稿，这就是本书编委会产生的大致情形。从编委会成员的知识结构看，有中医、西学中、西医和儿童心理卫生工作者；从年龄段看，既有德高望重的中西医老专家，又有中年骨干，还有青年医师参加。编委会实行主编负责制，重大学术问题讨论磋商解决，充分发挥学术民主。

本书编写，贯彻以下原则：①遵循中医药理理论体系，保持发扬中医特色，以临床实践为基础，系统总结，全面阐述中医药在本病治疗方面的丰富多采的方法手段。②疾病诊断，充分吸取国际国内西医学对本病研究的最新进展，尽量运用现代科学方法，提高本病的疾病诊断水平。证候诊断，体现当代科学研究的最新进展。③贯彻"百花齐放，百家争鸣"的方针，既要有前人的论述，又能反映近代临床实践的经验，体现出中医药治疗的发展实际情况。

编写工作得到了各方面的大力支持。在全体编委会成员的努力下，经过半年的时间，完成了初稿，北京汇审会后，对初稿进行了认真修改。1989年7月6—15日在北戴河召开了审稿会议。会后，由主编对全部稿件再次进行通审，特别是对"证治篇"中所出现的证型间的交叉跨界等问题，进行了技术性处理。"证治篇"为全书编写重点，其中所列9个证候类型，均是根据国内各地临床经验，提炼归纳后所形成的理论性概括。这9个证候类型，只是示人以辨证的规范，实际临床中，远不止这9个证候类型，但若能熟练的掌握这些证候类型，对于应付临床的错综变化，还是不难做到运用自如的。

在临床主症识别方面，运用中医理论进行分析，也初步发现了一些规律：①以多动症为主要表现者，常有"热"象，非属虚热（阴虚），即属实热（湿热、痰热、心火），属于这类情形的有"肾阴不足，肝阳偏旺证""湿热内蕴，痰火扰心证"；②以神思涣散、注意力不集中为主要表现者，常有"气虚"的特点，如"心气虚证""心脾气虚证""肾气虚证"；③多动，兼神思涣散，注意力不集中者，常属于"心气阴两虚证"。此外，还有"脾气不足，痰浊内阻证"等虚实夹杂证，或因血瘀而发者，或有病位涉及心肝肾诸脏者。

儿童多动症的病名。随着对本病研究的深入和发展，国际间几经更易。专题学术会议和本书编委会，认为"儿童多动症"一名，已为我国社会上和学术界所接受，约定俗成，也就遵俗称谓，不做更改了。由于本书论述的重点是中医药治疗本病的方法手段，从治疗学的角度出发，紧密结合临床实际，故定名《儿童多动症临床治疗学》，这就是本书命名之由来。

本书"证治篇"中，针灸疗法由北京针灸骨伤学院巴图教授和王文翰提供，气功疗法由北戴河气功疗养院田宏计主任提供。在此一并说明。

为迎接全国第二届儿童多动症专题学术会议的召开，本书编委会全体成员，愿将本书作为引玉之砖，并向会议献礼，深望国内学者、专家批评指正。

冷方南
1989年7月15日于北戴河海滨

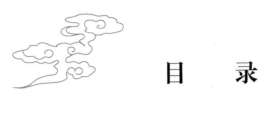

目　录

上篇

西医基础与临床

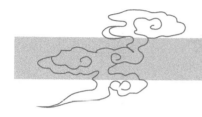

第一部分

西 医 基 础

第一节 儿童多动症概念及流行病学特点

一、定义及历史沿革

活泼好动是孩子的天性，几乎所有的孩子都有过注意力不集中和行为失控的时候。然而，有些儿童的行为失控绝非偶然。注意缺陷多动障碍患儿就是这样一些儿童，他们的行为问题是如此的频繁和严重，以至于影响了他们的正常学习和日常生活。特别是到了成年期，患者的多动行为有所控制，但注意力不集中、做事不持久、易冲动、莽撞、爱冒险仍很突出。因此，注意缺陷多动障碍已被公认为是一种有神经发育异常基础、并影响人一生的障碍。

注意缺陷多动障碍（attention deficit hyperactivity disorder, ADHD）亦被称为多动综合征（hyperkinetic syndrome），简称多动症。主要表现为与年龄不相称的注意力易分散，注意广度缩小，不分场合的过度活动和情绪冲动，并伴有认知障碍和学习困难，智力正常或接近正常。儿童多动症常见于学龄期儿童，但有70%的患儿症状持续到青春期，30%～50%的患儿症状持续到成年期。儿童多动症常共患学习障碍、对立违抗障碍、情绪障碍及适应障碍等，对患者的学业、职业和社会生活等方面产生广泛而消极的影响。目前，儿童精神科学者们普遍认为儿童多动症是一种影响终身的慢性疾病。

早在1854年，Hoffmann已把儿童的活动过度作为病态来描述。1902年George Still进一步描述了一组具有注意缺陷、多动和冲动症状的患儿，并发表在权威的医学期刊上，引起了医学界广泛的关注。1937年，Bradley指出这是一种儿童行为障碍的特殊形式，临床应用苯丙胺治疗取得很好的疗效。1947年，Strauss认为脑损伤是其重要病因，故取名为"脑损伤综合征"。1949年Clements等认为这种脑损伤是轻微的，故称为"轻微脑损伤综合征"，简称MBD。1966年Gessel指出多动症不是轻微脑损伤，而是"轻微脑功能失调"，也简称MBD。随着对疾病本质的逐步认识，1980年美国精神病协会（American Psychiatric Assosiation, APA）在《精神障碍诊断和统计手册》（*diagnostic and statistical manual of mental disorders*, third edition, DSM-3）第3版中提出该疾病，当时的名称是注意缺陷障碍（attention deficit disorder, ADD），明确诊断要求在注意缺陷、冲动两个症状群中症状的数量分别达到一定的条目数，在此基础上，如能满足多动症状群中的条目数，则诊断为注意缺陷障碍伴多动（attention deficit disorder with hyperactivity, ADDH），如达不到，诊断为注意缺陷障碍不伴多动（attention deficit disorder without hyperactivity）。1987年修订后出现了DSM-3-R诊断标准，疾病名称改为注意缺陷多动障碍，对症状的描述有所改变，要求在14个症状条目中达到8条，不再分型，而按严重程度划分为轻、中、重三级。1994年修订而成的DSM-4仍沿用注意缺陷多动障碍的名称，但诊断的结构发生了较大变化，反映了对疾病实质的一些新认识和观点。DSM-4将症状分为两大核心症状，一组为注意缺陷症状，要求符合9个条目中的6条；另一组多动冲动症状，也为9个条目，同样要求符合其中的6条。将儿童多动症分为三型：如仅满足前者，即诊断注意缺陷为主型（predominately inattentive type, ADHD-I），仅满足后者诊断为多动冲动为主型（predominately hyperactive-impulsive type, ADHD-HI），两者均满足诊断为混合型（combined type, ADHD-C）。2013年修订发行的DSM-5则在DSM-4诊断标准基础上，对部分症状条目进行了成人患者症状的补充，并对成人患者诊断所需的症状条目数进行了明确规定。近年来，世界卫生组织在《国际疾病分类》第9版和第10版（ICD-9和ICD-10）中将该疾病命名为"儿童多动综合征"。

目前现行的两个系统ICD-10和DSM-5，用于确定诊断的18个症状条目描述完全一致，不同之处在于：ICD-10要求注意缺陷、多动/冲动症状两大主征都要同时明显存在，而DSM-5只要一组症状明显存在即可；ICD-10提倡一元诊断和诊断等级，一旦存在心境障碍、焦虑障碍和广泛发育障碍，则优先诊断这些疾病，而DSM-5允许儿童多动症和心境障碍、广泛发育障碍、焦虑障碍共患。

人们经历了一个多世纪的研究和治疗，儿童多动症已经成为备受关注和研究最多的儿童精神和精神发育障碍，每年至少有上千篇科研文章问世。也许你已经拥有了许多有关儿童多动症的书籍，网络上也可以查到大量的不同水平的研究信息和资料，各种建议和指导比比皆是，但是关于儿童多动症的本质和最佳治疗的研究仍然存在大量的问题和矛盾。儿童多动症常常被媒体同时报道有诊断过多和诊断不足；治疗过度和治疗不足；同样的治疗新药有的描述是基本用药，有的则认为是十分危险；真可谓众说纷纭。

为什么会有这么多的矛盾和混乱？是否儿童多动症也像糖尿病或哮喘一样容易诊断？答案是"不"。对于ADND的诊断，没有明确的实验室指标，没有血、尿化验的异常，更不能靠X线或脑电图等指标来确定孩子是否患有儿童多动症。只有在家长、患者、医师、老师等有关人员的共同合作下，通过观察、分析判断孩子或成人的实际行为表现，并分析孩子或成人的行为是否影响和如何影响他们在家庭、学校、工作单位，以及其他环境中的表现、学习工作状况、他们的自尊是否影响等来综合诊断。孩子或成人们的状况和症状表现可以通过仔细的观察、各种信息的交流、行为问卷的评价和其他方法来进行分析和评价。这种诊断过程可能会因为其他影响因素而复杂化，如：孩子或成人患者本身的焦虑、抑郁或其他行为障碍等，因有些症状看似与儿童多动症很相似或伴随着儿童多动症，与之共存。

因此，医师和心理学家通常通过不断地变换和整合不同层次的信息以帮助患者和其家庭找到儿童多动症最佳的治疗和改善预后的方案。这些最可信任和最稳定的信息就是我们称之的"循证"。循证医学整合了临床医师的最佳经验和系统研究中的最佳临床证据，以做出适合于患者和家庭的最佳治疗方案。

很显然，不论是多动症、注意缺陷障碍或注意缺陷多动障碍，这些名称均不涉及针对病因的分类和描述，而都是症状描述性用语。尽管人们对儿童多动症的认识已经有100多年了，儿童多动症是病还是毛病？是心理的问题还是生理的问题？是儿童特有的问题还是儿童青少年和成人共同的问题？诊断需要不需要实验室检查？治疗重点是用药还是靠管教？……多年来一直是人们争论的焦点。因此，及时了解儿童多动症研究进展和诊疗特点，探讨和解决目前普遍现存的问题和误区是十分必要的。

二、患病率

儿童多动症的患病率一般报道为3%～5%，男女比例为（4～9）∶1。Taylor等跨文化研究发现几乎在所有的国家和文化背景中均有儿童多动症发生，但在不同的国家和社会经济文化阶层中，其患病率有差异。英国报道患病率不到1%，一般他们把该类问题归为儿童行为问题；荷兰报道为5%～20%；20世纪70—80年代美国报道儿童多动症的患病率为5%～10%，之后按DSM-4标准，为3%～5%；日本为4%；我国报道学龄期儿童儿童多动症的患病率为1.3%～13.4%，七项大型研究的荟萃分析患病率为4.31%～5.83%（忻仁娥等，1981；Shen YC等，1985；万国斌等，1990；李雪荣等，1993；胡虞志等，1998等）。此外，研究发现多动症儿童来自父母分居或离婚的家庭、父亲经济地位低或为体力劳动者、父母婚姻不和谐，以及家庭教育不一致者较多见。多动症儿童的父亲和男性亲属出现物质滥用、母亲和女性亲属出现布里凯氏综合征（Briquet's Syndrome一种癔症）等病理心理问题明显多见。

儿童多动症的患病率主要与研究者所使用的评定工具、诊断标准、取样方法、报告人（父母、教师或两者都参与）、共患病情况、选择人群的年龄、国家及人口特征有关。应用DSM-4诊断标准得到儿童多动症的患病率为5%～10%（Offord等，1987；Fergusson等，1993；Newman等，1996）；Scahill和Schwab-stone（2000）总结以往研究结果得出应用DSM诊断标准，儿童多动症的患病率为1.9%～14.4%；Danckaerts和Taylor（1995）综述及Swanson等（1998）研究发现应用较严格的ICD诊断标准，单纯儿童多动症（无共患病）患病率仅为1%～2%。通常在DSM-4-TR中报道学龄期儿童儿童多动症患病率为3%～7%，男性多于女性，男女之比约为2.5∶1至5.6∶1。儿童多动症在学龄期男孩患病率最高，青春期患病率下降；女孩患病率低，但各年龄段患病率并无差异；城市儿童多动症患病率高于农村（Szatmari等，1989）。国际上近些年流行病学数据显著增高，Willcutt（2012）汇总了大量研究，报道患病率高达8%～11.4%；成人5%（表1-1）。

表1-1 世界范围内儿童多动症的流行情况

年龄（岁）	所有研究（Total N）	儿童多动症总数		混合型		多动冲动亚型		注意缺陷型	
		%	M∶F	%	M∶F	%	M∶F	%	M∶F
3～5	12（9 339）	10.5	1.8∶1	2.4	2.5∶1	4.9	1.9∶1	2.2	1.0∶1
6～12	24（56 088）[a]	11.4	2.3∶1	3.3	3.6∶1	2.9	2.3∶1	5.1	2.2∶1
13～18	6（5 010）	8.0	2.4∶1	1.1	5.6∶1	1.1	5.5∶1	5.7	2.0∶1
>19[+]	11（14 081）[b]	5.0	1.6∶1	1.1	2.0∶1	1.6	1.4∶1	2.4	1.7∶1

a 22项不同亚型调查（总人数N=52 622）；b 10项不同亚型调查（总人数N=10 882）

儿童多动症的症状基本在学前出现，但在9岁时最为突出。随着年龄的增长，共患学习困难和其他精神障碍的概率明显增加，共患比例如下：破坏性行为障碍23%～64%，心境障碍10%～75%，焦虑障碍8%～30%，学习困难6%～92%，抽动7%。总体来说，约65%的患儿存在一种或多种共患病。共患病的存在常导致患儿社会功能严重受损，临床疗效降低，预后不良。为了使儿童多动症儿童的学业水平能与其智力能力保持一致，大约有20%的儿童多动症儿童需要给予特殊教育，15%的儿童多动症儿童需要提供特殊的行为矫正服务。

目前，大多数学者认为儿童多动症是可以影响终身的神经发育障碍。其中60%的儿童多动症儿童会持续到成年。但是要注意有些智商高，学习影响不明显的个体在儿童和青少年时期未能诊断出来，到成人期由于竞争和要求的提高而难以适应出现问题，这种情况常常被误诊。估计目前儿童多动症影响了美国4.4%成年人。一项全国性的家庭调研，筛查儿童多动症患者（n=3198，年龄18～40岁），结果发现4.2%的美国工人患有多动症。多动症在工人中的流调数据发现，多动症的患病率在性别、年龄、教育程度或职业上没有显著性差异。非西班牙裔的白种人中，儿童多动症的患病率显著高于其他种族。2007 WHO-WMH调研，估计全球成人多动症的发病率为3.4%。显然，儿童多动症不仅仅是儿童时期的问题，是影响一生的重大慢性疾病。

三、影响患病率的因素

1.影响罹患儿童多动症的危险因素 在儿童出生以前，特定的血缘和家庭特点就能够增加他/她发展为儿童多动症的概率。这些危险因素不会直接导致儿童多动症，但出生在这种家庭的儿童比其他儿童更倾向于成为儿童多动症患者（Barkley，2000）。

（1）家长和家庭的特征：由于遗传因素的作用，如家长患有儿童多动症，其孩子更有可能成为儿童多动症患者。实际上，任何儿童多动症家族史都能增加儿童罹患儿童多动症的概率。例如：同胞中有一人患儿童多动症，那么另一个孩子罹患儿童多动症的可能性是25%～35%。不考虑患有儿童多动症的同胞的性别，科学家们估计这种危险性在女孩中是13%～17%，男孩中是27%～30%。目前尚不清楚为什么在同一个家庭中男孩患病的危险性比女孩大，有可能是遗传方面的原因。这种性别差异不仅突出体现在儿童多动症上，而且精神发育迟滞、阅读障碍、学习障碍等方面都是如此。无论原因是什么，总之不能归为单纯的社会因素，如仅仅是家长对男孩和女孩采取不同的对待方式所造成。

其他和儿童多动症早期形成和症状迁延相关的家庭危险因素是：①母亲教育程度低；②父母的社会经济地位低；③单亲家庭；④被父亲抛弃的家庭。然而，这些因素只能使儿童多动症的危险性轻度增加，而不会导致儿童多动症。它们只和儿童多动症的危险性增加有关。

（2）母亲妊娠期的特点：一些研究表明经历妊娠期或分娩并发症的母亲比那些没有并发症的母亲更倾向于有儿童多动症孩子。并发症的类型似乎并不比并发症的数目重要。这种并发症可以通过影响胎儿的正常脑发育而造成儿童多动症，或者存在第三种因素：母亲自身罹患儿童多动症。在这种情况下，儿童多动症母亲在围生期不会很好地照顾自己，引发较多的并发症，而孩子出现儿童多动症是由于遗传造成的。

实际上几乎没有迹象表明妊娠期或分娩期并发症可以导致儿童多动症。20世纪70年代由美国进行的一项大型研究"围生期协作项目"表明，下面陈述的并发症可以（轻度）增加儿童罹患儿童多动症的危险性：母亲每天的吸烟量、母亲的抽搐发作、母妊娠期间住院次数、分娩过程中和分娩后孩子的呼吸困难、分娩后受检胎盘的重量和健康状况。如果这些方面出现问题，就会增加儿童出现儿童多动症症状的概率。母亲的情况越糟，孩子的症状就越严重。

对早产儿和低体重儿的研究表明，这些儿童在童年后期很有可能成为儿童多动症患者，其风险是普通儿童的5～7倍，其原因可能是早产儿和低体重儿出现颅内少量出血的危险性较高。研究发现存在颅内少量出血的婴儿中有40%在童年后期符合儿童多动症诊断标准（同时存在其他发育和学习问题），而没有颅内出血的孩子很少出现这些问题。

（3）婴幼儿期的特点："围生期协作项目"发现下列问题是和儿童后期多动相关的危险因素，包括：运动发育迟缓、出生和1岁时头围小、羊水被胎粪（胎儿肠道内的物质）污染、出生后神经系统受损的体征、呼吸问题、低体重等。然而，即使这些体征存在，患病危险性也很小。那些婴儿期或学龄前健康状态欠佳、运动协调能力发育缓慢的儿童，其童年期形成儿童多动症和儿童多动症症状迁延的危险性较大。

当然，过度活泼的儿童，即使是在婴儿期，其形成儿童多动症的危险性也很高。同样，那些关注外界事物或玩具时间短暂、不能一直追踪视野范围内物体或对外界刺激有强烈反应的孩子都是高危人群。许多心理学家确信这些表现恰好是儿童多动症的早期症状，儿童多动症症状不可能在婴幼儿期就充分发展、形成。

（4）学龄前的特点：在学龄前期（2～5岁），伴有高度注意力不集中和情绪障碍（如：经常易怒或发脾气，或容易沮丧）的年幼儿也容易长大后罹患儿童多动症。另外，性情消极、尖刻的儿童以后容易被诊断为儿童多动症。"性情/气质"指早期形成的持续存在的人格特征，包括：活动水平，对刺激的反应强度，持续或注意持久性，对别人的要求，情绪特点（易激惹、易怒或情绪外露），适应能力，睡眠-醒觉周期和排泄（控制大小便的能力）的规律性。作为预测因素，这些特征在学龄前和婴幼儿期都具有同样重要的作用。在这些特征当中，尤其是过度活动、反应强度高、注意力不集中、消极情绪和适应能力差，还可以预示儿童后期儿童多动症的转归。当然，那些有严重注意力不集中或多动症状的儿童足以被诊断为儿童多动症，而且在随后的5～10年依然会满足该诊断标准。

另外，最重要的是家长的人格特点，研究结果发现，早期母亲的消极、挑剔和严厉的管教模式可以预示多动儿童后期行为问题的存在。充满敌意或有婚姻问题的家长也可以是伴有消极气质的学龄前期儿童形成儿童多动症的危险因素。可以说儿童的气质是一项

重要的早期危险预测因素，而且能够通过家长创造的家庭环境以及他们对待困难儿童的反应模式而改善或加重。这种环境氛围可以结合孩子的早期气质问题而增加后期形成儿童多动症的危险。

总之，在儿童进入幼儿园之前就有可能确定形成早发和持续型儿童多动症症状的危险性，甚至是在2～3岁。下面按照严重性的主次顺序排列的因素，作为潜在的预测因素，对于判断儿童是否早期形成儿童多动症以及症状是否持续很有帮助。

①孩子婴幼儿时期和学龄前期出现活动水平增加和过于苛刻；②在儿童幼年家长的批评/强制性行为，并结合第1项内容（这表明对重度儿童多动症症状的一种反应）；③儿童多动症家族史；④母妊娠期吸烟、饮酒、体质差；⑤母妊娠期出现超乎正常数量的并发症〔尤其是早产和（或）与颅内出血有关的低体重〕；⑥单亲家庭，同时文化水平低于正常要求（这可以提示家长可能存在儿童多动症症状）；⑦婴儿期身体素质差，运动和言语发育迟缓。

2.文化背景及诊断理念的影响　儿童多动症是受诊断理念和文化背景影响最明显的疾病。就连世界上最权威的两大诊断体系都存在明显的分歧，ICD-10要求注意缺陷、多动、冲动症状两大主征都要同时明显存在，而DSM-5只要一组症状明显存在即可，将儿童多动症分为混合特征为主（两组症状都很明显，与ICD-10一致），注意缺陷特征为主（只符合注意缺陷的诊断标准，而不满足多动、冲动的诊断标准），和多动、冲动特征为主（只符合多动、冲动的诊断标准，而不满足注意缺陷的诊断标准）。显然，ICD-10诊断的儿童多动症只是DSM-5中的混合特征为主的这部分，其他两种特征（类型）不被诊断。同时，ICD-10提倡一元诊断和诊断等级，一旦存在心境障碍、焦虑障碍和广泛发育障碍，则优先诊断这些疾病，而DSM-5允许儿童多动症和心境障碍、广泛发育障碍、焦虑障碍共患。因此，用ICD-10标准调查出来的患病率明显低于用DSM-5调查出来的患病率（图1-1）。

第二节　病因和发病机制

儿童多动症病因和发病机理尚不清楚，但众多证据提示，儿童多动症是一种神经发育障碍。既往研究显示，儿童多动症患儿执行功能中转换功能水平与较其年龄小2～3岁的正常儿童相当（Chelune等，1986；Qian等，2013），运动平衡功能落后于正常男孩（程嘉等，2007），脑电alpha波8Hz成分增多（孙

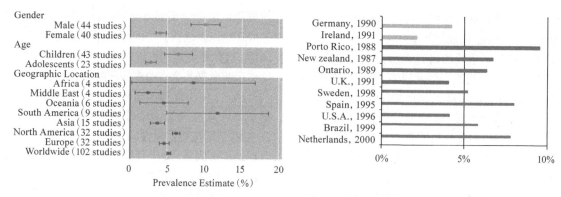

图1-1 不同地区及不同诊断标准得到不同的患病率

黎等，2002)，磁共振质子波谱(1H-MRS)双侧苍白球氮—乙酰天冬氨酸/肌酸比值(NAA/Cr)明显降低(Sun等，2005)。神经影像学研究进一步发现儿童多动症患儿脑灰质的成熟较正常对照人群晚约3年(正常人群7.5岁，儿童多动症10.5岁)，特别是前额叶皮质及颞叶皮质(Shaw等，2007)；静息态脑功能成像的数据显示，儿童多动症成人的脑功能与正常成人对照有显著差异，而与正常青少年相似(Sato等，2012)。以上研究结果均提示儿童多动症患者脑发育延迟，儿童多动症是一种神经发育障碍性疾病。

目前，认为儿童多动症是由多种生物学因素、心理因素及社会因素单独或协同作用导致的一种综合征。

一、生物学研究

1.遗传因素 多年来的研究发现儿童多动症儿童的生物学亲属的心理障碍往往比非儿童多动症儿童的亲属多，尤其是抑郁、酒瘾、品行问题或反社会行为、多动。这些研究提示儿童多动症可能有遗传倾向。

(1)家系和双生子研究：这是确定儿童多动症是否遗传的一种方法。一些研究比较了儿童多动症儿童的一级亲属(父亲、母亲和兄弟姐妹)、正常儿童(即无任何精神障碍的儿童)及其家庭成员的患病情况，结果发现超过25%的儿童多动症儿童一级亲属也患有儿童多动症，而在另外两组只有5%。因随机抽取的任一儿童样本有5%的概率患该障碍(人群整体患病率)，因此，如果一个儿童患有儿童多动症，那么其家庭成员罹患儿童多动症的风险为普通人群的5倍。

双生子研究更具有说服力。科学家们发现，如果双生子之一患有儿童多动症，那么另一个患儿童多动症的危险性是80%~90%。一般来说，同卵双生子的同病风险率是79%，而异卵双生子只有32%，但是后者与其他儿童3%~5%的患病率相比，风险高了6~10倍。

近期几项大型双生子研究显示儿童多动、冲动行为的遗传度是55%~97%，平均为80%。环境因素，如饮食、铅等毒素，或母孕妊娠期、围生期并发症，仅能解释病因的1%~20%。由此可见，遗传因素在儿童多动症发病中起了主要作用。

(2)分子遗传学研究：目前分子遗传学研究进展较快：一是基因扫描；二是基于假说或是一些实证证据来检查1个或2个以上的候选基因。多巴胺受体4基因、多巴胺转运体基因、去甲肾上腺素载体基因和五羟色胺受体基因仍是重点的相关基因。有研究显示肾上腺素能基因对儿童多动症表型表达作用影响更大。

家族与分子遗传和生物学结合的综合遗传研究是新的热点。美国学者Del'Homme(2007)研究2个以上同胞患有儿童多动症的235个家庭，发现尽管儿童多动症共患LD较多，但是两者是独立的家庭因素，父母患有儿童多动症，不能预测孩子的学习障碍；Casey等(2007)在父-子同患儿童多动症的样本中利用功能性图像映射技术研究前纹状体通路在儿童多动症中的作用。结果提示前纹状体结构异常在儿童多动症个体中有遗传倾向，而前纹状体白质区域的破坏是这种障碍的一种可能的路径；美国和荷兰学者采用事件相关的快速混合任务功能磁共振成像检查发现小脑与大脑前额叶皮质一样，也是儿童多动症家族易感性的敏感区(Mulder，2008)。

儿童多动症的遗传方式至今仍存在很多疑问，是单基因传递，还是多基因遗传？它和儿童的性别有关吗？是否可以确定基因在特定染色体上的位置？是否能通过检测血样来明确个体患病风险？随着科学的发展，很有可能在今后的几十年中得到答案。目前多数学者认为儿童多动症为多基因遗传性疾病(Comings等，1996，1998)。分子遗传学研究发现儿茶酚胺类(多巴胺、去甲肾上腺素和5-羟色胺)神经递质通路上的受体、转运体、代谢

酶等多个基因可能是儿童多动症的易感基因（Ge
Genro等，2010；Faraove等，2010；Guan等，2009；liu
等，2013；Jin等，2011）。全基因关联研究（Stergiakouli
等，2012；Yang等，2013）也发现该疾病与多个基因相
关，还有报道基因间存在交互作用（Gao等，2014）。但
是尽管如此，到目前为止，尚无肯定的结论。儿童多
动症是一组复杂的临床特征，而这种特征常常由多
基因决定，因此，今后应把注意力集中于与神经发育
相关的基因，探讨多基因如何相互作用，了解如何通
过儿童多动症内表型介导而导致儿童多动症。还需
结合功能和结构脑成像和遗传学，以寻找使基因变化
转化为行为变化的大脑变化，并探寻预测儿童患者
在成年之前自动好转或终身持续患病的基因和环境
因素。

（3）内表型研究：内表型研究是精神疾病近年来
研究的热点之一。英国和德国学者Andreou等（2007）
研究证实"反应时"（RT）能反映儿童多动症的认知缺
损，尽管精力和动机因素对测量有明显的影响，但家族
的影响高达60%～70%。结果提示RT的变化是一种可
反应基因和儿童多动症关联的"内表型"。

荷兰学者Rommelse等（2007）在350例儿童多动
症患者和195例正常同胞及271例正常对照儿童中间
研究运动控制问题。测评左手和右手完成两项计算机
运动控制任务（跟踪任务和追踪任务）情况。结果提
示，跟踪任务显示的不精确和不稳定的运动是有儿童
多动症家族倾向的，是合适的"内表型"因素。而左手
测评是最灵敏的，这可能反映了右脑的病理损伤。

2.环境因素

（1）孕产期不利因素：母妊娠期吸烟摄入的尼古
丁以及饮酒摄入的酒精都可以造成儿童大脑尾状核和
额叶区的发育出现明显异常。1992年，一项较大规模的
研究发现受孕时直接吸烟或妊娠后被动吸烟可以增加
儿童行为问题的出现概率。如果受孕时和妊娠后均有
尼古丁暴露，那么儿童出现行为问题的可能性更大。还
有研究发现，妊娠期吸烟的数量和孩子患儿童多动症
的危险性之间有显著相关，甚至控制儿童多动症家族
史后，仍有类似结果。

上述结果表明吸烟与儿童多动症的高患病危险性
相关。既往研究也表明饮酒母亲的孩子更容易出现多
动和注意力不集中问题，甚至是儿童多动症。母妊娠
期饮酒量直接和4～7岁儿童出现注意力不集中、多动
问题的危险程度相关。

除此之外，动物研究已经表明尼古丁和乙醇能够
造成特定脑区的发育异常，这些异常可以导致多动、冲
动和注意力不集中。所以可能最有意义的是母亲妊

娠期吸烟或饮酒可以增加孩子出现儿童多动症的风
险，尤其当母亲本人也是儿童多动症时，这种危险性就
更大。

有一定比例的儿童多动症儿童母亲存在围生期异
常史。母妊娠期间（尤其是妊娠早期）感染、中毒、营
养不良、服药、饮酒及吸烟、X线照射，以及各种原因
所致婴儿脑损伤（宫内窒息、分娩时所致脑损伤）和非
正常分娩（产程过长、过期产、早产）、低体重儿等均可
能引起神经发育异常，使儿童出现多动和行为问题，成
为儿童多动症的患病危险因素。

（2）铅暴露：一些科学研究表明，儿童体内高血
铅水平可能和多动、注意力不集中有关。如果儿童存在
铅暴露，体内高水平的血铅有可能是儿童多动症的原
因，因为研究表明中度至高度铅暴露可以损伤大脑组
织。正如乙醇和尼古丁一样，铅是大脑的一种毒素，可
以把它看成儿童多动症的潜在病因。

3.大脑发育异常　到目前为止，多角度的科学研究
结果表明，儿童多动症人群大脑中特定的化学物质发
生改变，而且特定脑区活动下降、发育不成熟和体积
萎缩。大脑额叶区可能和儿童多动症的发生有关，该
脑区被称为眼-额叶区，它的许多连接通路经过神经
纤维与尾状核（纹状体的一部分）相连，而尾状核与
大脑深层的边缘系统相连。这些大脑区域可以帮助机
体抑制行为、保持注意，并且控制机体的反应。它们同
样可以抑制和控制机体的感情与动机，同时帮助机体
使用语言（规则或指示语）来控制行为和对未来做出
计划。

（1）神经生化研究：对于儿童多动症的生化研究
提出了去甲肾上腺素（NE）功能不足、多巴胺（DA）
功能不足、5-羟色胺（5-HT）功能过高或相对不足等
假说。Quay引用行为促进系统和行为抑制系统的观
点，解释了神经递质系统与儿童行为之间的关系，推测
儿童多动症的病因可能是神经递质失调或去甲肾上腺
素、多巴胺、5-羟色胺这三个系统出现失调所致的行为
障碍。研究还发现儿童多动症儿童也可能存在兴奋性
氨基酸（Glu、Asp）和抑制性氨基酸（GABA、Gly）的
代谢失调。

（2）轻微脑损伤及神经系统发育障碍：自儿童多
动症被提出以来，曾有一种"轻微脑损伤"的假说，但
一些严格的病例对照研究表明，患儿有明确脑损伤的
比例并不太高。根据神经电生理研究结果，提出了儿
童多动症儿童脑发育迟滞（Wikler等，1970）、脑发
育偏离正常（Chabot等，1996）、觉醒不足（Satterfield
等，1972）三个假说。

（3）脑结构与功能研究：近年来磁共振技术日益

成熟，并应用于儿童多动症的研究中。Castellanos 等研究发现，儿童多动症儿童全脑体积较正常对照减小3%～5%，额叶、顶叶、颞叶和枕叶均有受累，尤其是右侧大脑的体积减小更加明显。同时，大脑灰质及白质的体积均见减小，侧脑室体积增大，脑室的左右对称性存在逆转（左＞右）。Valera等对结构磁共振结果进行Meta分析，结果表明，儿童多动症儿童存在异常的脑区包括全脑及右脑体积、小脑、胼胝体的压部及右侧纹状体。除上述脑结构异常外，儿童多动症患儿还存在脑功能的异常。有学者使用激活可能性估计（Activation likelihood estimation, ALE）的方法对16项fMRI研究进行Meta分析，结果显示，儿童多动症儿童额叶激活低下，包括前扣带回、背外侧前额叶、前额叶的下部以及基底节、丘脑以及部分顶叶。在反映抑制功能的fMRI研究中，儿童多动症儿童最常发现异常的脑区为前额叶下部及中央前回，这些异常的脑区属于额叶-纹状体及额叶-顶叶环路（Dickstein等，2006）。Cortese等的Meta分析结果还表明儿童多动症患者在额叶-纹状体通路及顶叶呈现静息态的低活化，在任务态首先呈现额顶叶系统的低活化，以及默认网络、背侧注意网络、视皮质区过度活化（Cortese等，2012）。Ma Jun等（2012）对15例儿童多动症儿童及15名性别、年龄、智商相匹配的对照组儿童进行GO-NOGO任务下的fMRI研究，结果发现，在任务完成情况无统计学差异的前提下，儿童多动症儿童较对照组大脑激活增加，但所激活的脑区并非在正常儿童中与反应抑制相关的大脑环路，如：右侧大脑半球额中回和额下回等，而是左半球额下回、右侧下颞叶皮质和右侧中央前回、左侧中央后回、枕下皮质、枕中皮质、右侧距状回、右侧海马、右侧中脑和小脑，表明儿童多动症儿童为达到反应抑制所需要的状态，在大脑内引起广泛的、代偿性的、并多集中在后位脑组织的激活。李飞等（2010）尚发现在不同行为学症状之间，儿童多动症患者脑成像结果不完全一致，提示儿童多动症患者脑功能状态存在异质性。

除了特定脑区激活程度存在异常外，还有学者以局部一致性（ReHo）、功能性连接（FC）和低频振幅（ALFF）等作为分析基础探讨儿童多动症儿童各皮质区以及皮质下区的功能性连接情况。孙黎等（2012）研究报道，儿童多动症儿童背侧前扣带回与默认网络的负相关性显著降低，这种静息态功能性连接的强度在正常对照组儿童与年龄相关，而在儿童多动症儿童中未见年龄相关性。提示背侧前扣带回与默认网路的功能性连接呈现异常的发育模式。另外，吴东青等（2011）运用静息态fMRI对32名学龄期儿童多

动症儿童及受教育程度相匹配的30例对照组儿童进行研究，发现与对照组相比，儿童多动症组儿童在右额上回、左额上回内侧、左额中回及左前扣带回有明显的ALFF减低，而在左眶额叶内侧、右楔叶、右枕中回、右侧小脑、右颞中回和左旁中央小叶出现ALFF的增加，左额上回和右楔叶的ALFF值与症状评分量表总分呈中度相关，提示了将影像学作为诊断依据的可能性。

Dai D等（2012）通过利用多种模式（包括结构和功能MRI）分类系统，利用支持向量机（SVM）在已知样本建立的判别条件，通过儿童多动症网络数据库，对未知样本进行分类，以探讨儿童多动症的客观诊断方法。研究结果显示，利用静息态功能性连接作为判别条件，所获得的分类结果与临床诊断最为符合，并具有较高的灵敏度。在此基础上，Cheng W等（2012）进行全脑关联分析，利用支持向量机形成诊断判别式，在一个141个健康对照和98个儿童多动症患者中进行验证，交叉验证准确率达76.15%，灵敏度63.27%，特异度85.11%，大多数贡献率高的功能性差异主要出现在小脑和额叶。

禹东川等（2013）利用位相同步技术对成人儿童多动症的fMRI时间序列数据模拟建立儿童多动症大脑功能网络，发现在与正常儿童大脑同步脑活动的基础上，儿童多动症儿童叠加了一个附加网络，该附加网络使得聚类系数、消耗、局部效率和整体效率都提高，并且包括6个亚网络群，其中三个分别与情绪控制、感觉信息整合和运动控制相关，也包含了通过额回和壳核连接左半球岛叶和左前扣带回的通路，此通路连接了突显网络的各区域而使得儿童多动症儿童对外界刺激和内在想法的敏感性增加，从而导致容易转换为执行网络即反应抑制较差。此外，利用快速聚类法进行个体诊断时，结果发现诊断的准确率（77.08%）高于既往基于简单相关分析的分类诊断法。

（4）神经心理学异常：近年来越来越多的证据显示执行功能缺损，并不能解释儿童多动症全部的行为，而有关动机与奖赏的过程也是学者关心的另一条发展途径。美国学者Martel（2007）通过研究儿童多动症青少年的执行功能，支持执行功能（EF）和延迟嫌恶（DA）双通路模型。瑞典学者Thorell（2007）进一步研究提出EF和DA是儿童多动症的两条通路，反映出了不同的临床症状群，导致的功能缺损也是不同的。

情绪认知缺陷是研究新趋势。以色列科学家Kats-Gold等（2007），使用多组结构方程模型分析（SEM）技术，发现儿童多动症学龄儿童有明显的情绪认知问题，提示应重视对儿童多动症社会技能问题的理解和

治疗。

瑞典学者Soderlund（2007）研究发现随机性机械谐振类噪声对儿童儿童多动症执行功能反而有益。显然，儿童多动症执行功能非常复杂，仍需进一步综合研究。

二、社会、心理、家庭环境高危因素

1.心理行为因素 个性是个体特定的行为方式或风格，个性与行为密切相关。关于儿童多动症儿童个性特点的研究发现儿童多动症儿童个性异常偏离人数所占比例高于正常儿童组（虞琳，1999），儿童多动症儿童较正常儿童更为外倾（Barkley，1998）。周韦华等（2005）研究发现儿童多动症儿童与正常儿童相比，更倾向于出现情绪不稳、容易激动、行为不顾后果、自控能力差，并且容易出现攻击行为。国内外还有研究证实儿童多动症儿童自我意识水平低，自尊水平也偏低，他们对自己的行为、智力，以及在学校的情况评价过低，并且幸福与满足感较低（施意等，1998）。

父母个性特点和精神病理对于儿童多动症的发生也起着重要作用。有研究发现儿童多动症儿童父母的社交障碍、嗜酒、歇斯底里发生率高于正常儿童父母（Morrison等，1971；Cantwell等，1972）；儿童多动症患儿中，父母性格不良的占76.09%（陈顺珍等，2004）；儿童多动症男孩的母亲曾有重性抑郁发作和（或）有明显的焦虑症状、父亲儿时有儿童多动症病史的多于正常儿童（Nigg和Hinshaw，1998）。Cathering等报道，如父母存在心理问题，如压抑、焦虑或情绪问题，其子女的儿童多动症患病率明显高于父母心理健康的儿童。此外，还有研究显示伴有品行障碍的儿童多动症患儿的父亲，其神经质倾向比不合并品行障碍的儿童多动症患儿的父亲更明显。

儿童不良行为的形成与家庭教育中的阳性强化和阴性强化有关，父母个性特征如神经质、低责任以及与子女的对立关系均可导致儿童多动症患儿不良行为的发生与发展。其途径可能通过直接的影响，如父母行为的示范或遗传作用，也可能通过间接的作用，如父母的个性影响养育方式或亲子间的相互作用方式，从而进一步影响儿童的行为。Walker等（1989）提出了儿童病理心理形成的应激-素质模式，强调了儿童气质和养育环境的相互作用。该理论认为，多动儿童可能会给父母形成不寻常的应激事件，导致易感素质的父母，特别是高神经质倾向的父母，对儿童的养育能力下降，由此，多动儿童形成不良社会行为的危险性增加。

2.家庭环境因素 儿童的行为与家庭环境密切相关，不良的家庭环境对儿童的不良行为起示范和强化作用，主要家庭环境因素包括以下几个方面。

（1）家庭关系严重不和睦：儿童多动症患儿父母比正常儿童父母存在更多的婚姻问题，家庭成员之间缺乏信任和支持，容易导致冲突，缺乏亲密、轻松、积极、健康的家庭环境。儿童生活在父母经常吵架、相互谩骂、攻击、讽刺、挖苦，甚至分居、离婚的环境中，精神常处于紧张、压抑、恐惧、不安和矛盾的状态，容易出现神经兴奋性异常，功能紊乱，难于自控，进而出现冲动/多动、注意力不集中、情绪不稳等行为问题，或加重儿童多动症的某些症状。Biederman等（2002）研究发现儿童多动症儿童的家庭亲密度、情感表达和组织性等方面均低于正常儿童，提示不和谐的家庭环境是导致儿童多动症儿童发生各种不良行为的重要因素。

（2）父母教育方式：不当的教育方式是儿童多动症的危险因素之一。父母经常粗暴地打骂孩子、干涉孩子的活动，极大程度地挫伤了儿童的自尊心和自信心，儿童在这种教育方式直接影响下，精神常处于高度警觉状态，唯恐触怒父母，长期以往，儿童就会缺乏独立性、自主性，一旦条件适宜，将毫无自控地发泄自己的心理能量，表现为活动过度、注意力不集中和冲动等行为问题。放任型教育方式，儿童虽然可自由发展，不受约束，但由于儿童缺乏适当的关心、爱护和适宜的管教，加之儿童神经系统功能发育不完善，认识能力、自控能力均较差，也有可能成为儿童多动症发生的引发因素（王丽敏等，1996）。

季军等（1994）的研究也表明儿童多动症儿童的父母养育子女的方式偏于拒绝、过度保护与缺乏温暖。皇甫智敏（2006）研究发现，不同父母教育方式间儿童多动症儿童的检出率有显著性差异，检出率大小依次为干涉、溺爱和严厉型教育方式。金星明等（2005）研究发现父母对儿童多动症儿童存在着不良的应答模式，儿童多动症组父母斥责打骂儿童的比例高达37.8%，这些儿童较少受到父母的鼓励、赞扬和抚慰，而父母的粗暴行为又促成儿童的固执与蔑视，造成亲子关系紧张，形成恶性循环，加重儿童多动症的行为症状。

（3）父母社会经济阶层：父母经济阶层低（包括父母受教育程度和父母职业、经济收入）是儿童多动症的重要影响因素。国外将社会经济阶层作为一项综合指标，探讨社会经济水平对不同健康人群的影响，发现家庭经济收入低、住房拥挤、学习环境差都是儿童多动症的危险因素。Paternite研究发现，家庭的社会经济地位与儿童多动症的继发性症状，如：攻击行为、冲动破坏及缺乏自尊等有关。洪峻峰等（2002）研究发现母亲文化程度为"小学"或"文盲"的子女发生儿童多动症的危险性分别为母亲文化程度为"大学"的5.6倍和9.0倍；母亲职业为"工人或农民""个体"的子女发生儿童多动症的危险性分别为母亲职业为"技术干部"的4.0倍和9倍。

流行病学调查研究也显示父母文化程度和职业与儿童多动症的检出率有关（王玉凤等，1985；王丽敏等，1997；皇甫智敏，2006），父母的文化层次、职业直接影响其对孩子的培养和教育方式，父母本身不注重提高文化修养，对儿童的学习采取放任的态度，其子女往往对学习缺乏追求，行为缺乏规范，成为儿童多动症的危险因素。因此，家长应提高自身及整个家庭的文化素质培养。通常母亲比父亲有更多的时间接触孩子，对子女的影响更大，因此，应注意提高母亲的素质，为儿童的心理发育创造一个和谐健康的家庭环境。

3.学校因素　儿童缺乏安全感可引起多动。众多文献提示，在学校缺乏安全感的儿童多动症儿童常伴有咬指甲现象，因此，咬指甲是儿童多动症儿童内心缺乏安全感的一种外在表现。老师处理问题不当，可引起"情景性活动过多"和注意力不集中。如：老师对儿童多动症儿童缺乏理解，采取打骂或侮辱人格的方法，将严重影响儿童行为和情绪的发展，导致多动的发生，甚至产生反社会行为，出现青少年犯罪。

4.社会因素　儿童生活在社会中，必然受到周围社会大环境的影响，不良的社会风气，如吸烟、酗酒、父母离异、甚至吸毒对儿童心理将产生巨大影响。儿童多动症儿童是品行障碍、青少年犯罪的高危群体，更易受不良社会风气影响，成为青少年犯罪率上升的重要因素。在社会因素中，社会发展、生活工作节奏快、脑力劳动加重、就业竞争激烈、学习压力增大等均可增加儿童的社会心理压力及精神紧张刺激，引起心理行为障碍。

第三节　儿童神经心理发育与评价

一、儿童神经心理发育

大脑是人类心理活动最重要的场所，探索人类心理活动的物质基础、生理机制和功能表达的奥秘，一直是一代又一代科学家们追逐的梦想。大脑由左、右两个半球通过胼胝体连接构成，依据大脑两侧半球不同区域功能的不同，可将大脑皮质分为初级感觉区、初级运动区和联合区。其中，大脑皮质的联合区是发挥各种高级心理功能的重要区域。随着神经信息学的迅速发展和人类脑计划项目在20多个国家中相继实施，神经科学和信息科学家们为实现人类认识脑、保护脑和开发脑的美好愿望，对国际神经信息资源进行整合，开展国际研究合作。在心理学理论方面，从弗洛伊德的精神分析理论到新兴的积极心理学理论，心理学家以不同的视角，构建各种有关人类心理活动和心理发展的假说、解释心理发展的过程、探索心理活动机制、促进人类心理健康发展的方法学研究，不断发展控制和缓解情绪与行为问题、预防和治疗心理疾病的方法与技术，为保护人类健康发展作出重要贡献。

（一）胚胎期的脑发育

1.脑结构的形成　脑发育始于胚胎第3周神经板的出现，神经板是由胚胎背部的外胚层增厚形成的，神经板周围的嵴相互接触并发生融合生存神经管；胚胎第4周神经管扩张形成三个彼此相连的腔，成为脑室的早期结构的基础。位于这些腔周围的组织通过后期的进一步发育，形成胚胎期人脑的主要结构。胚胎第10周，大脑发育形成长约1.25cm的管状结构，20周时的胚胎基本具备成熟大脑的形状，此时大脑长度可达到5cm左右。胚胎期脑发育最快的时期是最后3个月，每天脑增重约1.7g，大脑在胚胎期发育完成后的重量约为1400g。

2.脑皮质的发育　脑皮质发育始于胚胎第7～10周，皮质发育源自于脑室区内部的前体细胞生成中枢神经细胞（神经元和神经胶质细胞）。大脑皮质发育由内而外进行。首先，脑室区的前体细胞进行对称分裂（每个前体细胞分裂成两个细胞）生成新前体细胞，这一阶段约持续几周的时间，对称分裂的结果使脑室扩大。在对称分裂结束后，前体细胞进行非对称分裂，每个前体细胞生成一个神经元细胞，神经元细胞借助于放射状神经胶质细胞，从内向外迁徙到大脑皮质，这一阶段约持续3个月的时间。在胚胎期大脑皮质发育过程中，神经元生成树突和轴突并在神经元之间建立突触联系，其中约有1/2的神经元由于不能建立适合的突触联系而凋亡。

（二）出生后大脑皮质发育

1.新生儿大脑皮质发育　出生时新生儿的大脑皮质神经元数量基本达到成人水平，大脑皮质的初级运动区和初级感觉区功能在出生时已经发育良好，也是脑皮质最早发育成熟的区域。一方面，新生儿不仅能够具有感知运动能力，而且对外界刺激能够做出反应，说明新生儿的感知运动发育达到了一定的联合状态；另一方面，由于联合皮质需要在出生后继续发育，其相应的信息分析和整合功能尚未达到成熟状态。因此，刚出生时的新生儿表现为能"见"不能"识"，能"听"不能"闻"。

2.儿童期大脑皮质发育　出生后大脑皮质发育主要表现为神经元的树突和突触的发育，出生后4岁以前是脑发育最快速的时期，尤其以2岁前最为重要。脑皮质联合区和前额区的发育持续到7岁后逐渐成熟，其中有的区域需要持续到12岁后才能完全发育成熟。

3.青少年时期大脑皮质的发育与抽象思维的发展　青少年时期，注意广度和信息加工速度明显提高，在青少年早期和中期，大脑容积保持持续增长状态。20岁时，与认知活动密切相关的大脑额叶神经回路仍可重新建构，因此，青少年时期显现出的抽象思维发展可能与大脑皮质相关区域的进一步发育有关。

（三）大脑半球的一侧优势

1.大脑半球的结构差异　大脑半球一侧化优势在结构方面的差异表现在如下几个方面：①右侧半球的体积大于左侧半球；②左、右半球的颞叶不对称，左侧半球颞叶面积大于右侧；③左侧半球皮质中的灰质多于右侧半球；④右侧半球的重量超过左侧半球。

2.大脑两侧半球的功能差异　大脑两侧半球在功能发挥方面表现为共同参与的同时，显现一侧化的优势。左半球主要负责信息分析，发挥对序列事件的识别、经验的提取和控制行为顺序等作用；右半球主要发挥合成的功能，特别是对整体识别（如复杂物体的构建）。有研究显示，在语言功能方面，右侧大脑半球参与语言加工先于左半球，左半球在右半球加工的基础上进行处理。左、右两侧大脑半球通过相互连接的胼胝体向对侧进行信息传递，实现两侧半球的协同作用。有关大脑两侧半球在功能方面的一侧化优势的证据主要来源于割裂脑的研究，有关研究认为，大脑左半球主要发挥与语言密切相关的功能，负责言语、阅读、书写、数学运算和逻辑推理等；右侧大脑半球主要与情绪、音乐、艺术和空间知觉等关系密切。

（四）大脑的可塑性

大脑的可塑性表现在细胞、皮质和功能等各个不同水平。

1.神经元数量的变化　婴儿时期大脑中所拥有的神经元和神经连接多于成人，在大脑发育早期，约有50%的神经元细胞因为没能成功地与其他神经元建立联系而被消除，另一半保留下来的神经元中，没有受到适当刺激的神经元也会消亡，遵循"用进废退"原则，由此可见，早期经验对大脑具体结构发育可能产生重要作用。

2.神经元再生和神经元突触发育　有研究证实，一方面，大脑某些部位（如海马回）终身可以生成新的神经元细胞；另一方面，为神经元提供养料的神经胶质细胞在人的一生中持续生成。另外，神经元间早期建立的突触连接，在不断受到刺激时会保存下来，那些很少受到刺激的突触会逐渐消失，但在此后的大脑损伤中可发挥代偿作用。

3.脑重量和结构变化　新生儿出生时大脑重量只有成人的1/4，2岁时增加到3/4，另外1/4重量的增加在2岁之后完成。有研究表明，大脑皮质在发育过程中会发生局部结构改变，如在3～15岁的研究对象中，可以观察到连接大脑左、右半球的中间部分发生大小和形状变化；与此同时，脑皮质某些部分中的灰质体积增加，而另一些部分中的灰质消退。另有研究发现，在不同年龄阶段，大脑灰质变化部位不尽相同，如3～6岁时，脑灰质增多的部位主要集中在大脑前部，6～12岁主要表现为大脑后部灰质增加。

在大脑皮质的髓质中，神经胶质细胞通过产生髓鞘包裹神经轴突，将轴突彼此隔开，这一过程称之为髓鞘化，髓鞘化的作用是提高神经冲动的传递速度，与神经系统功能成熟密切相关。首先，新生儿在出生时或出生后不久，感觉器官与大脑之间的神经通路的髓鞘化已经完成，因而，新生儿出生时具有良好的感觉功能；此后，髓鞘化发生在大脑和骨骼肌肉之间的神经通路，在此期间的髓鞘化的过程基本遵循头尾律和远近律，与其相应部位躯体运动功能发育相一致。有研究认为，大脑某些区域（如额叶）的髓鞘化可能在15岁后逐步完成。另有研究表明，早期的社会经历可影响大脑额叶前部皮质髓鞘化的过程，因而影响成年后行为和认知功能。

（五）儿童少年心理行为发育特点

心理行为发育包括动作、言语、认知、情绪、人格和社会适应性等方面。这些方面的发展相互影响、相互促成，同时又受不同年龄期生理发展水平和社会生活环境的影响及其制约。

1.婴儿期　认知发展理论认为，儿童从出生至两岁左右，大致处于感知运动阶段。这一阶段的儿童只有动作性智力活动，而没有表象的和运算的智力活动。婴儿期的心理发展主要表现在以下几方面：①粗大运动。包括抬头（3个月）、抬肩（4个月）、翻身（6个月）、坐（7个月）、爬行（8个月）和站立、行走（12个月）、跳（2岁）等。②精细动作。包括视线跟随、手握物、手指动作等。③言语。从呀呀学语到有明确含义的语言发展。④社会性。包括表情、微笑、认人、啼哭等。婴儿期的心理活动基本上还是初步的、幼稚的。有目的的记忆、思维和行为活动，往往要从2岁以后才开始形成。

婴儿期的动作发育规律是：①自上而下。儿童最早发展的动作是头部运动，其次是躯干运动，最后是腿脚的动作，即沿着抬头→翻身→坐→爬→站→行走的方向成熟的。②由近及远。发展从身体中部开始，越接近躯干的部位，动作发展越早，而远离身体中心的肢端动作发展较迟。以上肢动作为例，肩头和上臂首先成熟，其次是肘、腕、手，手指动作发展最晚。③由粗到细。生理的发展从大肌肉延伸到小肌肉。因此，儿童先学会大肌肉、大幅度的粗动作，以后才逐渐学会小肌肉的需要手眼协调的精细动作。④从整体到特殊，从孤立运动到共济协调。主要表现在儿童随意运动在力量、速度、方向和稳定性等方面的提高以及各动作间的相互协调。

气质（temperament）是婴儿出生后最早表现出来的一种较为明显而稳定的个人特征。气质类型是指表现在婴儿身上的一类共同的或相似的心理活动特性的典型结合。一般将婴儿气质类型划分为：①容易型。表现为吃、喝、睡等生理功能有规律，节奏明显，容易适应环境，情绪愉快而稳定，容易接受新事物和不熟悉的人。这一型的婴儿约占全体的40%。②困难型。约占10%，表现为哭闹无常、烦躁易怒、不易安抚，在饮食、睡眠等生理功能活动方面缺乏规律性。③迟缓型。约占15%，表现为活动水平低，行为反应强度弱，情绪消极，对外环境和事物的适应较慢。另有35%的婴儿属于上述类型的混合型或交叉型。气质及其类型在婴儿社会化发展过程中具有重要的地位和作用，它对了解和预测婴儿个性发展与社会相互作用具有重要的指导意义。

2.幼儿期　幼儿期心理发展的水平很大程度上取决于动作和言语的发展。幼儿期动作的发育不是孤立的，它有赖于感知觉、体格和生理功能的发展，反过来又影响着幼儿的智力、情绪、个性的发展。因而在儿童早期，对动作发育程度的测量常被用作儿童心理的筛查及诊断测验，用以评价心理发展水平。

幼儿期是完整的口头言语发展的关键期，也是连贯性言语逐步发展的阶段。其语言发展是先理解后表达，先学发音后用词法句法。在理解的基础上逐步学会应用名词、动词、形容词及副词，表达性言语相继发展。自1.5～2岁始，幼儿掌握的词汇开始迅速增加，3岁时增加更快，5～6岁时增加速度减慢。一般来说，3岁时约能听懂8000个单词，使用300～500个词，能说出自己的名字，指出三种以上的颜色，说出3～4个词的句子；4岁时会使用更多的形容词和副词，懂得代词的含义，简单叙述不久前发生的事，说出许多实物的用途，读100以内的数；6岁时说话流利，句法正确。

幼儿的记忆以无意识记忆、形象记忆和机械记忆为主，记忆的持久性发展快，但精确性尚差，记忆的策略和元记忆初步形成，记忆容量随年龄增长而增长。思维开始摆脱动作的束缚，言语在其思维发展中的作用日益增强，在动作前已进行思考，这种思考开始超越时空限制，具备了一定的行为目的性和预见性。但是，幼儿的思维还不能离开实物及其表象，对事物的概括往往是非本质的概括。认知理论将儿童两岁至六七岁阶段称为前运算阶段，这时由于符号功能的出现，使儿童开始从具体动作中摆脱出来，凭借象征化格式在头脑里进行"表象性思维"。对幼儿认知发展评价常从其感知觉、记忆、言语、概念、判断、推理等方面进行。

幼儿的社会性认识受自我中心的限制，尽管能区分自己与他人，但仍然认为他人对世界的看法和自己相同；随着社会交往经验的增多，儿童逐渐认识到他人不仅有与己不同的思维和情感，而且在相同情况下可能有不同的反应，儿童开始理解他人行动的目的性。

情绪的分化在幼儿初期基本完成。在整个幼儿时期，情绪体验已相当丰富。但是，由于幼儿的内抑制能力较差，情绪往往不稳定，缺少控制，常表现得较强烈和高涨。幼儿期的情绪动因和表现方式上都与成人不同。这一时期社会情感，如道德感、理智感和美感已开始发展，且日益加深和丰富。

儿童气质类型的先天性差别在社会化过程中进一步扩大，从而形成独特的个性。幼儿的个性心理特征已初步形成，开始在兴趣爱好、能力和气质等方面表现出明显的个性差异，初步形成对己、对人、对事物的比较稳定的态度。在教育和环境影响下，幼儿的自我意识如：自我评价、自我概念、自我体验和自我控制等逐步形成并进一步发展。幼儿期形成的个性心理特征及其倾向性具有一定的可塑性，在以后的社会化过程中会发生变化。个性与社会性紧密地交织在一起，可以说，社会化的过程就是儿童个性形成和社会性发展的过程。

3.学龄期　六七岁至十二三岁是儿童进入学校学习的时期，学习活动逐步取代游戏活动而成为儿童的主要活动形式，并对儿童的心理产生重大影响。认知理论将此期称为具体运算阶段，这个阶段的儿童已能逐渐超出知觉的限制，形成守恒概念和可逆性，并能进行具体运算。

学龄期开始，注意力、观察力、记忆力全面发展，表现为有意注意开始延长，观察力提高，具有强烈的好奇心。记忆由无意识记向有意识记加快发展。此期是儿童思维发展的一个重大转折时期，思维逐步过渡到以抽象逻辑思维为主要形式，但仍带有很大的具体性。如低年级小学生虽能熟练地演算加、减、乘、除，但对诸如货币的价值理解就很肤浅。具体形象思维向抽象逻辑思维的过渡，存在着一个明显的"关键年龄"，即小学4年级时期（10～11岁）。低年级小学生对不具体、不形象的概念很难记忆，但机械记忆能力却在飞速发展，10岁通常达到一生的最高峰。另外，低年级小学生极具模仿能力，其想象力的发展也以模仿性想象为主。因此，成人的言行对其行为塑造起关键作用，而教师是他们较崇拜的对象，故教师的言谈举止更有楷模作用。

此期儿童的记忆正由机械记忆向理解性记忆过渡，已能对抽象的词汇和具体形象的图画表现出同样良好的记忆；模仿性想象仍占主导地位，但在绘画、手工、游戏中都有大量创造性想象力的迸发。

社会化的丰富性促使儿童进一步加深对自我、对他人的认识和了解，使其个性和社会性有了新的发展。学龄期儿童的自我意识处于客观化时期，他们不仅逐渐摆脱对外部控制的依赖，逐步发展内化的行为准则来监督、调节、控制自己的行为，而且开始对自己的表面行为的认识、评价转向对自己内部品质的更深入的评价。

在情绪发展方面，高年级小学生的一些高级情感，如责任感、义务感、正义感、集体荣誉感、社会道德等开始落实在行为表现上，而且远比低年级时深化。例如，他们不单只是简单地"爱好人，恨坏人"，而且能把这种爱憎感从亲人、班级团体扩大到爱国家、爱人民方面。不过，在社会化过程中，消极不良因素的影响，可使小学生的一些骄傲、自满、专横、懒散、嫉妒、幸灾乐祸等不健康的情绪、情感有所滋长。

4.青春期

（1）自我意识的发展：自我意识（self-consciousness）是儿童心理发展的重要概念，指个体对自己的认识和评价。青春期是生理和心理发生巨变和自我意识迅速发展的时期，是由儿童期转向成年期的过渡阶段，是充满独立性和依赖性、自觉性和幼稚性错综复杂的矛盾时期。青春期自我意识的发展具有以下几个特点。

1）成人感和独立意向的发展：由于生理上的迅速成熟，青少年开始意识到自己已经长大成人。随着这种成人感的产生，他们希望参加成人的活动，希望得到别人的尊重，希望别人把他当成人看待，让自己享受与成人相同的权利。如果这时父母或成人还把他们当小孩看待，他们便会产生不满和抵触情绪，认为这是大人对他们的束缚和监视。正因为如此，到了青春期的少年常与父母和老师"对着干"，往往故意表现出反抗情绪和疏远意图。

2）自我的分化：自我有两种，一是有知觉能力、思维能力和行为能力的自我；另一种是可以作为客观观察对象的自我，即主观自我和客观自我。这两种自我由最初的混沌状态开始渐渐分化。在青春期开始认识自己的同时，试图按照自己的愿望塑造自己、统一自己，这是青春期个性重组的表现。因此，主观自我里包含着理想化的自我，理想的自我可以是现实的，也可以是一种幻想。临床心理学认为，客观自我与理想自我间的距离太远，可能是心理不健康的表现。也有的青少年会沉溺于自我观察和自我陶醉中，会使自己脱离现实，陷于孤立，乃至怀疑自己的不真实性，导致人格解体。

3）自我意识的强度和深度不断增加：青少年强烈地渴望认识自己、了解自己。他们常会照镜子，研究自己的相貌和体态，注意自己的服饰与仪表，很在乎别人对自己的看法与评价。当青年人聚集在一起时，往往把自己看作是一个被别人观察的对象，而较少把自己看成是一个观察者。因此，他们喜欢把思想集中在自己的感情上，常常夸大自己的情绪感受，认为他（她）的情感体验是独一无二的。他们常以为自然界和社会的有些法则只对别人发生作用，而对自己是个例外。这种想法可能会促使青少年去冒险。

4）自我评价逐渐趋于成熟：自我评价是指自我对自己能力和行为的评价，它是个体自我调节的重要机制。青少年自我评价的发展表现在三个方面，一是评价的独立性日益增强；二是自我评价逐渐从片面性向全面性发展；三是对自己的评价已从身体特征和具体行为向个性品质方面转化。

（2）性意识的发展：性发育的逐渐成熟，促使少年的性意识急剧发展。他们开始意识到两性的差别，从对异性的好奇逐渐转化到一种蒙眬的对异性的眷恋、向往和接近倾向。性意识有力地动荡和改组着少年的心理内容和结构，而社会生活条件及环境又制约和影响着少年的心理水平和行为方式。所以，此时表面上男女生之间界限划分，内心却都怀着对异性的神秘感，渴望并想象去接近对方；他（她）们表面上互相回避疏远，实际上却在敏锐地注意着对方的举止言行和身体变化；表面上在异性面前拘谨、羞涩，实际上常用爱美、出风头、冒险行为甚至恶作剧来招引异性对自己的注意。他们开始特别喜欢在学习、工作之余搞点美术、摄影、音乐、舞蹈，观看电影、文艺作品等来陶冶自己的情操。

（3）认知发展：儿童十一二岁起进入形式运算阶段，此时思维活动已超出具体的、感知的事物，使形式从内容中解放出来，凭借演绎推理、规律的归纳和因素的分解来解决抽象的问题。

初中年龄阶段是智力发展的重要时期。感知活动已相当精确和概括，理解性记忆已取代机械记忆占主导地位，抽象逻辑思维能力的发展更加迅速，能正确掌握概念，并进行判断和推理，思维的独立性和批判性虽然还不够稳定和全面，但在某些问题上的独特的、创造性的见解有时比成人更深刻。学习上已能独立思考，自行对学习材料进行逻辑加工；学习态度则更加自愿、刻苦和主动；具有社会意义的学习动机在学习活动中起主要作用。

高中生的智力已接近成熟，其智力活动带有明显的随意性，即能把自己的注意力集中和稳定在毫无直接兴趣的、比较抽象、枯燥和困难的学习任务上，并能在比较复杂的学习活动中分配自己的注意力；观察能力有时比一般成人更加精细、深刻和全面；学习动机更加深远，学习兴趣明显分化，并能在学习中采用按系统、意义、分类进行归纳和对各学科作交叉综合性记忆的方法，抓住教学内容的重点和中心环节。他们的抽象逻辑思维已具有充分的假设性、预计性及内省性。这时，形式逻辑思维处于优势，并进入成熟期，辩证逻辑思维迅速发展。

（4）心理发展的矛盾性特点：青春期的生理发育十分迅速，但心理发展速度相对缓慢，使得身心发展处在非平衡状态，引起种种心理发展上的矛盾。

1）生理变化对心理活动的冲击：成人感使得少年希望尽早摆脱童年期的一切，寻找到新的行为准则，获得一种全新的社会评价。并且因性的日趋成熟，滋生了对性的渴望，但又无法公开表现这种愿望和情绪。在这些生理心理的内驱力作用下，他们会体会到一种强烈的冲击和压抑，从而感到种种困惑和烦恼。

2）心理成人感与幼稚性的矛盾：少年时期的心理活动水平常呈现半成熟、半幼稚性。这主要表现为①反抗与依赖：强烈的独立意识常使青少年不愿服从父母或老师的要求，常处于一种与成人相抵触的情绪状态。但是，他们在内心上并没有完全摆脱对父母的依赖，生活中还需要成人多方面的帮助与支持。②闭锁性与开放性：儿童进入青春期后，渐渐闭锁起自己的内心，不愿向他人吐露自己的心声，但同时又感到孤独和寂寞，希望得到他人的关心和理解。③勇敢与怯懦：心理行为上常有勇敢的想法和举止，甚至有鲁莽冒失的冲动，但有时又十分羞怯退缩，在公众场合表现扭捏拘谨和不够坦然。④高傲和自卑：容易凭一时感觉对自己下结论，对自信程度把握不当，易高估或低估自己；对挫折耐受力较差，可因偶然的失利和挫折产生极度自卑。⑤否定童年又眷恋童年：成人意识使青春期少年力图从各方面否定自己的童年，但又留恋童年期的那种无忧无虑的心态和简单明了的情绪宣泄方式，尤其遇到失利或挫折时，希望得到自己小时候的那种关照和保护。

3）易出现心理及行为的偏差：处于青春期的青少年身心发展不平衡，会感受许多心理矛盾、压力和心理冲突，如果这些问题不能得到顺利解决，就有可能在情感情绪、性格特征及日常行为等方面出现种种问题，甚至出现较严重的心理行为偏差，乃至精神疾病。

二、儿童神经心理发育评估

（一）心理评估的基本概念

心理评估（psychological assessment）实际上就是行为样本客观的和标准化的测量。具体来说，是通过对人的有限的具有代表性的行为进行观察，依据预先确定的原则，对贯穿在行为活动中的心理特征进行推论和数量化分析，由外部行为推及内在特征的过程。

1.行为样本　指有代表性的样本，或者说根据某些条件所取得的标准样本。显然，这种行为必须是能够提供给足够有用的信息，能反映受测者行为特征的一组行为。然而，由于所取得的标准样本只是代表某些心理功能，并不能反映这种功能的全部，所以总是不可避免的有某种程度的偏差。因此，只有在全面了解行为样本的意义以后，才能正确使用心理评估。

个体的心理活动和心理特征很难用直接测量的手段来度量，所以需要通过对心理特征的外显结果——行为进行测量，来推测个体内部的心理活动状态和心理特征。因此，心理评估的对象实际上是行为样本，而不是心理状态。

2.标准情境 评估方法所引起的情境，应要求对所有受测者均用同样的刺激方法来引起受测者的反应；受测者的心理状态，应要求处于最能表现所要观察、分析心理现象的最佳时期。

3.结果描述 通常心理评估结果需要加以描述，描述方法很多，大体可分为两类：数量化和划分范畴。如用智力商数（intelligence quotient, IQ）为单位，对智力行为进行数量化。有的心理品质不便进行数量化，但可以划分范畴，如个性评估结果以内向或外向表示。

（二）心理评估的性质

由于心理现象与物理现象相比复杂且更难以测量，所以心理评估与物理测量有很大不同，主要体现在以下几个方面。

1.间接性 心理现象看不见、摸不着，无法直接测量人的心理活动，只能测量人的外显行为。也就是说，只能通过一个人对评估项目的反应来推论出他的心理特质。由于特质是从行为模式中推论出来的，所以心理评估永远是间接的。

2.相对性 在进行物理测量时，都会有一个参照点。如测量长度，以直尺的零刻度为参照点。只有参照点统一，量数所代表的意义才会相同，测量的结果才能比较，理想的参照点为绝对零点。同时，只有有了测量单位，如米、摄氏度等，才能得到量数，将测量结果表述出来，理想的单位应该是有确定的意义和相等的价值。但在心理评估时用到的心理量表，既无绝对零点，也无相等的单位，因为无法确定一个人的智力、性格、兴趣、态度等方面的零点是一个什么状态，只能人为地确定它们的相对零点。所以在对人的行为做比较时，没有绝对的标准，有的只是一个连续的行为序列。心理评估就是看每个人处在这个序列的什么位置，由此测得一个人智力的高低、兴趣的大小等，都是与所在团体的大多数人的行为或某种人为确定的标准相比较而言的。

3.稳定性 由于人们的行为都是由内部的心理特质控制的，而人的心理特质，无论是能力，还是人格特质都具有一定的稳定性，因而使人的前后行为具有内在一致的特性。

4.客观性 客观性是对一切测量的基本要求。心理评估的客观性实际上就是心理评估的标准化问题，这也是对一切测量的共同要求。要做到心理评估的标准化或者是客观性，须满足以下几点。

（1）心理评估用到的项目或作业，施测说明，施测者的语言、态度及施测时的物理环境等，都需要经过标准化。测量时用到的评估项目也要在预测的基础上，通过实证分析后确定。

（2）心理评估的评分、计分的原则和手续都需要经过标准化，使反应的量化是客观的。评分方面的客观性随评估种类和项目类型而异。一般来说，投射测验的客观性较差，而选择题的客观性比较好。

（3）心理评估的分数转换和解释需要经过标准化，使结果的推论是客观的。评估分数转换表是通过对总体的代表性样本的测试确定的，评估的有效性也在一定程度上经过实践的检验，依据这些资料所做出的解释，自然较为可靠。

（三）心理评估的分类

心理评估数目很多，根据评估的内容和目的可以分为以下几类。

1.以沟通方式来划分 可分为言语评估和非言语（或称操作）评估两大类。

（1）言语评估：大部分心理评估都属于这一类，主要用言语进行主试和受测者间的沟通。言语沟通分口头和书面两种，"纸笔评估"均属于这类。有部分评估是在同一评估（或量表）中可能包括言语和非言语两部分。

（2）操作评估：为了解受测者的操作能力或不能用言语评估而设计的一类评估。操作是以身体行为来进行沟通，如用动作、表情来进行反应。在操作类评估中，主测者呈现刺激可以用操作也可用言语，但受测者的反应必定是操作性的。

2.以评估材料的严谨程度划分 可分为有结构的和无结构的两类。

（1）有结构评估：此类评估占心理评估的绝大多数。凡是评估中提出的刺激词句、图形等意义明确，只需受测者直接理解，无须发挥想象力来猜测、遐想的，都是有结构的评估。

（2）无结构评估：又称投射测验，呈现的刺激无严谨结构。如一句未完成的句子、一幅模糊的墨迹图、一幅主题不清楚的图画，这些均称为无结构或者说结构不严谨。受测者做出反应时，一定要凭自己的想象来加以填补，使之有结构或变得有意义。在此过程中，恰好投射出受测者的思想、感情和经验。

3.按评估的人数划分 有个别评估和团体评估两类。

（1）个别评估：一次一个受测者。临床上常采用这种评估，如韦克斯勒智力评估。这是临床上最常用的心理评估形式，如比纳-西蒙智力量表、韦克斯勒儿童和成人智力量表。其优点在于主测者对受测者的言语和情绪状态有仔细的观察，并且有充分的机会与受测者合作，所以其结果可靠。缺点是不能在短时间内收集到大量的资料，而且测验手续复杂，主测者需要经过严格的训练，一般人不易掌握。

（2）团体评估：一次可以有几个或多个受测者，可以一个主试，也可以多个主试。其优点可在较短时间内完成多个人的评估；缺点是不易个别观察。所以多用于教育、社会学、军事心理等方面，而临床上较少应用。

4.按评估的目的和性质划分　可分出多类评估，在医学上常用的有能力评估、人格评估、神经心理评估以及行为和症状评定量表。

（1）能力评估：又可分为一般能力评估和特殊能力评估，一般能力评估就是人的一般能力即智力的测量，因此也称智力评估；特殊能力评估是对个体在音乐、美术、体育、机械等方面特殊才能的测量。

（2）人格评估：是对人除能力以外的一切人格特点的测量，如性格评估、气质评估、兴趣评估、态度评估、情绪评估、动机评估、品德评估和综合人格评估等。

（3）神经心理评估：为近30年来发展使用的心理评估的一个分支。它的任务是研究脑与行为的关系。测量脑不同部位和不同性质损害后的心理功能，为临床诊断、治疗及预后提供依据。著名的成套神经心理评估，如L-N成套评估。

（4）适应行为评定量表：评定量表是从心理计量学（psychometrics）中衍生出来的具有心理评估基本特征的一类量表。其内容以智力为主，并联系到社会性方面。现在已有一些用途很广的量表，如AAMD（美国智力低下协会）适应行为量表、我国编制的"成人智残评定量表"等。

（5）精神病学评定量表：其目的是评定精神病性症状，为临床心理学家、精神病学科及其他专业人员所使用。我国目前常用的该类量表有90项症状量表（SCL-90）、Hamilton抑郁量表、Beck抑郁量表等。这些量表在妇女的婚前、婚后、孕前、孕早期、孕晚期、产后及更年期使用得越来越多。对于儿童期的情绪问题，也常采用专用的儿童焦虑量表。目前国内常用的儿童心理行为评估工具和方法有以下几种。限于篇幅，用于智力测试和神经心理实验的方法则不在此介绍。

①儿童适应行为评定量表（Rating Scale of Child Adaptive Behavior）：美国精神发育迟滞协会（American Association on Mental Deficiency, AAMD）将适应行为定义为："符合个人所处自然环境和社会环境所要求的行为"，也就是指个体适应自然和社会环境的有效性。适应行为评定量表是评估个体这些行为有效性的心理测验工具，属于一种能力评定量表。儿童适应行为量表是20世纪90年代初由湖南医科大学姚树桥和龚耀先编制的，其目的在于评定儿童适应行为发展水平，诊断或筛选智力低下儿童，以及帮助制定智力低下儿童教育和训练计划。该量表适用于3～12岁智力正常或低下儿童，采用分量表式结构，共包括59个项目，分三个因子和八个分量表。①独立功能因子。由感觉运动、生活自理、劳动技能及经济活动四个分量表组成，评定与自助（理）有关的行为技能。②认知功能因子。包括语言发展和时空定向两个分量表，评定言语功能和日常认知应用技能等与认知功能关系密切的行为技能。③社会/自制因子包括个人取向和社会责任两个分量表，评定个人自律、遵守社会规范等方面行为。该量表有城乡两种版本，评定需按手册规定方法实施，即根据知情人（对被评定儿童最了解的人，如父母、祖父母等）的报告和评定者现场观察进行每个项目评分。评定结果采用适应行为离差商（ADQ，均数为100，标准差为15）、因子T分及分量表百分位表示。ADQ反映评定儿童总的适应行为水平，判断有无适应行为缺损。因子量表分采用T分来表达，将组成各因子的分量表粗分相加，得到该因子粗分，查相应年龄组的转换表即可得到因子量表分。三个因子T分分别反映受评定儿童适应行为三个方面的水平，以此判断其适应行为内部功能的优势和缺陷特征。根据受评儿童的分量表百分位，可以画出其百分位图，标明各领域适应行为的强弱，帮助制订详细训练计划。此外，该量表还建立了一个各年龄正常儿童适应行为发展界值，其意义在于为临床工作者提供一种快速判断儿童适应行为水平和智力低下的筛查标准。

②婴儿至初中学生社会生活能力量表：1988年由北京医科大学左启华和张致祥等修订的日本S-M社会生活能力检查量表，并建立了我国的常模，适用年龄范围为6个月婴儿至14～15岁初中学生。该量表主要用于筛查此年龄阶段儿童的社会生活能力，协助临床智力低下的诊断。全量表共132个题目，涵盖了6个基本行为领域。①独立生活能力（Self-Help, SH）包括进食、衣服脱换、穿着、料理大小便及个人与集体卫生等方面。②运动能力（Locomotion, L）包括走路、上阶梯、过马路、串门、外出玩耍、遵守交通规则等方面。③作业（Occupation, O）包括抓握东西、乱画、家务及使用工具等技能方面。④交往

（Communication，C）包括叫名字转头、说话、听从指令、说出姓名和所见所闻、交谈、看并理解简单文字、书等方面。⑤参加集体活动（Socialization，S）包括做游戏、同小朋友一起玩、参加班内值日、校内外文体活动、组织旅游等方面。⑥自我管理（Self-Direction，SD）包括总想自己独自干、理解"以后"能忍耐、自控能力、关心他人等方面。

全量表共有7个检查起始年龄段（6个月至1岁11个月、2岁至3岁5个月、3岁6个月至4岁11个月、5岁至6岁5个月、6岁6个月至8岁5个月、8岁6个月至10岁5个月、10岁6个月以上），可以根据受试儿童年龄选择相应的起始年龄段项目进行评定。如连续10项通过，则认为这以前的项目均已通过，可继续向后面检查，直至连续10项不能通过时终止评定。评定后将通过项目数累加得该量表的粗分，再转换成标准分（标准化九级分制），根据受评定儿童的标准分判断其社会生活能力水平。

③Achenbach儿童行为量表（Child Behavior Checklist，CBCL）：是由美国心理学家Achenbach等研制的用于儿童行为评定的量表，是在众多的儿童行为量表中用的较多、内容较全面的一种，具有较好的信度与效度。该量表包括父母评定、教师评定和青少年自评三套量表。父母评定量表即CBCL，CBCL适用于4～16岁儿童及青少年，该量表分三个部分。第一部分是一般项目，包括姓名、性别、年龄、父母职业、填表人等。第二部分为社交能力，包括七大类：①参加体育运动情况；②课余爱好；③参加集体（组织）情况；④课余职业或劳动；⑤交友情况；⑥与家人及其他小孩相处情况；⑦在校学习情况等。第三部分为行为问题，包括113条，要求父母根据儿童最近半年（6个月）内的表现填写，这部分是量表的主要部分。根据统计处理，可以把113条行为问题归纳为8～9个因子，每个因子包含113条里的若干条，各因子即可用罗马数字来代表（例如因子Ⅰ，因子Ⅱ等），也可以用临床综合征的名称来代表（例如分裂样因子、抑郁因子、交往不良因子等），但这些名称并不意味着就是临床诊断。以6～11岁男孩的常模为例，包括：分裂样、抑郁、交往不良、强迫性、躯体主诉、社交退缩、多动、攻击性、违纪九个分量表。

社交能力评分①～④项需分别评价参加的项目数及数量、质量；第⑤项包括伙伴人数及次数；第⑥项包括相处和独处情况；第⑦项包括学校成绩、是否为特殊班级、是否留级、有无学校问题等。将各项得分相加即得活动情况、社交情况、学校情况三个因子分。分数越高表示儿童在这方面的能力越强。以标准化常模的

第2百分位作为分量表正常值下限（相当于T分30），凡因子得分低于两个百分位者即认为可能这方面能力有缺陷。将三个因子分相加，即为社会能力总分的粗分。将标准化样本的第2百分位定为划界分，以6～11岁组男孩为例，即为16分，相当于T分39。凡低于此分者，可怀疑存在社会能力问题。

行为问题为3级评分，即0分无此表现；1分刚出现或有一点；2分明显或经常有此表现。各分相加得粗分。以各分量表的标准化常模第98百分位为界值点（相当于T分70），凡得分高于此可认为该项行为有问题。将儿童各分量表分数描记在行为问题剖析图上，可以形象地反映出该儿童行为问题的特点。

我国于1988—1991年在全国22个城市进行CBCL中国标准化取样，制定了中国常模。CBCL内容较多，评分方法复杂，须经专门训练才能掌握。目前，国内已有计算机计分软件，可以在一定程度上弥补此缺点。

④Rutter儿童行为量表（Rutter Child Behavior Checklist）：由英国儿童精神病学专家Rutter设计，20世纪80年代初引入我国。本问卷分家长用和教师用两种，前者包括32个项目，后者包括26个项目。适用于学龄儿童的年龄范围，用于区别儿童的情绪和行为问题以及区别儿童有无精神障碍。分析时将行为问题分为两大类：第一类称为"A行为"（Antisocial Behaviour，即违纪行为或称反社会行为），包括的项目有经常破坏自己和别人的东西、经常不听管教、经常说谎、欺负别的孩子、偷东西；第二类称为"N行为"（Neurotic Behaviour，即神经症行为），包括的项目有腹痛、呕吐、经常烦恼、对许多事情都感到烦、害怕新事物和新环境、到学校就哭或拒绝上学、睡眠障碍。

两种问卷评分均分为三级：从来没有此种行为评"0"分；有时有，每周不到1次，症状轻微评"1"分；症状严重，经常出现，每周至少1次应评"2"分。父母用表最高分为64分，教师用表最高分为52分。根据原量表及我国测试情况，父母问卷以13分为临界值，教师问卷以9分为临界值。凡总分高于或等于临界分时，该儿童被评为有行为问题。有行为问题者，当所有A行为项目评分的总分大于N行为项目评分的总分时，即可认为该儿童有反社会行为；反之，是神经症行为，假如A行为与N行为总分相等则为"M行为"，即混合性行为。

该量表项目不多，易于掌握，所以较适合于学龄儿童行为问题的流行病学调查，也可作为临床诊断儿童

情绪问题和行为问题的参考。

⑤孤独症儿童行为检查量表（Autism Behavior Checklist, ABC）：共有57个描述孤独症儿童的感觉、行为、情绪、语言等方面异常表现的项目，可归纳为五个因子：感觉、交往、躯体运动、语言、生活自理。每项的评分是按其在量表中的负荷大小分别给评1分、2分、3分、4分。如第十项分值是3分，只要儿童有该项表现，无论症状表现轻重都评3分。为方便使用，设计者在每项后标明了应有的得分。

本量表在1989年引进国内后，经研究应用，表明其信度、效度均较好，较其他精神疾病问卷的鉴别能力强，问卷项目数量适中，评定只需10～15min便可完成（由儿童父母或与儿童共同生活达2周以上的人评定即可）。原作者使用样本的年龄跨度从8个月至28岁，引进试用中还发现该量表在不同年龄、不同性别的使用上无差异。

⑥克氏孤独症行为量表（Clancy Autism Behavior Scale, CABS）：是国内外使用比较多的孤独症筛查量表之一，由14个项目组成。克氏认为总分7分为划分点，可有效地区分孤独症儿童和对照组儿童（包括正常儿童、脑性瘫痪、听力障碍和精神发育迟滞的儿童）。

我国台湾学者将克氏的"二分法"（"是"1分、"否"0分）修改为"从不""偶尔"及"经常"三种反应强度，从而成为0分、1分、2分的三分法，试用14分为划分点，发现该表对筛选孤独症和孤独倾向的敏感度高，但特异性不高。现规定14分以上，"从不"项目3项以下，"经常"项目6项以上可作为诊断孤独症的参考依据。如用之于流行病学调查可作为筛选工具之一，但确定诊断仍需结合详细病史（包括家族史、发病经过和日常生活表现）及临床体征作综合分析。

⑦Conners儿童行为量表（Conners Child Behavior Checklist）：Conners儿童行为量表已应用20余年，是筛查儿童行为问题用的最广泛的量表，特别是儿童注意缺陷多动障碍（ADHD）。主要有三种问卷，即父母问卷、教师用量表与简明症状问卷。①Conners父母问卷（parent symptom question, PSQ）1969年制定，有93个条目，1978年修订为48个条目，可归纳为六个因子：品行问题、学习问题、心身障碍、冲动、多动、焦虑。基本概括了儿童少年常见的行为问题，也可协助用于中枢兴奋药与行为矫正等对儿童注意缺陷多动障碍的疗效评定。该量表采用四级记分法（0分、1分、2分、3分）。评分标准为0分：没有；1分：偶尔出现；2分：经常出现；3分：非常多。此量表的信度与效度经广泛检验，能满足一般要求。评分方法比较简单，即将各分量表单项分相加，除以该分量表的条目数，并以±2SD代表正常范围。②Conners教师用量表（teacher rating scale, TRS）。应用更加广泛。原量表有39个条目，1978年修订为28个条目，使用更方便。量表也采用四级记分法（0分、1分、2分、3分）：0分：无此问题；1分：偶尔；2分：常有；3分：非常多。28个项目归纳为三个因子，即品行问题、多动、注意缺陷—冲动，包括了儿童在校的常见行为问题。此量表的信度、效度基本通过检验，评分方法与Conners父母问卷相同。③Conners简明症状问卷（abbreviated symptom question, ASQ）。共10个条目，主要用于筛查注意缺陷多动障碍（ADHD）儿童，父母与教师均可应用，仅需1～3min即可完成，仍采用四级记分法（0分、1分、2分、3分）。如问卷总分≥10分为可疑阳性，即被认为有多动性障碍可能，可进入医生诊断程序，进一步检查。

第四节　儿童心理行为发展的问题

一、儿童心理发展问题的概述

儿童心理障碍（mental disorder）指在儿童期因某种生理缺陷、功能障碍或不利环境因素作用下出现的心理活动和行为的异常表现。美国精神医学会（APA, 2000）强调，儿童心理障碍主要从儿童的行为、认知、情感或躯体几方面所表现的症状模式来界定。这一模式中包含以下一个或几个特征：①儿童自身承受不同程度痛苦体验，如恐惧、焦虑或悲伤；②儿童在行为上显示不同程度的功能损害，包括躯体的、情感的、认知的或行为等方面的功能；③这些困难和障碍有可能进一步加重儿童损害，如伤残、疼痛、失去自由甚至死亡。

儿童心理障碍流行病学研究目的和用途在于：①描述各类儿童精神心理障碍在人群中的分布情况，作为制定防治措施提供依据，并且用来评价防治工作效果；②探讨疾病的流行特征、病因分析以及疾病性质等；③探索疾病关联因素、影响程度以及影响病程和预后的因素等；④了解某些疾病的完整临床特征及描述其自然流行史。由于伦理和资源的限制，儿童精神心理障碍的流行病学调查无法完全掌控调查对象的暴露及其他影响因素，大多情况下只能进行非实验性观察研究。发病指标通常用发病率（incidence rate）和患病率（prevalence rate）来表示，前者指在一定时期内，一定人群中某种疾病或新病出现的频率；后者指特定时间内总人口数中某种疾病新旧病例所占的比例。

联合国儿童基金会（UNICEF）报道全球范围儿童青少年心理障碍患病率约为20%；美国精神卫生研究所（1990）报告全美18岁以下儿童中17%～22%患有可诊断的心理、行为和发育障碍，每年约耗资150亿美元用于15岁以下儿童精神卫生服务。然而，所有患儿中只有15%能得到合适的照顾，而多数则延续至成年期。德国18岁以下儿童少年约占总人口的25%，精神心理障碍发病率为7%～15%，而接受干预治疗者仅占1.8%～3.9%。WHO（2001）资料表明，儿童抑郁症患病率为3.8%，青少年抑郁症为8.3%。Suren P根据2008—2010年挪威患者注册资料分析，11岁儿童中儿童多动症患病率为2.9%，孤独症谱系障碍（ASD）患病率为0.7%，癫痫患病率为0.9%，且男童患病风险明显高于女童。我国对22个城市4～16岁儿童进行调查（1994）结果，心理行为问题检出率为12.97%；1996年湖南省对8千多名儿童采用临床流行病学方法和根据DSM-3-R标准进行诊断，得出儿童精神障碍患病率为14.89%。资料还表明，男性心理障碍发生率高于女性，尤其是外向性障碍（如冲动、攻击、破坏、敌视），表明男性具有外向性障碍易感素质。流行病学资料不仅记录儿童心理障碍的类型与疾病程度，也是开发心理卫生服务与干预的根本依据，只有对儿童心理行为问题的流行病学地方性的评估，才能够针对性和有效地指导当地心理卫生服务的开发。然而，世界卫生组织（WHO）报告，全球只有不到1/3的国家建有对儿童心理卫生服务总体负责的政府组织，如果没有相应的政策与法规，儿童心理卫生服务的开展将受到限制。研究表明，成人精神障碍的50%起病于14岁之前。WHO倡议将心理卫生工作纳入初级卫生保健，以人群需要为根据，强调社区与家庭的积极参与，需要专业或受过一定培训的人员与政府和非政府组织合作推进。可见，通过开展多方面多层次的儿童心理卫生工作和加强儿童保健体系中对儿童心理卫生保健服务、早期发现、早期诊断和早期干预矫治儿童期各种心理行为问题，这对提高儿童生活质量和促进国民素质具有深远而重要的意义。

二、诊断标准解读

儿童心理障碍诊断标准一般包括症状标准、病程标准、严重程度标准、排除标准和发病年龄标准等，并辅以相应的心理行为评估与生物学辅助诊断。了解儿童情况首先要对就诊问题进行临床描述，即概括地反映儿童心理障碍的表现形式、想法以及感受；临床描述一般来自于养育者主诉，大致可反映出就诊儿童的行为和情绪与同龄同性别正常儿童相比有何异同点。其次，则医生根据经验和依据相关的诊断标准对儿童问题进行判别与归类；必要时，选用相应的心理行为评估方法或生物学辅助检测来辅助诊断。

美国《精神疾病诊断与统计手册》（Diagnostic and Statistical Manual of Mental Disorders, DSM）是由美国精神医学会（APA）所发表，内容涵盖用来诊断各种精神疾病种类、症状以及其他标准；目前与世界卫生组织出版的国际疾病分类第十版（International Classification of Diseases 10, ICD-10）一同成为国际上使用最广泛和权威的诊断标准。

2013年5月美国精神病学会发布了精神疾病诊断与统计手册的第五次修订版（DSM-5），撤销了DSM-4中"通常在婴儿、儿童或青少年期首次诊断的障碍"章节名称，以强调儿童期起病的精神疾病的终身性。新增的章节名称为神经发育障碍（neurodevelopmental disorders），包含了原来儿童章节中的大部分病种，分为7大类疾病：智力发育障碍、沟通交流障碍、孤独症谱系障碍、注意缺陷多动障碍、特殊学习障碍、运动障碍和其他神经发育障碍。这是基于神经影像学研究所发现，认为是一组起病于儿童期的由于异常神经发育所导致的认知、学习、交流和行为上的功能失调。由智力发育障碍（intellectual developmental disorder）替代了原来的术语精神发育迟滞（mental retardation），主要是为了顺应临床医师、各类社会团体所倡导的去除"病耻感"。其智力残疾诊断标准中强调了除智商（IQ）外的社会适应能力，并提出严重程度应由社会适应能力而不是IQ分数来决定。涉及儿童期的疾病还包括在喂养与进食障碍、创伤和应激相关障碍、破坏性冲动控制和品行障碍、睡眠-觉醒障碍等章节当中，并将常见于儿童期的排泄障碍、分离焦虑、选择性缄默症、反应性依恋障碍等划归到相应章节。在DSM-4中，孤独症、阿斯伯格综合征、儿童期瓦解性障碍、未分类的广泛性发育障碍（PDD-NOS）是同一范畴的四个类型病症。DSM-5则将其统称为孤独症谱系障碍（Autism Spectrum Disorders, ASD），是因为这些病症的临床表现及其特质非常类似，故此划在一类疾病当中，其诊断标准涵盖了两个特征：①社会沟通与社会互动缺陷；②局限的重复性行为、兴趣和活动。此外，还增加了社会交流障碍，主要指语用学问题，表现为言语和非言语的社会性使用上存在持续性困难的状态，但须与孤独症谱系障碍相鉴别。社会交流障碍是孤独症谱系障碍的核心症状之一，因此，当患儿仅有社会交流障碍，而没有重复刻板的兴趣与行为时，诊断为社会交流障碍。两组症状都存在时，则需诊断为孤独症谱系障碍。交流障碍则包括了语言障碍、发音发声障碍和儿童期流畅性障碍（口吃）。另外，过去一直认为双相障碍（躁郁症）主要存在于成年人，但近20年间的观察，被诊断为双相障碍的美国儿童增加了4倍多，而他们并不具有双相障碍特征，所以新设立了破坏性情绪失调障碍（disruptive mood dysregulation disorder）病名及诊断。

鉴于DSM系统对年幼儿童的诊断与分类不太适用，1994年美国国立婴幼儿及家庭中心主导编制了婴儿和儿童早期精神卫生和发育障碍诊断分类系统（简称DC:0-3R）用于0～3岁儿童。另外，美国儿科学会（2006）出版了初级保健诊断和统计手册儿童青少年版（DSM-PC），为初级卫生保健系统提供了对儿童情绪和行为障碍的诊断系统，适用于儿科医生和家庭医生识别儿童心理行为问题，帮助家长早期干预，并在必要时转诊至儿童精神科，以利于早期诊断和早期干预。

儿童发展性能力包括不同年龄阶段的基本任务（表1-2），它涵盖了儿童的最基本行为-品行（conduct）或社会行为（social behavioral），可作儿童行为引导的参考，是成功适应社会的基础。

表1-2 儿童青少年发展任务示例

年龄段	发展任务
婴儿期至学龄前	母子依恋
	语言
	认识和区分自我与环境
	自我控制与服从
	学校适应（按时上学，恰当举止）
	学业成就（如识字、阅读书写、计算）
	与同伴和谐相处（被接纳，交朋友）
儿童中期	遵守纪律的品行（遵守社会规则，有道德，亲社会行为）
	成功过渡到中学阶段
	学业成就（接受更高教育或职业技能培训）
	参加丰富的课外活动（体育、社团或公益活动）
青春期	结交同性或异性朋友，且关系密切
	形成自我认同感和内聚感（a cohesive sense）

在儿童保健系统对儿童心理行为问题进行诊断界定时，还须注意以下几个方面的问题。①对儿童少年心理行为问题的诊断或界定必须慎重，要围绕问题儿童所表现的行为、认知、情绪或生理症状来判定，且描述和界定是对行为而不是对人，避免给儿童贴上"标签"。儿童所表现的行为问题可能是适应异常或特殊

环境的一过性表现，如慢性疾病、遭受虐待、创伤经历、考试焦虑、分离焦虑等；最终还须专业医师根据医学观察和权威诊断标准做出诊断。②发展中儿童的心理和行为具有可塑性和易感性特点，亲子关系、同胞关系、伙伴关系及师生关系在其行为塑造中起着关键的作用，因此，儿童心理问题的干预则必须考虑和协调这些关系，如对看护者、教师的咨询与指导。③必须考虑"问题"儿童自身的能力特点和背景，特别是其适应环境的能力和发展性能力（如阅读障碍的儿童很可能具有音乐、舞蹈或体育方面的天赋），也须考虑儿童的传统文化、信仰、语种及价值观（如少数民族）等。④对那些难于诊断或疾病程度较严重而复杂的患儿，有必要及时转、介至更专业的专科或医师就诊。

值得注意的是，儿童心理发展的特点和异常行为具有多样性，优势和不足常共存，很多行为问题或障碍并不是由简单清晰的因果关系所导致。因此，儿童心理行为障碍的病因是复杂多样的，同样的心理障碍也可能表现形式不同（如品行障碍既可以表现攻击和诈骗，也可表现偷窃和毁物），导致特定障碍的途径是多样的、交互的，而非线性静态的。同时评估和治疗上应该识别不同年龄阶段男、女儿童的发展功能和能力差异，因为儿童期精神心理障碍的发生率和表现形式是存在性别差异的（表1-3）。一般而言，外显的多动和攻击行为较多见于男童，故就诊率相对要高；而女童表现问题的方式通常不易被发现，因此行为问题容易被忽视。

表1-3 部分儿童青少年障碍的性别差异

男童常见障碍	女童常见障碍	男女同等常见障碍
注意缺陷多动障碍	焦虑障碍	青春期品行障碍
孤独症谱系障碍	进食障碍	喂食障碍
智力发育障碍	青春期抑郁症	儿童抑郁
品行障碍	性虐待	忽视和躯体虐待
语言发育障碍		
遗尿症		
特殊性学习障碍		
破坏性冲动控制障碍		

儿童心理障碍中约20%可持续至成年期，并且会影响到他们的社会适应、婚姻、人际交往、就业乃至人格等，有的可演化为严重的成人期精神障碍。长期的心理问题不仅影响儿童或成人的生存质量，也会给经济和社会管理方面带来巨大负担，如康复治疗投入、司法介入、生产力丧失、家庭功能失调、长期的干预治疗等。须强调，只要积极建构适宜的儿童生存环境与条

件, 他们的健康适应能力就会提高, 可以预防和克服主要的心理障碍。

三、儿童一般行为问题

(一) 吸吮手指 (sucking fingers)

3~4月龄儿出现生理吮吸要求, 多在饥饿或睡前自吮手指来满足需要。7月龄时增强, 8月龄高峰状态, 2岁后逐渐消退。儿童4岁后仍吮手指可能为某种行为问题, 多在孤独、疲倦、沮丧、思睡、饥饿时发生, 分离焦虑、疾病时次数增加。强行制止可能起到负性强化作用, 或加重儿童焦虑。幼儿心理需求得不到满足时易出现紧张、恐惧和焦急而吸吮手指; 缺少母子依恋和爱抚, 缺少良性视听刺激, 孤独感等亦可使之吮手指自娱, 久之形成习惯。长期吮手指可影响牙齿、牙龈及下颌发育, 齿列不齐, 妨碍咀嚼。对婴儿不必强行制止, 对较大儿童则宜采取适当忽视、分散注意力或不吮指时给予表扬和鼓励方式, 达到逐渐消除。加强母子依恋, 适时关注爱抚, 避免母子早期分离, 避免过早周托或寄宿等均可起到预防消除作用。

(二) 咬指甲 (nail bitting)

成因同于吮指, 情绪紧张、感情需求缺乏满足时出现, 多见于学龄前期及学龄期儿童。表现反复自主或不自主地啃咬手指甲、手指脱落皮等, 亦有啃咬脚趾者, 多为顽固性吮手指行为的延续, 多随年龄增长而消退, 少数持续到18岁后。可致指甲光秃内陷, 甲面凹凸不平、残缺、变形, 家长多称 "从来不剪指甲", 严重者指甲周围出血, 甚可导致甲床炎、甲沟炎、指甲脱落或手指端变形。要弄清困扰儿童情绪不安、焦虑的原因, 消除、缓解情感压力则利于减轻和消除这种行为。频繁出现时不宜过多关注和制止, 更不宜打骂讽刺, 反而会使症状加重。严重者可采用厌恶行为治疗法。

(三) 夜磨牙 (bruxism)

指入睡后咀嚼肌非功能性收缩, 使牙列相互研磨发出声响的行为。通常发生在快眼动睡眠期 (REM睡眠), 男童多见, 有家族内多发倾向。原因不甚明了, 可能与日间焦虑、心理压力、紧张恐惧等有关。相关因素还有中耳积液、过敏性鼻炎、肛门瘙痒、蛲虫感染、慢性腹部疾患、神经系统疾病 (脑膜炎、脑瘫) 及口腔疾患 (牙齿缺失、过长、不良修复、乳牙或恒牙不完全萌出) 等。严重时可引起儿童日间咀嚼肌紧张、颞下颌关节痛、紧张性头痛、面部疼痛和颈部僵硬, 以及牙损害等。通常以治疗原发病为主, 对无器质性病变者, 则应查明困扰情绪的原因, 及时给予消除。顽固者宜行为治疗或生物反馈治疗。

(四) 拔毛癖 (trichotillomania)

为反复不自主地捻转、拔除自身体毛的行为。常见捻转和拔头发, 其次是眉毛, 也有的拔睫毛、鼻毛、胡须、腋毛、腿毛、阴毛等; 有的还会吞吃拔除的毛发, 故也称拔毛食发癖 (trichotillophagimania)。多发生于学龄儿童, 女童多见, 部分可持续至成年期。该症是儿童期强迫症的一种表现形式, 与紧张焦虑、生活事件、学习压力导致的情绪困扰有关, 多为下意识缓解紧张的一种方式。拔毛常在紧张 (遭批评、听课、做作业、考试)、无聊或就寝时发生, 可伴有吸吮手指或捻头发, 反复揪拔固定部位毛发, 可致毛发稀疏或大片光秃, 起初易被误诊 "斑秃" 或其他皮肤病。情绪紧张时行为加剧, 拔除毛发后有满足或紧张减轻感。也发生在睡前、阅读或看电视时。诊断须排除皮肤病引起的脱发。建立良好的亲子关系, 增进儿童的安全感, 消除心理压力, 避免早期超负荷的教育训练, 增强儿童自我控制能力。采用阳性强化法、厌恶疗法和习惯行为矫正法。顽固者可用抗焦虑或抗抑郁药如地西泮、氯丙米嗪治疗。

(五) 习惯性交叉擦腿 (habitual rubbing thigh)

内收双腿交叉摩擦, 或双腿夹裹被子、枕头、衣物来挤压生殖器, 并有两颊泛红、表情紧张、两眼凝视、轻微出汗、气喘等, 过后困倦、思睡; 女童可伴外阴充血, 男孩可出现阴茎勃起; 制止会引起不满和反抗哭闹。年长儿童可抚弄生殖器, 或双腿骑跨硬物上摩擦生殖器。多见于2~6岁儿童, 上学后逐渐消失, 至青春期者可发展为手淫。学龄前男女差别不明显, 学龄后则男童多见。原因可能与外阴局部刺激引起的瘙痒有关, 如外阴部炎症、湿疹、包皮过长、包茎、蛲虫感染等, 继而发展为习惯动作。不良生活环境、情绪紧张和焦虑等可诱发或加剧儿童交叉擦腿行为。

家长应忽视儿童双腿交叉摩擦行为或分散儿童注意力, 切勿训斥或恐吓。治疗或消除阴部刺激原因, 内裤宽松。培养儿童上床即睡、睡醒即起的习惯。顽固性手淫应行为治疗。

(六) 撞头 (head banging)

反复摇晃头部并用头撞击硬物的行为, 多见于发育迟滞或孤独症儿童, 正常儿童发生率为5%~15%; 婴儿8~9月龄可出现撞头, 4岁后逐渐减少, 男童多见。以各种方式和位置撞击头部, 如摇动头部撞击墙面、床栏或其他硬物，严重时致撞击部位淤伤或形成瘢痕。撞头与高兴或紧张情绪的释放有关，常发生在就寝或睡眠中醒来时；发作可持续数分钟以上，可伴有吸吮手指或咬指甲行为。父母过度焦虑和关注易强化儿童撞头行为。为防止意外，宜在儿童常发生撞头处安装防护软垫。对精神发育迟滞或孤独症则需对症治疗，亦可配合心理、行为治疗，必要时可戴保护性头盔。

（七）屏气发作（breath holding spell）

为呼吸运动暂停的一种异常行为，3岁左右多见，5岁后逐渐消失。有学者认为贫血与屏气发作有关。少数儿童的行为可发展为暴怒发作（temper tantrum）。多在激烈情绪时发生，如发怒、恐惧、剧痛、哭闹叫喊时出现，哭喊时屏气而致短暂缺氧晕厥，表现口唇发绀，躯干强直，甚至四肢抽动，持续数秒至1min后呼吸恢复，症状缓解。父母焦虑、过度呵护与关注儿童可强化此行为。娇纵养育是重要诱因，儿童通常用此表现来控制环境和抚养者。避免娇生惯养，儿童情绪波动时避免打骂或表现惊恐，尽量避免造成儿童发脾气哭闹的机会。对年龄稍大儿童的暴怒发作，可采用"忽略"，不予理睬方法，可减少发作。

（八）遗尿症（enuresis）

指5岁以后反复发生、不适宜不自主的排尿，但无明显的器质性病变。遗尿症一般分原发性和继发性两类，前者约占80%。该症多属于婴幼儿尿失禁的异常延伸，10%～15%的5～7岁儿童出现遗尿，男孩多见，有些可持续至成年期。表现为清醒时尿裤，或睡眠中尿床，有些可同时伴有遗粪。有家族性倾向，有些因训练排尿习惯不当所致，更多则因强烈刺激或心理和社会紧张因素导致。多见于性格焦虑内向的儿童，感受压力或紧张时出现尿频或尿床现象。同时可能伴有情绪问题、注意力不集中、抽动障碍、睡症或多动性障碍。矫治在于了解原因，对症治疗，消除压力和紧张因素是关键，给予心理支持和训练掌握排尿，不应训斥或羞辱。亦可辅以行为疗法和药物治疗。

（九）攻击行为（aggression）

指因欲望得不到满足时采取有害他人或毁物的行为。包括对他人的敌视、语言攻击、身体侵犯、伤害和破坏性行为等。儿童在2岁时产生物主意识，有了占有感，而出现真正的指向性攻击行为一般在三四岁，入小学后明显减少。表现为易发脾气或被激怒，出手打人、推、咬人、踢人、抢东西（如玩具）和骂人等。男

童多见，且倾向身体攻击，而女童倾向语言攻击。持续性攻击行为可导致人际关系紧张、社会适应困难和反社会人格障碍等。攻击性儿童多来自过度溺爱、娇纵或惩罚过多的家庭。攻击行为还可能来自于模仿和学习，养育者的无视、忽略甚至赞赏会强化攻击行为。防治在于，指导养育者提高修养，以身作则，避免打骂体罚儿童，教会儿童控制或适度宣泄不良情绪，培养儿童的同情心和助人为乐的态度。通过奖励方法来训练儿童学会等待和对需求的耐受性。儿童发脾气时采用"冷处理"方式，暂时不予理睬，或通过其他活动来分散其注意力；也可采取"隔离法"，让其独自在一房间里呆一会儿，面壁思过和反省，直至平静下来。

（十）异食癖（pica）

以持续性嗜食非食物物质为特征，且非其他精神障碍所致的一种进食障碍。可见于各年龄段儿童，但以幼儿期多见，农村多于城市。病因尚不清楚，可能与营养失调或体内缺乏某些微量元素有关。身心发育迟滞或精神障碍儿童也易发生异食癖，缺乏关爱和缺乏母子依恋的儿童也易出现。表现为扣挖墙上或地上泥土吞食，或吞食墙纸、油漆、布块、沙子、毛发等；且具有顽固而持续性特点，若加阻止，则常偷食。还可能伴有情绪障碍或行为怪癖现象，并容易合并肠道寄生虫病、营养不良、贫血、铅中毒，甚至肠梗阻等。防治重点在于病因治疗，如微量元素补充、寄生虫病治疗、营养补充等。指导父母改善儿童养育环境，建立稳固而良好的亲子关系，科学喂养等。对具有合并症者则需采取对症治疗，对顽固性异食习惯，则可采取行为疗法等。

（十一）电视依赖

指长时间（每天超过4h）沉迷于观看电视节目，并导致不同程度身心症状的表现。对电视节目形成依赖和强烈渴求，可伴有快感，或出于逃避不快而迷恋于电视，一旦隔离则会出现戒断状况。危害包括：损害视力、睡眠障碍、肥胖症、颈腰部疾病、诱发癫痫及其他心理障碍等。阶段性反应包括：情绪波动剧烈、头痛、失眠、注意力下降、抑郁、不明原因的烦躁、不愿与伙伴交往、对户外游戏和其他玩具不感兴趣、模仿电视语言或行为等。不良的电视内容亦容易侵蚀儿童青少年的心理，引发相应的行为问题。长期迷恋电视的儿童青少年还表现情绪低迷、懒散、麻木和消极。研究表明，压力感大、社会关系不良的儿童青少年更容易患"电视瘾"，特别是家庭关系紧张、伙伴或师生关系

紧张的儿童，易用电视来缓解紧张情绪。

防治措施：首先家长要限制儿童看电视的时间与内容，而且从小即开始训练；其次是培养儿童自主看电视的能力，即训练儿童自己选择看电视的内容，控制看电视的时间、次数，懂得吸收有益的信息；第三是定时与儿童一起观看电视，帮助儿童理解内容，引导培养其自我控制能力；第四是培养儿童多种兴趣，鼓励儿童闲时多参加户外运动或其他游戏，鼓励多参加伙伴游戏。此外，保障良好的家庭关系，加强亲子互动、保持有规律的生活等也可有效控制儿童对电视的依赖。儿童对电视的依赖若无法自拔时，应给予适当的行为干预和心理治疗。

四、儿童学习障碍

（一）概述

儿童学习困难有广义和狭义之分。典型/狭义的学习障碍（learning disorders, learning disabilities, LD）指智力发育正常儿童在阅读、书写、计算、推理、交流等方面表现出特殊性的学习困难状态，多见于学龄期，男童多于女童，各国发病率报道在2%～10%，推测与中枢神经系统功能异常及某些环境因素有关，通常靠教育指导和康复训练进行干预。目前美国较广泛地应用全美学习障碍协会（National Joint Committee on Learning Disabilities, NJCLD 1988）制定的定义，即"LD指一组异质性障碍的总称，主要表现在听、说、读、写、推理以及计算能力的获得和应用方面出现的明显困难；这类障碍为个体所固有，推测有中枢神经系统功能障碍起因，并可伴随终身。可与LD合并出现自我行为控制、社会认知、社会交互作用方面的问题，但后者并不一定构成LD。其他类障碍（如感觉障碍、精神发育迟滞、重度情绪障碍）或环境原因（文化差异、教育方法不良）也可导致学习问题，但这里所称LD不包含在其范围"。医教结合通常将注意缺陷多动性障碍（ADHD）、发育性失用（developmental apraxia）、笨拙儿（clumsy child）、发育性言语障碍（developmental language disorder）、发育性Gerstman综合征（developmental Gerstmann's Syndrome）等也划归到相关症候群，给予类似的资源化指导。

（二）病因学探索

LD是一组异质性综合征，致病原因较为复杂，通常与下列因素有关：①遗传。LD具有家族聚集性，尤其是阅读、数学和拼写LD。单卵双生子同病率（87%）

明显高于双卵双生子（29%）。LD患者一级亲属患阅读或数学障碍的相对风险是对照人群的4～8倍和5～10倍。大部分学习能力具有高度遗传性，估计遗传度＞0.6。与LD不同表现相关的基因之间高度相关，因此，其临床表现间具有高协同变异性。阅读障碍的遗传度可达50%或更高，尤其是语音阅读障碍。阅读障碍先证者的一级亲属患阅读障碍的概率约为40%。阅读障碍的候选易感基因包括DYX1C1（15号染色体）、KIAA0319和DCDC2（6号染色体）、ROBO1（3号梁色体）、MRPL19及C2ORF3（2号染色体）。此外，LD儿童较多出现自身免疫性疾病和免疫缺陷性疾病及过敏性疾病，且左利手者居多。左利手儿童矫改为右利时较多出现口吃、阅读和书写困难等现象，精神发育迟滞儿童中左利手的比例高于正常儿童。②语音学缺陷。研究认为，婴幼儿期的语音意识（phonological awareness）薄弱或缺陷导致语言发育落后。语音意识不良的儿童，后期学习符号与读音连接出现困难，从而发展为文字的读和写困难。③脑解剖。LD大脑半球存在异位（ectopia）现象，且两半球对称性改变等异常。异位通常发生在神经胶质细胞及其软膜分化时期，导致神经元排序紊乱，此现象尤以大脑外侧裂、额叶中下回为多，且以左侧为多。④影像学。正电子发射断层扫描技术（PET）研究发现，阅读障碍患者大脑非对称性异于常人，如后脑半球非对称皮层功能障碍主要集中在左脑颞叶和顶叶，进行语音任务和单个词阅读时中颞叶和顶下皮质区局部脑血流减少，反映了语言在形-音转换上的困难。磁共振成像检测发现，LD第三脑室扩大、左右脑室不对称、右侧间脑灰质和左脑后侧部语言中枢以及双侧尾状核体积缩小等。听觉刺激时的功能磁共振成像（functional magnetic resonance imaging, fMRI）检测发现，LD存在快速听觉加工脑区—左额叶的功能损伤。⑤神经电生理学。LD主要表现非特异性基础脑波型异常，个别表现发作性脑波异常，α波活动性偏高或恰相反，低频功率相对增加，β波频率减少，这些特征主要表现在左脑半球和顶枕区域。事件相关电位中常呈现振幅降低、潜伏期延长表现。⑥母语和文字特性影响。使用表音文字（如英语）国家儿童阅读障碍发生率较使用表意文字（如汉字）国家儿童高。⑦环境因素。被虐待儿童发生LD频率高，家庭功能失调、父母期望过高、学校应激事件等均可导致和（或）加重儿童的学习困难。环境铅水平过高可致儿童血铅增高，导致注意困难、易激惹、睡眠困难、记忆下降以及学习困难，睡眠少或睡眠剥夺也可使儿童注意缺陷和学习困难。有报道称食品中的过高添加剂、防腐剂、色素等也可影响儿童神经系统功能,使学习能力受损。

(三)分类

美国神经心理学家Myklebust将LD分为言语型LD(verbal learning disability, VLD)和非言语型LD(non-verbal learning disability, NLD)两大类,VLD包括语言理解障碍、语言表达障碍、阅读障碍、书写障碍和计算障碍等类型。美国精神障碍诊断及统计手册第4版(DSM-4)分类为阅读障碍(reading disorder)、计算障碍(mathematics disorder)、书写障碍(disorder of written expression)、不能特定的LD(learning disorder not otherwise specified)等。其中阅读障碍又分为获得性阅读障碍(acquired dyslexia)和发展性阅读障碍(developmental dyslexia),前者是指后天脑损伤(如脑外伤、脑肿瘤等)造成的阅读困难,后者在国际疾病分类诊断第10版(ICD-10)中被纳入精神与行为障碍分类。

(四)表现特征

1.早期表现　自幼好动和哭闹,对外刺激敏感和过激反应;建立母子情感关系困难和养育困难。可能有说话迟、发音不准、构音障碍等,伴有啃咬指甲、攻击或退缩、伙伴交往不良、语言理解和表达缺欠等。学龄前表现认知偏异,如视觉认知不良、协调运动困难、精细动作笨拙、沟通和书写困难等。

2.学校表现　①语言理解困难。语言理解和语言表达不良、词汇量少、构音或辅音发音困难。若伴有音乐理解困难则同时缺乏节奏感。常表现"充耳不闻"、不大理会父母或老师的话,易被视为不懂礼貌。智测操作智商(performance intelligence quotient, PIQ)可能高于言语智商(verbal intelligence quotient, VIQ)。②语言表达障碍。说话迟,开始说话常省略辅音,语句里少用关系词。言语理解尚可而语言表达困难。可模仿说出单音,但无法模仿说出词组。有类似口吃表现、说话词不达意、节律混乱、语调缺乏抑扬、说话伴身体摇晃、形体动作偏多等。③阅读障碍。表现为听理解差、听或视知觉速度过慢、无法注意语句的关键字或段落、无法了解书写文字单位。持笔困难、字迹潦草、错别字多;排斥读写,阅读时遗漏或加字,容易出现"语塞"或阅读太急,读同音异义字困难或经常相互混用,默读不专心,好用手指指着字行读,小学三年级以后尤为显著。④视空间障碍。手触觉辨别困难、精细协调动作困难、顺序和左右认知障碍、计算和书写障碍。符号镜像颠倒,如把"p"视为"q","b"为"d","m"为"w","was"为"saw","6"为"9","部"为"陪","姊"为"妹","举"为"拳"等。计算时忘记计算过程的进位或错位,直式计算排位错误,数字顺序颠倒,数字记忆不良。结构性障碍使视觉信号无法传入运动系统,从而使空间知觉不良,方位确认困难。⑤非言语性LD(non-verbal learning disability, NLD),又称右脑综合征(the right hemisphere syndrome),表现为社会认知困难,在人际关系和沟通方面理解困难,伴有动作发育不良、平衡能力差、精细动作协调困难、视觉空间能力欠缺、不大会理解察言观色等。该型与Asperger综合征颇类似。⑥情绪和行为问题。多伴有多动、注意集中困难表现,继发情绪问题,自我评价低、不愿上学、拒绝做作业、焦虑或强迫行为动作,严重者可发展为品行障碍类问题。

(五)诊断要点及预后

美国精神障碍诊断及统计手册第5版(DSM-5)诊断标准为学习和运用学习技能方面存在困难,表现出至少存在下列症状之一,持续至少6个月:①阅读单词时不正确或慢而吃力,(例如大声读单个词时不正确或慢而犹豫,常常猜词,读出单词时困难);②难以理解所读内容(例如,可能正确地读出文本但不能理解其顺序、关系、推论或所读内容更深层的意思);③拼写困难(例如,可能增加、遗漏或替换元音或辅音);④书面表达困难(例如,在句子里犯多种语法或标点符号错误;段落组织凌乱,书面表达的意思不清);⑤难以掌握数感、数字事实或计算(例如,对数、量和数的关系的理解差;借助手指计数来计算个位数加法,而不是像同龄人那样回想数学事实;不能理解算术运算、可能转换步骤);⑥数学推理困难(例如,运用数学概念、事实或步骤解决数量问题时存在严重困难)。并且上述学习困难不能更好地以智力障碍、未矫正的视力或听力障碍、其它精神或神经性疾病、社会心理因素、不理解教学所用语言或缺乏适当教育机会所解释。

辅助心理测评包括:学业成就测验、智力测验、神经心理测验、学习障碍筛查量表(pupil vevised-screening for learning disabilities, PRS)等。在韦氏儿童智力测验上根据VIQ和PIQ差异界定言语型或非言语型LD。PRS为筛查用量表,总分数<60分者为可疑LD,需进一步进行检查。LD需与精神发育迟滞、孤独症、选择性缄默症、品行障碍、注意缺陷多动性障碍和癫痫等症相鉴别。

约50%以上的LD儿童的症状会随年龄增长而自行缓解或减轻,但有些特殊技能的缺陷可能持续至成年期以后。15%～30%的患儿可能继发品行障碍和反社会行为，或导致长期社会适应不良，青春期后出现抑郁、自杀或精神疾病的风险高于一般人群。

（六）教育和治疗

尽管LD的病因归于生物学基础，但对其干预矫治还是有赖于教育和心理社会方法。早期预防、早期干预值得强调，包括加强围生期保健，做到优生优育，防止烟、酒、毒等有害物质的侵害，正确开展早期教育等。应特别关注高危出生史儿童，及早进行诊断和父母的养育咨询指导，是防治LD的重要环节之一。

1.教育治疗 北美的常规教育倡导（regular education initiative, REI）最具代表性。REI特点是对教学方案进行分类，而非对学生做评价分类。REI强调早期训练儿童的语音意识和言语能力，指导儿童学习语音解码的同时理解单词的意思，进而理解词组的意思。具体方法包括：练习操作音素（发单音）、词组、提高理解力及流畅性，这利于增强大脑联结符号与语音的能力。行为指导步骤包括：①评价儿童现有能力；②每节课开始时提出一个简短的目标；③用小步渐进方式呈现新概念和新材料，每步都要儿童练习；④提供清晰而准确的指导与解释；⑤给儿童大量的练习时间；⑥通过观察，不断检查儿童对概念与词的理解；⑦开始练习时，给儿童提供明确的指导；⑧及时提供反馈与纠正。

2.电脑辅助学习 电脑相对于传统纸笔书写和阅读方式，在提高儿童拼写、阅读和数学的学习兴趣方面有积极意义，且成为矫治儿童阅读障碍的一种重要手段。研究发现，用计算机将呈现的辅音延长到正常速度的1.5倍，可使接受训练的学习困难儿童成绩大为提高，随着儿童的进步，逐渐加大训练难度，使发音速度加快。研究还证实，使用声学调整的言语（acoustically modified speech）和电脑辅助指导，有助于改善儿童的早期学习成绩和言语能力。

3.药物治疗 目前尚无特殊药物能够治疗LD，通常给予促进脑功能、增智类药物，包括脑复康（吡拉西坦）、脑复新（磺胺嘧啶钠注射液）、γ-氨酪酸等口服治疗。伴有儿童多动症的LD儿童可每日口服哌甲酯托莫西汀治疗；对伴多动、焦虑、冲动以及遗尿等症状的LD可试用丙米嗪（imipramine）每日12.5～25mg睡前服或阿米替林（amitriptyline）10～20mg睡前服均有疗效；伴有情绪障碍、人际紧张、冲动和攻击行为者则可给予小剂量利培酮（risperidone）或其他类抗精神病药物治疗。应加强防止儿童铅中毒和避免食用含添加剂、色素以及防腐剂类食品。

五、孤独症谱系障碍

美国精神障碍诊断与统计手册第五版（The diagnostic and statistical manual of mental disorders, DSM-5）已将孤独症统称为孤独症谱系障碍（autism spectrum disorder, ASD）。ASD是一组神经发育障碍性疾病，其核心症状为生命早期即出现的社会交往障碍以及重复、刻板行为和狭隘的兴趣，临床表现及背景的异质性极大。遗传和发育早期环境因素的交互作用在ASD发病中可能起着关键作用。半个多世纪以来，多学科致力于探索研究其病因及发病机制，迄今仍未能予以说明，因此临床上仍缺乏生物学标记用于诊断，可以说亦缺乏特异的临床治疗方法。ASD通常导致较高的终身致残率，成为目前对这类儿童生存与发展构成巨大危害的公共卫生问题。令人堪忧的是，多国报道ASD发病率均呈递增趋势，除归因于"诊断性增长"、社会认识与意识增强、空间聚类效应等外，不排除某些环境因素在其中起着"诱畸"作用。

（一）流行病学现状

世界各国关于ASD的流行病学研究甚多，资料均显示其发病率呈递增趋势。20世纪中期Lotter最早报道孤独症的患病率为0.04%。美国疾病预防和控制中心（CDC）报道2006年美国儿童孤独症患病率为1/110，2008年上升为1/88，而2012年达到了惊人的1/68。目前，世界范围内ASD患病率估计为60/万～70/万。我国尚无ASD患病率的全国性报道，笔者在广州市幼儿园进行患病率调查显示约为1/133，实际儿童ASD患病率可能要高于此。2013年的一项荟萃分析显示，中国大陆、中国香港和中国台湾三地ASD合并发病率为11.8/万，大陆、香港和台湾三地的合并患病率为26.6/万。ASD患病率升高已是不争的事实，其病因的探查由此显得越发紧迫。

从目前一致的流行病学调查结果来看，ASD以男性居多，推测可能是性别基因和激素水平差异所致，也可能是由男女大脑功能和构造方式不同导致。有观点认为睾酮增加了患病的易感性。还有证据提出，女性特有的生物保护机制使其免受ASD侵扰。与男性ASD相比，更大比例的女性患者携带着与ASD相关的高危基因突变。女性先证者的同胞具有更高的再发风险或更多的孤独症样表现，提示女性保护效应使其需具备更大的家族病原学负荷（或更多的危险因素）方能使行为表现达到ASD的诊断标准。探明潜在的性别因素相关的基因、内分泌、表观遗传和环境水平在ASD发病中的机制和地位，有利于进一步研发有效的诊疗手段。

流行病学资料发现ASD相关的多种高危因素，但并没有显示某单一因素对发病是必需或是充分的。父母亲生育年龄高是危险因素之一，可能是由于生殖细胞的新生突变，或是由与衰老相关的表观遗传改变导致。从另一角度来看，高生育年龄也有可能是由于其中一方或双方存在孤独症表型而使结婚、生育延迟，由此增高了后代患病的风险。ASD患病率在信息技术相关工作聚集地区比其他地区高出2倍，与其他儿童相比，ASD儿童双亲通常在特殊技术职业方面更具有天赋，但这方面也是最具争议的。母亲孕产期的情况对儿童神经发育有重要影响，妊娠期并发症（如阴道出血、妊娠期糖尿病、使用药物会增加儿童患ASD的风险。相反，母亲在妊娠前或妊娠早期补充叶酸，似乎有保护作用。

（二）发病机制

ASD并非是独立因素所致的疾病，而是症状谱系变化的集合体，至今的研究尚无法识别出有生物学意义的亚群，限制了对其病因的分层深化研究，目前普遍认为是遗传和环境共同作用的结果。20世纪90年代英国一项研究发现典型孤独症同卵双生子同病率大于60%，而异卵双生子同病率为0%，用谱系较宽的孤独症表型重新评估，同病率分别为92%和10%，遗传度大于90%。新近研究显示ASD同胞患病率为18.7%，再发风险约为非ASD同胞儿童的7倍。此两类研究提示遗传因素在ASD发病中有重要作用，同时环境因素也不可忽略。美国的一项双生子研究报道，ASD同卵双生子同病率（男性：77%，女性50%）明显高于异卵双生子（男性：31%，女性：36%），其中，共同环境因素可解释变异性的55%，估计遗传为38%（95%置信区间为14%～67%）。两个不同时代双生子研究遗传度的差异可由多方面因素导致，上升的患病率和近年来新生突变（de novo mutation）的频率增多提示环境中可能存在某种或某些未知物质的"诱畸"作用，似乎环境因素对发病的影响逐渐增大。

近年来ASD相关的遗传学研究文献可谓浩如烟海，整合相关报道发现ASD发病相关的基因多达300多个，有学者预测可达1000多个，主要分布于10多条染色体。文献分析表明，重复性较好的重要的基因有7q21-32，2q24-34，17q21，15q11-13等，这些基因主要在五个方面显示出异常，较突出的是突触形成及功能相关的基因，还包括神经细胞内信号转导异常、神经递质紊乱以及神经细胞离子转运异常。位于2q34的NRP2基因可引导并控制神经细胞迁移，还可将皮质和纹状体的信息整合并传送到目的地，研究已证实其与孤独症有显著相关。一些经典的细胞内信号转导通路的异常（如抑癌基因PTEN，TSC1/2，NF1激活的P13K/Akt/mTOR通路）与突触的异常增长速度相关，引起此类单基因遗传病患者伴有孤独症样症状。

遗传学研究为ASD的病因探索提供了海量信息，一些研究者据此提出可能的前景，如采用临床基因芯片作为诊断ASD的基本标准，识别可作为治疗性干预目标的神经突触进行临床靶向治疗。ASD仍停留在症状定义和界定诊断阶段，其临床表现、病因的多样性和复杂性，导致不同的研究对象缺乏同质性或一致性，研究结果的异质性很大，甚至相互矛盾。看来，揭示ASD致病原因尚需较长时间。

环境因素诱发ASD发病的观点也有多种推论，其中化学品中毒、重金属超标和病毒感染是较为重要的几个假说。美国国家科学院的一份报告称神经毒性物质和遗传因素的综合作用可能导致了近1/4的儿童发育障碍，其中多氯联苯（polychorinated biphenyls，PCBs）和有机磷酸酯威胁性较大。系统性回顾显示，妊娠前、妊娠期和儿童早期的环境有毒物暴露会提高ASD的发病风险，这些物质包括农药、邻苯二甲酸盐、PCBs、空气污染和重金属等。PCBs接触者表现出更差的面部识别能力、注意力集中困难和IQ值降低，其引起孤独症样症状的可能作用机制是加速和增加Ca^{2+}从线粒体内质网状结构释放，过多的胞内Ca^{2+}通过调节天冬氨酸/谷氨酸载体同构体的活性，导致能量代谢异常，引起脑神经元发育异常。体内汞超标或中毒可诱发认知和社交缺损，包括语言丧失、睡眠困难、自伤行为、烦躁、呆望等与孤独症相似的症状。关于病毒感染与ASD发病的关系并无定论，有研究显示围生期风疹病毒和巨细胞病毒感染激发的自身免疫过程，可引起母系的炎性反应进而导致胎儿中枢神经炎性损伤，为ASD发病的诱导因素。

神经心理机制方面，Baron-Cohen早在1985年提出ASD患者存在"心理理论（theory of mind，ToM）"能力缺陷；ToM指个体对自己和他人心理状态的理解能力，是人维持正常社交的必要条件之一，因为ToM能力缺损则表现为典型的社会交往障碍。神经心理研究发现，ASD通常表现"社会脑（social brain）"（眶额叶皮质、杏仁核、梭状回、枕叶及颞叶皮质区域）相关区域的低激活，因共情（empathy）的功能区也位于右脑半球眶回或眶额叶，认为社会脑功能障碍为ASD共情缺陷的生物学原因。Baron-Cohen还提出了"极端男性化大脑（extreme male brain，EMB）"理论，认为ASD

处于系统化（认识非生命事物的系统）认知体系的最高端，但同时处于共情化（辨别情绪和思想，帮助认识社会性事物的系统）相关能力的最低端。这一理论能够解释ASD偏好机械、关注细节数学敏感等狭隘兴趣特点和相对缺乏共情能力如目光交流、解读他人想法等症状，亦可解释ASD中男性居多的现象。

位于大脑额叶腹侧的镜像神经元（mirror neuron）被认为是模仿、动作观察和意图理解的神经基础。有研究显示，ASD患者的镜像神经元系统在模仿动作时激活水平非常低下，由此推断镜像神经元系统的功能障碍阻止或干扰ASD的模仿或更为基础的社会认知功能的形成和发展，从而导致对他人心理的认识解读能力缺乏。该理论较好地解释了孤独症儿童的交流障碍、共情能力低下和言语障碍等表现。另外，还有中央凝聚性薄弱（weak central coherence, WCC），即只偏重事物的细节而忽略其整体的假设，解释ASD儿童的刻板行为和某些特殊的能力；和执行功能（executive function, EF）障碍即缺乏对事物的组织、计划等能力来解释患儿相关的行为混乱、多动等特征。

目前，影像学技术探究ASD大脑皮质功能的研究均发现了ASD大脑活动水平异常。ASD的大脑功能连接异常是具有共识性的结论，认为ASD大脑功能连接模式为：局部功能连接是过度的、紊乱的、选择性不足的，而皮质间或功能网络间的连接是不同步的、反应微弱和信息贫乏的。长距离的功能连接意味着较远脑区间的相互交流作用，对于认知和信息加工过程具有更大的作用，而局部功能连接反映的是邻近不同神经元类型间的神经通讯作用。个体正常发育进程中，大脑网络中局部连接会逐渐减弱，长程连接则随时间逐渐增强，称为"适应性修剪"过程。而ASD人群似不能遵循大脑的正常发育进程，导致局部连接过度，而长程连接减少。从细胞水平上看，一些尸体解剖的研究发现ASD存在异常的细胞结构模式，被认为是不正常的局部功能连接的生理基础，而神经炎症反应、神经元迁移障碍和过多的大脑神经元生成和（或）凋亡缺陷，则可能为这种异常结构模式的神经生理病理基础。

（三）症状特征及诊断要点

ASD核心症状为社会交往障碍、重复/刻板行为两大领域。语言障碍为大多数典型孤独症儿童就诊的主要原因。同时超过70%的ASD还伴有其他发育和精神障碍，常见的伴随症状包括智力落后、注意缺陷多动障碍、感觉异常、抽搐性运动障碍及运动功能异常；存在免疫失调、胃肠性问题；睡眠障碍、焦虑、癫痫、抑郁、强迫症等。

社会交往障碍表现为缺乏自发性的社会或情感交流动机和行为，如喜欢独自玩耍，缺乏亲子依恋，共享行为及利他行为缺乏；不听从指令，我行我素；多种非言语交流行为存在显著缺损，如缺乏目光对视和面部表情，较少运用肢体语言；不能准确判断情境等。

语言障碍是大多数典型孤独症儿童就诊的主要原因，多表现为语言发育落后或语言倒退，部分患儿表现为语言过多，但缺乏交流性质，如重复刻板语言、自言自语和"鹦鹉语言"等。高功能ASD儿童虽有正常的词汇量及基本沟通能力，但其语用能力较差，表现为说话技巧的机械性，如音量、语调及语速单一，较少使用口语或俗语，不能理解双关语、讽刺、幽默等复杂的语言表达。

狭隘的兴趣和刻板行为是ASD儿童的另一个核心症状，他们沉溺于某些特殊兴趣中，固执地执行某些仪式行为和刻板动作，这些特殊兴趣和刻板行为并非一成不变。典型孤独症儿童的兴趣点集中在无意义的事物上，而高功能患儿则可能有"特殊的才能"。

过去认为70%左右的孤独症儿童智力落后，目前随着诊断标准的放松，智力在正常或超常的孤独症儿童明显增加。高功能ASD儿童的总体智力则基本属于正常范围，但其有特殊的智力结构。研究显示，这类儿童的手眼协调以及心理运作的速度和准确度能力较差，而机械记忆力较有优势。可伴有动作笨拙、固执行为，拘泥形式，对新环境的适应能力较差；而某些数字、图形等记忆力超群。

大多数孤独症儿童存在感觉异常，表现为对某些声音、视觉图像或场景的特殊恐惧；或是喜欢用特殊方式注视某些物品；很多病儿不喜欢被拥抱；常见痛觉迟钝现象；特殊的本体感觉，如喜欢长时间坐车或摇晃、特别喜欢或惧怕乘坐电梯等。

ASD症状的发育性变化特征使得早期临床诊断不易，尤其2岁前儿童由家人照顾，并无太多社会交往的要求。研究通过对ASD患儿的回顾性调查及对ASD同胞的前瞻性研究，确定了ASD的早期危险信号，如表1-4所示。

美国精神病学会于2013年5月发布了DSM-5，其ASD诊断标准较DSM-4有了较大变化：①将以往的广泛性发育障碍（pervasive developmental disorders, PDD）统一称为ASD，取消了在PDD之下的AS和PDD-NOS等名称。②缩减了ASD的症状特征，将三个核心症状减少为两个。将社会互动障碍、语言沟通障碍合并为社会交流障碍。语言发育水平不再作为标准之一，感知觉异常（包括感觉过敏、迟钝和痴迷某些感觉刺激）归类到刻板行为中。③基于社会交

表1-4　2岁前儿童罹患ASD的危险信号

功能领域	减少或异常的行为表现	其他行为表现
社会交往	眼睛注视 分享或共同注意 社会性微笑 社会性兴趣和共享性快乐 对名字的定向反应 不同沟通方式的协调（如眼睛注视、面部表情、姿势、声音）	社交-情感连接的倒退或丧失
语言	呀呀学语，特别是与他人来回交互性的呀呀学语 语言理解和产生（如说话延迟、怪异的词语、不正常的重复） 异常的声调（包括哭泣） 姿势发展（如手指指向、挥手等）	沟通技能的倒退或丧失（包括话语）
游戏	动作模仿 功能性游戏或想象性游戏	对玩具或其他物体过度或不正常的操作或视觉探索 对玩具或其他物体的重复性动作
视觉或其他感觉运动功能	粗大和精细运动技能 运动控制（如肌张力降低、姿势控制能力不足）	异常的视觉追踪、凝视（如长时间凝视灯） 对声音或其他形式刺激的反应过度/不足 重复性运动行为、四肢或手指的异常姿态

往和刻板/重复性行为的障碍程度，将病情划分为三级：需要支持（Ⅰ级）、需要较多支持（Ⅱ级）、需要极大支持（Ⅲ级）。④发病年龄标准亦有放宽，由36个月前改为更为宽泛的婴幼儿时期，尽管社交困难的表现则有可能到较大年龄时才出现。⑤新增了一种诊断名词，成为"社交（语用）交流障碍（social（pragmatic）communication disorder）"，针对于存在社会交往障碍而未表现出刻板/重复性行为的儿童。

系统性回顾显示，50%～75%的ASD个体同时符合DSM-4-TR和DSM-5的诊断标准，即采用新版的诊断标准会使25%～50%个体失去这一诊断，这部分个体主要来自高功能孤独症（IQ＞70）、PDD-NOS或AS。DSM-5处于此考虑提出"保留条款（grandfather clause）"，保留不满足新标准的ASD患者前期的诊断并继续获取相同水平的医疗、社会和法律服务的权力服务。这也意味着当前两套诊断标准并存的状况仍将保持相当长时间。有学者提出质疑，仅以症状特征进行的分型或分类已不能满足今后针对性诊疗的需要，生物学层面的分型可能是一个新的趋势。

ASD的早期发现主要依赖于照顾者和社区初级儿童保健医师，在婴幼儿早期体检与疾病筛查中建立ASD的筛查工作是早期发现的关键。具体实施上可采用国际通用的筛查量表和问卷，推介的方法有：①筛查。采用婴幼儿孤独症筛查表（CHAT）和孤独症行为量表（ABC），其中ABC供家长和抚养者对可疑儿童进行评估时使用，共57项，每个条目按0～4级评分，最后累积计算总分。得分＞67可以考虑孤独症诊断。②诊断性晤谈。多为结构式问卷，孤独症诊断面谈量表-修订版（ADI-R）、孤独症诊断观察量表（ADOS）和儿童孤独症评定量表（CARS）。其中ADOS尚无中文修

订版本，CARS由专业人员对儿童进行评估，共15个条目，1～4级评分，总分30～36.5为轻-中度孤独症，大于37.0分为重度孤独症。③其他辅助测评。认知能力评估可用贝利婴幼儿发育量表（BSID）、斯坦福-比奈智力量表（SBIS）和韦氏儿童智力量表（WISC）等。适应能力评估常用儿童适应行为量表、婴幼儿社会适应量表等。在诊断明确后尽早开展康复训练，未达标准的但存在高危行为的，宜边干预边密切观察监测，以免错失干预关键时期。

（四）康复治疗及预后

康复教育和训练一直是ASD的主要干预手段。目前盛行的各种矫治法参差不齐，疗效评估也一直存在着争议。这些方法尚无法真正"治愈"ASD，大部分是以最大限度改善儿童症状并尽可能发挥其潜能，同时帮助患儿及其家庭更有效地应对病症。近几年，康复治疗方面的研究热点已从研发新干预方法转为综合干预模式探索及疗效的循证研究方面。以下几种方法被认为是具有一定循证依据的矫治法。

1. 应用行为分析（applied behavior analysis，ABA）　其基础是行为强化理论，运用功能分析法从个体需要出发，采用"A（antecedent）-B（behavior）-C（consequence）"模式，即"前因-行为-后果"来塑造正性行为。行为分解训练法（discrete trial training，DTT）是ABA的基本教学、训练的方式，典型的任务分解技术有4个步骤：训练者发出指令、儿童的反应、对儿童反应的应答、停顿。训练要求个体化、系统化、严格性和科学性，保证具有一定的强度，每周20～40h，每天1～3次，每次3h，持续1～4年。DTT可在多种环境下实施，包括家庭、学校、社区

环境,有助于提高ASD儿童的智力、语言、日常生活技能及积极社会行为,减少刻板行为。现代ABA干预逐渐融合其他技术,强调情感人际发展。

2.孤独症和相关沟通障碍儿童治疗与教育(treatment and education for autistic and related communication handicapped children, TEACCH)　为目前欧美国家获得较高评价的孤独症综合教育方法。该方法主要针对ASD在语言、交流、感知觉及运动等方面的缺陷进行教育,核心是增进患儿对环境、教育和训练内容的理解和服从。TEACCH实践中运用各种视觉结构化要素,将环境中的信息翻译成ASD能够理解掌握并偏爱的概念,训练内容包含儿童模仿、粗细运动、手眼协调、语言理解和表达、认知、生活自理、社交及情绪、情感等方面。该疗法在国内应用广泛,亦取得较好的疗效。

3.人际关系发展干预(relationship development intervention, RDI)　以ToM理论为基础,训练人际关系发展的规律和次序是:目光注视-社会参照-互动-协调-情感经验分享-分享友情。依此设计了一套有数百个活动组成的训练项目,以游戏的方式进行,由父母或训练者主导,以提高ASD儿童对他人的心理理解能力。RDI强调的是人际关系方面的动机和技巧,其与TEACCH、ABA等治疗方法有许多共同特征,但是它最独特的标志在于强调经验的分享与互动。

4.图片交换沟通系统(picture exchange communi-cation system, PECS)　主要针对那些无语言或语言有限的ASD的沟通问题,其理论基础是操作条件反射理论,教导ASD使用图片系统来应对简单的问题,借助视觉支持帮助ASD获得功能性交流。该疗法训练效果较快,适用范围广泛,教师、治疗师和家庭成员都容易使用。此外有研究采用辅助及替代交流设备改善ASD沟通能力的个案研究,如语音生成设备(speech generating devices)、电脑辅助(computer-aided instruction)等,尚无疗效评估报道,但当伴随言语障碍的ASD对PECS反应效果不佳时,应考虑辅助及替代交流设备干预。

5.药物治疗　荟萃分析显示,ASD的死亡风险是正常同龄别儿童的2.8倍,这种高风险与合并症状相关。因此,药物治疗作为辅助性的对症治疗有其必要性(表1-5)。抗精神病药物可有效减少ASD儿童的重复性行为,但对青少年和成人治疗有效性仍缺乏证据。利培酮和阿立哌唑可用于减轻患者的易激惹情绪,自伤和攻击性行为。对伴发注意缺陷与多动障碍的患者建议使用中枢神经兴奋药。亦有研究报道选用一些替代药物和补充剂(如褪黑激素、缩宫素、维生素、无麸质无酪蛋白饮食等),但尚需进一步研究验证有效性。

意指经过全面研究的方法,有足够的信心认定是有效的,科学价值评定量表评分≥3分。

利培酮与阿立哌唑已通过FDA批准用于治疗孤独症的易怒症状。

意指有些证据证明其有效,但尚无足够的信心认定真的有效,科学价值评定量表评分等于2分。

总体来说,ASD伴随的症状越多,患者致残的可能性就越大。有研究对120名ASD儿童进行追踪,到成年期仅4人可以独立生活;儿童期IQ水平、6岁时存在些许沟通能力是成年期良好结局正向预测因素。须强调,父母的配合是干预的有效组成,他们是否全面积极地配合和介入对患儿预后产生重要影响。ASD进入青春期后可能伴随出现更多情绪和不良行为问题,也

表1-5　ASD儿童常用药物的证据水平、适应证及副作用

	目标行为	最常出现的副作用
有效的治疗方法1		
利培酮	易怒,攻击性,重复行为	体重增加,镇静,锥体外系反应
阿立哌唑	利培酮有改善睡眠的边际证据	
哌甲酯	注意力不集中和多动(但在自闭症儿童中的反应率可能较低)	易激惹,可能加重刻板行为
有边际证据的药物3		
NRI类抗抑郁药	重复行为,多动	失眠,口干,恶心,头痛,胃部不适
SSRI类抗抑郁药	限制性、重复的非功能性行为	恶心,腹泻,头痛,激动不安
抗组胺药	核心症状,行为症状和适应不良行为,多动	嗜睡,头晕,食欲缺乏,胃部不适,视力改变,易激惹,口干等
非典型抗精神病药(除利培酮外)	重复行为,行为症状和适应不良行为,多动	视具体药物而定
纳曲酮	行为症状和适应不良行为,不能治疗沟通、社交障碍或限制性、重复性非功能性行为	焦虑,食欲缺乏,腹泻,头晕,嗜睡,情绪低落,头痛,易激惹等
兴奋药	行为症状和适应不良行为	显著的焦虑不安
抗癫痫药	多动	头晕,嗜睡,体重增加,代谢性酸中毒,行为和运动障碍等

可伴随违纪和攻击暴力行为,有些合并发展为更严重的精神障碍。可以说,成年期ASD的康复与管理将是社会面临的重要的课题与挑战。因此,对其社会认知与行为规范的指导训练尤为重要,且应尽早进行职业规划和回归社会性指导。正如第八届世界孤独症日主题"了解、尊重、接纳",增强公众的ASD知识教育与普及,使社会对ASD更能理解、宽容和接受,构建良好的融合环境,对他们的生存与发展极为重要。对ASD患者应建立横跨整个生命周期的有效的个体化教育和生物医学干预,提供终身支持。

六、进食障碍

进食行为障碍是生物心理障碍的典型例子,在儿童期存在各种形式的进食行为障碍,每一种都具有其复杂的生物心理原因。对于进食行为障碍的认识已从当初认为是一种反应性的现象向现在强调发育的、神经内分泌的和易感素质方面转移。例如,从强调个体对社会文化和家庭内的应激源的反应转移到强调气质作为一个患病易感因素的作用和强调非常早期父母-孩子之间的相互关系对孩子个性发展的影响。

在本节中主要描述神经性厌食、神经性贪食、再发性呕吐综合征和反刍障碍。

(一)神经性厌食

神经性厌食(anorexia nervosa, AN)是一种多见于青少年女性的进食行为障碍。特征为由于对肥胖病态的恐惧,和对体型、体重过度的关注,故意限制饮食,并采取过度运动、引吐、导泻等方法以减轻体重,使体重降至明显低于正常的标准,常伴有一系列生理、行为和心理的改变。本症的体重减轻并非躯体疾病所致,患者节食也不是其他精神障碍的继发症状。

【流行病学资料】

据报道,在1976年的美国,每年每250个富裕家庭的高中女孩中大约有1例原发性神经性厌食的新发病例。现在的发病率相信比以前更高。白种人高中女孩的发病率为1%～2%,女性与男性的患病率之比为(10～20):1。有两个发病年龄高峰,分别是14岁和18岁。大约85%的神经性厌食患者在13～20岁发病,22%在月经初潮前起病,大约3%在儿童期起病。神经性厌食在各种人种、各种族、各种社会阶层中都有发病,但发病率随社会经济地位的升高而增高,在富裕阶层的白种人女性发病率最高,占总病例的95%。

在我国,目前尚无大型的流行病学调查资料,但报道显示发病率有逐渐增多的趋势。

【病因及发病机制】

神经性厌食具有较强的生物、心理和社会经济文化因素。

1.生物学因素　在神经性厌食病人体内激素水平的改变,使人推测该病可能源于下丘脑-内分泌紊乱。实际上,所有激素水平的改变都是继发于绝食、体重下降、营养不良和应激反应,并没有证据显示在哪一个病例中有原发性的下丘脑功能障碍存在。

大量的遗传学研究显示单卵双生子的同患病率明显高于异卵双生子,提示该病与遗传因素有关。

2.心理因素　学者们已经提出大量的心理学理论解释神经性厌食。经典的精神分析学家们强调性欲回避。他们将自我绝食视为拒绝受孕的期望,拒绝食物是对口部受孕幻想的一种行为反应。月经被认为是渴望受孕的象征性表现。

近年来,理论家们强调母亲-儿童关系的损害可能是本病的主要原因。与神经性厌食有关的认知和知觉缺陷,例如体像障碍,也可能是儿童发育早期受到伤害所致。近来,家系研究的理论学家们又提出神经性厌食是由于家庭成员之间相互作用的功能障碍所致。患者以进食行为为代表对父母过度保护、过度控制的反抗,或以节食为手段达到对父母的反控制,以此作为解决家庭内冲突的一个方法。另一种说法是患者的依赖性过强,多与母亲关系密切、依赖,而以自我控制进食作为独立的象征。

3.社会文化因素　在发病中起重要的作用。本病与过分强调身段为美的文化和怕胖的心理社会因素有关。神经性厌食主要发生在上层家庭,可能代表了强调以年轻、苗条为美的阶级价值观的夸大和模仿。研究显示,妇女倾向于认为自己的身材与她们理想的体重相差很远,并远远超过了实际情况;而男性则认为他们很接近理想体重。这种不同也许可以解释为什么女性神经性厌食和贪食的发生率是男性的9倍。

【临床表现】

神经性厌食的发病常在青春期早期,或高中毕业前后。男孩发病常更早些,常在青春期开始以前发病。近年来9岁或10岁儿童和成年初、中期发生神经性厌食的报道日益增多。

本病起病隐袭,患者对体重很敏感,喜欢苗条的体型。对进食具有特殊的态度和行为。开始时患者并不缺乏食欲,只是进食极少,特别不愿意吃"容易增肥"的食物,如面包、糖、糕点等。不愿在公开场合进食,也不愿与家人共同进餐。为了掩饰体重下降的程度,常穿着肥大的衣服。患者常常是一名好学生,追求完美,经常参加很多活动,如芭蕾、其他舞蹈、体操等。但较少参与团体活动,更擅长表现个人的活动。孩子高强度的活动,使得父母认为自己的孩子一切良好。在病程的早期,除了脂肪组织减少之外,常缺乏其他可以觉察的体征,为此经常得到高度的赞扬。然而,在大约1/3或更多的病例,在出现可以觉察到的体重降低以前,就出现了闭经,这可能是最终促使母亲要寻求医师帮助的原因。在早期,实验室检查常常是正常的。

随着疾病的进展,身体的症状和体征随之出现。这时,闭经几乎是一个普遍的现象。皮肤干燥、呈蜡黄色。患者此时仍没有什么并发症,依然否认患病。可能出现洗头和梳头时掉头发,在胸部和腹部有毛发生长,腹部不适、胀满。虽然食欲下降,但是阵发性的严重的饥饿可能伴随重复梦见进食和食物而干扰睡眠。几乎所有的患者都存在便秘,但患者通常不会主动叙说。神经性厌食患者经常被描述为强迫、过度依赖和发育不成熟,他们表达自己的情绪的能力有限。家庭通常被描述为过分的不信任、过分的保护。患者常将自己孤立在家人和朋友之外,很少有时间参加社交,几乎将所有清醒的时间都花在锻炼、重写和完善家庭作业上,年轻患者经常学习和锻炼超过深夜,又常在黎明前醒过来。患者越来越易对家庭和朋友发怒,注意力不能集中。原来友好的、顺从的青少年常对要求占用他时间的朋友有敌意和显示不耐烦。随着病程的发展,会出现越来越严重的营养不良和消瘦,疲劳和肌肉无力,最终体力活动减少。虚弱和疲劳是一个少见的促使年轻人寻求帮助或与父母和医师合作的症状之一。随着体重的继续下降,通常超过开始体重的40%以上时,会出现明显的心动过缓(有时慢到20～30次/分),低体温和直立性低血压。日益的虚弱和疲劳导致患者抑郁和情感淡漠。患者的认知和社交发展、性发育停留或退缩至青春期前或青春早期阶段,兴趣停止。严重者可导致病人死亡。

有的患者会间歇出现暴食行为或清除行为,例如通过自我诱发的呕吐、排泄、使用利尿药等驱除由于暴食而引起摄入增加的能量。

【实验室检查】

早期实验室检查正常,随病情进展可出现生化、内分泌和血液学方面的异常。

1.生化方面 继发于脱水的尿素氮升高;高胡萝卜血症;早期血清胆固醇升高,晚期可能下降;转铁蛋白降低;补体、纤维蛋白原、前蛋白降低;血清乳酸脱氢酶、碱性磷酸酶升高;血清磷降低(晚期和病情凶险的一个指标),血清镁、血清钙降低,血清钙也可能升高;血浆锌、尿锌和尿铜降低。

2.内分泌 黄体生成素、卵泡刺激素低于正常;促

性腺激素释放激素缺乏;催乳素水平正常;男性患者睾酮降低;女性患者雌二醇降低;循环中的皮质醇升高(生成正常,但不能被地塞米松所抑制);空腹血糖在正常低限;T_4在正常低限,T_3减少,反T_3升高,TSH正常;甲状旁腺素水平可能继发于低镁血症而升高从而导致高钙血症;睡眠时生长激素水平升高。

3.血液学 白细胞减少而淋巴细胞相对增多(骨髓增生不良);血小板减少;红细胞沉降率很低;晚期出现贫血。

【诊断】

当一个活动过度伴随显著的体重下降、衰弱和闭经的年轻女性仍宣称自己肥胖,拒绝进食时,诊断不难做出。DSM-4诊断标准。

1.拒绝保持与年龄、身高相称的最低正常体重(例如,设法使体重减到低于应有体重的85%,或在生长发育期间体重未能按预期增加,以致体重低于应有体重的85%)。

2.即使体重过低,仍强烈害怕体重增加或发胖。

3.对自己的体重或体型的体验有问题,自我评估过分受体重或体型的影响,或否认目前体重过低的严重性。

4.已有月经的女性至少3个月月经周期停经(如月经仅在用激素如雌激素后才出现,仍认为是停经)。

说明:

局限型:在目前的神经性厌食发作中没有经常的暴食或清除行为(自我引吐、滥用泻药或利尿药、灌肠)。

暴食-清除型:在目前的神经性厌食发作中经常有暴食或清除行为(自我引吐、滥用泻药或利尿药、灌肠)。

【鉴别诊断】

早期识别进食障碍并给予适当的干预有助于改善结局,但是常见的青少年如痴如迷的饮食行为和不寻常的进食态度不应过早归因于进食障碍。如果要避免不恰当的诊断,就要将神经性厌食和神经性贪食与正常的进食行为和进食态度变异相鉴别。

与精神分裂症、抑郁症、转换反应有关的食物拒绝和限制及其他形式的心因性的营养不良可称之为继发性的神经性厌食。但他们并不是真正的神经性厌食,应注意鉴别。然而,精神病包括精神分裂症、品行障碍、强迫性障碍和人格障碍(临界、妄想和强迫)可作为共患病在某些神经性厌食症中出现。大约30%的神经性厌食的患者有反复发作的情感障碍,2%～5%的患者会自杀。焦虑障碍(强迫症、社交恐怖症)或体像障碍也可能出现一些类似神经性厌食

的症状,需注意鉴别。

另外,一些器质性病变也是应该考虑的,包括恶性病(尤其是中枢神经系统和胃肠道的恶性病)、Addison病和垂体功能减退症、甲状腺功能减退症、慢性感染(包括巨细胞、E-B病毒和人类免疫缺陷病毒),慢性肺病(包括未诊断的囊性纤维化),胃溃疡、慢性炎性肠病(局限性肠炎或克罗恩病),糖尿病和尿崩症,其他免疫的、肾性的、胶原血管性疾病和滥用药物(尤其是可卡因和其他兴奋药)。当体重下降的患者伴有吞咽困难,并坚定地否认自我诱发呕吐时,则必须考虑上消化道梗阻如失弛缓症。

【治疗和干预】

在进食障碍发展的早期,许多人(尤其是儿童和青少年)可能并不完全符合所有的诊断标准,他们被认为患有不典型进食障碍,但是仍需要适当的治疗。

对神经性厌食患者的管理和治疗是一个棘手的问题。治疗通常包括心理治疗和药物治疗。对每一个患者都必须制定唯一的、个体化的治疗方案。其中有四个基本原则是必须遵守的:①与患者建立和谐、信任的关系;②恢复患者的营养和代谢状态至正常;③鼓励家庭的参与;④进行小组治疗。

如果病程少于2～4个月,没有严重的导泻行为,家庭功能障碍较少,家庭全力支持治疗者,可以在门诊进行治疗。但如果出现下列情况,则必须立即住院:①低血容量和即将发生休克;②电解质紊乱包括低钾血症、低镁血症和低磷血症;③失代偿性的酸中毒或碱中毒;④显著的恶病质,尤其是体重丢失达原来体重的40%或以上时;⑤全身水肿或充血性心力衰竭;⑥明显的心动过缓和心电图异常;⑦低体温。对住院患者早期治疗的目标主要是恢复体重和生理内环境以挽救生命。

在营养不良得到矫正之后,治疗必须指向解决紊乱的家庭成员之间的相互关系和个体心理治疗。认知行为治疗常较药物治疗更为重要,因为对于神经性厌食患者药物几乎没有什么作用,但当存在情感障碍时,抗抑郁药可能会有所帮助。如果可能的话,也应等患者病情稳定或已得到稳定的体重增加时才开始用药。而且在用药之前,建议进行心电图检查。盐酸赛庚啶通过减少焦虑和增加食欲可能对无导泻型的神经性厌食患者有所帮助。

【预后】

因为主要的与正常偏离的心理和生理改变是由绝食所引起,所以如果营养不良和生理的异常没有纠正,单纯的心理治疗将失败。相反,简单的采用增加体重和控制呕吐和导泻的方法作为治疗的方法,仅能取

得短期的成功。在所有进食障碍患者中,使用现行的方法约70%的可得到短期康复。大量的追踪研究发现超过40%的患者康复,30%得到改善,20%未得到改善或病情加重,9%患者死亡。总体说来,男性的预后较差。早期有改变的动机和早期干预是一个好的预后征兆。而起病晚、体重极度下降、症状长期持续和多次住院,则预后差。在精神性疾病中,神经性厌食具有较高的死亡率。Patton于1985年报道,神经性厌食症的死亡率是同性别和同年龄普通人群的5～6倍。死亡率的报道为5%～20%。死亡常由于自杀、绝食和由绝食引起的心血管或其他并发症、感染所致。一些患者的死亡则由于过于侵略性的重新喂食制度所致。另外,完全肠外营养也具有一定的危险。饮食障碍是复杂的生物心理障碍,它们的原因是不明确的和多因素的,预防的措施也是不确定的。

当孩子的抚养方法显示对孩子的发育有伤害时,儿科医师应给父母提出指引和进行干预。应鼓励父母提供的养育既不过分保护又不过多的干涉,进餐应该是规律的和放松的。父母不应该总是避免冲突,应鼓励孩子表达不同的意见。从小培养正确的进食行为和进食态度,树立正确的审美观,锻炼也应该是合理的和适度的。家长应给孩子树立榜样作用。同时传媒也应避免过分渲染使观众对体形、外型和身体苗条产生焦虑的信息。

(二)贪食症

贪食(bulimia)可定义为病态的饥饿,常表现为发作性的暴食或在相对短的时间内迅速摄入大量的食物。神经性贪食(bulimia nervosa)则是一种饮食障碍,特征为反复发作和不可抗拒的摄食欲望及暴食行为。患者有担心发胖的恐惧心理,常采取引吐、导泻、禁食等方法以消除暴食引起发胖的极端措施。可与神经性厌食交替出现。

自20世纪50年代起,神经性贪食开始在一些肥胖患者中作为一种行为形式得到描述,到20世纪60—70年代早期,被认识到是一种神经性厌食症常见的特征。直到近来,才被确认为是一种可发生在既不肥胖也无神经性厌食、体重正常的人特异性的障碍。

在美国,20世纪70年代和80年代早期,神经性贪食病例戏剧性增多,在美国、西欧、斯堪的纳维亚,神经性贪食被认为已经成为一个主要的公众健康问题。伴或不伴有导泻的神经性贪食在女性大学生和其他年轻的成年女性中是主要的进食障碍。神经性贪食在年轻女性中的流行率是2%～4%。在所有患者中男性患者约占5%。

【病因及发病机制】

病因及发病机制尚未明了,可能与下列因素有关。

1.生物学因素 在生物遗传学方面的研究发现,神经性贪食症孪生子同患病率很高,而且单卵双生子的同患病率较双卵双生子高。另外在神经性贪食患者的家族成员中,药物依赖(尤其是乙醇依赖)、情感障碍和单纯性肥胖的发病率较高,提示神经性贪食的发病与遗传因素有一定的关系。

与神经性厌食相比,神经性贪食患者血中和脑脊液中去甲肾上腺素和5-羟色胺水平的改变更为明显。去甲肾上腺素和5-羟色胺涉及食欲和满足机制,已经有学者提出饥饿可诱发的这些神经递质异常。已观察到在贪食患者中低水平的5-羟色胺与糖类瘾有关。氟苯氧乙胺,是一种5-羟色胺激动剂,可抑制5-羟色胺摄取,引起中枢神经系统5-羟色胺水平升高。推测贪食患者使用氟苯氧乙胺可成功减少暴食,部分与通过升高中枢神经系统5-羟色胺水平而减轻糖类瘾有关。

2.心理因素 患者青春期适应有困难,敏感性更强,更容易情感不稳定,更易表现愤怒、冲动性。

3.社会文化和家庭因素 患者多为完美主义者,追求体型苗条和成就感。家庭中的冲突、被抛弃和被歧视比神经性厌食更为多见。

【临床表现】

神经性贪食与神经性厌食具有相似的病理心理机制及性别、年龄分布。表现为阵发性的、不能控制的、在短时间内进食大量食物。除了当患者处于长时间的节食和能量限制外,患者食欲的增加和暴食并不与饥饿有关。他们表示对不能停止吃感到害怕,并报道只有当恶心和腹痛很严重时,才能停止吃。

在暴食之前,患者常有抑郁情绪、患者感到悲伤、孤独、空虚和孤立或者由于无法抗拒的压力而感到焦虑。这种感觉在患者暴食的时候可得以缓解。但之后患者因为诋毁性的自我批评和感觉有罪而又回复抑郁情绪。

暴食行为常常很秘密,他们持续的时间从几分钟到几小时不等(常短于2h)。大多数暴食是自发的,但有些也可能是有计划的。暴食的频率从偶然(每月2~3次)到一天多次。不同的患者所吃掉的食物量不同,但通常都是很大的量。据患者报告,暴食时所消耗食物的热量是推荐每日摄入量的3~27倍。被吃掉的食物常常糖类含量较高而且易于吞咽。虽然不常见,但也有患者暴食时吃掉大量的蔬菜。患者常表现频繁的体重波动,对自己的体型不满意,以后变成固定地对身体某一部分不接受。自我诱发的呕吐非常常见,但却不是诊

断所必需的。一些患者通过长时间绝食交替暴食和大量的运动来维持体重。患者可通过使用药物(如吐根糖浆)或用手刺激咽部引起呕吐反射来达到催吐的目的,手背部的伤痕可能就是证据。但也有很多患者报告他们并不需要化学或机械性的刺激去诱发呕吐,因为他们可以随意地呕吐。滥用泻药常与贪食有关,使用利尿药的不多,有的患者可出现反刍。

患者对自己的行为有自知力,常常尽最大努力去掩饰。他们非常在意自己的外表,自尊过度依赖于对自己体型和身材的感知。

因为贪食的患者通常并不显示疾病的体征,他们的体重也常是正常的,所以除非他们采取不恰当的补偿性的行为(导泻、锻炼和绝食),否则神经性贪食很难通过体格检查做出诊断。他们也可能低体重但却很少出现恶病质。当合并有能量和液体限制时,就会出现脱水和电解质紊乱的体征、伴有直立性低血压的低血容量和心动过速。腮腺和颌下腺肿大,可能是过多的反流刺激或反流至唾液管的结果。腹部有触痛可能仅是由于经常恶心、呕吐所致。如果严重的触痛,则可能由于胰腺炎所致,还可出现食管炎。

多数患者是神经性厌食症的延续者,发病年龄较神经性厌食晚。虽然本症并非神经系统器质性病变所致的暴食,也不是癫痫、精神分裂症等精神障碍继发的暴食,但本病合并精神障碍者比例很高。有超过80%以上患者伴有情感障碍,其中抑郁症是最常见的,可发生在1/3的神经性贪食和50%以上同时患有神经性贪食和神经性厌食的患者中。抑郁症可发生在贪食之前、之后或与贪食同时发生。虽然抑郁症和贪食随着治疗都可能有改善,但研究认为二者是各自独立的两种疾病。焦虑障碍,包括广泛性焦虑障碍、惊恐障碍、强迫症、社交恐怖症、和创伤后应激障碍发生在大约60%的患者身上。神经性贪食的患者具有较高的终身滥用乙醇和药物的危险。据报道,人格障碍的共患病率是22%~77%,其中B族人格障碍(戏剧化的)包括边缘人格异常最常见,C族人格障碍(焦虑的)包括回避型人格障碍也较常见。

【诊断】

DSM-4诊断标准。

1.反复发作暴食,有如下两个特点:①在一段时间内(例如,2h内)进食量肯定比大多数人在相似时间内和相似情况下的进食量大;②发作时感到无法控制过度进食(例如,感到不能停止进食或感到不能控制食物的品种或数量)。

2.反复出现不适当的代偿行为以预防体重增加如自我引吐、滥用泻药或利尿药、灌肠,或用其他药

物、绝食、过度运动。

3.暴食及不适当的代偿行为在3个月内平均至少每周2次。

4.自我评估过分地受到体形和体重影响。

5.上述症状不限于在神经性厌食发作时出现。

标明:

清除型:在目前的神经性贪食发作中经常有自我引吐、滥用泻药或利尿药、灌肠。

非清除型:在目前的神经性贪食发作中有其他不适当的代偿行为,如绝食或过度运动,但没有经常的自我引吐、滥用泻药或利尿药、灌肠。

【鉴别诊断】

早期识别神经性贪食并给予适当的干预有助于改善结局。在诊断神经性贪食时,必须排除神经性疾病,例如癫痫、中枢神经系统肿瘤、Kleine-Levin等。

由于本病合并精神障碍者比例高,尤其是合并情感障碍、焦虑障碍、人格障碍。应注意鉴别。

在贪食的患者,与无力和疲劳有关的显著的低钠血症和低血容量可能导致怀疑Addison病、肾病或滥用利尿药。

如果暴食每周2次或以上,时间超过6个月以上,但并不伴有补偿性的清除行为或过度运动,在DSM-4诊断分类中称之为暴食障碍,这些患者常超重。他们很难诊断,没有清除行为,常拒绝称重,在肥胖人群中很常见。

【治疗】

治疗干预的目标是营养状况的恢复和正常进食行为模式的重建,打破由于营养不良引起的躯体和心理后遗症,以及所形成的持续的进食障碍行为模式的恶性循环。远期目标是寻找和帮助解决与贪食有关的心理、家庭、社会问题,以预防复发。在心理治疗中,认知行为治疗尤为重要。因为认知行为治疗注重的是导致患者阵发性贪食和催吐、导泻的思维方式和感觉状态,特别强调与体重和体型有关的态度。它能减轻贪食行为,改变患者对体型、体重的偏见,以及对减肥和企图使用诱吐方式控制体重的不恰当做法,对巩固疗效和预防复发有一定意义。与神经性厌食一样,在治疗中也常推荐小组治疗。然而,最具戏剧化的治疗成功的报道是使用药物的治疗。抗抑郁药尤其有效。三环类抗抑郁药、单胺氧化酶抑制药、选择性5-羟色胺再摄取抑制药如氟苯氧丙胺、氟西汀等都显示对治疗神经性贪食的患者有效。研究显示,当一种抗抑郁药效果不佳或无效时,改用另一种抗抑郁药可能也是有用(但安非他酮因可增加癫痫发作危险而禁止使用)。情绪稳定剂如丙戊酸钠可能是有用的(碳酸锂由

于可引起电解质失衡——这在神经性贪食患者中是常见的,因而禁忌使用)。在有些患者抗焦虑药也许有效,但必须小心监测其滥用的潜在可能性。另外,较为推荐的治疗是抗抑郁药合并认知行为治疗。

【预后】

神经性贪食是一个以多次发作和缓解为特征的慢性进食障碍,很多患者显示在短程心理治疗和(或)药物治疗后得以明显的改善,康复率也随着治疗时间而提高。但由于此障碍近年来才有描述,所以对其结局和死亡率尚缺乏真正长期追踪的控制性研究。虽然神经性贪食的死亡率尚不清楚,但可以认为它至少和神经性厌食的死亡率一样高或比神经性厌食的死亡率更高。死亡可能由于严重低血容量、电解质紊乱导致的心律失常所致。贪食合并神经性厌食时,自杀也是一个主要的原因。

(三)周期性呕吐综合征

周期性呕吐综合征(cyclic vomiting syndrome, CVS)是一种以周期性或反复发作严重的恶心和呕吐为特征、而间歇期无任何症状、亦无器质性疾病为基础的精神障碍。多见于儿童,但也可见于成年人。

周期性呕吐综合征的发病率尚不清楚。虽然可见于任何年龄的儿童和成人,但在3~7岁的儿童更常见。1995年Abu-Arafeh和Russell报道使用严格的诊断标准发现在苏格兰的发病率是1.9%。作者在研究中报告平均发作年龄为5.3岁,男女性别比是1:1。临床特征与偏头痛有很大程度的重叠。而在其他研究中则发现在学龄前男孩和6~7的女孩更常见,男女之比为9:11。

【病因及发病机制】

目前周期性呕吐综合征的病因和发病机制尚未清楚,周期性呕吐综合征的临床特征与儿童偏头痛特征的重叠支持本病是偏头痛的一种变异形式或等位征的说法。首先,引起严重头痛的偏头痛、引起胃痛的腹型偏头痛和周期性呕吐综合征都是症状严重、而且发作迅速、结束突然。其次,很多诱发周期性呕吐综合征的诱因也可以诱发偏头痛的发作。再次,研究显示很多患周期性呕吐综合征的孩子有偏头痛的家族史或者她们长大后发展成为偏头痛。还有一些治疗和预防偏头痛的药物,同样被用于严重的周期性呕吐综合征的患者,可以预防发作、减少发作频率和减轻症状。所以学者们提出偏头痛相关的机制和神经元超敏性可能是引起周期性呕吐综合征的原因。学者们认为下面机制可引起偏头痛和周期性呕吐综合征。

1.由于线粒体能量产生减少和细胞内二价阳离子浓度改变引起神经元的超敏性可引起特殊的偏头痛亚型。例如,患线粒体肌病、脑病、乳酸酸中度的患者经历偏头痛和周期性呕吐综合征与外周和中枢细胞呼吸链缺陷有关。另外,家族性偏瘫型的偏头痛则是由于钙的电压通道的通透性改变引起皮质超敏性所致。

2.线粒体DNA突变也可能与周期性呕吐综合征的发病有关。

3.交感神经系统的超敏性和自主神经系统功能的紊乱也显示与周期性呕吐综合征的发病有一定关系。周期性呕吐综合征很多相关症状如面色苍白、潮红、发热、流涎和腹泻都是由于自主神经系统功能失调所致。

4.应激激活下丘脑-垂体-肾上腺轴可诱发周期性呕吐综合征的发作。如感染、心理压力都能诱发发作。有研究报道,在呕吐开始之前,促肾上腺皮质激素和皮质醇水平升高,与明显的嗜睡和高血压有关。由下丘脑分泌的促肾上腺皮质激素释放激素随后刺激促肾上腺皮质激素、皮质醇和儿茶酚胺的分泌。而且,促肾上腺皮质激素释放激素的类似物可作用于迷走神经的中枢引起动物的胃排空障碍和呕吐。所以,促肾上腺皮质激素释放激素可能是直接联系应激和呕吐的大脑-内脏的介质。

目前,还没有哪一个精确的模型能够包括所有这些途径。然而,学者们已经推测存在微细的线粒体病或离子通道病时,可能不能满足增加的代谢需要。这种细胞能量的缺陷在应激情况下将变得更为明显,导致神经元去极化作用和神经激素串联,引起促肾上腺皮质激素释放激素分泌和自主神经超敏,最后导致呕吐。

然而至今为止,对周期性呕吐综合征的了解仍然很有限,这是一种由临床形式所定义的综合征,其病因似乎应该是多因素引起的。

【临床表现】

周期性呕吐综合征以反复发作性呕吐为临床特征,严重时可伴有酮症和脱水。每次发作性质均与以前的发作类似。发作似乎在一天中的同一时间,持续的时间同样长,出现同样严重程度的相同的症状。成人发作的频率常较儿童少,但通常持续的时间更长,而且成人发作的诱因也不如儿童那么明显。通常可将周期性呕吐综合征分为四期:前驱期、发作期、恢复期和无症状的间歇期。

1.前驱期 此期常以腹痛为标志,可以持续几分钟至几小时。预示着恶心和呕吐即将开始。一些患者在前驱早期服药可以阻止病情进展至发作期。然而

也有些患者的发作是无先兆的,在早晨醒来后就开始呕吐。

2.发作期 出现不能控制的呕吐或严重的干呕,常伴有恶心、腹痛,不能吃、喝,有时还有畏光、畏声、运动障碍。患者常有口干和头痛、面色苍白、疲倦、无精打采。喝水常诱发呕吐,呕吐物可能有轻微血污。患者还可能出现发热、头晕、腹泻、面部潮红、明显流涎。在呕吐之后患者常表现退缩、淡漠、瞌睡。在发作持续期间,患者发作可能很严重以致于不得不卧床休息几天,不能去上学或工作。持续呕吐可能导致患者脱水。而患者的体格检查、神经系统的评估(除了偶然脑电图有改变外)和X线检查都是正常的。

3.恢复期 当恶心和呕吐停止时,即开始进入恢复期。患者重新恢复健康的肤色、食欲和精力。

4.无症状的间歇期 患者显得很正常,无任何不适,发作间歇期为2周或更长。大多数患者可以找到促使发作的诱因。最常见的诱因是感染;在儿童,常见的诱因是情绪紧张或兴奋,如常在生日或假期时发作;感冒、过敏和流感都可以在一些患者中诱发发作;其他诱因还包括进食某些食物(如巧克力或奶酪)、吃的太多、或者在上床前进食;天气炎热、体力疲劳、月经和情绪不健康都可诱发发作。

【诊断及鉴别诊断】

根据周期性的、反复发作性的、不能控制的、无器质性基础的呕吐,而在间歇期正常的特点,不难做出诊断。但在初次的严重发作,通常必须排除中枢神经系统疾病、胃肠道疾病和其他威胁生命的疾病。这时进行详细的实验室检查,包括如头颅CT或MRI、脑电图和胃肠道检查(如腹部X线片、胃镜、钡剂等)是必要的。有时甚至需要进行脑脊液的检查。但周期性呕吐综合征患者的这些检查通常都是正常的。

【治疗和干预】

一旦呕吐开始,治疗则以支持性治疗为主。在安静、黑暗的房间里卧床休息和睡眠有助于减轻发作。如果恶心、呕吐严重,则必须住院治疗。静脉给予葡萄糖等注射液以预防脱水。如果恶心持续的话,可给予镇静。静脉给予苯丙二氮䓬类药物(氯羟去甲安定)可以镇静、减少焦虑、诱发睡眠可能有助于缩短发作时间。恩丹西酮,一种5-羟色胺的拮抗药可用于抗呕吐,优于吩塞嗪和甲氧氯普胺,因后两者可引起锥体外系反应。使用红霉素也可能有效。食管炎和电解质紊乱,尤其是低钾血症,也应给予治疗。有时,在前驱期时给予药物治疗有可能阻止发作。例如当感觉到腹痛时给予异丁苯乙酸、盐酸雷尼替丁或苯丙咪唑等。

像偏头痛一样,周期性呕吐综合征可能是心理压

力的一种反应。当医师与患者和家庭成员讨论病因和发作期的治疗时，告知他们这一点是很重要的。同时给予患者心理治疗也是同样重要的。

患者和家属对诱发周期性呕吐综合征发作的因素了解越多，对引起发病的原因了解越多，避免将来再次发作的可能性也就越大。深刻了解患者和父母以及和家庭成员之间的相互关系将有助于减少发作。对于发作频繁、症状严重、持续时间较长的患者可考虑在间歇期或前驱期给予药物治疗以预防发作。随着强调周期性呕吐综合征是偏头痛的等位征或偏头痛的早期表现，预防性的方法包括了药物如普萘洛尔、阿米曲替林、赛庚啶。Andersen的研究结果表明，对各种干预措施效果不佳者，预防性使用阿米曲替林和赛庚啶的效果较好。

随着孩子年龄增长，发作可能减轻，逐渐转变成典型的偏头痛发作。

（四）反刍障碍

反刍障碍（rumination disorder, RD）是一种少见的进食行为障碍。特征是反复出现食物反流及再咀嚼部分已消化的食物导致体重减轻或体重不增，而不伴恶心、干呕或相关的胃肠道疾病（如胃食管反流），亦不伴有全身性疾病（如裂孔疝）。

目前，在国内外均无系统性的研究，资料主要来源于小范围的或单个的病例报道。据报道，反刍既可见于患有精神发育迟滞的儿童和成人，也可见于智力正常的婴儿、儿童和成人。在智力和发育正常的人群中，反刍常见于婴儿。其他方面发育正常的婴儿发病常在出生后的第一年，以3～6个月多见，常可自行缓解。而在精神发育迟滞患者中，严重的、广泛的精神发育迟滞患者较轻至中度的精神发育迟滞患者更常出现反刍。对于严重的、广泛的精神发育迟滞的个体，反刍发作可发生于任何年龄，平均发作年龄是6岁。

反刍可分为两种类型：心因性反刍和自我刺激性反刍。心因性反刍很少见，主要发生在3～14个月的男性婴儿。其他方面的发育是正常的，体重减轻或不能达到期望的水平，被认为是由于严重的父母-婴儿关系不良所致，据报道，死亡率高达25%。而自我刺激型则并不少见，在发育性障碍（如孤独症、广泛性发育障碍、精神发育迟滞和脑瘫）患者中时常出现。可见于任何年龄的发育迟缓患者，甚至在父母的养育非常尽责时也可能出现。

据报道，在机构治疗的精神发育迟滞患者中，反刍的发病率为6%～10%。在神经性贪食的患者中约20%可出现反刍。早期报道，男性多见，男女之比为2：1。近期报道则女性多见。17%的女性患者有贪食的历史。

【病因及机制】

虽然反刍障碍的病因仍不清楚，但学者们已提出多个理论来解释这个障碍。这些理论从心理社会的因素到器质性的因素，包括了文化的、社会经济的、器质的和精神动力学的原因。

1.不利的心理社会环境　最常见的环境因素是不正常的母-婴关系，婴儿缺乏刺激、被忽视，导致婴儿在刺激不足的环境下去寻求内部的满足，或在一个刺激过多的环境中作为一种逃避的手段。反刍的发作和维持也常与无聊、缺乏消遣、慢性的家庭关系不和谐和母亲的病理心理有关。

2.基于学习的理论　这个理论认为随着阳性强化，如由反刍产生的愉快的感觉或者在反刍后得到其他人的注意增多（自我刺激型），可导致反刍行为增加。反刍也可以由于阴性强化，如反刍时一个令人讨厌的事情（如焦虑）被解决，而维持下来。

3.器质性因素　引起反刍的医学的/身体的原因还不清楚。胃食管反流和反刍发作之间可能存在关联，学者们已经提出很多食管和胃的疾病都可能引起反刍。

4.遗传因素　虽然已有家庭中多个成员发生反刍的报道，但是尚缺乏强有力证据。

5.其他身体的原因　包括食管或胃末端的扩张、消化管上部括约肌的过度活动、贲门痉挛、幽门痉挛、胃酸过多、咀嚼不足、病理性的反流、吸吮手指或手等。

【临床表现】

患病的婴儿常被发现躺在反流液中。他们常用自己的舌头或抚慰器或指头频繁导致反流。反流食物的量似乎很少，但却导致营养丢失。反复的反流和再咀嚼已部分消化的食物、然后再咽下或吐掉，头部不停的移动、体重下降或体重不增是本病的特征。典型的反刍常发生在进餐后几分钟内，可持续几小时，几乎每天餐后均可发生，反流常是毫不费力的，极少伴有强有力的腹部收缩或干呕。有的患者可出现口臭、消化不良、嘴唇慢性流血和皲裂，有时在患儿的下巴、颈部和衣服上可发现呕吐物。体征包括：反流、不被人看见的呕吐、不能解释的体重下降、生长迟缓、营养不良、将手放入口中、轻微的作呕动作、对口中的呕吐物可能显示出得到满足和愉快的感觉而不是厌恶、龋齿和牙齿被腐蚀。由于吸入呕吐物可能导致反复的支气管炎或肺炎、反流性喉痉挛、支气管痉挛和（或）哮喘和食管上皮的癌前病变，后者可能导致慢性反流。

【诊断】

在已建立正常的消化功能至少一个月后，反复出现食物反流及再咀嚼部分已消化的食物，导致体重减轻或体重不增,而不伴恶心、干呕或相关的胃肠道疾病和全身性疾病,则可做出诊断。

DSM-4诊断标准:①在功能正常时期以后,反复出现食物反流及再咀嚼至少1个月。②这种进食行为不是由于一种肠胃疾病或其他躯体情况(例如,食管反流)所致。③这种进食行为不仅发生于神经性厌食或神经性贪食的病程中。如果这种症状仅发生于精神发育迟滞或全面性发育障碍的病程中,其严重程度足以引起独立的临床关注。

【鉴别诊断】

在做出诊断之前,必须首先排除胃肠道的先天畸形。钡剂有助于发现裂孔疝、食管闭锁、狭窄、失弛缓或松弛。为诊断其他肠道疾病如十二指肠溃疡,需要对胃肠道和小肠进行连续跟踪或胃镜检查。重复的测压法有助于反刍障碍的诊断,但当临床表现很典型时,并不需要测压法或内镜检查。24h食管pH监测对诊断胃食管反流非常有用。食管炎是胃食管反流和与进食障碍有关的自我诱发的呕吐常见的表现,也可能在反刍障碍中出现。

反刍障碍有时与Sandifer综合征有关,患者有反流、食管炎、缺铁性贫血、呕吐和特征性的头、颈和肩姿势。长期存在的反流性食管炎可以发生上皮的癌前病变(Barrett上皮或食管上皮),可能出现慢性反流。

【治疗和预防】

必须对婴儿与主要照顾者的相互关系和家庭环境进行深入动态的评估。在咨询当中应注意探究隐藏在家庭内部的冲突。如果干预要成功,必须加强养育指导、家庭治疗和环境的控制,心理治疗必须结合行为矫正。行为治疗特别适用于治疗患有发育性残疾的儿童和青少年最常出现的自我刺激型反刍障碍。对正确的进食行为采用阳性强化,而对反刍和不适当的行为则给予轻微的惩罚。通过教育和培训,帮助父母,使用正确的方法对待孩子、对待孩子的喂养和改变孩子的社会和生理环境。必须纠正热量的缺乏。由于因伴有胃食管反流致反复吸入消化液而导致气管炎或肺炎、反流性喉痉挛、支气管痉挛和哮喘反复发作,必须进行胃食管反流的治疗。在那些对强烈的医学、精神和行为治疗反应不佳的患者,可考虑进行抗反流的外科治疗(胃食管胃底折叠术),它可能使反刍停止,但却不能消除其基础的问题也不能改善其他有关的症状。

对心因性反刍障碍的预防要求辨认出高危的母-婴关系和婴儿-母亲之间和家庭压力的来源。正常的刺激和健康的母婴关系可以减少反刍的发生率。应探究和告知造成早期喂养困难的心理社会因素。在极度负性的或母爱剥夺的情况下,应将婴儿带离家庭或提供另一个养育照顾者。

应将发育性障碍和那些感觉(视觉、听觉)剥夺或严重情绪问题当作是发展反刍障碍的高危因素。当儿童早期出现反刍症状时,必须努力去辨别和告知所有潜在的病理心理。当有指征时,与父母共同增加对孩子的刺激,矫正反刍行为,改变生存环境和引起问题的因素。

七、排泄障碍

(一)遗尿症

遗尿症(enuresis),亦称功能性遗尿,是指儿童到了能够控制膀胱排尿的年龄即5岁(或智龄4岁)以上仍经常出现不明原因(非器质性因素所致)的于白天和(或)夜间睡眠时不自主或有意地排尿在衣服或床上。可分为原发性和继发性两种。原发性遗尿是指遗尿从婴儿时期开始就一直存在,约占80%。继发性遗尿则是指已有6个月以上的时间能正常控制排尿后再次出现的遗尿,约占20%,多见于5~6岁儿童,常发生在某些环境因素刺激后,精神因素是重要的致病因素。亦可根据遗尿发生的时间分为夜间型(只在夜间睡眠时排尿)、日间型(在醒觉时排尿)和日夜型(兼有上述两种情况)。

【流行病资料】

遗尿在儿童中非常常见,由于对遗尿症的定义不同,发病率的报道亦有所不同。美国报道大约有7%的8岁儿童有夜间性遗尿。随着成熟遗尿症的患病率迅速下降,至10岁时只有3%的男孩和2%的女孩受影响。青春期后男孩平均为1%,女孩少于1%。日间遗尿更少见,大约3%的6岁男孩有日间遗尿。日本则统计5岁儿童中遗尿占19%,随着年龄增长患病率每年下降15%,到11岁时只占6%,但在成人中仍有0.5%~1%的人经常遗尿。在中国香港4~12岁儿童原发性夜间遗尿的发生率为3.5%,7岁发病率为2.6%。湖南罗学荣报道4~12岁儿童原发性遗尿患病率为2.31%,各年龄组中患病率最高为6岁组,达4.75%,其中农村的患病率(3.13%)高于城市(1.85%),男性患病率(2.81%)高于女性(1.75%)。遗尿症男孩多于女孩,男女之比为(1.21~1.53):1。

【病因及发病机制】

至今为止,有关遗尿症的病因和发病机制尚未明了,研究认为该病的发病可能与遗传、膀胱功能紊乱、夜间抗利尿激素分泌缺陷、睡眠觉醒障碍及精神心理等多个因素有关。

1.遗传因素　遗尿症具有明显的遗传倾向,如双亲均具有遗尿史的儿童77%有遗尿,而如果双亲中只有1方有遗尿史的儿童44%有遗尿，双亲均无遗尿史的儿童则只有15%有遗尿。双生子的研究亦发现单卵双生子的同患病率（68%）约为双卵双生子的同患病率（36%）的两倍。家系调查研究发现遗尿症的遗传具有遗传异质性，有的家系为常染色体显性遗传，而有的家系为常染色体隐性遗传，而且遗尿症消失的时间在同一家系中相同，在不同的家系中不同。近年来分子遗传学方面的研究提示遗尿症的基因位点的候选区域可能在8q、12q、13q、22q等染色体上，其中尤以13号染色体得到了较为深入的研究，位于该染色体长臂上的13～14.2序列被命名为ENUR1基因。

2. **膀胱功能紊乱** 多个研究发现50%～60%的原发性遗尿的患儿存在膀胱功能异常，包括功能性膀胱容量（FBC）减少、逼尿肌不稳定收缩、排尿时括约肌和逼尿肌不协调、膀胱顺应性下降和尿道梗阻等。故有学者提出膀胱功能紊乱在原发性遗尿症中起了重要作用。但亦有学者持相反的意见，他们认为上述有关膀胱功能紊乱的发现与检查时所采用的诱导方法有关，并不能反映患儿在自然状态下的膀胱功能，是否属于病理状态尚不能肯定。因此，膀胱功能紊乱在原发性遗尿症发病机制中的作用仍需进一步研究。

3. **抗利尿激素（ADH）分泌缺陷** Vande等报道，25%～100%的遗尿儿童夜间ADH分泌失去正常的昼夜变化规律。正常儿童在夜间23：00至凌晨4：00有ADH分泌高峰，使夜间尿量少于白天。但遗尿症儿童缺乏夜间ADH分泌高峰，致使尿量产生过多，膀胱在次日清晨清醒前易被尿液充满，激发排尿反射。随后大量文献均报道了原发性遗尿的夜间分泌缺陷，并认为ADH夜间分泌不足也是成熟延迟的表现。但是采用ADH人工合成剂DDAVP对患儿进行治疗，学者们发现总的反应率为60%～70%，治愈率低于20%。由此，有学者对把ADH分泌缺陷作为遗尿症的发病机制提出了疑问。一些研究的结果也提示原发遗尿儿童的夜间多尿可能与ADH无关。另有学者提出遗尿症儿童可能没有夜间ADH分泌的不足，但存在ADH受体和信号传导途径的缺陷。

4. **睡眠觉醒障碍和中枢神经系统发育延迟** 对遗尿症儿童的睡眠脑电图研究发现遗尿儿童发生遗尿时δ波明显高于基础睡眠时，说明有睡眠加深的趋势。而且在睡眠中以120分贝的声音干扰其睡眠过程，只有9.3%的儿童有觉醒功能，而对照组则为39%，因此，有学者提出遗尿症儿童觉醒阈值较正常儿童高，发生遗尿时无觉醒功能。Watanada和Yeung的研究认为对膀胱的觉醒反应是一个随年龄而发育的生理过程。1岁以内，膀胱充盈不能引起脑电图的任何改变，2～3岁时膀

胱充盈引起脑电图改变，使深睡眠状态转向浅睡眠状态，但也只在白天可以控制膀胱收缩，晚上则不能，5岁左右的儿童在白天和晚上都能控制排尿。遗尿儿童存在这种发育过程的延迟或障碍。

更有学者将大脑皮质与膀胱之间的神经通路分为两条通路，并将睡眠障碍和膀胱功能紊乱相结合，提出一种假说：在膀胱控尿中枢和膀胱之间存在传入和传出两条独立的神经通道，传入通道发育延迟使中枢对膀胱充盈的刺激不敏感，当膀胱充盈到功能性容量时，患儿不能主动觉醒。当传出通路发育延迟使中枢对膀胱的控制能力减弱，导致膀胱逼尿肌不稳定收缩，两条通路的发育延迟均容易激发排尿反射。这一假说现已得到大多数学者的认同。

5. **心理社会因素** 研究和临床观察均发现，不良的心理社会因素对遗尿症起了重要的作用，尤其在继发性遗尿中，心理社会因素更为重要。国内外的研究均发现，在受教育少、低层的社会经济团体、慈善机构的儿童，遗尿症的发生率较高，这可能与他们每天的活动无规律或环境应激因素较多有关。家庭功能不良或应激性的生活事件可引起或加重儿童的焦虑或抑郁情绪，常是遗尿发生的重要诱因，或使遗尿加重的因素。父母对患儿遗尿采取批评、责备甚至惩罚常是导致遗尿持续的重要原因。另外，排尿训练不当也可导致遗尿症。

【临床表现】

主要表现为5岁或5岁以上儿童仍经常尿湿裤子或床单。男孩比女孩多见。患儿通常对已尿湿的衣裤或床单无感觉，仍继续酣睡。大多发生在夜间睡眠当中，也可发生在白天午睡时。一般遗尿每周1～2次，严重者几乎每晚都尿床，甚至每晚数次。当环境突然改变、遭受批评或惊吓、心情紧张、过度疲劳或兴奋、天气寒冷、身体不适时，遗尿通常加重。多数遗尿发生在上半夜，即睡眠的前1/3时间里，实际上可发生在睡眠的每个阶段。Watanabe根据脑电图（EEG）和膀胱内压力测定（CMG）同步夜间监测，将遗尿分为三种临床类型：①Ⅰ型占58%。CMG稳定，膀胱膨胀时可引起EEG改变，但不觉醒。属轻度觉醒困难，尿床发生在浅睡眠期。②Ⅱa型占10%。CMG稳定，膀胱膨胀时不能引起EEG改变。属重度觉醒困难，尿床发生在深睡眠期。③Ⅱb型占32%。CMG不稳定（只是在睡眠中），膀胱膨胀不能引起EEG改变，提示膀胱功能紊乱，尿床发生在深睡眠。

遗尿还经常引起其他躯体和心理问题。如尿湿的衣裤、床单未及时更换，容易导致尿路感染，尤其是女孩。父母及同伴对遗尿的态度和反应，往往影响患儿

的心理状态。如果因遗尿而经常遭受父母的责备、严厉的惩罚和同伴的羞辱、嘲笑、讥讽和排斥，将导致患儿自尊心受到伤害，继而出现情绪和行为问题，如焦虑、抑郁、自卑、脾气暴躁、孤僻、社交不良、不愿参加集体活动等，甚至还可影响患儿的学业、人格的发展。

【诊断和鉴别诊断】

因为一些器质性因素也可以导致遗尿，所以在诊断功能性遗尿症之前，首先必须注意排除器质性的因素。常见的器质性原因包括：泌尿生殖系统的畸形、感染和梗阻、代谢性疾病、神经源性疾病及内分泌疾病，如隐性脊柱裂、尿路感染、膀胱输尿管反流、尿路结石、高钙尿症、独肾、包茎、尿道口狭窄、脊髓肿瘤、炎症和外伤、癫痫、糖尿病等。此外还应排除可以引起遗尿的重性精神病、重度精神发育迟缓和其他躯体性疾病。只有通过详细的病史采集、细致的体格检查和必要的实验室检查（包括尿常规、中段尿培养、腹部平片、泌尿系B超、腰骶部X线检查、脑电图、尿流动力学检查等），排除器质性疾病之后，再参照DSM-4的诊断标准，则不难做出诊断。DSM-4的诊断标准为：

1.反复不自主或有意地排尿在床上或衣服上。

2.这种行为具有临床意义，表现为每周2次，至少连续3个月，或存在具有临床意义的苦恼或者社交、学业（职业）或其他重要功能的损害。

3.年龄至少5岁（或相当的发育水平）。

4.这种行为不是由于物质（如：利尿药）或躯体情况（如：糖尿病、脊柱裂、一种抽搐障碍）的直接生理效应所致。

【治疗】

1.心理行为治疗

（1）支持性的心理咨询：通过心理咨询，纠正偏见，让家长充分认识到这是一种疾病，而不是孩子懒惰、报复父母或不遵守晚上作息时间，不应羞辱、严厉地惩罚孩子，应建立和谐的家庭环境，帮助孩子建立规律的作息制度，合理安排学习和休息，避免过度兴奋或疲劳，减少不良的刺激。多鼓励、多关心、少指责、少打骂。不要到处宣扬，注意保护孩子的自尊心。并合理安排儿童的饮食，如下午6时以后不给予流质食物，晚餐尽量少食过咸饮食，临睡前督促儿童排清小便。当儿童遗尿后让儿童参与清洗床单和衣物，让儿童感受到信任和家庭的重视。

（2）行为治疗：利用行为强化理论和技术，不断增强儿童控制排尿的信心与能力。当孩子遗尿次数减少时，应及时给予社会性奖励或物质奖励，以强化良好的行为。如结合唤醒治疗和自主排尿功能锻炼则效果更好。

（3）自主排尿功能锻炼：目的是增加膀胱功能容量和外尿道括约肌和腹内肌功能。如白天让患儿尽量多饮水，当有尿意时嘱其尽量憋尿，直到不能忍受为止。这种训练能增加膀胱容量5%～10%。亦可在排便时有意让儿童暂停，如排尿—暂停—排尿—暂停—排尿……，以训练外尿道括约肌和腹内肌功能。对白天遗尿型患儿尤其适用。

（4）报警器疗法：原理是在患儿的睡裤内放置一个与声音报警器相连的湿度敏感器，使患儿刚一排尿就被唤醒，以训练患儿逐步对膀胱膨胀敏感起来并容易清醒。其机制是在膀胱膨胀和唤醒之间建立起条件反射。这一疗法起效缓慢，可能需要1个月以上的时间。有文献报道，唤醒治疗能使夜间膀胱容量增加。大多学者认为经过持续6周以上的唤醒治疗，治愈率可达70%左右。4～6个月的近期治愈率为65%～100%，平均82%，复发率约为30%。再次使用仍然有效。减少复发的措施，是不要过早停用，需至少1个月以上不尿床才可尝试停用。

2.药物治疗　药物治疗效果快，但疗效持续时间短。

（1）去氨加压素（DDAVP）：是一种人工合成的抗利尿激素（AVP）主要作用于远端肾小管以增加集合管中水的重吸收，导致高渗低容尿。AVP夜间分泌缺陷是临床应用DDAVP的直接依据。有喷雾剂和片剂，鼻内喷雾剂生物利用率为10%，而片剂的生物利用率则小于1%。DDAVP能成功减少遗尿的次数，但停用则继续遗尿。一般采用鼻腔喷雾给药。每晚临睡前20～40μg，并连用4～6周，逐步减量，治愈率可达70%左右，但复发率高。近年报道DDAVP口服给药可达同样疗效，口服给药剂量越大，疗效越好。给药时夜晚应严格控制流质食物的摄入，以避免水中毒（低钠血症）和惊厥发生。副作用轻微，如鼻出血、鼻不适、头痛、腹痛等。

（2）盐酸丙米嗪：是一种三环类的抗抑郁药，具有中枢和外周神经系统的抗胆碱作用和直接减少平滑肌收缩活动。近年来的研究证明，盐酸丙米嗪治疗遗尿症的原理不在于对睡眠的影响，而在于能减轻逼尿肌收缩和增加膀胱容量。每日临睡前1小时口服给药，推荐剂量6～8岁25mg/d，9～12岁50mg/d，12岁以上75mg/d。一般疗程2～3个月，然后逐渐减量3～4个月。治愈率50%以上，但复发率较高，可达90%，而且副作用较多，包括出汗、烦躁、恶心、呕吐，过量可引起惊厥、心律失常、昏迷、死亡。近年来已较少使用。有报道其同类药阿米替林不仅副作用小，且疗效优于DDAVP。

（3）羟丁宁：是一种抗胆碱能药物，有抗痉挛作用，能解除膀胱的无抑制性收缩，增大功能膀胱容量，特别适用于有尿频、尿急、功能性膀胱容量小的Ⅱb型患儿。副作用较小，有口干、脸红、偶可致发热，过量可引起视物模糊及幻觉。6岁以上儿童用量为5mg，每日2～3次。

（4）其他药物：也有用氯酯醒（盐酸甲氯芬酯）治疗遗尿症的报道。可通过解决睡眠过深的问题，帮助建立排尿生物钟，用量每次10mg，每日2～3次。

（5）中医中药：运用中医中药，采用补中益气、温肾补阳等方以及针灸，也可取得一定疗效。

【预防】

注意优生优育。帮助儿童建立规律的作息制度，合理安排生活，白天避免过度疲劳和过度兴奋。正确训练儿童大小便，掌握排便规律，夜间定时叫醒，使儿童逐渐形成夜间排尿的条件反射。注意保持良好的家庭功能，创建和谐的家庭环境，建立良好的亲子关系。提高儿童适应环境和生活应激事件的能力。

【预后】

追踪调查显示随着年龄增长患病率每年下降15%，0.5%～1%的儿童遗尿症状可持续至成年。

（二）遗粪症

遗粪症（encopresis）亦称为功能性遗粪，是指4岁以上儿童仍经常不自主或有意在不恰当的地方（如衣服或地板上）排粪便。可分为原发性和继发性两种类型。原发性遗粪是指到4岁仍没有建立正常的排便控制，自出生以来一直有遗粪存在。继发性遗粪则是指在最近出现遗粪之前，已经至少有6个月以上的时间能正常控制排便。临床根据是否伴有便秘，可分为有便秘和溢出性失禁、没有便秘和溢出性失禁两种类型。

据估计1.5%～3%的儿童患有遗粪症，男孩较女孩多见，男女之比为（5～6）：1。患病率随年龄的增加而快速下降。目前我国尚缺乏有关儿童遗粪症的流行病学资料。

【病因及发病机制】

本病的病因及发病机制尚不明，遗传的易感性、不恰当的排便训练（如过于激进的或过早开始如厕训练或根本不训练排便而长期使用尿布）以及不良的心理社会因素如不良的亲子关系、家庭功能失调等因素都可能在遗粪症的发病中起了一定的作用。由于各种原因造成长期的类便潴留是造成遗粪的主要机制。

排便训练对于儿童来说是一项复杂的任务。当儿童学习怎样控制肠蠕动时，首先必须学会怎样识别来自肌肉和神经的告知何时进行排便的信号。有时出于某种原因，例如正在进行有趣的活动时，他们试图回避或抑制这些信号。或者是由于其他一些原因，如不愿在陌生的地方上厕所、或被告知不要上公厕，因为长满了细菌，这些儿童便会尝试憋便，这就造成大便在结肠里积聚。如果不及时排出，大便会变大、变硬、变干。久而久之，拉伸的肌肉和神经在需要进行排便时发出的信号越来越弱，这种信号的减弱造成排便意外，即结肠和直肠应该排空时却常常存有大便。最终导致出现大便失控性地溢出。大多数形成这种排便回避模式的儿童也常伴有异常的排便动力。就是当他们试图排便时收缩，而不是放松括约肌。异常的排便动力加上回避排便模式，使儿童患上习惯性便秘和遗粪症的危险性大大增加。95%的大便失禁与功能性便秘有关。目前大多学者都赞同由于长期的保留粪便而造成遗粪的机制。

【临床表现】

主要表现为已发育至能控制排便的儿童反复不自主或有意的在不恰当的地方如衣服或地板上排便。遗粪的频率有轻有重，轻者每周1～2次，严重者可每日数次，常伴有便秘（大便少于2日1次）。虽经家长和老师指正教育仍难纠正。遗粪多发生在下午，极少发生在夜间。约一半儿童可伴有腹痛，一部分儿童可伴有遗尿现象。长期遗粪者易合并尿路感染，尤其是女孩。患儿可伴有不同程度的情绪障碍和行为障碍。

患儿通常外观健康，腹部检查通常可在左下腹临近腹股沟处触及一腊肠样的肿快（为粪团），直肠指检可感觉肛门括约肌较松弛、肛门、直肠扩张，内有大量粪块。

【诊断和鉴别诊断】

由于一些器质性因素也可导致遗粪，所以必须先排除器质性原因，然后才能诊断为功能性遗粪。常见的器质性因素有先天性巨结肠、先天性肛门闭锁伴直肠开口异常、腹泻、慢性胃肠道疾病、重性精神病、重度精神发育迟缓等。

DSM-4诊断标准。

1.反复不自主或有意的在不恰当处（如：在衣服上或地板上）排粪。

2.每月至少一次，至少已3个月。

3.年龄至少4岁（或相当于4岁发育水平）。

4.这种行为不是由于物质（如：泻药）或躯干情况（除了通过涉及便秘的机制）的直接生理效应所致。

【治疗】

1.心理咨询和指导 通过心理咨询,纠正家长的偏见。告知家长这是一种疾病,而不是儿童调皮、贪玩、不听话所致。指导家长和儿童正确认识本病的病因和发病机制,了解可能加重症状的诱因,尽量消除和减轻不良的心理因素,营造和谐的家庭环境,接纳孩子现状,避免打骂孩子。建立规律的生活制度,指导培养控制大便的能力,养成定时排便的习惯。

2.行为治疗 应用操作性条件反射原理,以正常排便为目标行为,采用阳性强化法,一旦出现良好的排便行为,立刻给予社会性奖励或物质奖励,以强化良好的排便行为。

3.药物治疗 对确定有便秘的患儿在培养良好的排便习惯的同时可给予导泻药治疗,以保持直肠处于相对空虚状态,利于直肠壁重新恢复正常的结构,加强对便意的敏感性。一般以3d为1个疗程,第1天灌肠导泻,第2天用栓剂导泻,第3天用轻泻剂,连续4个周期,以观察疗效。良好的疗效与疗程有关,如能坚持几个月至1年,疗效较好。

【预防和预后】

合理安排小儿膳食,培养孩子不偏食的良好习惯,鼓励多食富含纤维素的饮食。正确训练大小便,养成定时排便的良好习惯。

遗粪症是一种慢性的、难治的、而且易复发的疾病。有报道经严格有效治疗1年后,显效率为63%～94%。但远期疗效不明。患病率随年龄的增长而下降。

八、睡眠障碍

儿童青少年期经常发生有睡眠问题。不少研究报道发现有20%～30%儿童抱怨自己有睡眠问题或与睡眠有关的问题,而父母也同时认为这些问题对小孩有严重影响。大部分睡眠问题与儿童的行为或坏习惯有关。然而即使轻微的睡眠困难也会引起儿童苦恼、与人冲突或睡眠不足等问题。

近年来有不少的有关儿童睡眠的研究报道发现,如果儿童睡眠不足,同时加上其他的任何方面的问题都会对儿童的学习、行为、情绪产生不良的影响。所以,儿童常见的睡眠问题应考虑为临床医学问题,及早进行临床处理。

临床医疗中,用一个简单的治疗方法解决儿童睡眠问题,就可以消除睡眠问题对儿童情绪产生不良的影响,有时可以解决整个家庭的苦恼或家庭冲突,使家庭环境更轻松、更健康。

儿童期常见的睡眠障碍是深度睡眠状态下的睡眠异常行为,包括睡眠行走、睡眠讲话、夜惊、噩梦发作、尿床等。第二常见的睡眠障碍是失眠或入睡困难。第三常见的睡眠障碍是阻塞性睡眠呼吸暂停综合征,常由于扁桃体或咽扁桃体肿大引起。本节主要介绍儿童常见的睡眠异常行为和入睡困难。

(一)睡眠行走或梦游症

梦行症又称梦游症(Sleep walking),表现为开始于慢波睡眠而引起在睡眠中行走的一系列复杂行为为基本特征的睡眠障碍。

梦游症的发病率在普通人群中占1%～15%,而且是儿童多于青少年或成人。发病年龄可以发生于儿童会走路后的任何时期,但第一次发作最常发生在4～8岁,偶尔第一次发作在成人。梦游症在男女两性中发生率相等,成人患者中的性别比例不详。

【病因和发病机制】

本病病因和发病机制可能与遗传、心理和神经及生理发育不成熟有关。有研究报道,几项研究已经证实此种睡眠障碍见于发生在家族中,父母患有本病的,儿童患病率要比一般儿童高。梦游症的发病率随着父母患病数的增加而增加,当父母双亲中无此疾病,子女患此病的发生率为22%;如果父母双亲之一患病,子女此病的发生率为45%;父母两个都患病,子女此病的发生率为60%。患者的一些亲戚也可以有此疾病。另有报道,家庭矛盾、各种精神压力可以促发本病的发生。

【临床表现】

本病的主要临床表现为梦游症发作。表现可以从简单在床上坐起到行走,甚至狂乱地企图"逃跑"。患者难于唤醒,但醒来时常伴有精神错乱现象,一般对所发生的事情有遗忘而不能回忆。梦游症发生于慢波睡眠,因此,在夜间的前1/3或其他慢波睡眠增多时,如睡眠剥夺后发作最为明显。而且此运动可自发中止,梦游症患者可以回到床上躺下继续睡眠。发作过程中任何时候都从未达到清醒的程度,在此过程中也可出现睡语现象。

有时候,患儿可以在完全醒觉状态下出现类似睡眠行走或夜惊症状,这种情况常见于以前有睡眠行走或夜惊病史的人。通常儿童在夜间半醒觉后,由于受到父母关注的影响而再次入睡前出现。由于不断处于一种刺激状态中,行为不断学习和强化。

临床上,要仔细观察和收集病史才能鉴别诊断。有时睡眠实验室诊断可以让儿童父母明白儿童的问题已没有生理基础。

梦游症的伴随症状:梦游症发作时可有不恰当

的行为,如在衣柜中排尿,特别是儿童患者。睡眠行走时可引起跌落或受伤等意外,身体损伤可由于企图"逃跑"或走进危险的环境中而引起,如走到街上或跳出窗户这样的表现行为并非罕见。也偶有报道有患者在明显的梦游症行为发作中出现杀人或自杀者,而且企图叫醒患者的人可以遭到患者剧烈的攻击,其他深睡状态活动如睡惊,也可以发生于梦游症的患者。

梦游症的发作可在孩子刚学会走路时发生,但在4～8岁患病率达到最高峰。常在渡过青少年期后自然消失。可一周发生数次或仅当诱发因素存在时发生。

促发因素包括:一些药物可以加重或诱发梦游症发生,如甲硫达嗪、锂盐、氟奋乃静、奋乃静和去甲丙咪嗪都可以加重或者诱发本病。临床可见自身诱发或内科疾病引起的发热和睡眠剥夺都可以增加梦游症的发作频度。阻塞性睡眠呼吸暂停综合征和可引起慢波睡眠严重破坏的其他障碍,都可伴发梦游症发作。身体内部刺激(如膀胱膨胀)或外部刺激(如噪声)也可以促发梦游症的发作。

多导睡眠脑电图特征:梦游症发作开始于NREM睡眠3～4阶段睡眠,最常发生于慢波睡眠第一或第二个周期之末。

其他实验检查:脑电图可以排除有无癫痫特征的EEG存在。

【诊断】

美国睡眠医学会睡眠障碍国际分类中的梦游症诊断标准(1997)如下。

1.临床标准

(1)患者表现在睡眠中行走。

(2)通常起病在青春期儿童。

(3)附加症状有:①在发作时难以唤醒患者;②发作后遗忘。

(4)发作通常在夜间的开始1/3阶段。

(5)夜间睡眠脑电图:本病发作开始在睡眠第3～4阶段。

(6)可以同时存在其他的内科或精神科障碍,但不能解释发作的症状。

(7)行走不是由于其他的睡眠障碍所致,如REM睡眠行为障碍或睡惊。

2.最低诊断标准　(1)+(2)+(3)。

3.严重程度标准

轻微:睡惊发作每月少于1次,并不导致伤害父母或家人。

中度:睡惊发作每月超过1次,但不是每晚发作,而

且导致伤害父母或家人。

重度:睡惊发作几乎每晚发作一次,常导致伤害父母或家人。

4.病程

急性:1个月或1个月以内。

亚急性:大于1个月但在3个月以内。

慢性:3个月或更长。

【鉴别诊断】

临床上很难把梦游症与想从恐怖性兴奋中"逃跑"的睡惊发作鉴别开来。强烈的紧张害怕和惊恐而同时伴有一个最初的尖叫声是睡惊的特征。快眼动(REM)睡眠行为障碍的特征是其发作的多导睡眠脑电图和临床表现发生于REM睡眠时相之中,相反梦游症则发生于慢波睡眠中。

睡眠相关性癫痫可由缺少癫痫的临床特征或EEG特征而可以与之进行鉴别。

阻塞性睡眠呼吸暂停综合征患者可在夜间发生神志错乱,也可有梦游症发作。夜间进食综合征常伴类似梦游症的走动行为和进食。

【治疗和教育】

教育儿童父母和其他照顾者注意对患者的保护。告之父母大多数情况下儿童症状可以随年龄增大有可能消失,故对年龄大的儿童不必进行治疗。只有患者行为干扰家人或者儿童和家人可能受伤的情况下才进行治疗。

应避免各种刺激和诱发因素,同时应该采取措施避免儿童受伤,如关好门、窗、禁止存放尖锐物品等。有报道认为心理治疗可能对部分患者有一定疗效。

在症状发作频繁情况下,可以使用小剂量苯二氮䓬类药物(地西泮、氯硝西泮等)或者三环类抗抑郁药物(如丙米嗪和氯丙米嗪)治疗。本病预后一般良好。

(二)睡惊或夜惊

睡惊或夜惊(sleep terrors)是一种基本特征表现为突然从慢波睡眠中苏醒,伴有尖叫或呼喊,同时可有极端恐惧的自主神经和行为改变。

本病的患病率,儿童约为3%,成人少于1%。一般发生于青春期前的儿童,但也可发生于任何年龄的人,成人最常见于20～30岁。某些临床观察发现,一个家族中有多人出现睡惊。

【病因和机制】

本病原因不清楚。有报道认为与遗传和心理因素有关系。大约50%的患者有家族史,而不少病例在发病

前有恐怖、紧张和兴奋等刺激因素存在。

【临床表现】

主要临床表现为睡惊发作时有明显的自主神经症状,如心动过速、呼吸急促、皮肤潮红、多汗、瞳孔散大、皮肤阻力降低、肌张力增加。患者常坐在床上,对外界刺激无反应,如果醒来则精神混乱和定向力缺乏。有些患者可能有时诉说一些片断或极短而生动的梦境或幻觉,但对发作过程有遗忘。发作过程可伴有不连贯的发声、排尿。

常见的伴随症状:发作出现的社会尴尬情况可以损害儿童及成人的社会关系,同时患者企图逃跑或搏斗可引起对患者本人或他人的伤害。对成人的精神检查表明睡惊伴发可能与精神病理学有联系。但临床观察发现患睡惊的儿童并不比普通人群有更高的精神病理学的发生率。

通常睡惊发生在4~12岁儿童中,与梦游症一样,有在青少年期间自然消失的倾向。促发因素包括:发热、睡眠剥夺或中枢神经系统(CNS)抑制药可以引起本病发生。

夜间睡眠多导脑电图特征:睡惊开始发生于非快眼动(NREM)睡眠的第3、4阶段,通常发生于主要睡眠周期的前1/3时间内,也可发生于慢波睡眠的任何时候。在睡惊患者中从慢波睡眠中部分苏醒而不完全惊恐比完全处于惊恐的情况更为常见。心动过速常发生于临床发作和部分苏醒期间内。

其他实验室检查包括:当临床上需要鉴别睡惊与睡眠相关性癫痫,如颞叶癫痫时,应做附有鼻咽导联的EEG检查。

【诊断】

美国睡眠医学会睡眠障碍国际分类中的睡惊诊断标准(1997)如下。

1.临床标准

(1)患者主诉睡眠之中有突然的强烈恐惧发作。

(2)本病发作通常在夜间睡眠的前1/3的时间内。

(3)在对发作过程中的事件出现部分或全部遗忘。

(4)夜间睡眠脑电图显示在第3、4睡眠阶段发作,而且发作时通常伴有心动过速。

(5)其他的内科疾病(如:癫痫)不是本病的原因。

(6)其他睡眠障碍(如:可以存在梦魇)。

2.最低诊断标准 (1)+(2)+(3)。

3.严重程度标准

轻微:睡惊发作每月少于1次,并不导致伤害父母或家人。

中度:睡惊发作每月超过1次,但不是每晚发作,而

且导致伤害父母或家人。

重度:睡惊发作几乎每晚发作1次,常导致伤害父母或家人。

4.病程

急性:1个月或1个月以内。

亚急性:大于1个月但在3个月以内。

慢性:3个月或更长。

【鉴别诊断】

睡惊发作应与噩梦发作鉴别,噩梦发作的患者醒后常可以记得梦中生动的细节。噩梦发作发生于晚上的后1/3时间内,和发生于睡眠开始的睡惊相反。噩梦发作常无明显大的运动活动,噩梦发作和睡惊相比,出现焦虑、发声和自主神经症状等比较少。从噩梦发作中醒来,患者显示良好的智力活动,而睡惊则常精神混乱。噩梦发作发生于REM睡眠,相反,睡惊则发生于慢波睡眠。

混乱性唤醒是从慢波睡眠中苏醒而不伴有惊恐和走动。

其他鉴别诊断还包括:睡眠相关型癫痫,错乱状态和其他夜间能产生焦虑的睡眠障碍,包括阻塞性呼吸暂停综合征及夜间心肌缺血等。

【治疗】

要教育父母和儿童其他照顾者注意对患者的保护。如果发作次数比较少,可以不必进行治疗。

在症状发作频繁的情况下,可以在睡前使用苯二氮䓬类药物治疗,临床通常使用氯硝西泮和安定(地西泮),通常这类药物可以抑制儿童夜间发作,估计可能是这类药物抑制了对唤醒刺激的自主和运动反应。心理治疗、一般应激处理措施和技术对年龄大的儿童有一定疗效。

(三)梦魇

梦魇或者称之噩梦发作(nightmares),是指儿童从噩梦中惊醒,回忆恐怖的梦境而引起焦虑和恐惧发作。

该症患病率尚无肯定结论。10%~50%的患儿3~5岁时常发生噩梦发作。大约75%可记得一次或几次在儿童期时发生的噩梦。约50%成人承认至少有偶然噩梦发作。约10%的成年人报告有频发性噩梦发作。虽然该症常发生于3~6岁儿童,实际上任何年龄都可以发生。儿童期男女两性比率大致相等,成人男女比(1:2)~(1:4)。噩梦可存在家族性。少部分儿童的噩梦发作可以延续到青少年期甚至到成年,这些人可能成为终身噩梦发作的患者。

【临床表现】

噩梦发作通常没有运动行为，也较少有焦虑、语言、自主神经系统症状发生。儿童发生噩梦发作后，醒来会讲述梦境给父母听，由于噩梦发作发生在快眼动睡眠相里，肌肉常不能运动。常做噩梦的儿童会因害怕而回避独睡，纠缠与父母同睡或得到父母安抚后才肯入睡。

噩梦内容通常是相对长而复杂的，越接近结尾越恐怖。该特征是与睡惊症作临床鉴别的基础。恐惧和焦虑成分是噩梦发作的基本成分。常伴随症状包括：梦话、尖叫，击打或行走在噩梦发作中很少发生，这与睡惊和REM行为障碍有所不同。

临床研究发现，有特定的人格特征似乎与频繁噩梦发作相伴存在。部分患者可能存在分裂样人格、边缘性人格障碍、分裂人格障碍或精神分裂症等。患者面临各种应激事件或创伤性打击，可增加噩梦发作频度及严重程度。一些药物包括：左旋多巴或其相关药物、β-肾上腺受体阻断药或REM抑制药的突然停药或戒断可引发或增加噩梦发作的发生率。

【诊断】

美国睡眠医学会的睡眠障碍国际分类中的噩梦发作（梦魇）诊断标准（1997）如下。

1.临床标准

（1）患者至少有一个突然从睡眠中醒来的周期，常伴有强烈的害怕、焦虑和即将受到伤害的感觉。

（2）患者立即可以回忆惊恐害怕的梦中内容。

（3）从梦中醒来后立即处于全部警觉状态，意识浑浊或定向力障碍出现比较少。

（4）至少包括以下特征：①在发作周期后入睡延迟和不能迅速恢复入睡；②发作周期通常出现在习惯睡眠的下半夜。

（5）夜间睡眠多导脑电图显示：①在REM睡眠开始后10min出现突然醒来；②在发作周期里出现没有与睡眠联系的癫痫活动表现。

（6）可以出现其他睡眠障碍如：梦游症和睡惊。

2.最低诊断标准　（1）＋（2）＋（3）＋（4）。

3.严重程度标准

轻微：每周发作期不超过1次，没有明显的心理社会功能的损害。

中度：每周发作期超过1次，但不是每晚都发作，有轻微的心理社会功能的损害。

重度：每晚发作，有中度或严重的心理社会功能的损害。

【病程】

急性：1个月或不足1个月。

亚急性：超过1个月但不足6个月。

慢性：6个月或超过6个月。

【鉴别诊断】

噩梦发作须与睡惊和REM睡眠行为障碍鉴别。

临床应当考虑儿童是否是夜惊还是噩梦发作（夜间焦虑发作）。噩梦发作是发生在REM时期，常可清楚地回忆起噩梦内容，同时REM睡眠发生在睡眠的后半部分或1/3里，而夜惊则发生在入睡后第1～3小时。可通过多导睡眠脑电图进一步鉴别，噩梦发作从REM睡眠中醒来，而夜惊发生于NREM睡眠第3到第4阶段睡眠苏醒时侯。噩梦发作和睡惊的发生率在实验室要比在家为低，因此，除非每晚噩梦发作或一晚发生几次，否则难以做到实验记录。而睡惊症状则发生在半睡状态，通常不能辩认父母，也不易唤醒，可自己回床睡觉，翌日对当晚发生的事不能回忆。睡惊常伴有明显心率和呼吸节律增快，有时还伴有梦游症表现。一般学龄儿童较好区别噩梦发作与夜惊，但对刚学走路儿童则不易鉴别。

REM睡眠行为障碍较常发生于老年人，可以从REM期的激烈爆发性活动来区别，有这种障碍的人没有突然苏醒到完全醒觉状态的情况，很少表现害怕或惊恐。多导睡眠脑电图可见特征性记录。

【治疗】

对于频繁发作而且对儿童造成影响的噩梦发作（梦魇）应该进行治疗。应该避免导致梦魇发作的各种应激刺激。少数严重患者目前可以采用抑制REM睡眠的药物治疗，临床常采用的药物有以下几种。

1.三环类抗抑郁药物，如阿米替林、丙米嗪和氯丙米嗪。使用剂量应在12.5～50mg。或者在医师指导下服用药物。

2.中枢兴奋药物，如利他林10～20mg/d。

上述药物应逐渐停服，以免症状反跳。心理治疗也有一定疗效，即通过训练来控制梦境内容。对睡眠周期不规律的儿童可进行睡眠卫生教育，以减少发作频率。本病预后较好，多数病儿随年龄增长而症状减轻或消失。

（四）入睡相关障碍

又称入睡相关不当（sleep-onset association disorders），是由于缺乏某种依恋物或某种环境变化而导致的入睡困难。

6月龄至3岁儿童患病率15%～20%，3岁后明显降低。婴幼儿的发病可在出生后的几天出现，男孩略高于女孩。所谓气质类型难养型儿童多见。分离焦虑通常也会导致婴幼儿期这种情况。

【临床表现】

典型的表现是在特定条件下，如吸吮奶瓶或橡皮奶头才能入睡，有的儿童不能在床上或卧室里入睡，而成人入睡的特定条件，则有如电视机、收音机、光线或户外的噪声。由此引起的睡眠剥夺常导致儿童易激惹和发脾气。随着儿童年龄的增长，即使不存在入睡相关条件，他们自己可重建这些条件，例如更换枕头、去掉毯子、从起居室走到卧室、打开收音机等。临床上该病随儿童年龄增长而逐渐减少。多导睡眠脑电图检查显示睡眠模式基本正常。

【诊断】

参考美国睡眠医学会的睡眠障碍国际分类诊断标准（1997）如下。

1.症状诊断标准

（1）患者主诉有失眠。

（2）这种主诉短期内没有某些情况的存在（被扣留、关押、听收音机或看电视等）。

（3）这些症状至少存在3周。

（4）有特殊的联系存在，睡眠在入睡、维持时间、质量上是正常的。

（5）多导睡眠脑电图显示：①当有联系存在时，睡眠周期中显示正常的时间点、持续时间和质量；②当没有联系存在时，睡眠潜伏期、睡眠持续时间、夜间觉醒的次数可以增加。

（6）没有明显的躯体和精神疾病可以解释这种主诉。

（7）排除其他引起入睡困难的睡眠障碍（如设限性睡眠障碍）。

2.最低诊断标准　（1）＋（2）＋（4）＋（6）＋（7）。

3.严重程度

轻度失眠：入睡时间延长和睡眠中2～3次醒来，每次持续不超过5min；或者一次持续时间不超过10min，每周夜间醒觉出现至少5次。

中度失眠：入睡时间延长和睡眠中2～3次醒来，每次持续5～10min；或者一次持续时间10～15min，每周夜间醒觉出现至少5次。

重度失眠：入睡时间延长和睡眠中2～3次醒来，每次持续超过10min；或者一次持续时间超过15min，每周夜间醒觉出现至少5次。

4.病程标准

急性：3个月或者更短时间。

亚急性：超过3个月但不超过6个月。

慢性：6个月或者更长时间。

【鉴别诊断】

在儿童中，须考虑引起失眠的其他原因，如不良睡眠场所、睡眠时相推迟或不适当的早睡等。耳炎、鼻炎、呼吸不畅、食管反流、应激、与父母分床睡、分离焦虑等均可出现夜间多次觉醒和入睡困难。这种情况下，一般干预措施都无法让儿童迅速入睡。

【治疗】

处理措施：首先要了解儿童害怕的原因，安抚儿童使其情绪稳定，建立安全感。其次，做睡前指导，消除不良回忆。根据儿童年龄，可进行一些良性事件的想象或自我暗示，也可做些睡前放松练习。父母须以身作则同孩子养成按时入睡习惯，若儿童夜间噩梦醒来，经安抚后也要与平时一样让其入睡。对有明显分离焦虑的儿童，父母可陪同睡一段时间。

九、品行障碍

品行障碍（conduct disorder，CD）是儿童青少年期常见的情绪行为障碍之一，是一种发展性障碍，以攻击、逃学、偷窃、离家出走等为主要行为表现，对儿童的学习、生活有明显的影响。其发生发展是遗传、神经生物与社会、心理共同作用的结果，需要家庭、学校、社会从多方面共同参与矫治。

【研究状况与流行病学资料】

品行障碍是指在儿童青少年期反复、持续出现的攻击性和反社会行为。这些行为违反了与年龄相适应的社会行为规范和道德准则，影响他们本身的学习和社交功能，损害他人或公共利益，甚至影响到人格的正常发展，可能导致青少年违法和社交紊乱性人格障碍。

品行障碍的研究有近两百年的历史，早在19世纪初，Pinel就把这类青少年称为狂燥不伴谵妄。Prichard（1837）曾用道德混乱来定义具有反复出现的反社会行为而无明显精神病的儿童。20世纪初，著名的精神病学家Kraeplin（1915）把反社会行为看作是一种精神病的顿挫形态。Freedman & Kaplona（1967）在所著的教科书中用了反社会型人格障碍来描述那些总是陷入麻烦却又不能吸取教训的儿童。在诸多的理论构想基础上，1980年美国《精神障碍诊断统计手册》第三版（DSM-3）正式将攻击性行为和反社会行为单独列为品行障碍，用以诊断具有从强暴到暴力行为的儿童。1992年《国际疾病和相关健康问题分类》第十版（ICD-10）亦将反社会行为和攻击性行为单独列为品行障碍。

CD是儿童青少年心理行为障碍中患病率较高

的疾病,由于诊断界定、民族(种族)、社会文化、经济条件、研究方法等不同,CD患病率的报道差异很大。Roberts等报道美国城市11～17岁儿童DBD的患病率为6.5%,Alyahri等在也门进行的调查显示,7～10岁儿童CD检出率为7.1%,没有发现城乡差异。我国尚缺乏全国性流行病学调查数据,Leung等筛查了香港的7～9岁儿童,结果显示CD患病率仅为1.7%,远低于国外的研究。向孟泽等在四川省的研究提示CD患病率为2.9%～13.6%;潘雯在辽宁省进行的流行病学调查显示品行障碍患病率为5.77%,处于研究报道的中等水平。

CD患病率存在性别和年龄差异,Szatmari等研究显示男童CD患病率为2.6%,女童为1.0%;美国提供的数据显示18岁以下人群中男性CD患病率为6%～16%,女性为2%～9%。Rutter指出,CD的性别差异可能与生物因素有关,也可能与社会环境对儿童的要求、期待和评价不同有关。CD通常起病于学龄期,有学者认为CD患病率的高峰期在7～13岁,持续至16岁以后则通常发展为反社会型人格障碍;Roberts等研究则提出青少年期儿童CD患病率随年龄增长而下降。

由于CD常与其他心理精神疾病存在共病状态,尤其是儿童多动症。研究证实,CD儿童至少有50%同时患儿童多动症,管冰清等在湖南省进行的流行病学调查显示,DBD与儿童多动症共患率达到10.69%,而单独患CD的儿童仅为1.41%。饶延华等研究认为,性别和年龄对儿童CD与儿童多动症共患病有显著影响。儿童多动症和CD的共同发生可能是一个疾病分类学的问题,即这两种疾病共同发生是一种单独的疾病分类信号,还是某一种疾病严重的表现,目前尚无确切的结论。除儿童多动症外,情感障碍也是CD患儿常见的共患病,亦有学者认为品行障碍是情感障碍的首发表现,CD的症状出现与患儿自控能力降低有关。

【病因与相关机制】

CD病因机制复杂,涉及个体遗传、心理和家庭、社会环境等诸多因素的综合作用。

1.生物学基础　CD有较明显的家族高发性,单卵双生子同病率明显高于异卵双生子。攻击行为被认为是品行障碍的主要组成部分。大多数研究都证明攻击行为与遗传有关。在丹麦进行的1项涉及14 427名非家庭收养的寄养研究中发现亲生父母特别是父亲的犯罪次数与被寄养的儿子的犯罪率之间有显著的联系。支持了攻击行为存在遗传因素的假说。

2.遗传基因　CD已被证明有一定的遗传性,但目前尚未找到与CD密切相关的特定基因。目前研究较多的候选基因有以下几类:儿茶酚胺甲氧基转移酶相关基因,在前额叶的代谢中发挥重要作用,与执行认知功能相关,有研究认为其在儿童多动症合并CD的攻击行为中起作用;单胺氧化酶相关基因,有研究认为其缺陷和变异与攻击行为的增加相关,亦有学者认为其只有在逆境环境中才会增加CD风险,而确切的作用机制尚需进一步研究;多巴胺相关基因,其递质系统参与奖赏和强化机制,功能失调可能是CD的危险因素,药理干预可以减少供给行为,而研究异质性较大;一氧化氮(NO)相关基因,NO是一种调节抑郁和攻击行为的神经递质,Reif等研究认为NO相关基因通过影响认知控制相关的额叶生理功能而与冲动性精神障碍有关,但目前尚没有对CD青少年的相关研究;此外,5-羟色胺(5-HT)相关基因也可能导致CD风险增加,而脑源性神经营养因子相关基因通过调节5-HT神经元在儿童期的生长于调节影响攻击行为的发生。

3.神经递质与内分泌调节　5-HT是稳定额叶信息加工和控制行为情绪反应的重要神经递质,低水平5-HT引起行为去抑制,众多研究考查了5-HT与儿童青少年CD的关系,发现CD患儿脑脊液5-羟吲哚乙酸(5-HIAA,5-HT代谢物)与攻击行为呈负相关,外周血5-HT活性与破坏性行为亦呈负相关,但研究结果并不一致。现已发现,血清总胆固醇水平降低与儿童攻击性CD显著相关,攻击和暴力行为可能因多不饱和脂肪酸中的ω-3不足而加重,治疗性研究亦证明,补充ω-3能减少CD儿童攻击行为的发生。CD患儿的冲动性攻击行为也可能与较高的生活应激水平和基础HPA轴活性不足有关,冲动性攻击的青少年可能存在HPA轴负反馈调节功能的不足,而低水平的皮质醇浓度与无情特质的掠夺性攻击行为有关。也有研究发现,睾酮水平高的男童表现不耐烦和易激惹,出现攻击行为和破坏行为的倾向增加,但这些研究尚存在争议,缺乏足够证据证明雄性激素是过激行为的直接诱发因素,普遍认为雄激素的介导是由于HPA轴中促肾上腺皮质激素-β-内啡肽在早期压力或遗传因素作用下功能平衡转变所致。

4.脑结构和功能变化　CD可能与额叶、颞叶和边缘系统的功能异常有关,磁功能成像结果表明CD男生的左前额叶、双侧颞叶、杏仁核、脑岛、扣带回和左侧海马灰质容量明显减少,且与症状严重程度相关;此外,越来越多的证据表明小脑通过与边缘系统和HPA轴的连接对恐惧情绪和情感处理有重要作用。杏仁核感知和解释环境刺激,并把这些刺激与情绪反应相联系,研究发现CD患儿在看负性图片时左杏仁核的激活程度较低,表明他们的情绪加工存在损害;同时前扣带回的沉静也提示其情绪控制能力削弱和冲动攻击倾向增强。事件相关电位研究结果提示CD患儿存在脑区发育延迟和不平衡,尤其是额叶和颞顶区,反映环境线索的注意和加工异常的神经基础。

5.自主神经系统改变　许多反映自主神经系统(ANS)功能指标与儿童和青少年CD有关,一些研究显示CD患者的基础心率(HR)、皮肤电传导(SC)和皮电活动(EDA)较正常者低,表现为低焦虑和低恐惧,这种低唤醒状态最终导致行为去抑制,对具有负性后果的行为不加抑制,从而易引发攻击行为。CD儿童在受刺激后心率缓慢,反应水平低,从刺激效应恢复的速度快。这些生理缺陷可能妨碍儿童学会通过回避以避免受到惩罚的个人能力。而高反应水平的儿童对刺激能做出适当反应,学会抑制攻击行为。对违法青少年的研究还发现他们的感觉阈值较高,为保持阈值平衡便会欲求更强烈的感觉刺激。

6.心理功能缺陷　执行功能:执行功能是一种重要的高级认知能力,使个体能够有意图的计划和执行一项目标的功能,它包括计划、抑制、决策、认知灵活性、工作记忆和自我监控等方面。威斯康星(WSCT)研究表明,CD患儿的注意转换和灵活性较差,河内塔实验亦证明其缺乏计划性且冲动性强,影像学及电生理研究也对执行功能相关脑区功能异常提出支持。冲动攻击行为是CD儿童显著的行为表现,执行功能缺陷是引起行为问题的心理基础。

7.社会信息加工理论　当儿童面对同伴冲突时,儿童首先对同伴行为的反应取决于对同伴意图的主观理解,而并非意图本身,所以儿童对刺激线索的编码和解释能力落后是导致攻击等不良行为的重要原因。在对情境信息进行解释的基础上,儿童对他人意图的归因和对行为计划的评估对儿童的行为也有重要影响,具有敌意性归因偏见的儿童往往将他人的意图看成是恶意的。儿童做出归因后并不马上采取行为,而是在自我效能感的影响下和根据社会环境确定行为反应。当儿童确信攻击行为能够有效解决问题时就可能采取攻击性反应(积极结果期望)。研究显示,CD儿童的社会信息加工过程存在缺陷,内隐认知过度警惕敌意线索,偏向敌意性归因,且提取反应的过程缺乏抑制时间,对行为的期待出现偏差而表现出易激惹、冲动、冷漠等行为特点。

8.环境因素　家庭因素:在影响儿童青少年行为问题的环境因素中,不良的家庭环境是最重要的

因素。研究显示,CD儿童父母多惩罚、严厉、拒绝和否认等养育方式,缺乏情感温暖。家庭关系的不良影响和青少年的违法犯罪有着密切的关系,父母之间的矛盾冲突争吵作为一种精神应激可以增加儿童的不良行为,而且儿童还会直接对其进行学习和模仿。对违法犯罪青少年的研究显示,近1/3生活在破裂家庭。同时,家庭经济条件差、父母有犯罪史或药物依赖等也使子女发生CD的比例明显增加,低收入与家庭不幸事件的发生常常相关联,低收入更易导致部分家庭功能缺失和家庭问题的发生,从而致使违纪青少年来自体力劳动家庭的比例远高于中产阶级家庭。

9.亚文化因素　是指主体文化中存在的局部文化,儿童青少年的活动主要局限在其家庭和学校中,受亚文化影响较大。儿童青少年的亚文化特征具有叛逆性和冲动性,在一些青少年团体或生活阶层中,违法行为已被同化到他们的一般行为中,以至于那些缺少机会接受正常健康教养的青少年很容易融入到这类行为氛围中。由于不良亚文化圈内的违法行为具有普遍性,而轻微时很难判断其本质,从而易被忽略导致其发展。有学者研究认为,在不良的亚文化团体中,即使不存在其他危险因素,CD的发生率也较其他儿童高。

10.同伴影响　同伴关系影响青少年社会行为与社会认知的发展,社会学习理论认为,儿童青少年攻击行为是在同伴中相互习得而来,儿童触犯规则的可能性与违法者接触的频率、持续时间及相互作用的性质相关。研究已证实,儿童青少年不良行为的可能性与其同伙和朋友出现同类行为有很高的相关,甚至可以被其预测。CD儿童普遍具有被拒绝儿童的特征,如冲动攻击、逆反违抗、易激惹、怨恨他人、不顺从、适应不良等,这样导致了其同伴接受性低,人际关系和社会交往差,适应能力低下,使得他们在班级群体中处于孤立和受排斥地位,加剧和恶化原有的异常行为。

11.社会因素　网络游戏的迅速发展使青少年越来越多地接触到暴力与色情等游戏,国内研究显示暴力游戏启动了攻击性认知,暴力性游戏以血腥手段进行闯关、打败对手而获得积分和奖励,儿童在虚拟空间实施暴力行为而获得奖赏,扭曲了正常的评价系统,强化已经存在的攻击习惯并且增加内部唤起,而青少年心理发育的不成熟又促使其难以分辨虚拟和实际情况,从而易引发实际暴力行为的模仿。

12."标签"作用　儿童的权威定向使得儿童一旦被贴上某种标签,便会努力使自己的行为无愧于这个

"荣誉"。而这种定势看法也使周围人对CD儿童的过失行为变得敏感和关注，若此时给予严厉处置或社会的拒绝、排斥，则会使青少年改变自我形象及态度，促使他们再度回到不良团体，以更强烈的攻击和反社会行为来报复权威。相反，若社会对他们表示忍耐和宽容，且进行正向引导和榜样作用，则可促使其修正自我概念和行为，有助于减少异常行为。

综上所述，虽然CD的病因仍不清楚，但可以肯定的是，这类儿童存在生物学方面的易感性，并且在不良的社会与家庭环境的影响下，通过个体的心理机制偏差，最终影响异常行为的发生、发展。

【诊断与鉴别诊断】

美国精神障碍诊断与统计手册第4版（DSM-4）将CD与对立违抗性障碍（Oppositional Defiant Disorder, ODD）和未特定分类的破坏性行为障碍归为破坏性行为障碍（Disruptive Behavior Disorder, DBD），关于CD诊断标准见表1-6。在DSM-5中ODD和CD与其他障碍被归为破坏性、冲动-控制和品行障碍这一大类中。

DSM-5与DSM-4比较，变化并不太大，仅针对符合CD诊断标准并且表现缺乏亲社会情绪的个体加了一个描述性特征说明，如缺乏共情和内疚，不关心成绩，情感肤浅或有缺陷。具有冷漠无情特质的个体属于更严重的类型。

1.评估 品行障碍的评估是多种方式、多情境的评估，没有特异的评估工具，也没有与诊断很密切的核心症状，依据诊断标准中儿童的行为做出诊断。而评估的目的则是为预防、干预提供依据，如对家庭状况、教养方式、亲子关系、精神病家族史和儿童的同伴关系进行评估，必要时，也应对学校情况和学习问题进行教育学评估。对治疗前后的行为进行功能分析，以评估治疗效果。常用的评估工具有。

家长或他评问卷：Eyberg儿童行为调查问卷（eyberg child behavior inventory），是最常用的评估CD的问卷，由他人完成，适用于2～17岁，36条目。其他可用的但不是专门评估CD的问卷，如儿童行为问卷（CBCL）中有与攻击相关的题目。

自我报告式评估：国外有数种，但尚未在国内使用。如儿童行动倾向评估（children's action tendency scale, deluty），适用于6～15岁儿童青少年，30项条目；青少年反社会行为自我报告问卷（adolescent antisocial self-report behavior checklist, kulik等），在青少年中使用，52项条目。

访谈评估：6岁以上的儿童可使用Kiddie-SADS、CHIPS或儿童心理健康简式问卷。

共患病的评估：由于CD与儿童多动症、心境障碍、焦虑障碍等共患率较高，有必要运用相应的评估工具进行检查。

2.鉴别诊断 注意力缺陷多动障碍（attention-deficit hyperactivity disorder, ADHD）：儿童多动症常伴

表1-6 DSM-4的诊断标准

A.侵犯他人基本权利或违犯与年龄相称的主要社会准则的，持久反复发生的不良行为，具有下列标准之3项以上（在过去12个月内），其中至少1项发生在6个月之内	
攻击人和动物	经常欺负、威胁或恐吓他人
	经常挑起躯体打斗
	使用能对他人导致躯体伤害的武器（如：短棍、砖头、碎瓶子、刀和枪）
	残忍对待他人
	残忍对待动物
	对受害者实施抢劫（如，路劫、偷钱包、勒索和武装抢劫）
破坏财产	强迫他人进行性活动
	故意导致严重损害
	故意破坏他人财产
	闯入他人的住所、建筑或机车中
欺骗或偷窃	经常说谎以获得好处、优待或避免责任
	偷价值不菲的东西而不面对受害者
	即使家长阻止，经常夜间外出过夜，始于13岁之前
严重违反纪律	与家长住时，整夜外逃至少两次或至少一次有一段时间不回家
	经常逃学，始于13岁前
B.行为问题已明显影响社交、学业或工作	
C.如年龄已超过18岁，尚不符合反社会人格障碍诊断标准	

有多动、冲动、不守纪律、好惹是生非等行为问题，并易合并CD。鉴别要点在于儿童多动症有明显的注意力缺陷，且经服用中枢兴奋药后行为症状可得到明显控制。若儿童多动症与CD合并出现，则需进行共病诊断。

（1）情绪障碍：儿童期焦虑症和抑郁症可伴有烦恼、易激惹、攻击性和破坏性行为。而情绪障碍的病程为发作性的，患儿的行为与情绪异常密切相关，抗焦虑或抗抑郁药物治疗有效。

（2）抽动症和抽动-秽语综合征：患儿或伴有强迫性或冲动性骂人、秽语，也可伴有攻击行为。近年来有文献报道10%～30%的抽动症患儿伴有CD症状，而前者主要表现为多发性的运动和（或）发声抽动，使用氟哌啶醇等药物治疗可缓解和治愈。

（3）儿童少年精神分裂症：患儿有思维障碍、感知觉异常和意志行为改变等分裂症的典型表现，使用抗精神病药物治疗可以改善。而CD患儿的行为与思维、情绪表现一致，无分裂样症状。

【临床表现与分型】

儿童青少年CD表现形式多种多样，程度不一，且常有多种不良品行问题同时发生的情况，诊断时应逐一进行评估。以下介绍几种常见的表现特征。

1.攻击行为 又称侵犯行为，是指基于愤怒、敌意、憎恨和不满等情绪，对他人、自身或其他目标采取的破坏性行为。2～3岁时的攻击行为表现为暴怒发作、屏气发作、吵闹等，以后逐渐变为违拗和拒绝服从，在幼儿园有欺负同伴的行为。学龄期的攻击行为较为明显，表现为言语中伤、威胁恐吓他人、骚扰同学、对抗老师、欺辱他人等，严重者出现打架斗殴、勒索钱财等，易遭教师或其他家长的投诉；有些儿童伴有自伤自虐行为，虐待动物等。到青春期时发展为暴力对抗父母，也可发展为性攻击，多见于男性CD儿童，强暴或猥亵女性，加入不良少年团伙等。女性CD儿童较少表现出攻击行为，但易受诱骗发生性行为。

2.说谎 表现为经常有意或无意地说假话，是品行障碍最常见的行为表现之一。这种行为多起于学龄期，开始是为了逃避父母或教师的惩罚，后逐渐变为经常性说谎，成为一种行为模式。CD儿童10岁以前的撒谎多为无意性或为引起关注，并不理解撒谎的道德含义和真正动机，直至10～12岁才形成撒谎的正确概念。因此，对于早期出现的撒谎行为，进行适当的行为干预和家庭干预可以有效控制其发展。

3.偷窃 多始于学龄期，亦有少数CD儿童自学龄前期即出现偷拿别人东西的行为，常表现为偷拿同学或伙伴的学习用具或玩具，是自我意识可自我控制能力尚未发育成熟的缘故。偷窃成为习惯后会表现在多种场合，在家、学校偷拿父母、老师和同学的钱物和其他物品。偷窃成功后激发大脑奖励机制，更加强化其行为；若偷窃被发现会立刻承认错误并保证悔改，而行为确无改变甚至更严重，至后期发展为伴有说谎，并形成青少年犯罪行为。

4.出逃 包括逃学和离家出走，一般始于学龄期，常因在家或学校受到挫折，逃避学习和管教而出逃。发展至青春期外逃的原因和手段更复杂，如自暴自弃、脱离管教、恋爱与性问题等，离家时间可在数天至数月不等，易被不良团体引诱而加入不良团体或犯罪团伙，影响正常的家庭和学校生活。

5.恶作剧 以编造一些出人意料、不可理喻的恶作剧捉弄同学、父母或老师，其程度远超过他人的承受能力，并以导致他人的恐惧和惊惶等情绪为满足和成就，常因不能融入集体而促使其利用恶作剧引起他人关注。

6.破坏行为 是指故意破坏他人物品或公物，起初多出于好奇而拆卸、破坏玩具，后因管教不当或为发泄情绪而破坏家中或学校公物，属于冲动行为。发展至后期以破坏物品为乐趣，可能是心理冲突不能得到合理化解的表现。

7.纵火 是一类不太多见的品行障碍，儿童纵火行为初始可能由于好奇心、恶作剧或受到挫折后发泄情绪。幼时以烧纸片、草木等物品，若不及时制止和管教，则会发展为在公共场所放火，以寻求精神刺激和心理满足，严重可能造成火灾而成为违法行为。

CD可依据病程和预后、年龄及表现特征进行分类，按起病年龄分为童年期起病型（≤10岁）和青春期起病型（>10岁）。青春期起病的CD与个体发育、社会、环境等因素关系更密切，常是一种发展过程，问题行为局限于青春期，在青春期过后即停止。童年期起病的CD破坏性行为更持久，成年后有反社会行为的倾向更严重，常出现犯罪、物质滥用等。

按CD的表现特征，亦可将其分为反社会行为和攻击性行为。反社会行为是指个体在社会化过程中的被动应激-对抗性行为，即个体针对社会的不良行为，如偷窃、纵火、破坏行为等；而攻击性行为则体现在个体-他人的关系中，如恶作剧、暴力行为等。

依据其社交能力损害程度，ICD-10将CD分为局限于家庭关系的CD、非社交性CD、社交性CD和未特定的CD四类。局限于家庭关系的CD是指儿童所有行为问题均局限于家庭环境，针对家庭成员，而在学校和其他社会环境中表现相对较好或接近于正常，其主要原因可能与不良的家庭环境和教养方式有关。非社交性CD的特征是难以与他人建立感情、同伴关系肤浅、高度的自我中心和利己主义，缺乏罪恶感、内疚和同情心。社交性CD则多表现为与他人，至少与同龄人具有感情上的联系，能够对同伴表示关心，建立较为持久的友谊。非社交性CD与社交性CD相比，个性的精神质特征更多，初始年龄较小，程度也更严重，症状顽固、反复，对治疗和预后造成困难。

【治疗和干预】

CD是直接影响儿童学习、社会适应能力及家庭生活的一类疾病，发展严重还可导致青少年违法犯罪，而CD的治疗较为困难，目前缺乏单一有效的治疗方法，多采用行为及家庭治疗，辅助药物治疗的综合治疗方法。

1.儿童行为矫正　以改变儿童行为问题为核心制定的治疗方案，主要包括行为疗法、认知疗法和社交技能训练，是常用的矫治方法。

2.行为治疗　包括阳性强化疗法和惩罚疗法，利用操作性条件反射原理，在出现不良行为时给予适当惩罚，而出现良好行为时则给予物质、精神和社会性奖赏，从而改变儿童的行为方式，逐渐减少不良行为，巩固良好行为。

3.认知行为治疗　该治疗的原理基于攻击和反社会行为的儿童青少年有认知扭曲或错误，如果个体对知觉的编码和释义或个人经历中有问题，则会造成负性的信念、期待等。近年来发展的一种治疗方法为"问题解决技巧训练"，帮助儿童识别改善错误的认知加工，学习处理人际关系问题的方法，如识别有破坏性的负性认知，替代以合理的认知，学习识别情绪和愤怒管理技术，学习有效的表达和沟通技巧（如社交性言语、协商），学习替代性的行动。治疗包括四个步骤：①帮助儿童理解问题，将问题进行合理解释；②与儿童一起制订解决问题的计划；③实施计划；④检验结果。这一方法在有效控制儿童反社会行为中有较好的作用。

4.社交技能训练　针对CD儿童各种影响人际互动的言语和非言语行为进行的干预方式。训练策略包括：提供指令、治疗者示范、儿童练习、矫正反馈以及对于适当行为的社交性强化等。治疗师不仅治疗儿童，还需要辅导父母学习该训练方法，将其融入在生活中强化训练，提高训练效果。这一方法发展至较高水平后派生出心理剧法，通过角色扮演使儿童学会理解他人、正视自我、模仿榜样、改变行为。

5.家庭治疗　通过各种方法改变家庭功能结构，进而改变儿童行为，以所有家庭成员（尤其是父母和儿童）为治疗对象，强调家庭成员的关系、态度和行为对儿童CD的影响，而治疗效果与家庭成员的合作程度有关。

6.父母管理训练（parent management training，PMT）　以父母-儿童交互理论（Parent-Child Interaction Theory，PCIT）为基础，以操作条件、原则为主的社会学习技巧，改变父母和儿童的行为。训练以积极强化为核心，通过阳性强化法促进儿童亲社会行为，通过忽视和适当惩罚抑制不当行为，改善儿童与父母之间的关系，对儿童攻击性CD效果最好。

7.家庭功能治疗　以系统论和行为心理学理论为基础，从家庭的整体功能分析问题，学习沟通和解决问题的技巧，增加家庭成员的交流和支持。该方法受所有家庭成员配合程度的影响，疗效异质性大。

8.社区治疗　一些CD儿童家庭功能严重紊乱，不适合直接使用家庭治疗的方式，因此，发展社区干预，借助社区的力量帮助这些儿童青少年，成为一个有效的干预途径。其形式多样，可借助社区服务中心、相关社会团体、志愿者、社工组织等社会支持系统，为儿童创造一个积极健康的环境，引导其亲社会行为的发展。同时，可以实施学校干预计划，如社交技能训练和学习技能训练等，促使其融入同龄人团体，增加自尊心，改善不良行为。

9.药物治疗　因为缺乏可靠的临床研究，所以目前尚无标准化的药物治疗方案。通常是进行对症治疗，以控制攻击性、情绪不稳定的症状为主。常用药物如下。

（1）兴奋药：如安非他明和哌甲酯类，有研究发现，对于不论是否共患儿童多动症的ODD和CD，兴奋剂都可以在某种程度上缓解攻击行为。

（2）心境稳定药：锂盐和选择性抗惊厥药，可以缓解冲动性、情绪爆发和心境波动。

（3）抗抑郁药：如五羟色胺再摄取抑制药和三环类抗抑郁药，可以在有心境症状时缓解攻击性和冲动性行为。

（4）抗精神病药物：第二代抗精神病药物比第一代更常用于DBD，可以有效降低攻击性和暴力行为，如利培酮、奥氮平、阿立哌唑和奎硫平，都可用于症状严重的青少年，但低年龄儿童慎用。

（5）其他药物：肾上腺素类药物如可乐定等在欧美等国家也经常用于治疗DBD，可能是减少了肾上腺素的释放而降低攻击性、激惹性和暴怒发作。

10.综合干预　儿童CD的发生发展是多系统综合作用的结果，因此，单独的干预方法效果有限，而着眼于家庭、学校、社区等多系统多层面的干预方式成为近期发展和研究的重点。

（1）快速追踪（families and schools together, FAST Track）：由美国品行障碍干预小组提出的长期、全面的预防性综合干预措施，包括两种水平的干预：选择性和普遍性干预。首先进行筛查，通过家长和教师的报告选取具有CD早期症状的高危儿童及其家长接受选择性干预，包括社交技能训练、愤怒控制训练、学业指导、家长培训和家访等。干预之后进行周期性评估，根据各家庭的特殊需要提供额外的干预。同时，对整个班级进行普遍性干预，由选择性思考策略课程和行为咨询组成。行为咨询是由咨询师向教师提供关于所有学生的行为咨询。其进行的实验结果表明，干预三年后，儿童CD症状及人际关系明显改善，学业成绩显著提高，家长教养态度和方式更积极。但由于其持续时间长、范围广、成本较高，其推广仍待进一步评估。

（2）多系统治疗（multi-systemic therapy, MST）：其理论观点认为，CD的形成基于一个较大的网络，包括家庭、个体、同伴关系、学校环境和社区环境，其中家庭是最有效的帮助儿童青少年的资源。因此，在干预前进行全面评估，以了解问题与其背景的交互关系，进而通过积极的系统的力量促进行为改变，尤其是家庭成员的关系和负责任的行为。以具体和定义明确的问题行为为目标，制定适合青少年发展需要的干预策略，并且持续随访干预效果，修正干预措施是MST干预的原则。MST既考虑到个体的特殊性，又考虑到多种影响因素，它不强调采用某种特殊方法，具有较强的灵活性，对于早期CD儿童和症状严重青少年均有较好的效果。

此外，国外还有First Step To Success、The Incredible Years Training Series等综合治疗方案，均是以学校、家庭、儿童自身等角度，通过控制引起攻击性行为和反社会行为的高危因素，减少CD的发生。

【预防及预后】

研究表明，儿童8岁以前是行为问题形成阶段，而10岁以后CD则较为稳定，干预效果较差。因此，早期预防性筛查和干预对减少CD发生率有重要意义。首先，父母应做好优生优育，避免围生期高危因素，建立良好的亲子关系和一致的教养态度，父母树立良好的行为榜样，避免家庭冲突、家庭暴力或溺爱教养。对儿童过失行为处理及时恰当，以合理的沟通和教育方式抑制不良行为。父母与幼儿园和学校建立紧密联系，及时获知儿童在团体环境中的行为表现，与老师和学校协同监督和处理儿童问题。增加对儿童自尊心和自信心的培养，有助于其建立积极的认知模式，合理处理和解决挫折及负性事件，避免攻击行为的发生。

对于高危家庭，如有婚姻问题、生活环境不良、家长有人格或精神问题，以及有不良的教养方式的家庭（过于溺爱或忽视、暴力的教养方式），都应尽早干预。采用心理咨询与心理治疗的方法帮助处理家庭危机，最大限度减少对儿童的影响。对于存在高危素质的儿童，如异常生育史、早期气质难养型、患儿童多动症、学习困难、情绪问题等儿童，给予特别关注和养护，避免超负荷训练、过高期望、排斥和歧视，在学校的教育计划中开展相应预防性培训，积极咨询有关专家，保持教养的敏感性，配合及时适当的医疗介入。

在社会环境中，呼吁媒体和相关社会团体的正面宣传，促进良好行为规范和行为准则的形成和遵守，传播积极的认知调节模式，影响个体的思维观念和行为约束，为儿童青少年创造良好的社会环境，从而降低CD的发生率。

儿童CD的发展及预后受发病年龄、严重程度、行为类型及家庭环境等多因素影响。研究认为，儿童早期出现的CD有50%以上发展为成年人格障碍，其发生其他精神疾病的概率亦增多，他们在成年后的婚姻关系和其他社会关系中存在较多问题；青春期出现的CD则多为一过性障碍，与青春期的心理冲突和情绪问题有很大关系，多数在成年后缓解。CD症状越严重，预后越差，所需治疗时间越长，是违法犯罪的高危人群。

十、儿童抽动障碍

抽动障碍（tic disorders, TD）是常见的儿童青少年神经精神疾病之一，以不自主的、突发的、快速的、反复单一或多个部位的肌肉运动抽动或发声抽动为主要临床特点，并可伴有多动、注意力缺陷、强迫行为等。运动/发声抽动所引起的功能损害严重影响了患儿的学业和社会生活，并可导致低自尊、社会退缩、品行障碍等。目前，仍以心理行为治疗结合药物治疗为主要原则，提倡对患儿、家长和学校三方面进行干预。

【诊断】

抽动障碍的临床诊断需详细询问病史、完善体格检查、神经系统检查和精神检查，同时做好相关的辅助检查，关于抽动障碍的临床诊断见表1-7。临床医师可通过与儿童的会谈，观察其行为表现。但需注意，在医师面前，症状可短暂控制，已被忽视。

由于诊断标准、调查对象、调查方法及地区差异等因素的影响，文献报道的TD发病率差异较大，为0.02%～18.26%。2012年报道的荟萃分析结果显示，短暂性抽动障碍的患病率为2.99%（95% confidence interval, 1.60%～5.61%），TS患病率为0.77%

表1-7 DSM-5的诊断标准

Tourette综合征 （307.23）	A.多种运动性抽动和一种或多种发音抽动，两者可不同时出现 B.自首次发作已持续一年以上，抽动频率可增可减 C.18岁前起病 D.症状并非由于物质（可卡因）或躯体情况（亨廷顿病、病毒性脑炎后）的直接生理效应所致
慢性运动/发声抽动障碍 （307.22）	A.一种或多种运动性抽动或发音抽动，运动或发音抽动不同时存在 B.自首次发作已持续一年以上，抽动频率可增可减 C.18岁前起病 D.症状并非由于物质（可卡因）或躯体情况（亨廷顿病、病毒性脑炎后）的直接生理效应所致 E.不满足Tourette综合征的诊断标准
短暂性抽动障碍 （307.21）	A.一种或多种运动和（或）发音性抽动 B.病程持续不足一年 C.18岁前起病 D.症状并非由于物质（可卡因）或躯体情况（亨廷顿病、病毒性脑炎后）的直接生理效应所致 E.不满足Tourette综合征和慢性运动/发声抽动障碍的诊断标准
其他类型抽动障碍 ［307.20（F95.8）］	该类型是指患者出现抽动症状，并干扰或损害其社会、职业生活或其他重要功能，但不满足抽动障碍的全部诊断标准和该疾病在神经发育障碍诊断分类中的任一标准。该类型可用于临床医师认为患者抽动表现虽不满足TD诊断标准，但存在特定原因时。诊断记录中，应注明其病因。（多在18岁后起病）
未分类的抽动障碍 ［307.20（F95.9）］	该类型是指患者出现抽动症状，并干扰或损害其社会、职业生活或其他重要功能，但不满足抽动障碍的全部诊断标准和该疾病在神经发育障碍诊断分类中的任一标准。该类型用于临床医师未明确患者症状不满足TD诊断的原因，或没有充足的信息做出明确的诊断时

（CI，0.39%～1.51%），其中男性为1.06%，女性为0.25%。而我国7～16岁儿童青少年的患病率在0.4%左右。

【临床表现】

1.运动型抽动 抽动可以是简单的，也可以是复杂的。通常从头部肌肉的抽动开始，逐渐转向肩颈部、四肢、躯干部。可表现为眨眼、摇头、努嘴、弄鼻、皱眉、点头、仰头、伸舌、舔嘴、耸肩、斜颈、搓手、握拳、举臂、踢腿、踮脚、收腹、挺胸、扭腰等，也有做"鬼脸"等其他复杂、鬼怪的行为。

2.发生性抽动 既可以是简单的、也可以是复杂的。一般出现较晚。表现为似动物的叫声、哼声、清嗓、吸鼻、吐痰声、咳嗽等，也可有重复性语言或无意义语言、模仿语言或秽语。

3.感觉性抽动 一般出现在运动性抽动或发生性抽动之前，患者身体局部有不适感，如压迫感、痒感、热感、冷感等，也可是非局限性、无特征的感觉，如冲动、焦虑等。

【临床分型】

DSM-5根据抽动类型、病程长短等将抽动障碍分为Tourette综合征、慢性运动/发声抽动障碍、短暂性抽动障碍。将有抽动表现，但不完全满足抽动障碍诊断标准者分为其他类型抽动障碍和未分类的抽动障碍。

【病因及机制】

目前，TD的病因和发病机制尚不清楚，但近来的研究提示该病可能由多种因素，包括遗传因素、神经生物因素、心理和环境因素等在儿童生长发育过程中相互作用的综合结果。

1.遗传因素 家系研究显示，10%～66%的TS存在阳性家族史，在其一级亲属中，TS与慢性运动或发声TD的患病率分别为10%～100%和7%～22%，明显高于普通人群。单卵双生子发生TS的同病一致率为75%～90%，当诊断扩展至所有形式的抽动时，一致率高达100%；而双卵双生子的同病一致率仅为8%～23%。可见，TS确有明显的遗传倾向。深入的病因探索发现，TS患儿染色体2p、4q34-35、5q-35、7q22-q31、8q13-q22、11q23、13q31、17q25、18q22上存在遗传异质性。抽动障碍国际遗传联盟报告，染色体2p23.2、1p、3p、5p和6p在多代之间存在连锁相关，每个家庭染色体2都有阳性链接信号。分子遗传学方面，多巴胺（DA）系统和5-羟色胺（5-HT）系统相关基因是TD的候选基因。此外，神经节后连接蛋白SAP90/PSD95相关蛋白3（SAPAP3/DLGAP3）被认为新的候选基因。

2.神经生物因素

（1）神经病理因素：仅有的几例TD大脑的尸检报告均显示，TS患儿尾状核、苍白球等体积减小，苍白球内部神经元总数增加，而苍白球外部和尾状核内却减少；基底神经节GABA小清蛋白阳性细胞数量和密度的减少。尾状核有高达50%的GABA能快闪中间神经元（FSINs）减少，壳核FSINs减少为30%～40%。研究还发现，苍白球外段（GPe）GABA能小清蛋白阳性投射神经元减少和苍白球内部（GPi）GABA能投射神经元的戏剧性增多。此外，TD患者存在感觉运动区的胆碱能中间神经元减少。由此推断，基底神经节联想和感觉运动区中间神经元功能失调可能是抽动的神经基础。

（2）神经生化因素

①多巴胺（DA）：基底节环路DA系统功能紊乱，如DA受体超敏、DA神经投射过多或突触前功能异常可能是TS的主要机制。研究发现，TS患者脑脊液中DA的主要代谢产物高香草酸（HAV）量降低，且下降水平与疾病的严重程度相关。DA拮抗药氟哌啶醇、哌米清等可抑制抽动症状；而DA活性药如利他林、苯丙胺和可卡因等加重抽动症状，表明抽动与DA系统异常有关。体内神经影像研究显示，TD确实存在新纹状体多巴胺转运体（DAT）增加和腹侧纹状体DA储存、释放增加。但值得注意的是，部分TD患者对抗精神病药无反应，而中枢兴奋药却可改善其症状，提示DA假说仍需进一步的深入探索。

②5-羟色胺（5-HT）：TS可能与5-HT功能失调有关。TS患者基底神经节和接受中缝背核神经投射的其他区域均存在5-HT和其代谢产物5-羟吲哚乙酸降低。但亦有报道称TD个体不存在额叶和枕叶5-HT受体的异常，体内神经影像结果也没有充足证据支持5-HT异常在TS发病中的作用。临床发现，5-HT再摄取抑制剂仅对40%的TS患者有效。

③去甲肾上腺素（NE）：NE系统间接影响DA能神经通路的功能。早期研究发现，可乐定、胍法辛等α_2受体激动剂可缓解抽动症状。这类药物可减少中枢NE释放并间接影响DA系统功能。由此认为NE能系统在TS中的作用。此外，NE系统的作用可更好地解释压力对抽动程度的影响。

④组胺：组胺是一种重要的神经递质，哺乳动物中组胺能神经元仅分布在下丘脑后部的结节乳头核（tuberomammillary nucleus，TMN），其神经纤维投射至全脑。研究发现，组胺能神经递质在TD的发病机制中起作用，L-组氨酸脱羧酶功能失调可能是主要原因。

⑤谷氨酸和γ-氨基丁酸（GABA）：谷氨酸和GABA分别作为兴奋性氨基酸神经递质和抑制性神经递质在眶额叶-纹状体-丘脑环路（cortico-striatal-thalamo-cortical，CSTC）中起重要作用。两者功能的失衡可能是抽动行为的主要原因。

⑥其他：其他神经递质如乙酰胆碱、阿片肽，以及环磷腺苷、性激素等功能失调与TS发病的相关研究亦有报道。

3.神经免疫因素 20%～35%的TS与感染后自身免疫反应有关。经常患上呼吸道感染、咽喉痛、慢性扁桃体炎的儿童易患TD，而TD患儿在发病前4～6周常有细菌或病毒感染史，病原包括巨细胞病毒、疱疹病毒、螺旋体、支原体等，其中最受关注的是α组β溶血性链球菌（GABHS）。链球菌感染可引起相关的儿童自身免疫性神经精神障碍（pediatric autoimmune neuropsychiatric disorders associated with streptococcal infections，PANDAS），该概念用以描述青春期前起病的儿童强迫和抽动障碍，其症状随链球菌性咽喉炎、猩红热等链球菌感染而恶化。研究发现，TD患儿血清中抗链球菌M12和M19蛋白抗体滴度增加，而链球菌M蛋白是GABHS的主要毒力因素，能与大脑的人体组织抗原决定簇发生免疫交叉反应，增加酪氨酸羟化酶活性，使神经元突触释放DA增加。对于这类TS患者，除给予常规的精神药物外，血浆置换和免疫球蛋白静脉注射可能有效，但尚缺乏充足的循证依据。有关PANDAS仍有许多未定领域。

4.社会心理因素

（1）人格特征：艾森克人格量表调查显示，TS儿童具有如下人格特征：①内倾的个性特征；②神经质量表得分较高，患儿情绪不稳定易激惹；③掩饰性T分低，患儿掩饰能力差、心理成熟延迟、敏感脆弱；④各亚型TS个性特征相似。人格特征可能是TS发病的中介因素，影响疾病的严重程度，而疾病本身也会对儿童的人格造成影响。

（2）心理社会应激：严重的生理和社会压力、疲劳、焦虑等可导致抽动症状的恶化。应急事件，如强烈的精神创伤或重大生活事件可能与TS有关。观看恐怖电视和刺激性强的动画片导致的精神过度紧张、学习压力过重等也影响TS。此外，家教过严、父母对儿童的关心理解和保护不足、惩罚和拒绝过多也与TS有关。

5.其他

（1）围生期因素：围生期异常如孕妇承受较大的压力、吸烟、饮酒等，胎儿或新生儿疾病、低出生体重等可能是TS的危险因素。研究报道，低出生体重和使用产钳助产与TS患儿抽动严重程度有关，孕妇吸烟将增加TS合并儿童多动症和OCD的风险。

（2）药物：长期大量服用抗精神病药物（如氯氮平）、中枢兴奋剂（利他林、苯丙胺等）和雄激素、可卡因、吗啡等可引起抽动。

【治疗】

（一）药物治疗

对于症状严重、影响患儿日常生活、学习和社交，单纯心理行为治疗无效者，应及早进行合理的药物治疗,用药指标、重要药物、剂量用法、常见不良反应见表1-8。用药原则:①起始剂量小,待足够判断药物疗效后逐渐小计量加药;②保持最低有效剂量,减少副作用;③最小程度合并用药;④加用或停用药物时每次仅能改变1种药物;⑤缓慢减药,防治症状反弹加重。

表1-8摘自"抽动障碍欧洲临床指南"(European clinical guidelines for Tourette syndrome and other tic disorders.Part Ⅱ: pharmacological treatment),介绍了Tourette综合征和其他慢性抽动障碍治疗的重要药物、使用剂量、不良反应和建议检测指标,可用于临床参考。

1.针对抽动症状的药物治疗

(1)氟哌啶醇:有效率达70%~80%,常见不良反应有嗜睡、乏力、锥体外系反应、食欲增加等。起始剂量0.5mg,睡前服用,若疗效不明显或无明显副作用,可每周增加0.5mg,服药期间应密切关注药物不良反应,并及时给予处理。

(2)哌咪清:有效率达60%~70%,不良反应包括镇静、锥体外系反应等。起始剂量0.5~1.0mg,每日一次,睡前服用。若疗效不明显或无明显副作用,可每周增加1.0mg。10%的患儿会出现心脏传导阻滞,服药期间应监测心电图变化。

(3)泰必利:疗效不如氟哌啶醇,但副作用小,有头晕、嗜睡等。推荐剂量一次50~100mg,每日2~3次。

(4)可乐定:可使30%~40%患儿的抽动症状得到改善,不良反应较小,包括镇静、头晕、头痛等,偶见直立性低血压。起始剂量每日0.05mg,若疗效不明显,可每周增加0.05mg,每日2~3次。长期服药后应逐渐停药,以免引起血压急剧增高。

(5)胍法辛:新型的α2-肾上腺受体激动药,对多动、注意力缺陷和抽动症状均由较好的疗效和耐受性,较适合TS共患儿童多动症的治疗。常见不良反应

表1-8　Tourette综合征和其他慢性抽动障碍治疗的重要药物

药物名称	指标	起始剂量(mg)	治疗剂量范围(mg)	常见不良反应	体格检查	证据等级
α-肾上腺素受体激动药						
可乐定	儿童多动症/TS	0.05	0.1~0.3	直立性低血压、镇静、嗜睡	血压、心电图(ECG)	A
胍法辛	儿童多动症/TS	0.5~1.0	1.0~4.0	直立性低血压、镇静、嗜睡	血压、心电图(ECG)	A
多巴胺受体阻滞药						
氟哌啶醇	TS	0.25~0.5	0.25~15.0	锥体外系反应、镇静、食欲增加	血细胞计数、心电图、体重、转氨酶、神经系统检查、血清泌乳素	A
哌米清	TS	0.5~1.0	1.0~6.0	锥体外系反应、镇静、食欲增加	血细胞计数、心电图、体重、转氨酶、神经系统检查、血清泌乳素	A
非典型抗精神病药物						
阿立哌唑	TS	2.5	2.5~3.0	镇静、静坐不能、锥体外系症状、头痛、食欲增加、直立性低血压	血细胞计数、血压、心电图、体重、转氨酶、血糖	C
奥氮平	TS/OCB	2.5~5.0	2.5~20.0	镇静、食欲增加、静坐不能	血细胞计数、血压、心电图、体重、电解质、转氨酶、血清泌乳素	B
喹硫平	TS	100~150	100~600	镇静、食欲增加、烦躁、直立性低血压	血细胞计数、血压、心电图、体重、电解质、转氨酶、血清泌乳素	C
利培酮	TS/DBD	0.25	0.25~6.0		血细胞计数、血压、心电图、体重、电解质、转氨酶、血清泌乳素	A
齐拉西酮	TS	5.0~10.0	5.0~10.0		血细胞计数、心电图、体重、转氨酶、血清泌乳素	A
苯甲酰胺						
舒必利	TS/OCB	50~100(2mg/kg)	(2~10)mg/kg	睡眠问题、烦躁、食欲增加	血细胞计数、心电图、体重、转氨酶、血清泌乳素、电解质	B
泰必利	TS	50~100(2mg/kg)	(2~10)mg/kg	镇静、食欲增加	血细胞计数、心电图、体重、转氨酶、血清泌乳素、电解质	B

注:DBD.破坏型行为; OCB.强迫行为;TS.Tourette综合征。证据等级:A.>2个随机对照临床试验; B.1个随机对照临床试验;C.案例研究、开放性试验

有镇静、头痛、疲劳等。起始剂量0.5mg，每3～4天加量一次，逐渐加量至0.5～3.0mg/d，分2～3次口服。

（6）阿立哌唑：近几年，阿立哌唑治疗TS得到认可。临床研究证实，8周末总有效率为87%，痊愈率47%。该药物副作用较轻，包括一过性的胃肠不适、心悸、食欲增加等。起始剂量2.5mg/d，2周内根据病情加至合适剂量，此后根据病情调整用量，至第4周达到恒定。该药物可能是较好的候选药物之一，但仍需进一步临床研究的验证。

2.针对共患病的药物治疗

（1）共患儿童多动症：首选托莫西汀（又名阿托西汀），也可用胍法辛或可乐定。注意缺陷与多动症状较重者，经上述治疗无明显疗效者，有报道使用氟哌啶醇或利培酮合并哌甲酯治疗。

（2）共患OCD：可选用氯米帕明、舍曲林、佛氟沙明等治疗。一般需与针对抽动症状的药物联合使用。氯米帕明是治疗OCD最有效的药物，但可能引起抗胆碱不良反应和心血管不良反应。儿童起始剂量25～50mg/d，最大剂量为200mg/d，不耐受者可考虑舍曲林、佛氟沙明等。

（二）心理行为治疗

心理行为治疗是短暂性抽动障碍、轻度慢性抽动障碍的主要治疗方法，也是严重抽动患者综合治疗的一个方面，对药物治疗起辅助作用，其目标在于改善抽动障碍，干预共患病，改善社会功能。心理治疗不仅针对患儿，对家庭和学校的干预同样重要。

1.对患儿的心理支持 通过进行支持性心理咨询，使患儿了解疾病的性质，减少因疾病而产生的自备、自责，正确处理同伴关系，理性面对同伴的误解和嘲笑。急慢性应激可加重抽动症状，因此，应教会患儿应对应激、同伴排斥和讥讽的方法。对于合并儿童多动症、OCD等的患儿，亦应给予相应的心理治疗。

2.家庭干预 通过家庭干预使家长了解疾病的特征，明白儿童的表现是疾病而非故意捣蛋、出洋相，缓解家长的担心和焦虑，避免过度关注患儿的抽动行为。调整生活方式，密切观察和耐心等待抽动症状的消失，通常是一种有效的手段。通过心理咨询也可缓解家长的焦虑、紧张心情。

3.学校干预 向学校的老师和同学宣传TD的基本知识，呼吁大家包容和关心TD儿童。对因患病而影响学习的儿童，应适当减轻负担，鼓励患儿参加正常的学校生活，帮助其维持正常的伙伴关系，提高自尊心。

4.行为治疗 年龄较大的儿童可通过行为治疗进行干预，主要方法包括习惯方向训练（habit reversal training, HRT）、密集练习（massed practice, MP）、放松训练（relaxation training）、自我监察（self-monitoring, SM）、暴露和阻止应答（exposure and response prevention, ERP）、认知行为治疗（cognitive behavioral therapy, CBT）、生物反馈训练（biofeedback training）、自信心训练（assertiveness training）等。但研究最多，应用最广的是HRT，已有充足的证据表明该方法对于缓解抽动症状有效。其余大部分方法缺乏大样本的病例对照研究来验证其治疗价值。

5.其他 深部脑电刺激（deep brain stimulation, DBS）目前仅用于一般治疗无效的或症状极其严重的成年患者。有病例报道外科手术可治疗TS，但一般不提倡。

【预后及干预】

研究发现，80%的10岁前起病的抽动障碍患儿在青春期后症状会明显减轻，至18岁时50%的患儿症状消失，延续至成年的抽动障碍虽然不能完全缓解，但18岁后其症状强度和频度均有所减轻。但是部分合并其他行为障碍或精神障碍患儿的治疗仍存在困难。

TD的病因不明，遗传、神经递质、心理社会等多方面因素与TD发生有关。因此，应尽量避免母亲妊娠期和婴儿出生时的各种危险因素，减少出生后不良的社会心理因素，以预防疾病的发生。具有遗传易感性的儿童，在遭遇心理应激时易诱发TD，因此应加强其个性的塑造，及时疏导不良情绪，培养乐观积极的性格和处事态度，提高其心理弹性。社会心理因素对TD有重要影响，儿童在家庭、学校和社会中遇到的各种使其紧张、焦虑的因素均可诱发或加重抽动症状。加强父母的心理健康教育、改善教养方式、避免观看恐怖电视和刺激性强的动画片等易致精神紧张的因素，合理安排作息时间等均可降低TD发生风险。

十一、儿童情绪及相关障碍

儿童情绪障碍（emotional disorder）是儿童常见的心理行为问题，但因为难与正常儿童的情绪问题相区分，不易引起养育者的注意。儿童情绪障碍的发生由遗传因素、儿童气质、养育环境共同作用引起，若不及时干预，极易影响儿童的正常生长发育、学业成就和社会交往能力，甚至持续至成年。

几乎所有儿童在正常成长过程中均体验过担忧、焦虑、害怕、羞怯等情绪，其中一小部分可能因某些原因转化为极端的情绪体验，即情绪障碍。由于儿童期的情绪障碍不及成人典型，有时与一般焦虑情绪难于区分，故此容易被忽视和得不到及时治疗。当前相关研究多认为，儿童期的情绪障碍会呈现慢性进程,可持续到青年期及成年期。该阶段的情绪问题主要涉及以焦虑、害怕和强迫等症状为主要表现特征的一组病症,包括儿童分离焦虑、恐惧障碍、社交恐惧、同胞竞争性障碍等,也包括类似成年期的神经症如癔症、焦虑障碍、强迫障碍、恐怖症、创伤后应激障碍等。

综合多国研究资料,儿童期分离性焦虑障碍(separation anxiety disorder)患病率在2%~6%,焦虑障碍在3%~5%,社交恐惧症约为1%,单纯恐惧障碍3%~9%。由于诊断标准及界定范围存在差异,致使多国报道不尽相同,如我国长沙地区的调查资料,焦虑障碍患病率为5.66%,其中分离性焦虑为1.95%、恐怖症为1.77%、社交恐怖为2.48%。该类障碍分为多种亚型,下文将分亚型介绍。

(一)焦虑障碍

焦虑障碍(anxiety disorder)是指个体无明显客观原因,出现发作性紧张和莫名的恐惧感,预感潜在危险或不幸时所出现的强烈的负性情绪和紧张的身体症状,常伴有明显的自主神经系统功能异常的表现。它是儿童、青少年时期较常见的情绪障碍之一,广泛性焦虑障碍在青春期发病率为3%~6%;分离性焦虑障碍患病率约为10%,随着年龄的增长有降低的趋势。在我国,由于人口大量流动,致使留守儿童中分离性焦虑发病率增高。特殊恐怖和社交障碍随年龄增长而增多,可持续至成年期,女孩多于男孩。

一般情况下,6~9个月婴儿就会对陌生人产生警觉并拒绝接近。当幼儿刚入幼儿园、生病住院,要与依恋对象分离时,表现为哭闹,发脾气,抓住亲人不放,家人很难将他送到幼儿园,还可出现恶心、腹痛等躯体症状。年龄大的儿童表现为社交性焦虑,惧怕与人交往或在交往时退缩、紧张不安。如果分离焦虑处理不当,可使儿童出现持续的适应困难,对照顾者之外的其他人缺乏适当反应,亲社会行为缺乏等。

【病因与机制】

1.社会心理因素　依恋理论认为,早期的母子分离体验和情感需求未得到满足的儿童缺乏安全感,易产生分离性焦虑。儿童早期社会化过程的人格形成与塑造受父母影响很大,尤其是母亲的养育焦虑易导致儿童的情绪焦虑。行为主义理论认为焦虑和恐惧情绪是通过条件反射学习而获得,如焦虑特质或神经质的母亲,往往将不良情绪投射给儿童,从而使儿童出现"潜移默化"的焦虑倾向。儿童早期社会应对方式单纯而有限,在新情景或遇到各种应激事件时,易产生情绪波动、恐惧和焦虑。家庭刻板或严苛的教养

方式及强制压力可使儿童产生持续的焦虑、矛盾与恐惧。另外,父母过度关注和干涉儿童,也容易导致儿童焦虑。

2.遗传因素　情绪障碍在双生子中有较高的同病率,单卵双生子尤其明显;父母焦虑情绪对儿童长期投射的结果可导致家族性高发病率,大约20%的焦虑症患儿一级亲属中有焦虑症状。有些患儿自幼具有易患素质,表现为不安、易烦躁、难照看、易受惊吓等,并逐渐演化为相关人格类型。青春期后可能表现出情绪不稳定或内向,具有多愁善感、焦虑不安、严肃、古板、保守、悲观、孤僻和安静等特征。另外,年龄、性别和躯体状况与情绪障碍的发生也有一定关系,如年龄大的儿童发生率较年龄小的高,大年龄组中女孩较男孩的发生率高。

3.可能的机制

(1)精神分析学的理论认为,如果本能欲望由于某种原因不能得到满足而被压抑在无意识内,就会引起内在的冲突,神经症症状的形成乃是一种防御机制,通过防御机制被压抑的欲望经过改头换面得到了满足,内在冲突得以缓和从而避免了精神崩溃的严重后果。

(2)条件反射理论认为,在大脑兴奋和抑制过程中过度紧张或过度交替,使其灵活性降低,已形成的条件反射消失,则出现紧张不安等高级神经活动失调的征象。还有些焦虑倾向完全是习得的结果。

(3)神经内分泌研究发现,焦虑症患者尿中的儿茶酚胺(CA)排出增多,提示焦虑症与外周去甲肾上腺素(NE)的释放增多有关。有学者认为焦虑症患者具有高警觉水平和高自主神经系统的反应性,焦虑发作时血液中肾上腺素浓度增加,出现一系列自主神经功能紊乱症状。

【临床表现】

幼儿期情绪上多表现烦躁、好哭泣或吵闹,难以安抚和照料,其气质类型多属于"难养育型"。3岁以后易表现害怕、恐惧或预感不祥。如不愿离开父母,纠缠母亲,上幼儿园时显得辗转不宁、惶恐不安、哭泣、喊叫,甚至威胁父母若离开则自杀等。患儿较易出现食欲缺乏、胃肠功能紊乱,时有呕吐、腹泻或呈营养不良容貌。夜间入睡困难、睡眠不宁、易惊醒、多噩梦或梦魇等。入学后有发作性紧张、恐惧,总担心要发生不祥或可怕的事情,经常焦躁不安、唉声叹气、对家庭不满、报怨或发脾气,拒绝上学,即使勉强到校也少与同学老师交往。上课注意力不集中,小动作多,学习成绩偏差或下降明显。患儿因焦虑、烦躁情绪易与同学发生矛盾和冲突而遭排斥,因此不愿上学,常有旷课、逃

学现象发生。常伴有恐怖、强迫症状,有时演化为学校恐怖症。还伴有自主神经系统功能紊乱症状,如呼吸急促、胸闷、心悸、头晕、头痛、出汗、恶心、呕吐、腹痛、口干、四肢发冷、腹泻、便秘、尿急、尿频、失眠和多梦等。

【诊断】

根据DSM-4的诊断标准:

1.对许多事件或活动过度焦虑和担忧,持续时间超过6个月。

2.难以控制担忧。

3.焦虑和担忧至少有以下三种症状:①坐立不安或感觉紧张;②容易疲劳;③难以集中注意力或头脑空白;④容易兴奋;⑤肌肉紧张;⑥睡眠障碍(难以入睡、易惊醒或睡眠不宁)。

【治疗】

1.查明原因,解除诱发焦虑症的心理应激因素 如家庭环境因素、家庭或学校教育因素、缺乏母爱、早期母子分离等。

2.采用支持、认知的心理治疗 医师首先要与患儿建立良好的信任关系,继而耐心听取患儿的主诉和家长的介绍,做仔细分析。然后有目的地进行交谈,使患儿认识到这是心理疾病。要告诉患儿只要积极配合,医师非常愿意帮助他治好病。

一般说来,对于年龄接近或大于10岁的儿童用认知治疗有效。认知治疗着重于将焦虑思维重新调整至正确的结构,从而形成明确适应行为的方式。认知行为治疗包括重现自我、榜样、暴露、角色扮演、放松训练和认知增强训练等。

3.家庭辅导治疗 为患儿父母提供咨询,提高对患儿疾病的认识,了解产生疾病的因素,并请父母配合治疗,消除家庭环境或家庭教育中的不良因素,克服父母自身弱点或神经质的倾向。

4.生物反馈疗法(松弛疗法) 帮助患儿进行全身放松训练,结合生物反馈治疗仪更佳。此法可使生理性警醒水平全面降低,也有相应的心理效应,借以治疗紧张、焦虑不安。此法对年长儿童和少年效果较好。松弛疗法是自我全身肌肉松弛的练习,对年幼患儿再配合游戏或音乐疗法进行练习,亦可取得疗效。

5.药物治疗 中度或重度焦虑障碍、共患病、对心理治疗只有部分反应或联合治疗有可能改善的焦虑儿童,应进行药物及心理联合治疗。①选择性5-羟色胺再摄取抑制药(selective serotonin reuptake inhibitors, SSRIs)治疗儿童焦虑障碍的短期安全及有效性已确定,目前为临床一线用药,但长期收益及风险尚缺乏研究。一般治疗以低剂量开始,严密监测不良反应,根据治疗反应及耐受性缓慢增加剂量。②抗焦虑药亦可用苯二氮䓬(BDZ)类抗焦虑药,如地西泮1～2.5mg,分次服用;利眠宁0.5mg/kg,分次服用。严重焦虑症用小剂量地西泮或多塞平(多虑平)或阿普唑仑服用均有疗效。

(二)抑郁障碍

抑郁障碍(childhood depression)属于儿童青少年情感障碍范畴,属于心境障碍(mood disorder)的极端表现形式。它是以持久的、显著的情绪异常(高涨或低落)为基本症状的一种精神疾病。表现为长期抑郁伴有言语思维和行为改变,在缓解期间精神活动正常,有反复发作的倾向。

正常儿童的情绪发展和变化,具有显著的生理心理年龄特征。一般的学前儿童大都有情绪不稳定、易变性和冲动性的特征,其情绪变化常受外界环境所影响,但不属于病理状态。儿童情绪的分化(如喜悦、愤怒、惊骇、厌恶等情绪反应)和情感体验是随年龄而发展,并趋于复杂多样化的。

抑郁症患儿时常表现快感缺失(anhedonia)、啼哭、伤心失望、自我贬低、行为退缩、食欲及睡眠改变和想自杀等抑郁情绪症状。早在1971年欧洲儿童精神病学家联合会就提出,儿童及青春期抑郁是儿童青少年精神障碍中占重要比例的疾病。

儿童抑郁症患病率在0.1%～23%。年龄越小,患病率越低,重性抑郁症也少见。少年重性抑郁症终身患病率为15%～20%,提示成人抑郁症常始于少年期。童年期抑郁症发病率无明显性别差异,青春期后女性的发病率高于男性,比率为(2～3):1,与成年人近似。我国12个地区流行病学调查15～19岁情感障碍的患病率为0.016%。

【病因与发病机制】

1.遗传因素 家族内发生抑郁症的概率为正常人口的8～20倍,血缘越近,发病概率越高。双卵双生儿同病率为19.7%,自幼分开抚养的单卵双生儿,后期同病率也高达66.7%。有调查发现,儿童抑郁症中约71%有精神病或行为失调家族史。抑郁症儿童青少年的一级亲属终身患该症概率为20%～46%。儿童抑郁症的危险因素包括:①亲子分离或早期母婴联结剥夺;②父母患有精神病;③父母虐待或忽视;④家族中有抑郁症和自杀史;⑤某些慢性躯体疾病。

2.生物化学因素 5-羟色胺(5-HT)功能降低可出现抑郁症状,5-HT功能增强与躁狂症有关。药理研究表明,中枢去甲肾上腺素(NE)和(或)5-HT及受体功能低下是导致抑郁症的主要原因。抗抑郁药的作用主要是提高或调节中枢单胺递质及受体的功能。因此，抑郁症的胺代谢障碍假说已逐步形成了受体过敏学说，用以解释发病机制。

有研究证明抑郁症患儿血浆皮质醇含量增高，提示可能有下丘脑-垂体-肾上腺素轴（HPA轴）功能障碍。对抑郁症儿童进行地塞米松抑制试验（DST），结果为阳性，即患儿服用地塞米松后未见抑制皮质醇现象。

3.社会心理因素　先天易感素质的儿童经历创伤性体验后容易促发情感障碍。研究提示，抑郁症患儿精神刺激事件比对照组多3倍，患儿在家庭中受到养育者批评和惩罚更多，亲子沟通差，父母干涉过多等。失败负荷过频过强时，易形成习得性无助感，进而产生绝望感及抑郁症。幼年母子情感剥夺、丧失父母、父母分离、早年亲子关系不良均可增加发生情感障碍的危险性。社区儿童少年抑郁症调查证实，重大生活事件与抑郁症有密切关系。

有研究提出，急性抑郁症患儿患病前个性多为倔强、违拗或为被动-攻击性人格；慢性抑郁症病前多表现无能、被动、纠缠、依赖和孤独，既往常有抑郁发作史；隐匿性抑郁症患儿病前可有强迫性和癔症性格特征。

【临床表现】

1.情绪低沉　表现为不愉快、悲伤、哭泣、自我评估过低、不愿上学、对日常活动丧失兴趣、想死或企图自杀，也有表现为易激惹、好发脾气、违拗、无故离家出走等。

2.行为迟缓　表现为动作迟缓、活动减少、退缩萎靡，严重者可呈类木僵状态；思维迟钝、低声细语、言语减少、语速缓慢、自责自卑。年龄大的患儿可有罪恶妄想。有些患儿可能表现反向症状，如不听从管教、对抗、冲动、攻击行为或其他违纪不良行为。

3.躯体症状　常诉躯体不适，如头痛、头晕、疲乏无力、胸闷气促、食欲缺乏、睡眠障碍等。

【诊断与鉴别诊断】

主要依靠详细的病史、体格检查（包括神经系统的检查）、精神检查及临床观察。精神检查量表的应用有助于诊断评定。如Achenbach儿童行为量表、儿童抑郁症量表（CDI）、艾森克儿童人格问卷（EPQ）、Poznanski儿童抑郁量表。其症状标准，以心境低落为主要特征且持续至少2周，在此期间至少有下述症状中的四项：①对日常活动丧失兴趣，无愉快感；②精力明显减退，无原因的持续疲乏感；③精神运动性迟滞或激越；④自我评价过低、自责、有内疚感，可达妄想程度；⑤联想困难，自觉思考能力显著下

降；⑥反复出现想死的念头，有自杀行为；⑦失眠、早醒或睡眠过多；⑧食欲缺乏，体重明显减轻；⑨性欲明显减退。主要与下列疾病相鉴别。

1.儿童精神分裂症　急性起病者表现为言语增多、精神运动性兴奋、有冲动破坏行为，呈类似躁狂状态。儿童精神分裂症常见自发情绪波动，易被误认为双相或快速循环发作；还可有社会退缩、情绪低落、精神萎靡无力状态、罪恶妄想及自杀意念，类病态人格的表现。随着病程进展，分裂症的核心症状，包括思维联想障碍、分裂性不协调情感及幻觉妄想等症状更加明显。

2.器质性或躯体疾病所致精神障碍　可产生类似躁狂或抑郁症状，但有明确的致病因素、阳性体征和实验室检查结果，可资鉴别。

3.心因性精神障碍　在儿童较为常见。受到强烈精神创伤后发生情绪低沉、悲伤哭泣，少数患儿可呈躁狂状态。起病与精神因素密切相关，持续时间短，以往无类似发作史，通过心理治疗一般恢复较快。

4.周期性精神障碍　多发生于女性青少年，发病与经期相关。少数男性青少年也有周期发作，其原因尚未明确。其类型可分为：①朦胧状态；②抑郁和躁狂状态；③运动性木僵；④妄想状态。其病程特征为起病突然，消失也突然，发作持续时间多为7～10d，通常每月发病时间相对固定，每次发病症状重复（复写症状），预后良好。

5.其他　如注意缺陷多动障碍（ADHD）、品行障碍均可表现过分活动、情绪不稳定、易激惹、攻击行为等。可采用Conner评定量表及躁狂量表评定加以鉴别。

【治疗】

分为三个阶段：急性、持续及维持期治疗。急性期治疗目的是达到治疗反应并最终缓解全部症状；持续期治疗用以巩固急性期的治疗反应；维持期治疗用以避免症状复发。每一阶段的治疗包括心理教育、支持管理、家庭及学校参与。

1.支持管理和心理教育　对不复杂、短暂的抑郁或轻度社会心理损害者，进行支持性及病例管理，如对患儿增加营养摄入、改善睡眠、加强锻炼；通过家庭干预改善家庭系统功能；学校则应评估儿童课业或人际压力是否过大，是否超出儿童忍受范围，从而予以减压。研究提出，现代人类与自然环境的隔离可导致抑郁，因此，适当增加户外活动也是治疗方法之一。

2.心理行为治疗　目前认为认知行为治疗是轻症儿童青少年首选治疗方式。有研究表明，对不良生活环境引起抑郁的患儿，该方式最有效；与5-羟色胺再

摄取抑制药（SSRIs）相比，单纯的认知行为治疗更有效。治疗中应注意：①患儿为治疗的中心；②患儿和治疗师应合作解决现存问题；③治疗师应教会患儿对自己的思维和行为进行监控并记录下来，因此应记日记和布置家庭作业；④治疗通常包括几个过程，其中有行为技术（如活动计划）和认知策略（认知重构）。

行为治疗主要以心理支持为主。给予关爱鼓励的同时，想方设法让患儿感觉和认识到自身存在，对未曾意识到的能力，应尽量让其创造自身体验成功的机会，或指导患儿回想获得过成功的经历。在患儿周围营造活跃友好的氛围，通过团体活动来扩大患儿进行人际交往的机会。若能够引起患儿的兴趣、希望，应积极支持患儿增强信心和参与及竞争意识，此类活动可减轻症状，预防自杀行为。

3.药物治疗　以SSRIs类为首选，其抗抑郁作用有效率为60%～75%。为巩固急性治疗反应，避免复发，治疗应持续6～12个月。某些抑郁的儿童及青少年应该维持治疗更长时间，可能持续1年或更长时间。也可选择文拉法辛、氟西汀等新型抗抑郁药，有研究表明其疗效类似于SSRIs，副作用更小，更安全。但药物治疗终究不是儿童青少年抑郁症的首选，因为其不良反应并无长期大样本的调查结果，应谨慎使用。长期服用SSRIs的不良反应尚不清楚，少数报道氟西汀可引起躁狂症或轻躁狂，停药后行为不良反应可逐渐消失，突然停药可引起撤药证候。用SSRIs治疗儿童抑郁症时，须注意与其他药物的相互作用，以避免不良反应发生。如SSRIs与单胺氧化酶抑制药合用，可产生5-羟色胺综合征，表现有高热、意识不清、激动等危重征象。

4.其他治疗　季节性抑郁症儿童的治疗主要采用光线疗法，以2500～10 000 Lx的全光谱光线（10岁以下2500 Lx）照射，患儿距光源45cm左右，每30秒看一下光源（不宜凝视），每次照光45min，早、晚各1次。平时鼓励儿童户外活动，增加自然光线照射强度与时间。儿童抑郁症极易复发，因此，病情缓解后，建议维持药物和心理治疗，定期随访复查。

（三）恐怖症

儿童恐怖症（phobia）指儿童显著而持久的对某些事物或情景产生过分的、与年龄不适合的、没有理由的恐惧情绪，并出现回避与退缩行为，其程度严重影响到儿童的日常生活和社会功能。

恐惧情绪是儿童常见的心理现象。儿童本能地对某些物体或情境，如黑暗、动物、死亡、流血、登高、雷电等产生恐惧，但这类恐惧程度轻、时间短，系正常

的情绪反应。一般来说，恐惧是生存保护的一种自我防御机制。而恐怖症则是其程度与外界刺激不成比例，且不能因安抚和解释而消失，患儿明知某些事物不存在危险，却产生异乎寻常的恐惧体验，而远远超过客观存在的危险程度，虽经劝解也不能消除。

有2%～4%的儿童，在心理发展的某些阶段出现对某一特定事物的特异性恐怖症，如血液恐怖症。儿童恐怖症的患病率目前尚无确切统计，其发病率女孩多于男孩，一般随年龄的增长而逐渐减少。恐怖症比正常恐怖事件持续的时间长，以恐惧黑暗、噩梦、血液、雷电、动物、昆虫、高空为多见。

【病因】

受突发或意外事件的惊吓，如自然灾害或某次重大生活事件的发生，可对儿童造成心理应激，引起过度而持久的恐惧反应。

恐怖症存在遗传易感性，特殊恐怖症的一级亲属更易患同样的恐怖症。父母一方患有社交恐怖症，子女的罹患风险约为一般人群的3倍，如果是母亲患病，则风险还要增加。基因定位研究表明，15、16号染色体遗传物质异常复制与社交恐怖症相关。5-羟色胺和多巴胺转运体基因重复多样性异常与儿童恐怖症的相关行为存在联系。

行为主义认为，恐惧体验是在条件反射的基础上学习而获得的；精神分析学认为，恐怖源于潜意识的冲突而产生焦虑，再外化于害怕的对象或情景所致；而发展学理论认为，恐惧和焦虑反应都具有发展性特征，在心理发展的某一阶段是属于合理的，超过特定时期则应视为异常。

恐怖症患儿个性偏于内向、胆小、被动、羞怯、依赖性强，遇事容易产生焦虑不安，具有易感素质。养育者（尤其是父母）的过度或不合时宜的惊恐反应，会投射给患儿内化下来，成为恐怖症的重要诱因。患儿的恐怖情绪常因母亲的焦虑而得到强化，母子的恐怖对象往往一致。

【临床表现】

1.恐惧反应　患儿对某种物体或情景产生异常强烈持久的恐怖，而某些恐惧对象并不具有真实的危险（如看到猫），却表现出不合乎常理的恐惧反应。儿童常见的恐怖对象有：①黑暗、昆虫、动物、火光、强声、雷电；②社交、与亲人分离、上学、孤独；③细菌、患病、出血、死人等。患儿常有预期性焦虑，经常提心吊胆，害怕自己恐惧的事情发生。有时明知恐惧对象对自己没有危险，但无法自控，内心痛苦。

2.回避行为　患儿有逃离恐怖现场或回避做可能引起恐怖的事情。如对昆虫恐怖的儿童，看到或听到

昆虫的声音立即逃离,甚至怕别人提到昆虫。

3.急性焦虑反应 出现自主神经系统功能紊乱症状,表现呼吸急促、面色苍白或潮红、出汗、心悸、胸闷、血压上升、恶心、四肢震颤或软弱无力,重者可瘫软、晕厥或痉挛,并有饮食和睡眠障碍等。

【常见类型】

1.特异性恐怖症(specific phobia) 患儿对某一特定物体或情景产生恐惧,通常为各种动物、昆虫、锐物、黑暗、雷电、注射、血液、高空、飞行、学校、幼儿园等,一旦接触则采取回避或逃离。

2.社交恐怖症(social phobia) 患儿与他人交往时产生恐怖感,害怕他人的关注和可能引起的尴尬,出现脸红、张口结舌,并设法回避。常表现害怕去社交场合,怕遇见陌生人,回避与家人以外的人接触,不愿上学和参加娱乐活动,不愿接电话,不愿向老师提问,并伴有自主神经功能紊乱,严重时可引起惊恐发作。社交恐怖症多发生于青春期,脑子里总想着该怎么走路、该怎么说话、该穿什么衣服等。学校恐怖症与之多为连续体。

3.疾病恐怖(disease phobia) 对各种疾病,如癌症、心脏病、肝炎、传染病等的后果感到恐怖,持续的焦虑不安,进而对死亡产生恐怖。可伴有强迫思维和动作,如反复想着怕自己被什么东西沾染,想象空气中有细菌病毒传播,会不停地去洗手和洗澡。

【诊断】

恐怖症诊断标准见表1-9。

表1-9 DSM-5恐怖障碍诊断标准

1.对特定物体或情境的显著恐惧或焦虑(如飞行、高处、动物、接受注射、看见血、当众表演、演讲、参加聚会),儿童可能以哭泣、发脾气、惊呆或黏人来表达恐惧或焦虑
2.恐惧的物体或情景几乎总是会引起即刻的恐惧或焦虑
3.主动回避或以强烈的恐惧或焦虑来忍受所恐惧的物体或情境
4.恐惧或焦虑与特定物体或情境所产生的实际危险或社会文化环境不相称
5.恐惧、焦虑或回避通常持续存在6个月或更长时间
6.恐惧、焦虑或回避导致临床上显著的痛苦或社会、职业或其他重要功能领域的损害
7.症状不能更好地以另一精神障碍来解释

【治疗】

1.心理治疗 消除诱发原因,在支持和认知疗法的基础上,加以行为疗法,效果较好。行为疗法可采用系统脱敏法、阳性强化法、冲击疗法等(详见“行为治疗”)。

2.放松或生物反馈治疗 训练自动全身放松或采用生物反馈治疗仪进行全身放松治疗,此外音乐及游戏对幼小儿童恐怖症治疗效果也较好。

3.药物治疗 对症状较为严重的儿童使用小剂量抗焦虑药物,如地西泮、阿普唑仑、丙米嗪、氯米帕明、多塞平等。氟西汀(百忧解)对社交恐怖症和伴发恐怖症出现的强迫行为疗效较好。

(四)学校恐怖症

学校恐怖症(school phobia)是指儿童青少年由于情绪障碍,特别是焦虑、恐惧和抑郁导致上学发生困难,并出现回避上学的一种心理疾病,是恐怖症中的一个特殊类型。日本学者从该症里又分化出一个亚型,称为拒绝上学或“不登校”,其表现与学校恐怖症有较大区别,学校恐怖症多发生于幼儿和小学阶段儿童,主要由适应困难和恐惧情绪所导致;拒绝上学多发生于青春期(小学高年级至高中,甚至大学)以后的学生,主要表现为厌学、独立意识、违拗和对立情绪等。两者可以是连续体,也可能独立发生,学校恐怖症持续至青春期也可转化为拒绝上学症。

学校恐怖症是目前学龄期儿童较常见的行为问题之一,与环境关系密切。5~7岁、11~12岁和14岁后是学校恐怖症发生的高峰期。学校恐怖症发病率报道不一,日本2002年调查小学为1/280,中学为1/37。有资料推测,学校恐怖症在儿童群体中发生率约为1%,其发病率与患儿家庭经济和社会地位无关。有报道称,门诊患儿中学校恐怖症占情绪障碍的60%。学校恐怖症可发生于各种智商水平的儿童。

【病因】

1.家庭因素 学校恐怖症与儿童害怕和母亲分离有关。婴儿期依恋障碍(attachment disorder)易使婴儿出现分离性焦虑和发展为学校恐怖症。患儿母亲多具有焦虑性或强迫人格倾向,对儿童要么表现过分忧虑、过分关注,要么强制要求或感情排斥。母亲初送孩子上幼儿园或学校时,常表现焦虑不安和不放心,这种情绪易对儿童产生投射作用,逐渐演化为儿童自身焦虑与恐惧。另外,儿童既不想离开母亲,又怕不去上学而受到母亲的责备,这种矛盾的心态也易发展为焦虑与恐惧。还有少数患儿来自不良家庭环境,如虐待、父母感情不和、争吵暴力和父母离异等。

2.自身素质 性格胆小、易感素质、行为退缩的儿童易发生学校恐怖症,常表现过分拘谨、喜好他人表扬、任性、不善交友、固执等。一些患儿由于家长期望值过高或父母对儿童评价过多,使其对周围评价过分敏感,过分在乎自我形象和自我感受,一旦在学校遭受挫折时,为维护“自我”不受威胁和伤害而拒绝上学。还有些患儿初上学时成绩优秀，对学习过度自勉和投入，一旦学习成绩差，则引发强烈的焦虑与恐惧，怕再度失败而拒绝上学。青春期对"自我形象"敏感的儿童，容易觉得自己长得丑、身材矮、不善学习、运动不佳等，导致恐惧上学。

3.环境因素 学校环境是诱发儿童出现学校恐怖症或拒绝上学的主要场所，在学校遭受的生活事件或应激事件是主要诱因之一。如学习困难、考试不及格、遭同学嘲笑或欺侮、与老师发生冲突、遭受体罚、与老师不"合拍"、失去友谊、教师期望过高、校规严厉、教师严厉、校内群体癔症发作等，均可导致学校恐怖症。

【临床表现】

主要症状是拒绝上学，按其程度可分为：①威胁或哀求父母不上学；②早上反复出现回避上学的行为；③早上反复"耍赖"，要求父母陪同上学；④偶尔不上学或缺课；⑤反复交替出现不上学、缺课；⑥在某一学期某阶段完全不上学；⑦完全长期休学在家。

为达到不上学目的，起初早上起床时常诉说头痛、腹痛、食欲缺乏和浑身无力等，得到父母同情后，则可实现暂不上学，在家期间无任何异常症状；一旦令其上学则会哭泣、吵闹、焦虑不安，并出现头痛、腹痛、恶心、呕吐、发热、尿频和遗尿等症状。若被强逼送到学校，则表现畏缩、低头、不与他人打招呼、不敢直视别人；上课时提心吊胆、战战兢兢，不敢正视老师，怕提问；若被提问，则面红耳赤、手心出汗、心慌意乱、只站立不作答，或口齿不利、结巴重复。在校期间患儿恐惧心理异常严重，会不停给母亲或家人打电话，哀求哭诉，并强烈要求接自己回家，一放学就觉得如释重负，再不肯去学校。病程后期儿童还会通过毁物、攻击父母、自伤等家庭暴力达到不去学校的目的，继而情绪逐渐低落消沉、倦睡。后期可出现某些精神症状，如幻听幻觉、心境不良和抑郁等。

【诊断】

1.去学校产生严重困难。

2.严重的情绪焦虑。

3.父母知晓患儿在家，是因恐怖学校不去上学。

4.无明显的反社会行为。

学校恐怖症应与逃学儿童鉴别，前者大多学习成绩一般或偏好，有焦虑恐惧的情绪，但行为品德无问题；而逃学儿童无情绪问题，行为品德问题甚多，学习成绩较差，仔细观察可以鉴别。

【治疗】

1.药物治疗 根据年龄和病情程度可考虑使用适量抗焦虑药物。氟西汀（fluoxetine，又名百忧解）为5-羟色胺再摄入受体抑制药，剂量为10～40mg/d。也可服用阿普唑仑（alprazolam），剂量0.25～0.5mg/d。

2.心理治疗 认知行为疗法作用较好，主要有系统脱敏法、阳性强化法、暴露疗法和心理剧等。如可用放松训练，逐级暴露或想象脱敏等方法帮助儿童返校。预演暴露和认知重组方法可提高患儿社交技巧，减少社交焦虑，改变歪曲的认知，帮助返校。另外，若属学校应激事件引发，治疗者和父母应与校方沟通协调，尽可能避免和减少学校方面的诱因。

3.家庭对策 ①不要过分催促上学，如每天都问"今天上学去好吗"等；更不宜打骂、斥责、体罚和强逼送学校；②常与教师保持联系，详细了解儿童在校情况，并告知儿童在家情况，聆听老师的建议；③平时多听孩子叙述，话题不限，并让其参与家务，要求每天按时起床、吃饭和入睡；④布置简单家庭作业，不做也不要责备；上班的父母要常打电话回来问候，侧面了解儿童在家干什么，但不做过多干涉；⑤听孩子讲在学校的事情，征求患儿同意时带领其到学校附近玩耍；当提出可以回学校时，家长不妨陪去几趟；⑥父母要保持良好心态，不说对学校、老师和同学消极的话，尽可能减轻或消除家庭环境致病原因；⑦让患儿感受做事成功的体验和喜悦，经常约患儿要好同学来家一起玩耍和讲学校的事情；⑧如有下列情况，可能预示合并心境障碍或抑郁，应给予抗焦虑或抗抑郁治疗：患儿说"一觉睡下再不起来就好了""活着真没意思""想死""我死了会怎么样"等；情绪起伏特别剧烈、易怒、父母无法安抚；食欲和睡眠规律发生较大改变，消瘦、生长发育停滞；拒绝上学时间超过4个月，并且仍无精打采。

（五）强迫性障碍

强迫性障碍（obsessive-compulsive disorder，OCD）又称强迫症，指以强迫观念和强迫动作为主要症状，伴有焦虑情绪和适应困难的心理障碍。患儿体验着反复的、耗时的和干扰正常生活的强迫行为。强迫观念和强迫动作可单独表现，也可合并出现。

儿童强迫症发病平均年龄在9～12岁，患病率为2%～3%，略高于成人的患病率。低龄儿童强迫症中男童约占70%，男女之比为3.2∶1，青春期后性别差异缩小。目前，国内尚无儿童强迫症的流行病学资料。

【病因】

1.遗传生物学 通常认为，OCD患者与其亲属有人格的相近之处，一级亲属的患病率约为非一级亲属的2倍。有研究报道，5-羟色胺易感基因更有可能传递给强迫症患者。儿童期或青少年期发病的OCD患者一级亲属的患病率增加10倍，说明早发的OCD与遗传的关系更密切。单卵双生子共病率为0.57，双卵双生子为0.22。

磁共振（MRI）研究已证实OCD的眶前回-基底节丘脑环路的神经结构存在改变。而对儿童OCD的研究则表明，他们在双侧豆状核与眶前皮质较正常儿童有更大的容量，且容量更大的儿童有更严重的OCD症状。考虑到儿童期的突触修剪使神经信息传递效率增加，OCD可能是突触修剪异常所导致的神经病理现象的外化。还有研究显示，儿童青少年OCD在前额叶、丘脑和前扣带回处血流速度下降，且与症状严重程度相关。

2.应激和压力　儿童当受惊吓或受羞辱、委屈后，引起大脑皮质兴奋或抑制过程过度紧张，或相互冲突形成孤立的病理性兴奋灶。父母或教师期望过高，持续地、刻板地严厉要求，学业压力过大等亦易引致发病。

3.个性的脆弱易感性　强迫症儿童生性敏感，平时表现胆小、害羞、拘谨、有礼貌、善思考、喜表扬、爱清洁、怕批评，可能与遗传有关。

4.家庭因素　发病年龄低者较发病年龄高者更倾向有家族性，提示遗传因素在发病低龄儿童中有重要影响。2/3的患儿被诊断后2～14年，仍持续有这种障碍。这类儿童的父母（尤其是母亲）往往有个性方面的问题，如行为上的刻板、强迫，平时对儿童过分苛求等。父母的性格与行为特征对正在成长中的儿童有很强的投射作用，因而刻板强迫的父母容易"养育"强迫行为的儿童。如母亲过分爱清洁、怕脏，因卫生问题严格限制儿童的活动，也容易导致儿童养成洁癖行为。

【临床表现】

1.强迫观念　指非理性的不自主重复出现的思想、观念、表象、意念和冲动等。强迫性怀疑（obsessive doubt），常怀疑污染物、怀疑得绝症、怀疑自己刚说过的话或做过的事、怀疑遭袭击、怀疑坏人破门而入、怀疑自己遗忘（学龄儿童常怀疑没有记住老师布置的作业，没有带齐学习用品，因而反复检查书包、笔记本）等。一般情况下强迫性怀疑与强迫性动作常同时出现。强迫性回忆（obsessive reminiscence）是重复回忆一些经历，回忆考试题目或听过的音乐、故事等。如回忆被干扰，则从新开始进行回忆，否则就焦躁不安。有些患儿出现强迫性对立观念（obsessive contradictory idea），表现为矛盾的思维内容，如担心父母死掉，但又为这种想法而谴责自己，害怕自己伤人或被他人所伤，这种对立观念内容多为消极和不好的。出现强迫性穷思竭虑（obsessive rumination）时患儿持续地为某一近乎荒唐的事件反复思考，如"在人

世间到底有神没有""人死后有没有灵魂""地球为什么老是围绕太阳转"等。患儿可能会意识到这种思考是无意义的，但无法考证，也无法摆脱，不能控制自己不去思考。强迫性意向（obsessive idea）是患儿产生莫明其妙地冲动或内在驱使，常常表现为马上要行动起来，但又不能转变为行动。患儿常常因强迫观念伴随着焦虑和痛苦感受，并想方设法用强迫行为抵消强迫观念。

2.强迫行为（compulsion）　是重复的、有目的的、有意图的行为动作或心理活动。强迫洗手和洗澡是强迫症儿童最多见的行为，如对细菌病毒有强迫观念的儿童往往伴有强迫性洗手行为。这种观念可能涉及对粪便、唾液、垃圾或动物排泄物中的细菌或可能导致疾病的恐惧而产生，由于厌恶则进行反复洗手洗澡，洗完手甚至不敢关水龙头，不用毛巾擦，摔干手，怕手触物而再被污染，若不小心碰到物体，则必须再洗，有时每天洗手多达几十遍。有的患儿因"洁癖"而影响进食，怕吃带有污染的食品，不停地用微波炉烧烤食物，有的患儿甚至天天将内裤用微波炉烤完后再穿。强迫动作还包括触摸、计数、储藏、整理和排序，如不停地整理书包、放置鞋袜、叠衣被、数窗格、数马路电线杆、数地砖、踩地缝走路、强迫开关门、反复检查门是否上锁等。有些患儿要求他人，特别是父母重复某些动作或按某种方式回答他的问题。

儿童的强迫行为往往是为了抵消或缓解强迫观念引起的焦虑和紧张，或为了防止某些可怕的事件发生。这种行为虽能暂时缓解儿童的焦虑，但不可能抵消或消除焦虑情绪。结果是，有强迫行为的儿童在耗时、无休止的强迫思维中越陷越深，患儿过度的强迫观念和行为严重影响其社交、学习、家庭关系和身心健康。

强迫思维和强迫行为症状古怪且不可理喻，许多患儿在公共场所和学校会设法掩饰和隐藏其行为，因此发病早期很难被发现。有些儿童通过特别努力在短时间内可以控制自己的症状，但这种压抑往往会导致更大的反弹。

【诊断】

强迫症诊断标准见表1-10。

【预后】

多数患儿会意识到自己的强迫观念和行为是不正常的，他们会设法掩盖或否认自己的症状，这会影响早期发现和诊断。约50%患儿病症可持续2～14年；虽然药物治疗（如SSRIs）能够缓解患儿部分症状，但只有10%左右的儿童可以痊愈。最初治疗效果不佳、伴有抽动障碍史的儿童或父母本身有心理行为问题者，预

表1-10　DSM-5强迫症诊断标准

1.存在强迫观念和（或）强迫行为	
强迫观念	（1）在病程的某段时间体验到反复出现的、不想有的持久想法、冲动或意向，呈闯入性，引起大部分患者显著的焦虑或痛苦
	（2）患者试图忽视或压制这些想法、冲动或意向或以其他想法或行为来抵消它们（如实施强迫行为）
强迫行为	（1）对强迫观念的反应或按照必须严格遵守的规则而被迫做出的重复行为（如洗手、整理、检查）或心理行为（如祈祷、计数、默默地重复话语）
	（2）这些行为的目的在于防止或减少焦虑或痛苦或防止出现某种可怕的事件或情境。然而，这些行为与他们计划来抵消或防止的事件或情境缺乏现实联系或明显过分。年幼儿童可能不能明确表达这些行为或心理行为的目的
2.强迫观念或强迫行为耗时或导致临床上显著的痛苦或社会、职业或其他重要功能领域的损害	
3.强迫性症状不能归因于物质的生理效应（如滥用毒品、治疗药物）或另一躯体疾病	
4.障碍不能更好地以另一精神障碍来解释	

后较差。

【治疗】

强迫症的治疗与焦虑症、恐怖症治疗相仿，亦为综合疗法。

1.心理治疗　认知行为治疗（CBT）是首选治疗，但该疗法并不能简单地应用于OCD儿童，通常联合药物治疗使用。对于患儿及家庭来说，CBT是一种可接受的治疗方法，有研究证实，CBT联合药物治疗的效果优于单独的药物治疗，显著改善了患儿的临床症状。CBT包括5个阶段：心理教育、认知训练、匹配OCD、暴露及反应阻止、复发预防及一般训练，分14次共12周进行。除第12周每周2次外，其余每周1次，持续1h。每次包括陈述目标、回顾前一周治疗、提供新信息、治疗辅助实践、家庭作业、监测过程。暴露及反应阻止基于接触所恐惧的刺激足够长时间后焦虑常常减轻的事实，反复暴露与暴露过程中的焦虑降低相关，充分暴露取决于阻止仪式或逃避行为的负性强化效应，即"反应阻止"。如担心细菌的儿童不仅必须触摸"带有细菌的东西"，而且必须抑制仪式性清洗行为，直到焦虑大幅度减少。暴露反应阻止通常以渐进的方式进行（逐级暴露）。

2.药物治疗　中、重度OCD需要进行CBT联合药物治疗。三环类抗抑郁药早年为强迫症儿童的常用药，但因其不良反应较大，从而造成患者服药依从性差，使强迫症的治愈率低，复发率高。而SSRIs，通过抑制5-羟色胺的回收，增加神经突触内的5-羟色胺的浓度，提高5-羟色胺能神经传导，从而发挥治疗作用，因其对神经受体的作用区域较针对，对神经内分泌、心血管系统影响小，不良反应较小，因而SSRI逐渐取代三环类抗抑郁药成为治疗儿童OCD的首选药物。药物治疗最大的获益之一是通过降低焦虑及提高儿童耐受暴露/阻止反应的能力而调节CBT达到更好的效果。

3.家庭治疗　家庭治疗是儿童OCD的重要治疗方法，对于具有家庭高危因素的患儿，如父母关系不睦、单亲、家庭成员角色混乱等，更应该做家庭治疗。治疗的目标是把家庭成员纳入治疗系统，公开呈现所有的行为问题，阐明家庭动力怎样影响强迫行为的发生，重构家庭关系，减少强迫行为，促进良性行为的建立。

（六）癔症

癔症（hysteria）又称歇斯底里，是由个体的情绪因素，如生活事件、内心冲突、暗示或自我暗示等所诱发的精神障碍现象，包括转换性障碍（conversion disorder）和分离性障碍（dissociative disorder），这些症状尚无可证实的器质性病变基础。该病的特点是女性好发，有一定人格特征基础，症状变化迅速，易受暗示影响，迅速发生，也迅速好转，病程反复，严重影响患者日常。虽然国外自20世纪80年代以后逐渐以"分离-转换性障碍"取代癔症这一诊断，但国内将该病名沿用至今。

癔症在普通人群中患病率为3.55%。儿童癔症有明显的集体发作特征。一般而言，儿童期癔症多发于学龄期儿童，女童多见，农村患病率高于城市，经济文化落后地区集体癔症发作频率较高。

【病因】

1.遗传素质　国内文献报道，癔症儿童约30%有家族史。该类儿童均有一定的性格特点：如智力水平较高、学业成绩差、伙伴关系不良、过度依赖、情绪抑郁、不善于表达情感体验及易受暗示和自我暗示，情绪不稳、反复无常，且其家系中多存在病态人格与乙醇依赖。有研究者用数理统计方法求得癔症的平均遗传率约为30.3%。

2.环境因素　儿童癔症发作常由于情绪因素所诱发，如委屈、气愤、紧张、恐惧、突发生活事件等。前次发作的类同情境、事物、谈话内容等因素易具有暗示作用，易导致再次发作。父母溺爱、过度保护使儿童变得任性，一旦受到挫折，缺乏应有的承受能力，常成为发病的因素。也有研究显示，农村留守儿童、女孩、单亲家庭、父母不和、独生子女均为癔症的危险因素。对于集体癔症而言，发作往往出现在教室、课堂、操场、宿舍或医院病房内。面临考试、教师过于严厉、计划免疫注射、类似患者的表现、同班同学死亡或受伤、脑膜炎流行等相关诱因均可导致集体性恐惧和焦虑而发病。有些宗教活动、灾难、突发生活事件、战争和社会变迁等也可促发集体癔症发作。患儿若有躯体疾病、月经期、疲劳、体弱和睡眠不足等情况也容易促发。

【临床表现】

癔症的临床症状主要表现两大类。

1.分离型癔症（dissociative hysteria）　呈情感暴发。幼儿期表现大哭大闹、四肢乱动、屏气、面色苍白或发绀、大小便失控等；较大儿童呈烦躁、哭闹、冲动，有的儿童砸东西，有的拔头发，撕衣服，在地上乱滚或四肢抽动。整个发作时间长短不一，发作时间的长短与周围人的关注态度和程度有关，一般在人多且易引起周围人注意的地方，持续时间较长。发作后有部分遗忘。

2.转换性癔症（conversion hysteria）　表现为躯体功能障碍，以痉挛、瘫痪、失明、失聪和失声等为主。如跌倒昏迷状、四肢挺直或角弓反张、四肢瘫痪而不能走路或手不能活动、突然说不出话或声音嘶哑等。这些症状可在同一患者身上同时或前后出现。儿童转换性癔症发作较少见，如有类似发作多受周围人发作的暗示影响。

癔症表现具有以下共同特征：①症状无器质性病变基础，无法用神经解剖学解释。②症状变化的迅速性、反复性不符合器质性疾病的规律。③自我为中心，一般在引人注意的地点、时间内发作，症状夸大和具有表演性。④暗示性强，容易受自我或周围环境的暗示而发作，亦可因暗示而加重或好转。

【诊断与鉴别诊断】

DSM-5分离型/转换性癔症诊断标准见表1-11。

表1-11　DSM-5分离型/转换性癔症诊断标准

1.表现为下列症状之一	①分离性身份障碍；②分离性遗忘；③分离性漫游；④人格或现实解体；⑤自主运动或感觉功能改变的1项或多项症状
2.存在症状与神经性或躯体疾病不一致的临床证据	
3.症状不能更好地以另一躯体疾病或精神障碍来解释	
4.症状导致临床上显著的痛苦或社会、职业或其他重要的功能领域的损害或有必要进行医学评估	

须与以下疾病相鉴别。

1.癫痫大发作临床上类似于癔症的抽搐性发作，但癫痫大发作无精神诱因，发作前有先兆，发作时意识完全丧失，痉挛发作有一定规律，发作时间较短，发作后完全遗忘，脑电图呈痫样放电。

2.反应性精神病此症不具有癔症的性格特征和易受暗示特点，症状变化少，病程持续时间长，且反复发作者甚少。

3.精神分裂症癔症患儿有时可表现为情感、思维及行为紊乱现象。其鉴别要点是，癔症一般在强烈精神因素作用下急骤起病，其情感、思维及行为不像精神分裂症那么荒谬离奇，使人难以理解。

【治疗】

以综合治疗为原则。治疗前须详细了解病史，包括个人生长史、个性特征、家庭环境及成员之间的关系、病因及症状表现等，然后制订治疗计划，依计划进行治疗。

1.心理治疗为主要的治疗方法，包括精神动力学心理治疗、CBT、团体治疗和对家长的教育等。治疗师必须建造与患儿的移情关系以使患儿感觉所有层次的体验都被完全接纳，移情关系是患儿开始接受自己所否认的体验和情感及负责任地继续下去的关键。对家长进行分离知识教育、鼓励家庭接纳儿童的所有方面、修缮互动模式、帮助父母亲处理创伤性事件的罪恶感，消除家长的紧张情绪，解释暗示对于病情复发和康复的作用，劝阻家长对患儿症状的过分关注，不宜做过多的躯体检查，不宜四处求医，避免当着患儿的面谈论其发作的表现和经过。对患儿及家长给予心理支持，保证症状一般是短暂性的，鼓励患儿说出存在的问题，帮助患儿分析疾病原因，避免对症状进行强化。

2.暗示疗法治疗之前要取得患儿的充分信任和合作，向患儿解释他的疾病是一种短暂的神经功能失调，用坚定的口吻告诉患儿即将采取的治疗方法能够使失去的功能完全恢复正常。暗示方法可根据症状特点选用，治疗师在治疗过程中配合言语暗示，使症状消失。也可同时配合物理和药物治疗，如注射用水肌内注射或10%葡萄糖酸钙静脉注射等。这种方法适用于暗示性强或急性期患儿。在集体癔症发作中，暗示常能取得较好的疗效。

3.药物治疗在急性发作时，给予适量抗焦虑、抗抑郁药通常有助于控制症状，但不宜长期给药，避免暗示过强。也可短期服用抗精神病性药物。

4.其他治疗癔症痉挛发作、嗜睡状态、木僵状态者可采用人中、合谷、百会、内关、涌泉等穴位的针刺治疗。对癔症性瘫痪、挛缩、失语等亦可采用直流感应电兴奋方法治疗。对可能诱发集体发作的病例，应将首发患儿隔离开来，减少社会强化，及时解除其躯体不适，分散注意力，稳定其情绪。然后及时通过讲解和疏导消除其他儿童的紧张情绪。

（七）创伤后应激障碍

创伤后应激障碍（posttraumatic stress disorder, PTSD）指儿童遭受严重的创伤性体验后出现的持续性焦虑和无助感状态。多由于突发灾难事件、目睹恐怖场景、遭受虐待、战争、强烈应激等所致。创伤性事件本身的严重程度，暴露于这种精神创伤性情境的时间，接触或接近生命威胁情境的密切程度，人格特征、个人经历、社会支持、躯体心理素质等是影响病程迁延的因素。发病多数在遭受创伤后数日至半年内出现。大多数患者1年内恢复，少数患者持续多年不愈而成为持久的精神病态。

【流行病学资料】

由于各国和不同学科对本症的定义和诊断标准不一致，因而缺乏确切的流行病学资料。据美国精神病协会（American Psychiatric Association, APA）统计，美国PTSD的人群总体患病率为1%～14%，平均为8%，个体终身患病危险性达3%～58%，女性约是男性的2倍。国内12个地区精神疾病流行病学调查（1982）表明，反应性精神病总患病率为0.68‰，现患病率为0.08‰。以青壮年发病多见，男女性别相近，但国外研究表明女性多于男性。一般说来，不同的人群或个体，不同应激事件所致PTSD的患病危险性亦不相同。研究表明，交通事故后无论受伤与否，约25%的儿童会患PTSD，且缺乏父母关爱的儿童更易罹患本病。幼年期遭受过躯体或性虐待的儿童，10%～55%成年后会患PTSD，50%～75%患儿PTSD症状会一直延续到成年。青少年罪犯中PTSD的患病率是普通青少年的4倍，其中女性是男性的2倍。研究发现，女性遭强暴后2周92%的受害者符合PTSD诊断的症状学标准，3个月后仍有47%的受害者符合PTSD诊断标准。

【临床表现】

1.闯入（intrusions）体验可表现为控制不住地回想受创伤的经历，反复出现创伤性内容的噩梦，反复发生错觉或幻觉或幻想形式的创伤性事件重演的生动体验（症状闪回，backflash），当面临类似情绪或目睹死者遗物，旧地重游，纪念日时，又产生"触景生情"式的精神痛苦。

2.持续性的警觉性增高表现为难于入睡或易惊醒、注意集中困难、激惹性增高、过分的心惊肉跳、坐立不安，遇到与创伤事件多少有相似的场合或事件时，产生明显的生理反应，如心率加快、出汗、面色苍白等。

3.持续回避表现为极力不去想有关创伤性经历的事，避免参加或去能引起痛苦回忆的活动或场所，对周围环境的普通刺激反应迟钝。情感麻木、与人疏远、不亲切、对亲人情感变淡、社会性退缩、兴趣爱好变窄、对未来缺乏思考和计划、对创伤经历中的重要情节遗忘等。

4.其他特征也可出现适应不良的应对反应，如持续的攻击性行为、过度饮酒或用药及故意自伤和自杀等。抑郁症状、负罪感也常见于灾难的幸存者。在经历创伤性事件后，有些幸存者会重新痛苦的思索人生的目的与意义。此外，有学者认为分离症状与人格解体也是重要症状。

儿童的PTSD包括强烈的恐惧和无助感，并且会通过不安和错乱的行为表现出异常的情绪。其症状与经历过残酷战争场面的士兵一样，持续多年的噩梦、恐惧和惊恐发作，伴有严重的退缩行为和对陌生人的恐惧。儿童的某些关键症状不大同于成人，成人可有创伤性事件的闪回和令人吃惊的回忆，年幼儿童则表现在噩梦中再次体验创伤事件，随着时间推移，噩梦情景会转化为其他类内容；白天可通过游戏活动来表现创伤的回忆，如反复画与创伤事件有关的画题内容，玩与创伤事件有关的游戏，出现退缩行为和反社会行为，可能表现更频繁的攻击与破坏行为。

儿童急性应激障碍是强烈创伤性应激事件后一个月内起病，至少出现以下分离性症状中的三种：缺乏情感性反应、非真实感、对周围事物的感知水平降低、人格解体或分离性遗忘。急性应激障碍儿童反复重现应激事件中的体验，并回避可能引起应激事件回忆的刺激。这些症状至少可持续2d，但一般不会持续超过一个月。

【诊断】

1.遭受对每个人来说都是异乎寻常的创伤性事件或处境（如天灾人祸）。

2.反复重现创伤性体验（病理性重现），并至少有下列1项：①不由自主地回想受打击的经历；②反复出现有创伤性内容的噩梦；③反复发生错觉、幻觉；④反复发生触景生情的精神痛苦，如目睹死者遗物、旧地重游，或周年日等情况下会感到异常痛苦和产生明显的生理反应，如心悸、出汗、面色苍白等。

3.持续的警觉性增高，至少有下列1项：①入睡困难或睡眠不深；②易激惹；③集中注意困难；④过分地担惊受怕。

4.对与刺激相似或有关的情境的回避,至少有下列2项:①极力不想有关创伤经历的人与事;②避免参加能引起痛苦回忆的活动,或避免到会引起痛苦回忆的地方;③不愿与人交往、对亲人变得冷淡;④兴趣爱好范围变窄,但对与创伤经历无关的某些活动仍有兴趣;⑤选择性遗忘;⑥对未来失去希望和信心。

【治疗】

1.紧急援助　包括心理援助和尽快脱离创伤场合。①与儿童接触与交流;②安慰和安全保证;③控制和稳定情绪;④确认儿童遭受的伤害与PTSD程度;⑤创伤治疗和心理治疗并举;⑥确定短期治疗方案。

2.药物治疗　急性期药物治疗是必要的。一般首选选择性5-羟色胺再摄取抑制药(SSRIs),如氟西汀(0.5～1)mg/(kg·d),帕罗西汀(paxil)(0.5～1)mg/(kg·d)。亦可配合使用三环类抗抑郁药,如阿米替林、丙米嗪等。

3.心理治疗　精神分析治疗可通过对创伤情绪的再现来达到宣泄,但再暴露应控制在循序渐进程度,而不是再造成创伤。目前也用想象暴露(imaginal exposure)方法对创伤事件和与之相伴的情绪问题进行系统干预,游戏疗法可使儿童内心冲突得以宣泄和投射,可缓和和稳定儿童情绪。对年龄稍大儿童亦可试用暗示疗法、系统脱敏疗法和生物反馈疗法。

【参考文献】

埃里克.J.马什著(徐浙宁等译).异常儿童心理学.第2版.上海:上海人民出版社,2009

柯晓燕.美国精神障碍诊断与统计分册第5版与儿童精神医学相关的变化要点.临床精神医学杂志,2013,05:345-347

黎海芪.实用儿童保健学.北京:人民卫生出版社,2016

蔡海芪.儿童保健学.第2版.北京:人民卫生出版社,2009

刘湘云,陈荣华,赵正言.儿童保健学.第4版.南京:江苏科学技术出版社,2011

苏林雁.儿童精神医学.长沙:湖南科学技术出版社,2014

陶国泰,郑毅,宋维村.儿童少年精神医学.第2版.南京:江苏科学技术出版社,2008

中根晃.现代儿童强迫性障碍(日文).东京:岩崎学术出版社,2005

Mark L.Wolraich, Dennis D.Drotar, Paul H.Dworkin, et al.2008.developmental-behavioral pediatrics: evidence and practice.lsted.Philadelphia USA: Mosby, Inc

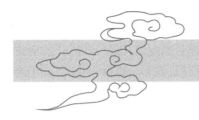

第二部分

临　床

第一节　临床诊断

儿童多动症是一种起病于儿童早期的神经发育障碍，是学龄期儿童少年及成人期个体中患病率较高的一种疾病。该障碍呈长期慢性病程，对患者的社会功能产生广泛而持久的损害，影响患者的日常生活、学习、职业、家庭关系、人际交往、躯体健康和安全，并使患者有更高的风险罹患其他精神障碍，因此，充分了解该障碍的临床表现，正确掌握该障碍的诊断程序、诊断标准、鉴别诊断等，对早期诊断和早期干预该障碍具有非常重要的意义。

一、临床表现

（一）起病年龄

既往研究显示，儿童多动症症状常在幼儿期就表现出来，甚至部分患儿在婴儿期就表现出多动，会走后即以跑代步，因此，儿童多动症是一种起病于儿童早期的神经发育障碍。但是，由于学前儿童多动症症状识别相对困难，对儿童功能影响不易引人关注，同时，部分幼儿的儿童多动症症状并不一定延续到学龄阶段，因此，DSM-3、DSM-3-R、DSM-4及ICD-10均将儿童多动症的起病年龄规定为7岁之前，从而更好地保证诊断的可靠性和一致性。但是，近年研究显示，部分儿童多动症患儿起病相对晚，同时，部分儿童多动症儿童由于保护性因素较多，如智商较高，家长老师给予较多帮助，在小学阶段患儿社会功能受损不明显，上中学后，由于课程增多和学业难度增高，患儿社会功能

损害方显现出来。因此，为使此类患儿和起病相对晚的患儿得到客观的诊断和帮助，DSM-5将儿童多动症年龄标准放宽，将起病于7岁之前修改为"若干注意力障碍或多动-冲动的症状在12岁之前就已存在"。

（二）儿童多动症的起病形式和病程特点

儿童多动症是一种起病隐袭的慢性神经发育障碍。该障碍起病于儿童早期，无明确诱发因素，呈长期慢性病程，多数患儿症状持续到青春后期和成人阶段。目前研究显示，约2/3的儿童少年期儿童多动症患儿在成人期依然符合儿童多动症诊断标准，成人期儿童多动症患病率高达2.5%～4.3%。因此，儿童多动症是一种需要长期关注的慢性神经发育障碍性疾病。

（三）儿童多动症的核心症状

既往研究显示，作为慢性神经发育障碍的儿童多动症，其主要临床特征集中表现为三大类核心症状，即注意缺陷、活动过度和冲动。这些症状在不同儿童多动症个体，严重程度可能有所不同，部分患者以注意障碍为主要临床表现，部分患者以多动/冲动为主要临床表现，还有患者上述症状兼而有之。儿童多动症的核心症状会依其严重程度的不同而不同程度地影响患者的社会功能，因此，需要高度警惕、充分关注、尽早识别、科学干预，从而改善患者的症状和社会功能，促进患者获得良好的预后。

1.注意障碍　注意是意识对一定事物的指向性，是人类观察、了解、探究事物的基础。注意包括主动注意（或称随意注意）和被动注意（或称不随意注意）。主动注意是自觉的、有预期目的的使注意指向一定目标，为实现这一目的，必要时需要做出一定努力。被

动注意是没有自觉目的的、不加任何努力的、不自主的、自然的注意，是意识对外界刺激的简单原始性反应。儿童多动症患者存在注意障碍，其特点是主动注意存在障碍，被动注意增强。

在主动注意方面，儿童多动症患者的主动注意的稳定性、紧张性、广度、分配和转移均存在障碍。注意的稳定性是指注意长时间地集中于某一目标。儿童多动症患者的注意稳定性存在不足，他们注意集中时间较同龄人短暂，因此不能够将注意力长时间地集中于需要注意的对象或目标，影响他们做需要集中注意的事情，如学习、工作等。注意的紧张性是指注意的强度，ADHD患者的注意紧张性也差于同龄人。注意的广度是在同一时间内所能清楚把握的对象的数量，儿童多动症患者的注意广度较同龄人小。注意的分配和转移是指同时进行两种以上活动时，个体把注意指向不同的对象（分配）及主动地把注意转移到另一对象（转移）的过程。儿童多动症患者的注意分配和转移也存在问题，不能够将注意力有机地分配到和转移至需要关注的目标。

在被动注意方面，儿童多动症患者的被动注意增强。他们易于因为周围环境中的各种无关刺激，甚至细小的刺激而分心，因此，难以将注意力长时间地集中于所做的事情上，影响学习和工作的效率和质量。

因儿童多动症患者存在上述一系列注意方面的问题，因此，患者在学习、工作或做其他需要集中注意力的事情时，存在较多困难和问题。他们注意力持续时间较短暂，常因周围动静而分散注意力，难以同时关注几件事情，难以将注意力在几个目标间有机地分配和转移，因此，影响儿童多动症患者的学习、工作和生活。儿童多动症患者在学习、工作和日常生活中，难以保持持久的注意力，因为外界刺激而分心，难以安排好自己要做的事情，没有耐心、甚至厌烦或回避做需要保持注意力集中的事情；常不能听从指导去完成功课、家务或工作任务；常因为注意力问题而导致粗心大意的错误；和患者说话时，也常显得心不在焉；还经常丢三落四、遗失物品、忘记事情。

虽然注意障碍是儿童多动症的重要核心症状，但是因儿童正处于发展之中，正常智力水平的儿童在不同年龄阶段注意集中的时间有所不同，一般来说，5～6岁时专注时间为12～15min，7～10岁时为20min，10～12岁时为25min，12岁以上可以达到30min。同时，智力发展迟缓的儿童注意力持续时间也短于智力正常儿童。因此在判断儿童是否存在注意障碍时，要在发展的背景中，结合儿童的年龄和智力发展水平来分析和确定。只有当儿童的注意集中时间明显短于其相应年龄和同

等智力水平儿童应该持续的时间时，才能考虑存在异常。

2.过度活动　过度活动指个体躯体活动或言语量过分增多，超出了同性别、同年龄个体应有的水平。过度活动是儿童多动症的又一个核心症状。该症状多起始于幼儿早期，上学后更为突出，随年龄增长，有所减轻，到青少年或成人阶段，在部分患者中可能代之以坐立不安的主观感受。

存在过度活动的儿童多动症患者，他们精力似乎过于旺盛，常常不停地活动，好像"受发动机驱动"；常常坐不住，在应该坐好的场合会下座位，或在座位上不停扭动；常常小动作多，在需要安静的场合会手或脚动个不停，难以安静地做事情；常常在不恰当的场合过多地走来走去或爬上爬下；常常难以安静地游戏或参加业余活动，常常讲话过多，部分少年、成人可能只有坐立不安的主观感受。

3.冲动　冲动性也是儿童多动症的核心症状之一。儿童多动症患者抑制功能不足，因此在没有充分接受完外界信息、没有结合既往经验仔细思考所接受信息的情况下，会冲动地做出反应。儿童多动症患者的冲动性会体现在日常生活和学习中的方方面面：他们挫折承受能力低，会常因为一点小事而情绪激动或发脾气；会对需要等待的事情常常急躁或无耐心；会常常不分场合地打断或闯入他人的谈话或游戏；会常常在他人的问话还未完结便急着回答；会不假思索地写出题的答案；会不考虑后果地做一些可能给安全和健康带来不良后果的事情，如超速行驶和尝试非法物质，还会冲动地辞去工作或结束人际关系等。由此，给患者的生活带来较多困难和问题。有文中描述儿童多动症患者"在想之前做，在想之前说，在想之前想"，体现的即是儿童多动症患者的冲动性特点。

（四）社会功能损害

由于儿童多动症三大核心症状的影响，儿童多动症患者的社会功能受到明显甚至严重的损害。

1.学习困难　既往国内外研究显示，儿童多动症患者学业成绩不稳定，学习困难明显，甚至各门功课难以及格，因而导致儿童多动症患者重读率和辍学率高，约30%的患者至少重读一次；受教育水平低于正常个体，约50%的患者高中未毕业，80%的患者未升入大学，仅5%的患者大学毕业。

2.职业功能受损害　因儿童多动症患者受教育年限低于正常个体，因此影响其就业，职业分布也不理想。同时，由于儿童多动症症状影响患者的工作效率和质量，导致儿童多动症患者常常被辞退，工作不稳

定，频繁更换工作，职业功能受到不同程度损害。国外研究显示，儿童多动症成人中，停职率约60%，辍工率约35%，开除率约15%，均显著高于普通人群。

3.人际关系困难　由于儿童多动症症状导致患者学业成绩差、工作成绩不良，同时儿童多动症患者的多动和冲动特点，使得患者上课纪律差，不分轻重地招惹他人，一点小事即与周围人发生冲突，常常惹祸，因此，儿童多动症患者常常难以被老师、同学、领导、同事理解和接纳，并可能被误解、不恰当批评、孤立、歧视或耻笑，因而常常导致儿童多动症患者自尊心受损，与老师、同学或领导、同事之间关系紧张和冲突，并有可能出现针对老师、领导的对抗情绪和行为。

4.亲子关系或夫妻关系不良　儿童多动症症状影响患儿和家庭的日常生活，导致患儿学业及学校适应困难，引起老师的不满和意见，因此常常给家长带来应激，使家长产生明显的焦虑甚至抑郁情绪，导致家长采用粗暴、专制、拒绝的养育方式教养患儿，形成不良的亲子关系。而这种亲子关系又进一步加剧儿童不良行为的发展，形成恶性循环，至青春期，出现严重的亲子冲突，甚至使患儿出现明显的对抗情绪和行为。儿童多动症成人受儿童多动症症状的影响，夫妻关系也易于受到损害，家庭关系不稳定，家庭解体也更为多见。

5.安全和躯体健康问题　受儿童多动症多动、冲动症状的影响，儿童多动症患者因为低挫折耐受易与其他人发生冲突；儿童多动症儿童可能爬高上低，或不分轻重地招惹其他同学；儿童多动症青少年则可能尝试毒品、性伙伴多、过早怀孕、违章驾驶；儿童多动症成人可能超速驾驶等。以上均有可能导致儿童多动症患者自身或他人的安全问题和躯体损害。

6.情绪行为问题　由于儿童多动症症状所导致的上述学习、职业、人际关系等方面的困难和问题，儿童多动症患者较普通人群有更高的风险出现情绪方面的问题，包括出现焦虑、抑郁等症状，或罹患广泛焦虑障碍、学校恐怖症及恶劣心境等障碍。同时由于儿童多动症症状和家长、教师的教育管理方式等问题，使得儿童多动症患者较普通人群有更高的风险出现行为方面的问题，包括说谎、逃学、对抗、偷窃等，甚至部分患者发展为对立违抗障碍、品行障碍，甚至人格障碍，使患者的社会功能受到更大损害。

二、不同年龄阶段的临床表现

（一）学龄前期

在学龄前期儿童，儿童多动症三大核心症状均可出现，但是过度活动可能表现更加突出，更易引起父母或幼儿园老师的关注。

回顾儿童多动症患儿母妊娠期情况，部分母亲报告在妊娠期间，儿童多动症患儿有更多的、幅度更大的胎动。在婴儿期，儿童多动症患儿表现更加活泼，肢体活动多，会爬和会站后活动范围大，易于从床上掉下来或从围栏中翻出来，会走后很少走，常常以跑代步，同时情绪稳定性可能欠佳，易哭闹，生活节律也较其他婴儿差。在幼儿期，患儿好动、坐不住更加突出，爱跑来跑去，难以静坐玩耍。上幼儿园后，患儿多动症状更加突出和典型：上课坐不住、下座位，好招惹同学，喜爬高上低、翻箱倒柜，危险意识差，常不爱午睡，让老师和家长感到"孩子调皮，不听话"，同时部分患儿还具有冲动的特点，情绪易波动，做事急躁，不考虑后果，使老师感到管理的困难和压力。

尽管注意障碍在婴幼儿阶段常常难以确定，同时按照儿童注意力的发展规律，幼儿期和学龄前期儿童不随意注意占优势，主动注意持续时间短，而且注意力更多地与兴趣相联系，直观、生动、引起兴趣、产生美感的事物容易吸引注意力，而单调、刻板的对象则容易分散注意力。但是与学龄期儿童多动症儿童相似，学龄前儿童多动症儿童也同样存在注意障碍，其注意障碍表现也与学龄期儿童多动症相似，即主动注意持续时间较同龄儿童短暂，被动注意较同龄儿童强。因而儿童多动症患儿在看电视、听故事、玩游戏、上幼儿园课时，注意力较同龄儿持续时间短，易于被分散。

（二）学龄期

至学龄期后，由于学校纪律、课业要求及人际交往规则要求的提高，儿童多动症患儿的症状表现得日益突出和明显。儿童多动症儿童主动注意持续时间短，注意力易分散，注意广度小，难以有机地将注意力合理地在不同任务间分配和转移，同时过度活动和冲动，因此使患儿学习、生活、交往等多方面都受到明显甚至严重的影响。患儿上课注意力集中时间短暂，常因周围一点小动静而分心；上课常常坐不住，爱扭动身体，玩东西，抠橡皮，传纸条，和同学讲话，看其他的书，不写作业，或老师问话没完即抢先回答；下课常奔跑喧闹，唧唧喳喳，喜欢插嘴，弄出噪声，爬高上低，招惹同学，或一点小事和同学发生冲突，或玩游戏插队，不能够耐心等待；回家后不愿写作业，或写作业心不在焉，拖拉磨蹭，边写边玩，必须有家人陪伴督促才能完成，完成作业所需时间常常比其他同学多一倍甚至多倍。晚上上床睡觉、早上起床、进食等也磨磨蹭蹭蹭，需家人反复催促。话多，好插话和接话茬。学业成绩不稳定，老师家长抓则上升，否则即下降，学业成绩常常不良。

因上述问题，家长、老师有时会采用不恰当的方式管理患儿，同学对患儿也疏远和不接纳，患儿由此可能逐渐产生焦虑、抑郁情绪，并可能对家长、老师产生对抗情绪甚至行为。

（三）青春期

至青春期后，尽管部分儿童多动症患儿症状可能逐渐减轻，但是多数患儿依然存在明显的儿童多动症症状，符合儿童多动症诊断标准。在依然符合儿童多动症诊断标准的患儿的临床表现中，相比较于注意障碍和冲动，随着年龄增长，过度活动的症状可能有所减轻，但是患儿依然可能难以长时间静坐，或有一种坐立不安的主观感觉。患儿的注意障碍和冲动依然明显，对患儿学业、家庭生活和交往产生明显的持续性负性影响。由于学业长期的困难，部分患儿对学业兴趣索然，上课完全不听或睡觉，对患儿的社会功能产生更大损害。同时，患儿的自信心可能更低，亲子冲突可能更加激烈，情绪问题及逆反、对抗可能更加突出，行为问题可能更加明显，甚至有患儿吸烟、饮酒或尝试药物、毒品而出现物质使用问题。

（四）成人期

随着青少年的成长，部分儿童多动症患儿症状逐渐缓解，但约2/3患儿的症状持续到成人，符合成人儿童多动症的诊断标准。在成人儿童多动症患者中，儿童多动症的三大核心症状依然存在，但表现形式可能有所不同。

注意障碍是成人儿童多动症患者的最主要症状，患者在工作、学习、交流、阅读时常常难以保持注意力集中，并易于分神或想其他事情；在工作或其他活动中常常容易忽视或遗漏细节，出现粗心大意的错误；不愿或回避去做需要长时间集中注意的事情；别人和他/她说话时，显得心不在焉，因而有可能被误认为不尊重他人；物品管理混乱，工作没有头绪，时间管理不良，常常拖拉或错过截止日期；常常丢失物品，如钱包、钥匙、文件、眼镜、手机等；常常在日常生活中忘记事情，如回电话、付账单、约会；完成任务困难；难以处理好日常事务，如很难组织和维持好家庭生活，做家务能力差，钱财管理差，养育子女困难等。

过度活动在部分成人儿童多动症患者中也依然存在，成人患者的过度活动表现为感到难以静坐或感到坐立不安（内心不安的主观体验）；在工作中会经常离

开座位，甚至离开办公室或工作场所；在休闲活动中难以保持安静；话语过多；计划很多，但做得一团糟。

冲动性在成人儿童多动症中表现较常见和突出。患者会抢话、接话茬或频繁打断别人的谈话；会低挫折和耐受性，做事易急躁，易冲动发脾气；解决问题策略较缺乏；交通违章和身体损伤多；人际关系不稳定，会冲动性地与他人结束关系或辞职；婚姻问题多，性伴侣多，意外怀孕多，健康意识差。

因为上述问题，患者缺乏自信，并有可能滥用酒精和其他物质，失业率高于普通人群，共患其他精神障碍多，反社会行为多，并有可能出现犯罪行为。

三、共患病

作为一种神经发育障碍，儿童多动症常共患其他精神障碍。既往研究显示在儿童多动症患者中，85%存在至少一种共患病，约60%存在至少二种以上共患病。因此，共患病是儿童多动症临床表现中一种常见的临床现象。儿童多动症患者为何易于存在共患病，原因尚不清晰，可能与多种因素有关，包括一种障碍可能是另一种障碍的早期表现；一种障碍的出现增加另一种障碍的患病风险；一种障碍可能是另一种障碍的亚型；共患疾病有共同的易感因素或遗传和社会心理因素；因表型变异而产生不种障碍；每种障碍是不同的疾病等。尽管儿童多动症患者存在多种共患病的原因和机制仍然不清晰，但是共患病的存在不仅使患者的临床表现更加复杂，同时对患者的社会功能产生更加严重的影响，也使患儿的远期预后更加不良。因此，关注和及时诊断儿童多动症的共患病，及时和正确治疗儿童多动症的共患病，是儿童多动症诊治中非常重要的问题。

（一）对立违抗障碍

对立违抗障碍（ODD）是儿童多动症最为常见的共患病。既往研究报道，35%的儿童多动症儿童、25%～67%的儿童多动症青少年共患对立违抗障碍。儿童多动症女孩共患对立违抗障碍的风险也明显高于正常对照女孩（相对比值比为5.6）。对立违抗障碍的基本临床特征是"持久性地违抗、敌意、对立、挑衅和破坏行为，这些行为明显超出同龄儿童在相同社会文化背景中的行为的正常范围"（ICD-10），或"一种愤怒的/易激惹的心境模式、争辩/对抗行为，或报复模式"（DSM-5）。随着年龄的增长，对立违抗障碍可能发展为品行障碍，故年龄较小的儿童多动症儿童共患对立违抗障碍较多，年龄较大的儿童多动症儿童共患品行障碍较多。

儿童多动症为何易于共患对立违抗障碍，原因尚不清晰。过于简单、粗暴的家庭教养方式和学校教育管理方式会增加儿童多动症患儿罹患对立违抗障碍的风险。与此同时，儿童多动症也增加儿童罹患对立违抗障碍的风险，尤其是多动冲动为主型。在青少年儿童多动症患者中，如果持续共患对立违抗障碍，会增加患儿出现违法行为、物质依赖、焦虑、抑郁的风险。

临床中，可见部分学龄前儿童存在对立违抗行为。因儿童多动症和对立违抗障碍的高共患率，应注意这些儿童是否伴有儿童多动症问题，必要时应跟踪随访到学龄阶段，待患儿上学后充分了解患儿是否具有儿童多动症症状，以进一步明确诊断。

（二）品行障碍

品行障碍也是儿童多动症的常见共患病。既往研究报道，10%～30%的儿童多动症儿童共患品行障碍；儿童多动症女孩患品行障碍的风险也明显高于正常对照女孩（相对比值比为9.4）。品行障碍的基本特征是"反复而持久的社交紊乱性、攻击性或对立性品行模式"（ICD-10），或"侵犯他人的基本权利或违反与年龄相匹配的主要社会规范或规则的反复的持续的行为模式"（DSM-5）。

儿童多动症为何易于共患品行障碍，与多种因素相关，如不良的家庭环境因素等，与此同时，儿童多动症也增加个体罹患品行障碍的风险。既往研究显示学龄期儿童的儿童多动症是品行障碍的危险因子，增加品行障碍的发病风险。

儿童多动症、对立违抗障碍、品行障碍有时会相互重叠，DSM-4将这三种障碍统称为"破坏性行为障碍"。随访研究显示，相对于单纯诊断为儿童多动症的儿童，共患对立违抗障碍和品行障碍的儿童成年后状况更差。共患品行障碍和儿童多动症可能使青少年有更高的风险出现反社会行为、少年怀孕、烟草使用、物质使用或滥用、辍学、焦虑、抑郁和成年期的反社会人格障碍。还有研究显示儿童多动症共患品行障碍使少年（12～15岁）的烟草和酒精使用的可能性增加3～5倍。童年期共患儿童多动症和品行障碍是40岁时酒精依赖的独立预测因子。

（三）抽动障碍

抽动障碍为一种神经发育障碍，该障碍与儿童多动症较易共患。既往研究显示4%～17%的儿童多动症患儿共患抽动障碍，50%～75%的发声与多种运动联合抽动障碍（tourette syndrome, TS）患儿共患儿童多动症。发声与多种运动联合抽动障碍患

儿发声抽动越严重，共患儿童多动症风险越高。抽动障碍多发生于儿童时期，以抽动为主要临床表现。抽动是一种不随意的、突然的、快速的、反复的、非节律性的运动或发声。运动抽动和发声抽动均可分为简单和复杂两类，各种形式的抽动均可在短时间受意志控制，在紧张、焦虑、感冒发热等后加重，在睡眠时减轻或消失。抽动障碍包括短暂性抽动障碍、慢性运动或发声抽动障碍和发声与多种运动联合抽动障碍，其中发声与多种运动联合抽动障碍是最严重一型。部分患儿的抽动症状会持续至成年期。

儿童多动症易于共患抽动障碍，原因机制尚不清晰。当患儿共患发声与多种运动联合抽动障碍，或其他类型的抽动障碍，并且抽动症状较重时，应积极治疗和干预。

（四）孤独症谱系障碍

孤独症谱系障碍（autism spectrum disorder, ASD）与儿童多动症共患率较高。有研究报道，32%的儿童多动症儿童有较正常儿童多的ASD特征，31%～58%的ASD患者、43%～76%的高功能ASD患者共患儿童多动症。ASD是神经发育障碍中非常重要的一种，以社会交往障碍、交流障碍、兴趣行为的狭窄、刻板与重复为主要临床表现。比较单患ASD或者儿童多动症患儿，共患儿童多动症和ASD的儿童有更高的共患病症状发生率和更重的共患病症状，有更多的对立违抗行为和沟通交流障碍，尤其在儿童多动症混合型中有更加严重的对立违抗行为、攻击行为及ASD症状。为何儿童多动症和ASD易于共患，原因机制尚不清晰。有研究报道两种疾病存在遗传关联性，有报道母亲患有儿童多动症，其第一个孩子患儿童多动症的风险比非患儿童多动症母亲的第一个孩子高出6倍，患ASD风险高出2.5倍。同时两种疾病都与额叶-纹状体区域有关，与额叶-纹状体相关的执行功能可能是两种疾病共病的关键。尽管儿童多动症和ASD两种疾病共患的原因和机制尚不清晰，但因两种疾病共患使患者的症状更加复杂和严重，因此，重视两种疾病的诊断，并积极治疗干预非常重要。

（五）焦虑障碍

焦虑障碍是儿童多动症较为常见的共患病。既往研究显示，在儿童多动症儿童中，30%左右共患焦虑障碍；在儿童多动症成人中，50%左右共患焦虑障碍。

儿童多动症为何易于共患焦虑障碍，原因和机制尚不清晰。有研究显示儿童多动症与焦虑障碍具有不

同的家族分布特点，但对于诊断为儿童多动症的儿童和青少年，其亲属发生焦虑障碍的风险明显高于正常儿童的亲属。此外，由于儿童多动症症状使患者功能受到损害，遭受更多的应激和压力，也使患者有更高的风险罹患焦虑障碍。

儿童多动症患者所共患的焦虑障碍种类较多，如广泛性焦虑障碍、社交焦虑障碍、学校恐怖症等。有研究显示焦虑障碍最多发生于儿童多动症的注意缺陷为主型和混合型儿童；儿童多动症症状越重，越易于存在焦虑和抑郁症状，存在焦虑和抑郁症状会使患者生活质量更差。同时，共患焦虑障碍的儿童多动症儿童存在更多的睡眠障碍。因此，关注儿童多动症患者共患的焦虑障碍，及时诊断和干预，对改善患者症状、改善患者生活质量具有重要意义。

（六）重性抑郁障碍

既往研究显示，26%～45%的儿童多动症青少年曾经或目前存在抑郁情绪，9%～38%的儿童多动症患者存在重性抑郁障碍。重性抑郁障碍以反复出现的抑郁发作为主要临床表现，患者情感低落，丧失兴趣和愉快感，疲乏无力和精力降低，自我评价过低，低自信，自责自罪，对未来感到无希望，甚至出现自伤、自杀观念及行为，食欲缺乏，睡眠障碍，伴有头痛、背痛等躯体不适，还可见焦虑、易激惹、发脾气、冲动、攻击等行为及幻觉、妄想等精神病性症状，社会功能受到明显甚至严重损害。目前，调查显示在12～17岁青少年中，自杀在导致死亡的原因中排列第二位。因此，关注儿童多动症患者的抑郁情绪和共患的重性抑郁障碍非常重要。

儿童多动症患者为何易于共患重性抑郁障碍原因尚不清晰。儿童多动症症状所致功能受损而带来的应激和压力可能是部分患者出现抑郁情绪的原因，或部分患者罹患重性抑郁障碍的诱发因素。既往研究显示，儿童多动症症状越重，越易于存在焦虑和抑郁症状，存在焦虑和抑郁症状会使患者生活质量更差；合并儿童多动症和抑郁障碍的儿童进入青春期后自杀风险会增高；重性抑郁障碍最多见于儿童多动症注意缺陷为主型和混合型儿童；儿童多动症是单项抑郁转为双相障碍的危险因素。对于共患重性抑郁障碍的儿童多动症患者，需要注意其疾病种类的变化。

（七）破坏性心境失调障碍

破坏性心境失调障碍（DMDD）是DSM-5中新增疾病分类，是抑郁障碍的一个特殊亚类，该障碍在普通人群中患病率为2%～5%，在儿童多动症儿童中，父母评定患儿经常或非经常存在DMDD症状的比例高达51%（混合型39%，注意缺陷为主型12%）。

DMDD主要表现为在持续的心境不良（易激惹）的基础上，间断出现脾气爆发。具体诊断要点包括以下主要内容：多发生在6～18岁的儿童和青少年；临床表现为与发育阶段极不一致的、严重而反复的脾气爆发，言语和（或）行为攻击；发生在几乎每天的大部分时间，脾气爆发之间的心境呈持续的发怒或易激惹；发作次数可达每周3次或3次以上；可以在家庭、学校或与同伴在一起这三种场景中存在，至少存在于上述两个场景，且至少在其中一种场景中表现严重。

（八）双相障碍

双相障碍是儿童多动症患者较为常见的共患病。既往研究显示，2%～23%的儿童多动症儿童、16.3%～27.6%的儿童多动症成人共患双相障碍，4%～94%的双相障碍儿童共患儿童多动症。双相障碍以间断或交替出现的轻躁狂/躁狂发作和抑郁发作为主要临床特征。轻躁狂发作时，患者情感高涨或易激惹、语量增多、活动增多、睡眠减少、社会功能轻度受损。躁狂发作时，患者情感明显高涨、兴高采烈或易激惹、思维奔逸、语量明显增多、自我评价过高或夸大、性能亢进、睡眠需要减少，并可伴有幻觉、妄想等精神病性症状，社会功能严重受损。抑郁发作主要表现与重性抑郁障碍的抑郁发作相同，但与单相抑郁相比，双相抑郁可能起病更早，更易于存在精神运动性迟滞、精神病性症状、双相障碍，或伴有精神病性症状的抑郁家族史、多个家庭成员有心境障碍、阈下躁狂或药物诱发的轻躁狂。

儿童多动症为何易于共患双相障碍，原因尚不清晰。既往研究显示儿童多动症患者共患双相障碍时，儿童多动症多动症状更明显，整体症状更重；双相障碍起病越早，抑郁发作越多，双相Ⅱ型更多，共患其他疾病更多，情感虐待更多，预后更差；与单患双相障碍的青少年及年轻成人比，有更多的自杀企图；儿童多动症是共患双相障碍患者的自杀危险因素。

因儿童多动症共患双相障碍使患者的两种疾病都更加严重，并增加患者自杀风险，因此，关注两种疾病的共患，及时识别和积极治疗非常重要。但在儿童多动症共患双相障碍的治疗中，应首先治疗双相障碍，待双相障碍病情稳定后，再在双相障碍的治疗基础上，考虑合并儿童多动症治疗。

（九）睡眠障碍

睡眠障碍也是儿童多动症常见共患病。有研究显示25%～50%的儿童多动症患者存在睡眠问题,其中多动冲动为主型睡眠问题相对更多。常见的睡眠问题为拒绝就寝、入睡困难、夜醒多、睡眠不安、早上醒来困难、醒后疲倦和白天困倦。睡眠多导图及体动记录仪研究显示儿童多动症患者睡眠潜伏期延长,异相睡眠(REM睡眠)减少,整体睡眠时间减少,夜间肢体活动增加,还可见下肢不宁综合征、周期性肢体运动障碍、睡眠呼吸障碍。目前,研究显示约60%的儿童多动症儿童REM睡眠紊乱,但结果不一致,包括REM潜伏期延长、缩短或不变,REM睡眠增加或减少等。REM与注意缺陷和多动评分显著相关,REM紊乱与神经认知相关,特别是执行功能相关,因此进一步探讨儿童多动症患者的REM很有必要。此外,还有研究显示25%的儿童多动症儿童存在睡眠呼吸紊乱,但睡眠呼吸紊乱患病率在儿童多动症儿童和普通人群儿童中无显著性差异,而且睡眠呼吸紊乱患儿仅存在轻～中度多动,不符合儿童多动症标准的儿童中明显多见,提示睡眠呼吸紊乱与儿童多动症并不重叠。

儿童多动症患者常共患睡眠障碍与多种因素相关。部分患者的睡眠问题属原发性睡眠障碍,部分患儿的睡眠问题则与共患病相关。还有研究显示一些神经生理学因素与儿童多动症患者的睡眠问题相关,包括内源性生理节律的延迟、褪黑素分泌延迟、蓝斑部位去甲肾上腺素和多巴胺介质异常、前额叶功能异常等。儿童多动症药物治疗也可使部分患儿出现睡眠问题,29%的服用兴奋药的儿童多动症儿童夜间睡眠潜伏期延长(入睡时间>30min),而未服用兴奋药治疗的儿童仅10%。血清铁缺乏、不良睡眠卫生习惯等也可导致儿童多动症患者出现睡眠障碍。

因儿童多动症患者的睡眠问题原因非常复杂,因此对于儿童多动症患者共患的睡眠障碍,应仔细分析原因,这样才可以有效治疗和干预。

(十)特定学习障碍

特定学习障碍也为DSM-5中神经发育障碍中的一种疾病,该疾病在儿童多动症患儿中也较为常见,有研究报道约1/3的儿童多动症患者符合特定学习障碍的诊断标准。特定学习障碍以阅读、计算或书写障碍为主要表现,这些障碍与神经发育异常相关,并非儿童多动症所导致。有研究报道,共患特定学习障碍的儿童多动症女性较仅患儿童多动症的女性或男性及共患特定学习障碍的儿童多动症男性有更多的抑郁情绪。

目前,关于儿童多动症共患特定学习障碍研究较少。尽管特定学习障碍并非儿童多动症所导致,但是儿童多动症的治疗有助于改善患儿的学习状态,使患儿有相对好的学习状态改善阅读、计算或书写。

(十一)发育性协调障碍

发育性协调障碍也是儿童期常见的神经发育障碍之一。约50%的儿童多动症儿童共患该障碍。该障碍主要表现为感觉运动协调障碍,特别是书写困难、行动笨拙、体育运动差和达到运动里程碑的显著延迟。

多动症儿童之所以易于共患发育性协调障碍,原因尚不清晰,可能与两种疾病有共同的遗传易感性有关。此外,磁共振研究显示两种障碍均与前额叶相关。共患发育性协调障碍的儿童多动症患儿较单纯的儿童多动症患儿预后更加不良。有研究显示,至成年早期,60%共患发育性协调障碍的儿童多动症患者有心理社会问题,包括犯罪、物质滥用、重性精神病或者依靠救济金生活,而无共患病的儿童多动症组45%存在心理社会问题。因此关注该共患病,并探究其干预模式具有较重要意义。

(十二)物质使用障碍

物质使用障碍是儿童多动症较为常见的共患病。既往研究显示在未治疗的儿童多动症青少年中,约35%共患物质使用障碍;在未治疗儿童多动症成人中,55%的共患物质滥用。还有研究显示约25%的成人物质使用障碍者、50%青少年物质使用障碍者共患儿童多动症。共患儿童多动症的物质使用障碍患者起病更早、症状更重、预后更加不良。

儿童多动症和物质使用障碍共患率高,原因机制复杂,有研究认为该两种障碍具有相似的神经生理机制。另有研究显示,儿童多动症是物质使用障碍的危险因素,如果儿童多动症共患品行障碍或双相障碍,则共患物质使用障碍的风险更高。而对儿童多动症青少年进行治疗后,物质使用障碍发生率明显降低。

因物质使用障碍是儿童多动症的非常不良结局,因此,积极治疗儿童多动症对减少儿童多动症患儿共患物质滥用的风险具有重要意义。

四、资料收集

资料收集是儿童多动症诊断的基础。当个体出现以下《中国注意缺陷多动障碍防治指南》列举的提示存在儿童多动症的诊断线索时,建议启动资料收集步骤,以确定是否存在儿童多动症问题。

1.学龄前期儿童诊断线索

(1)过分的喧闹和捣乱,不好管理,惹人厌烦。

(2)明显的攻击性行为,经常惹祸。

(3)无法接受幼儿园教育。

2.学龄期儿童诊断线索

（1）不安静/好动。

（2）注意力难以集中。

（3）好发脾气/行为冲动/自我控制能力差。

（4）伙伴关系不良。

（5）学习成绩不佳。

（6）对抗、不服从/品行问题。

3.青少年诊断线索

（1）自己感到难于集中注意力。

（2）学习成绩大幅度下降，厌学。

（3）做事不考虑后果，经常跟父母顶嘴、与老师争执，与同学缺乏合作精神，对一些不愉快的刺激做出过分反应等。

对于成人多动症患者的诊断线索，根据成人多动症的常见临床表现，当成人个体出现以下情况时需注意是否可能罹患儿童多动症。

（1）自己感到难以集中注意力做事情。

（2）做事计划性差，易粗心大意。

（3）生活中好忘事和丢三落四。

（4）感到难以像其他同事一样静坐。

（5）挫折承受差，易急躁冲动。

（6）以上情况自12岁之前即开始存在。

由于儿童多动症症状可见于多种疾病，缺乏特异性，同时也缺乏具有诊断意义的客观体征和实验室检查数据，因此，对于存在上述诊断线索的个体，应采集详细客观的病史，对患者进行详细的精神检查、必要的躯体和神经系统检查及辅助检查，将各种资料汇总，并进行综合分析后，结合诊断标准做出诊断。

（一）病史收集

儿童青少年的病史主要由父母或主要监护人提供，必要时请老师、亲戚、邻居、同伴等进行补充。成人患者的病史主要由患者及知情人（爱人、父母）提供，必要时可以请同事、朋友等补充。

采集病史时，医师需特别注意去评估病史提供者提供的病史的客观性、可靠性和全面性。作为病史提供者，其文化水平（包括传统文化观念）、个性特征、职业特点、躯体及精神卫生状况等均有可能影响其对患者情况的观察、判断、分析和表述，影响病史的客观性、可靠性和全面性。如母亲文化程度低或母亲本身有儿童多动症问题，可能会对孩子的注意力问题和过度活动视而不见，淡漠忽视；而具有强迫人格特征的母亲会对孩子的要求高，对孩子的点滴问题难以容忍，因此可能夸大孩子的问题，导致病史失去客观性。因此，当医师发现病史提供者存在各种影响病史客观

性、可靠性和全面性的问题时，应要求其他了解患者情况的知情者补充病史，有时可能需要多位知情者补充病史，尤其是老师，从而采集到详细客观的病史，以帮助医师做出客观准确的诊断。

在病史采集时，医师也应注意自己的态度和言行，从关爱患者的角度出发，努力营造尊重、关爱患者及其亲属的气氛，努力理解患者、家属反映的问题和其需求，并注意运用沟通技巧，与患者及其家属建立良好关系，从而使得病史采集过程更加顺利。

1.现病史　主要是通过详细的病史询问，了解父母带孩子来就诊或患者自己来就诊的主要原因，并了解与主要原因相关的因素或情况及诊疗的过程、疗效等，从而从病史的角度形成诊断和鉴别诊断的思路，并掌握诊疗情况，为诊断和鉴别诊断、检查治疗奠定基础，提供线索和资料。

在现病史采集过程中，应重点做好以下资料的采集。

（1）儿童多动症的症状表现：对于存在一定诊断线索，需要考虑是否存在儿童多动症问题的儿童青少年或成人个体，除了病史提供者主动诉说的情况外，医师需要在充分掌握儿童多动症临床表现的基础上，通过询问，全面充分了解就诊者是否存在儿童多动症症状表现，儿童多动症症状表现出现年龄及其特点。与此同时，也要充分了解其相关因素，从而对就诊者是否存在儿童多动症症状及其是否与其他因素相关，有较充分的了解。

在此过程中，需注意结合不同年龄个体注意力和行为发展特征，如结合不同年龄儿童主动注意持续时间来客观了解就诊者的注意力情况和过度活动情况，同时结合症状出现场合、发生频度等分析就诊者是否存在注意障碍和活动过度症状。

同时还须注意，因学校老师面对的是整个班级群体，常常能够比较客观地评价儿童的注意力和行为，因此老师的资料很重要。如果了解到老师让就诊者坐特殊位子（靠近讲台以便提醒；和同学分开单独坐，以免影响别人等），提示就诊者很有可能存在注意障碍或多动症状。

（2）需要鉴别的疾病的症状：因儿童多动症症状不具有特异性，因此需要将鉴别诊断的思路融入到现病史的采集之中。为此，医师要较好掌握就诊者症状可能见于哪些疾病，通过询问，充分了解就诊者是否有这些疾病的症状表现。如是否有甲状腺功能亢进的症状表现，是否有躁狂或轻躁狂的症状表现等，为鉴别诊断提供依据。

（3）共患病的症状表现：对于存在较明确儿童多

动症症状表现的患者,医师应在较好掌握儿童多动症共患病基础上,详细了解患者是否存在共患病的症状表现。如是否存在抽动的症状表现,是否存在对立违抗的情绪和行为等,从而为儿童多动症共患病的诊断奠定基础。

(4)社会功能损害情况:社会功能水平反映了患者疾病的严重程度,因此需要特别询问。需重点询问以下内容:①学业或工作完成情况。②人际关系,如对于儿童青少年患者,主要询问亲子关系、师生关系和同学关系;对于成人患者,主要询问同事关系、婚姻关系等。③日常生活事物完成情况及其他社会角色承担情况,如日常家务完成情况,作为子女、丈夫或父亲,相应角色功能承担情况。④社会规则遵守情况,如是否有超速驾驶或其他违规驾车情况;是否与他人有冲突等情况。⑤安全和躯体健康情况,如有无因意外造成身体受伤等。

(5)诊疗经过:既往做过哪些检查及其结果,既往服用哪些药物及其剂量、疗效、服用时间及不良反应等。

2.个人史 是病史采集中第二个重要领域,其内容主要包括就诊者的发育史、生活经历、家庭环境、养育方式、气质个性特征等,这些内容有助于分析可能的病因和影响因素,并为进一步的治疗奠定基础,具体内容如下。

(1)母妊娠情况:包括妊娠时父母年龄,母妊娠期是否存在各种不利因素,如感染(特别是妊娠头3个月的病毒感染),接触X线照射、药物或化学物品,使用毒品、吸烟或饮酒,遭遇应激或情绪不良,患妊娠期高血压疾病或患严重躯体疾病,先兆流产或宫内窘迫等。

(2)出生史:包括是否足月产、分娩方式、有无产伤和窒息、出生体重,有无新生儿期惊厥、严重黄疸、颅内出血等。

(3)生长发育史:包括运动发育史、语言发育史、智力发展情况、自行控制大小便的年龄、社会交往能力发展情况等。

(4)入园、入学及工作情况:包括入幼儿园年龄,在幼儿园表现;入学年龄,在校表现,学习成绩,老师评价;参与工作的年龄及工作情况;在幼儿园、学校及单位的人际交往情况。

(5)生活环境和其他生活经历:包括抚养人、家庭类型、家庭关系(亲子之间及整个家庭成员之间关系)、教育方式(溺爱放任/粗暴打骂/冷漠忽视/民主接纳)、父母教育方式如何,对儿童期望是否一致,家庭及社会有无重大生活事件等。

(6)气质个性特征。

(7)月经生育史:包括月经初潮年龄、是否规律、末次月经等。对于成年女性患者,需要询问既往生育情况。

3.既往史 是病史采集中第三个重要领域,其内容主要包括就诊者既往曾经罹患的各种躯体和神经系统疾病,包括脑外伤、中枢神经系统感染(脑炎、脑膜炎),抽搐史、运动和(或)发声抽动、严重躯体疾病、甲状腺功能减退或亢进、视觉或听觉损害等;还包括药物、食物过敏史,烟酒等物质使用情况。这些内容有助于诊断和鉴别诊断,并分析可能的病因和影响因素,还为进一步的治疗奠定基础。

4.家族史 是病史采集中第四个重要领域,内容包括父母两系三代其他成员是否存在神经、精神疾病,儿童期是否有与就诊者类似的表现,有无近亲婚配史。该部分内容有助于分析可能的风险因素,对诊断和鉴别诊断有所帮助。

(二)精神检查

精神检查是对就诊者精神活动情况进行全面了解和深入探究的过程,通过精神检查全面了解就诊者是否存在儿童多动症核心症状,是否存在其他精神活动的异常,从而为诊断和鉴别诊断提供依据。

1.精神检查的方法 精神检查采用观察和交谈两种方式。

(1)观察:观察是精神检查的重要方法之一。同时由于儿童年龄小,不善于表达自己的想法,观察更是一种重要的精神检查方法。对就诊者的观察,从就诊者进入候诊室即应开始。在儿童父母提供病史时,医师就应该观察在一旁的儿童的言语、表情和行为。在成人患者反映情况时,也应同时观察其接触、交往、言语、表情和行为表现。在与就诊者交谈时,更要观察就诊者的接触、交往、言语、表情和行为情况,同时还要观察家庭成员间的互动和关系。通过观察,可以发现就诊者存在的接触、交往、言语、情绪、行为方面的异常,同时也可以部分了解家庭成员间关系,从而为诊断和鉴别诊断提供依据,也为治疗奠定基础。

在上述观察过程中,针对可疑儿童多动症患者,要特别注意观察患者是否有注意力不集中、情绪不稳定及多动表现,如心不在焉、注意力不集中、好动、坐不住、经常离开座位、或在座位上扭动、小动作多、未经允许到处动触周围物品、情绪不稳定、易急躁、冲动等。

在对就诊者进行观察时,诊室是常用的场所。但是儿童在不同的社会情景中,行为表现可能存在差异,尤其在陌生诊室和短暂的一对一交流情景中,儿童的注意障碍、过度活动可能不明显。因此,如有条件可以在设置单向镜的观察室观察患者。如有必要,可到幼儿园、学校等场合观察儿童,从而更好地确定就诊者是否存在儿童多动症症状表现。

(2)交谈:交谈是精神检查的另一种重要方法。通过医师与就诊者之间有目的的交谈,了解就诊者存在的精神活动异常,为诊断和鉴别诊断提供依据。交谈中,医师要表现出亲切、真诚、和蔼的态度,让患者感到安定、亲切、可信;要采用适合于患者年龄的方式及语言,以便患者理解和交流;要尊重就诊者的人格,对于敏感问题,要迂回接近。通过交谈,全面了解患者在感知觉、思维、情感、意志行为领域是否存在异常,并进一步了解患者的注意力、过度活动、学习、工作、人际交往情况及是否有儿童多动症相关的其他情况等,为诊断和鉴别诊断提供依据。

2.精神检查的主要内容　精神检查主要包括一般表现、认知活动、情感活动、意志行为四个领域。

(1)一般表现:主要观察患者生长发育与年龄是否相符,年貌是否相当,衣着与年龄、性别是否相符;意识是否清楚;与医师接触交谈是否合作;生活自理水平与年龄是否相称,饮食、睡眠情况等。

(2)认知活动:主要探究患者是否有感知觉障碍(错觉、幻觉、感知综合障碍),语量、语调、语速是否适中,是否存在思维形式障碍(如思维迟缓、思维贫乏、思维奔逸或思维破裂等),是否存在思维内容障碍(如各种妄想),言语理解表达如何,非语言交流情况如何,注意力是否持久,是否容易分心,注意的广度、转换能力如何,智力、记忆力如何,自知力如何(指患儿对自己疾病的认识和态度,须注意年龄发育因素)。

(3)情感活动:表情是否自然,情绪是否稳定,情感是否活跃,情感与内心体验是否一致,是否存在焦虑、抑郁、恐惧、易激惹、高涨等。

(4)意志与行为:活动增多还是减少,有无兴奋躁动,有无刻板、强迫行为,有无抽动,有无其他怪异行为,意志增强或减退,本能(食、性意向)活动有无增强或减弱。

(三)体格检查及神经系统检查

应对患者进行常规的体格检查及神经系统检查。通过躯体和神经系统检查发现可能导致儿童多动症症状的躯体因素,如甲状腺功能亢进、神经系统疾病、听觉损害等,并排除治疗禁忌证(如心脏病)。同时也要对血压、身高、体重进行测量,为药物选择和监测药物治疗的不良反应奠定基础。

(四)心理评估

量表是心理评估的重要工具。目前有多个量表可用于评定儿童多动症患者的症状、智力水平、社会功能、共病等。通过量表评定,不仅帮助医师更加全面地了解患者情况,也可以辅助诊断,评定疗效。因此,量表在儿童多动症诊疗和科研工作中使用非常广泛。

尽管量表在儿童多动症临床和科研工作中使用广泛,但是在使用量表时,也有一定注意事项。首先,在选择量表时,应关注量表的信效度和常模情况,选择信、效度比较好,且有全国常模的量表。其次,由于不同量表考察维度不同,描述方法不同,常模来源不同,所测出的结果也不完全一致,故需客观看待量表的评定结果。还有在分析量表结果时,应考虑到量表评定结果会受到多种因素的影响而产生偏倚,如填表者的文化程度低,对量表条目的内容理解困难;填表者对患者的了解程度有限,评定不完全客观等。当量表和临床观察结果存在出入时,应分析原因,以临床观察结果为准。此外量表可以反映患者存在的某些方面的问题和症状,如过度活动,但是并不能代替临床诊断,临床诊断需综合病史、精神检查、躯体检查、量表评定、辅助检查等结果,结合诊断标准方能做出。

1.儿童多动症行为评定　目前有多个量表可用于儿童多动症行为评定,这些量表有父母用、教师用、专业人员用量表,年长儿则常用自评量表。在这些量表中,部分量表只用于评定儿童多动症症状,有些量表除评定儿童多动症症状外,还可以反映儿童的情绪问题及其他行为问题,对共患病有一定提示作用。

(1)父母评定量表:父母与儿童少年接触最为密切,他们对孩子观察细微,是评价儿童少年行为的重要来源。通过父母评定,常常可以获得比较全面的资料。但是,也要注意受多种因素影响,评估结果也有可能存在偏倚,因此需要客观分析和看待。

①仅评估儿童多动症症状的量表:SNAP-IV量表父母版(swanson, nolan, and pelham, version IV scale-parentform)、注意缺陷多动障碍诊断量表父母版(儿童多动症 diagnostic scale parent edition,儿童多动症DS-P)等。

②可用于评估儿童多动症症状及其他情绪行为问题的量表:Conners父母症状问卷(parent symptom questionnaire, PSQ)、Achenbach儿童行为量表(child behavior check list, CBCL)、长处和困难问卷(父母版)(strength and difficulties questionnaire, SDQ)等。

（2）教师评定量表：学校是儿童少年活动的重要场合。教师面向的是一个群体，能够对不同儿童少年进行比较，因此其评价结果较为客观，尤其对多动、攻击等外化性问题。但是教师对儿童少年的情绪问题、躯体化问题可能评估不足，所以对于教师评定的结果也要客观看待。

①仅用于评定儿童多动症症状量表：SNAP-Ⅳ量表教师版（swanson, nolan, and pelham, version Ⅳ scale-teacherform）。

②用于评估儿童多动症症状及其他情绪行为问题的量表：Conners教师评定量表（teacher rating scale, TRS）、Achenbach教师报告表（teacher's report form, TRF）、长处和困难问卷（教师版）等。

（3）儿童自评量表：对于年长儿童，可以使用自评量表来了解儿童的儿童多动症症状和其他情绪行为问题。一般来说，自我评定量表能够更好地反映儿童的焦虑、抑郁等情绪问题。常用的量表包括Achenbach青少年自我报告表（YSR，用于11～18岁青少年）、长处和困难问卷（儿童版，用于11岁以上青少年）。

（4）常用量表

①SNAP-Ⅳ评定量表：根据DSM-4诊断标准编制，分为短版和长版版本，短版由DSM-4儿童多动症的症状学标准18条和对立违抗障碍的8条诊断标准组成，共26条；长版包括短版的26条，以及从其他量表选出的测量儿童多动症相关特征（内化、外化症状和运动失调等）的项目，共40项、9个分量表。有父母版和教师版，按0～3四级评分，计分方法为计算各分量表项目的均值，得分小于1分为正常范围。

②注意缺陷多动障碍诊断量表：共18个项目，为DSM-4的18项症状学条目，去除诊断标准症状前面的"经常"，按无0分、有时1分、经常2分、总是3分四级评分；奇数为注意缺陷的9个项目，偶数为多动冲动的9个项目。将奇数项目分相加为注意缺陷分量表，将偶数项目分相加为多动冲动分量表，计算总分。包括父母版和教师版，用于为儿童多动症的诊断提供量化指标。

③Conners父母症状问卷（PSQ）和教师评定量表（TRS）：由Conners编制，常用者是1978年版的父母用48项、教师用28项量表，主要用于评估儿童多动症。另外还设计了仅有10条的简明症状问卷（即多动指数），用于筛查儿童多动症及追踪疗效。PSQ包括5个因子：品行问题、学习问题、心身问题、冲动-多动、焦虑；TRS包括3个因子：品行问题、多动、注意缺陷-被动。

④Achenbach儿童行为量表：包括父母用儿童行为评定量表（CBCL）、教师报告表（TRF，用于5～18岁儿童）、直接观察报告表（由观察者填）、青少年自我报告表（YSR，用于11～18岁青少年），形成了对儿童较全面评估的量表系列。CBCL（1991版）分社会能力和行为问题两部分，行为问题分为8个分量表，即退缩、躯体主诉、焦虑/抑郁、社交问题、思维问题、注意问题、违纪行为、攻击性行为，4～11岁包括性问题分量表。这些分量表分为两个维度，即内化性行为及外化性行为，计算行为问题总分。其注意问题分量表对儿童多动症有较好的鉴别能力，其他分量表可以用于评定共患病。TRF和YSR的分量表与CBCL相似，也可以评估适应能力和行为问题。

⑤长处和困难问卷（SDQ）：由GoodmanR编制，用于4～16岁儿童，有父母、教师、儿童自评（11岁以上）版本。量表共有25个条目，包括情绪症状、品行问题、多动注意不能、同伴交往问题和亲社会行为5个因子及困难总分（由前4个分量表组成）。每个条目按0～2三级评分，0分不符合，1分有点符合，2分完全符合。既可以评估儿童行为情绪问题，也评估儿童的长处，适合于非卫生专业人士应用。

2.社会功能评估 可选用Weiss功能缺陷量表父母版（Weiss functional impairment scale-parentform, WFIRS-P）评估患儿的社会功能，还可选用专业人员使用的儿童大体评定量表（children's global assessment scale, CGAS）评定患儿的社会功能。

3.共患病评定 对于儿童多动症的共患病，除可选择前述部分量表进行评定外，还可选用专业人员使用的定式或半定式访谈量表来进行评定。

（1）学龄儿童情感障碍和精神分裂症定式访谈问卷（kiddie-schedule for affective disorders and the schizophrenia for school age children, K-SADS）：为应用最广泛的半定式儿童精神病访谈问卷，用于6～18岁儿童，需要分别对父母和儿童进行访谈。该问卷特异性很高，但敏感性不够，主要用于评定儿童和青少年当前和既往精神病理情况。实施时需要完成：①非结构式引导性检查（一般背景资料）；②筛查；③补充检查完成清单；④适当的诊断补充检查；⑤终身诊断总清单；⑥儿童总评问卷（C-GAS）的评定。

（2）简明儿童少年国际神经精神访谈（mini international neuropsychiatric interview for children and adolescents, MINIKid）：是Sheehan（2006）基于DSM-4和ICD-10中儿童青少年精神障碍的诊断而设计

的一个简短的定式诊断访谈问卷。用于6～16岁的儿童和青少年，包括父母问卷和儿童问卷两个版本。父母版特异度、灵敏度均较好，儿童版灵敏度偏低，尤其是外化性障碍。儿童版与父母版联合使用，是流行病学调查及临床研究实用、可靠的标准化工具。

（3）美国国立精神卫生研究所儿童诊断访谈提纲（NIMH diagnostic interview schedule for children version IV, DISC）：该访谈提纲是基于DSM-4编制的诊断问卷，用于6～17岁儿童，有父母和青少年版，在科研及临床工作中应用较为广泛。

4.智力和其他认知能力评定

（1）智力评定：可选用韦氏儿童智力量表对儿童多动症儿童少年的智力水平进行评定，选择韦氏成人智力量表对儿童多动症成人智力水平进行评定，选择斯坦福-比奈智力量表、瑞文渐进推理测验等对儿童多动症儿童和成人智力水平进行评定。

中国儿童韦氏智力测定量表（Chinese Wechsler intelligence scale for children, C-WISC）：由龚耀先于1993年主持修订，用于评定智力水平。包括言语智商和操作智商两部分。言语智商包括知识、分类、算术、词汇、领悟、数字广度6项分测验，操作智商包括填图、图片排列、木块图、图形拼凑、编码5项分测验。这些分测验构成注意/不分心、工作记忆、加工速度等因子。根据测查结果，可以得到语言商、操作商和总智商。还可通过分析该量表各个分测验和因子的测查结果，了解各智力因子发展水平及智力发展是否平衡，从而了解儿童多动症儿童的认知特征，也为共患特定学习障碍提供诊断参考。

（2）记忆力评定：可使用韦氏记忆量表（Wechsler memory scale, WMS）对患者的记忆水平进行评定。

（3）执行功能评定：可选择持续性操作测验（continuous performance task, CPT）、注意力变量测验（test of variables of attention, TOVA）、划销测验、Stroop测验、反应/不反应任务（go/no go）、威斯康星卡片分类测验（Wisconsin card sort test, WCST）等对患者的执行功能进行评定。

5.实验室和辅助检查

（1）一般检查和常规检查：首先要对体格及神经系统检查中发现的可疑问题进行进一步相应检查，如视觉、听力、染色体、甲状腺功能等，以确定患者是否存在这些躯体疾病，并分析确定躯体疾病和儿童多动症症状之间的关系。其次要对患者进行一般常规检查，包括血、尿常规及肝肾功能、心电图，便于了解儿童的基本躯体状况，排除用药禁忌，也有助于在治疗中监测药物不良反应。

（2）脑电图检查：儿童多动症患者脑电图异常率高，45%～90%的儿童多动症儿童脑电图存在异常，多数儿童脑电图异常为轻-中度异常，表现为慢波增多、调幅不佳、基线不稳、β波的频度及波幅均较低，α波的频度增高。这些脑电图异常无特异性，但提示儿童多动症患儿脑发育的滞后。对于幼时有高热惊厥史或有抽搐史或抽搐家族史的患者，也应检查脑电图以排除癫痫。对于计划药物治疗的患者，用药前也需常规进行脑电图检查，以除外痫样放电，以免药物诱发癫痫发作。

（3）脑影像学检查：对于怀疑存在脑器质性疾病的患者，可以进行头颅CT、磁共振扫描等检查，从而确定患者是否存在脑结构和功能的异常，以进行鉴别诊断。

第二节　诊断标准

目前，精神障碍的诊断缺乏客观的特征性生物学指标作为诊断依据，诊断主要依据疾病的主要临床特征。这些特征已形成具体的疾病分类和诊断标准，可为临床实践提供疾病诊断依据。目前在国内外，使用十分广泛的精神障碍诊断分类系统为世界卫生组织出版的《国际疾病分类》第10版和美国精神病学会编写的《精神障碍诊断和统计手册》第5版，这些诊断系统不仅为临床医师提供了诊断依据，同时也提高了诊断的可靠性和一致性，还为科研协作等提供了有效的工具。在我国，精神病学界也制订了《中国精神疾病分类系统》，该系统在我国部分地区也在使用。

一、美国精神病学会《精神障碍诊断和统计手册》第5版诊断标准

1994年，美国精神病学会出版了《精神障碍诊断和统计手册》第4版（Diagnostic and statistical manual of mental disorders, forth edition, 简称DSM-4），该版将以注意缺陷、多动及冲动为主要临床特征的一类障碍命名为注意缺陷多动障碍，其症状标准包括18个条目，分为注意障碍和多动/冲动两个维度，根据主要症状特点，该障碍分为三个亚型（注意障碍为主型、多动/冲动为主型、混合型）。2013年美国精神病学会出版了《精神障碍诊断和统计手册》第5版（DSM-5）。DSM-5将儿童多动症归类于神经发育障碍，反映了儿童多动症的病因与脑发育的关系。在DSM-5的儿童多动症诊断标准中，症状条目、两个维度与

DSM-4相同，但起病年龄从7岁前改为12岁前，在症状条目举例中补充了成人相关内容，降低了成人多动症诊断界值（从6条改为5条），分型被替换为描述性的说明，增加了目前严重程度的等级，明晰了部分缓解的概念，并允许孤独谱系障碍（ASD）共患儿童多动症。

DSM-5注意缺陷多动障碍诊断标准

1.一种持续的注意缺陷和（或）多动-冲动的模式，干扰了功能或发育，以下列（1）和（或）（2）为特征：

（1）注意障碍：6项（或更多）的下列症状，持续至少6个月，且达到了与发育水平不相符的程度，并直接负性地影响了社会和学业/职业活动。

注：这些症状不仅仅是对立行为、违拗、敌意的表现或不能理解任务或指令。年龄较大（17岁及以上）的青少年和成人，至少需要符合下列症状中的5项。

①经常不能密切关注细节或在作业、工作或其他活动中犯粗心大意的错误（如忽视或遗漏细节、工作不精确）。

②在任务或游戏活动中经常难以维持注意力（如在听课、对话或长时间的阅读中难以维持注意力）。

③当别人对其直接讲话时，经常看起来没有在听（如即使在没有任何明显干扰的情况下，显得心不在焉）。

④经常不遵循指示以致无法完成作业、家务或工作中的职责（如可以开始任务但很快就失去注意力，容易分神）。

⑤经常难以组织任务和活动（如难以管理有条理的任务；难以把材料和物品放得整整齐齐；凌乱、工作没头绪；不良的时间管理；不能遵守截止日期）。

⑥经常回避、厌恶或不情愿从事那些需要精神上持续努力的任务（如学校作业或家庭作业；对于年龄较大的青少年和成人，则为准备报告、完成表格或阅读冗长的文章）。

⑦经常丢失任务或活动所需的物品（如学校的资料、铅笔、书、工具、钱包、钥匙、文件、眼镜、手机）。

⑧经常容易被外界的刺激分神（对于年龄较大的青少年和成人，可能包括不相关的想法）。

⑨经常在日常活动中忘记事情（如做家务、外出办事，对于年龄较大的青少年和成人，则为回电话、付账单、约会）。

（2）多动和冲动：6项（或更多）的下列症状持续至少6个月，且达到了与发育水平不相符的程度，并直接负性地影响了社会和学业/职业活动。

注：这些症状不仅仅是对立行为、违拗、敌意的表现或不能理解任务或指令。年龄较大（17岁及以上）的青少年和成人，至少需要符合下列症状中的5项。

①经常手脚动个不停或在座位上扭动。

②当被期待坐在座位上时却经常离座（如离开他/她在教室、办公室或其他工作的场所，或是在其他情况下需要保持原地的位置）。

③经常在不适当的场合跑来跑去或爬上爬下（对于青少年或成人，可以仅限于感到坐立不安）。

④经常无法安静地玩耍或从事休闲活动。

⑤经常"忙个不停"，好像"被发动机驱动着"（如在餐厅、会议中无法长时间保持不动或觉得不舒服；可能被他人感受为坐立不安或难以跟上）。

⑥经常讲话过多。

⑦经常在提问还没有讲完之前就把答案脱口而出（如接别人的话；不能等待交谈的顺序）。

⑧经常难以等待轮到他/她（如当排队等待时）。

⑨经常打断或侵扰他人（如插入别人的对话、游戏或活动；没有询问或未经允许就开始使用他人的东西；对于青少年和成人，可能是侵扰或接管他人正在做的事情）。

2.若干注意障碍或多动-冲动的症状在12岁之前就已存在。

3.若干注意障碍或多动-冲动的症状存在于2个或更多的场合（如在家里、学校或工作中；与朋友或亲属互动中；在其他活动中）。

4.有明确的证据显示这些症状干扰或降低了社交、学业或职业功能的质量。

5.这些症状不能仅仅出现在精神分裂症或其他精神病性障碍的病程中，也不能用其他精神障碍来更好地解释（如心境障碍、焦虑障碍、分离障碍、人格障碍、物质中毒或戒断）。

6.标注是否是314.01（F90.2）组合表现：如果在过去的6个月内，同时符合诊断标准（1）（注意障碍）和诊断标准（2）（多动-冲动）。314（F90.0）主要表现为注意缺陷：如果在过去的6个月内，符合诊断标准（1）（注意障碍）但不符合诊断标准（2）（多动-冲动）。314.01（F90.1）主要表现为多动/冲动：如果在过去的6个月内，符合诊断标准（2）（多动-冲动）但不符合诊断标准（1）（注意障碍）。

7.标注如果是部分缓解：先前符合全部诊断标准，但在过去的6个月内不符合全部诊断标准，且症状仍然导致社交、学业或职业功能方面的损害。

8.标注目前严重程度 ①轻度：存在非常少的超出诊断所需的症状，且症状导致社交或职业功能方面的轻微损害。②中度：症状或功能损害介于"轻度"和

"重度"之间。③重度：存在非常多的超出诊断所需的症状或存在若干特别严重的症状，或症状导致明显的社交或职业功能方面的损害。

二、世界卫生组织《国际疾病分类》诊断标准

1989年世界卫生组织出版了《国际疾病分类》第10版（*International classification of diseases, tenth edition*，简称ICD-10）"临床描述和诊断指南"，主要用于一般临床工作、教学和服务。在该版本中，使用"多动性障碍"（Hyperkinetic disorder）来命名儿童多动症这一类障碍，但只是对该类障碍的主要临床特征进行了描述，没有具体的诊断标准。1992年世界卫生组织出版了《国际疾病分类》第10版（ICD-10）"研究用诊断标准"，该版本中列出了多动性障碍的具体诊断标准，包括症状学标准、病程标准、严重程度标准和排除标准，其症状学标准包含18项与DSM-4相似的症状条目（仅有"常常话多"这一条目归类略有不同，在DSM-4归为多动，在ICD-10归为冲动），但要求注意缺陷和多动-冲动两组症状需同时存在（相当于DSM-4混合型，因此多动型障碍不再分型）。因此，该版本诊断标准较DSM-4、DSM-5诊断标准更加严格。用ICD-10多动性障碍进行的流行病学调查，患病率也会低于使用DSM-4或DSM-5进行的流行病学调查。ICD-10儿童多动症研究用诊断标准如下。

ICD-10多动性障碍诊断标准

注：对多动性障碍做研究用诊断须肯定存在异常水平的不注意、多动不宁，而且发生于各种场合，持续存在，并非由其他障碍如孤独症或情感障碍所致。

1.不注意：下列不注意的症状至少6条，持续至少6个月，达到适应不良的程度，并与患儿的发育水平不一致。

（1）常常不能仔细地注意细节，或在做功课、工作或其他活动中出现漫不经心的错误。

（2）在完成任务或做游戏时常常无法保持注意。

（3）别人对他（她）讲话时，常常显得没在听。

（4）常常无法始终遵守指令，无法完成功课、日常杂务或工作中的任务（不是因为违抗行为或不理解指令）。

（5）组织任务和活动的能力常常受损。

（6）常常回避或极其厌恶需要保持精神努力的任务，如家庭作业。

（7）常常遗失某种任务或活动的必需品，如学校的作业、铅笔、书、玩具或工具。

（8）常常被外界刺激吸引过去。

（9）在日常活动过程中常常忘事。

2.多动：符合下列多动性症状至少3条，持续至少6个月，达到适应不良的程度，并与患儿的发育水平不一致。

（1）双手或双足常常不安稳，或坐着时蠕动。

（2）在课堂上或其他要求保持坐位的场合离开位子。

（3）常常在不适当的场合奔跑或登高爬梯（在少年或成年，可能只存在不安感）。

（4）游戏时常不适当地喧哗，或难以安静地参与娱乐活动。

（5）表现出持久的运动过分，社会环境或别人的要求无法使患儿显著改观。

3.冲动：符合下列冲动性症状至少1条，持续至少6个月，达到适应不良的程度，并与患儿的发育水平不一致。

（1）常常在提问未完时其答案即脱口而出。

（2）在游戏或有组织的场合常不能排队或按顺序等候。

（3）经常打扰或干涉他人（如冲撞别人的交谈或游戏）。

（4）常说话过多不能对社会规则做出恰当的反应。

4.障碍的发生不晚于7岁。

5.弥漫性：应在一种以上的场合符合上述标准。如不注意与多动应在家和学校都有表现，或同时存在于学校和另一种对患儿进行观察的场合（如门诊）。通常，这种跨场合的证据需要一种以上来源的信息，如父母对患儿在教室中行为的报告似乎并不充足。

6.1～3的症状导致具有临床意义的苦恼，或损害其社交、学业或职业功能。

7.不符合广泛发育障碍（F84.-）、躁狂发作（F30.-）、抑郁发作（F32.-）或焦虑障碍（F41.-）的标准。

三、CCDM-3注意缺陷与多动障碍诊断标准

2001年中华医学会出版了《中国精神障碍分类方案与诊断标准》第3版（CCMD-3）。在该版本中，儿童多动症被命名为注意缺陷与多动障碍（ADHD）。该分类诊断系统汲取了ICD-10及DSM-4的优点，又体现了中国的文化传统。在其注意缺陷与多动障碍的具体诊断标准中，症状学标准包含18个条目，这些条目均是根据现场测试中症状出现的频率选定的项目，因此与DSM-4/ICD-10（研究用诊断标准）症状条目略有不同。该诊断标准仍将症状分为注意障碍和多动-冲动两个症状群，但每个症状群只需要符合4个条目。与ICD-10相似，两大主征同时存在方可予以诊断。

CCMD-3注意缺陷与多动障碍诊断标准

80多动障碍（F90）

80.1注意缺陷与多动障碍（ADHD）（F90.0）

是发生于儿童时期（多在3岁左右），与同龄儿童相比，表现为同时有明显注意集中困难、注意持续时间短暂及活动过度或冲动的一组综合征。症状发生在各种场合（如家里、学校和诊室），男童明显多于女童。

【症状标准】

1.注意障碍 至少有下列4项。

（1）学习时容易分心，听见任何外界声音都要去探望。

（2）上课很不专心听讲，常东张西望或发呆。

（3）做作业拖拉，边做边玩，作业又脏又乱，常少做或做错。

（4）不注意细节，或在做作业，或其他活动中常常出现粗心大意的错误。

（5）丢失或特别不爱惜东西（如常把衣服、书本等弄得很脏很乱）。

（6）难以始终遵守指令，完成家庭作业或家务劳动等。

（7）做事难于持久，常常一件事没做完，又去干别的事。

（8）与他说话时，常常心不在焉，似听非听。

（9）在日常活动中常常丢三拉四。

2.多动 至少有下列4项。

（1）需要静坐的场合难于静坐或在座位上扭来扭去。

（2）上课时常做小动作，或玩东西，或与同学讲悄悄话。

（3）话多，好插嘴，别人问话未完就抢着回答。

（4）十分喧闹，不能安静地玩耍。

（5）难以遵守集体活动的秩序和纪律，如游戏时抢着上场，不能等待。

（6）干扰他人的活动。

（7）好与小朋友打逗，易与同学发生纠纷，常不受同伴欢迎。

（8）容易兴奋和冲动，有一些过火的行为。

（9）常在不适当的场合奔跑或登高爬梯，好冒险，易出事故。

【严重标准】

对社会功能（如学业成绩、人际关系等）产生不良影响。

【病程标准】

起病于7岁前（多在3岁左右），符合症状标准和严重标准至少已6个月。

【排除标准】

排除精神发育迟缓、广泛发育障碍、情绪障碍。

第三节 鉴别诊断

儿童多动症的核心症状并不具有特异性，可以见于多种疾病，因此鉴别诊断非常重要。

一、正常活泼儿童

儿童气质特点不同，行为特征也不同。部分正常儿童精力旺盛，活动水平高，会使父母担心存在儿童多动症问题。对于这些儿童，可从以下几方面予以鉴别。

1.尽管这些儿童显得顽皮，活动水平高，但是他们的活动过度常常是在环境允许的场合，在需要安静的场合，他们能够较好地控制自己，保持安静。

2.这些患儿具有良好的注意力，在需要注意集中的情景，他们可以较好地保持注意力，也没有儿童多动症儿童的行为缺乏计划性、组织性的特征。

3.这些儿童具有良好的控制力，没有儿童多动症儿童冲动性的特点。

4.这些儿童具有良好的社会功能，学习成绩和与伙伴交往无明显异常。

二、躯体或神经系统疾病所致的注意障碍和多动

多种躯体疾病和神经系统疾病（视觉和听觉损害、甲亢、甲减、中枢神经系统感染、脑外伤、癫痫等）可以导致患者出现注意障碍和多动，因此，在进行儿童多动症诊断时需要注意除外躯体或神经系统疾病导致的注意障碍和多动，以下几点有助于鉴别。

1.由躯体或神经系统疾病导致的注意障碍和多动的患者，具有躯体或神经系统疾病史，详细的躯体及神经系统检查可发现相应体征，辅助检查结果也支持躯体或神经系统疾病的存在。

2.由躯体或神经系统疾病导致的注意障碍和多动，可能是短暂和一过性的，其发生和发展均与躯体或神经系统疾病相关，其严重程度随躯体或神经系统疾病的严重程度的消长而相应变化。

3.癫痫患儿在间歇期可以表现出明显的多动、注意缺陷，如除外其他原因所致，可以考虑儿童多动症诊断的可能性，同时给予治疗。

三、精神发育迟缓（智力发育障碍）

儿童多动症症状不同程度地影响患儿的学业，导

致患儿学习困难,甚至多门功课不及格,因此需要与精神发育迟缓相鉴别,以下要点有助于鉴别。

1.精神发育迟缓儿童有明显的语言、运动发育迟缓史,说话、走路均晚于正常儿童,而儿童多动症儿童发育迟缓不明显。

2.精神发育迟缓患儿智力测验智商小于70,而儿童多动症儿童一般没有智力发育迟缓。少数儿童多动症患儿智力测验智商小于70,应注意分析儿童多动症症状是否对智力测查结果产生负面影响,此时建议予以儿童多动症治疗药物,待药物起效后复测智商,以确定患儿是否存在精神发育迟缓。

3.尽管儿童多动症患儿社会功能受损,但精神发育迟缓患儿具有更加突出的社会适应困难,社会适应行为量表适应商低于70分,这也是精神发育迟缓诊断的必备条件。

4.精神发育迟缓可以共患儿童多动症。当患儿的注意障碍和多动明显重于同年龄、同性别、同智商水平的儿童时,应该同时予以诊断。

四、孤独症谱系障碍

部分孤独症谱系障碍(ASD)患儿表现出注意障碍和多动,并符合儿童多动症诊断标准。按照DSM-4和ICD-10诊断标准,不可对ASD患儿做出儿童多动症诊断,但DSM-5可以将两种疾病同时诊断。因此,在临床工作中应注意两种疾病的共患,对于共患两种疾病的患儿,做出两种疾病的诊断。

1.ASD临床表现与儿童多动症不同。ASD以社会交往障碍、语言交流障碍和兴趣、活动内容的局限、刻板与重复为主要临床表现,而儿童多动症以注意障碍、活动过度和冲动为主要临床特征。抓住两种疾病的核心症状,有助于该两种疾病的鉴别。

2.智力水平较高的孤独谱系障碍儿童常常伴有注意障碍和多动,但因其社会交往损害相对较轻,不易引人关注,因此易被误诊为单纯的儿童多动症。此时全面了解儿童的生长发育史,详细观察儿童的交往交流情况及兴趣行为,有助于发现患儿存在的ASD症状,正确做出诊断。

3.在高功能ASD和儿童多动症的鉴别过程中,如果存在困难,可以通过老师更多地了解患儿在学校的症状表现,包括ASD和儿童多动症症状表现。必要时,可以进行孤独症诊断观察量表(ADOS)等评定,以协助诊断。

4.如果患儿同时符合ASD和儿童多动症诊断标准,按照DSM-5,可以同时做出诊断。

五、特定学习障碍

特定学习障碍是神经发育障碍中的一类疾病,以阅读、计算或书写障碍为主要临床表现,其发生与神经发育异常相关,是大脑发育过程中的生物学异常导致认知加工过程异常而产生的结果。患有特定学习障碍的儿童,由于学习困难可能导致继发性注意问题和坐立不安。因此,需与儿童多动症相鉴别,鉴别要点如下。

1.起病年龄不同。特定学习障碍儿童起病年龄常在小学入学后1～2年,而儿童多动症儿童起病于幼儿期或学龄前期,上学后症状更加突出。

2.症状发生顺序不同。儿童多动症患儿往往是先有过度活动,之后出现注意不集中,最后出现学习困难;而特定学习障碍儿童是先有学习困难,继之出现注意力和行为异常。

3.特定学习障碍也可以与儿童多动症共病,此时两种疾病应同时予以诊断。

4.当儿童多动症注意缺陷为主型共患特定学习障碍时,由于多动不明显,注意缺陷易于被忽视,导致鉴别诊断的困难。此时给予儿童多动症药物治疗,可能有助于鉴别。

六、抽动障碍

抽动障碍不同于儿童多动症,但是两种疾病易于共患,主要鉴别要点如下。

1.儿童多动症以注意障碍、活动过度和冲动为主要临床表现,而抽动障碍是以不自主的突发、快速、重复、非节律性单一或多部位肌肉运动和(或)发声抽动为特点的一种运动障碍。由于身体的抽动和不自主的发声,有时被误认为是多动,由于频繁抽动,会导致注意力难以集中,影响学业。

2.抽动障碍的症状具有不自主性,患儿想控制症状,但无法长时间控制,而儿童多动症患儿的症状也具有难以自控的特点,但相比较抽动障碍,可以在一段时间内控制自己的行为。

3.儿童多动症和抽动障碍易于共患。抽动障碍患者中约50%患者共患儿童多动症,此时两种疾病均应给予诊断。当两种疾病共患时,儿童多动症症状往往在幼儿期或学龄前期开始出现,抽动症状往往在学龄后开始出现。部分患儿还有在12岁左右共患强迫障碍。

七、对立违抗障碍和品行障碍

对立违抗障碍和品行障碍的临床特征与儿童多动症不同,单纯的对立违抗障碍和品行障碍没有注意缺陷、过度活动的表现，但是对立违抗障碍和品行障碍患儿可能出现一些类似儿童多动症的行为，如不听讲、不完成作业、扰乱他人等，此时需要与儿童多动症进行鉴别。具体鉴别时要从动机和病史等方面予以鉴别。

1.儿童多动症患儿出现上述行为主要原因是自控能力差，他们往往希望控制自己的行为，但难以做到；而对立违抗障碍和品行障碍患儿出现上述行为往往缘于对抗权威或有意为之，患儿往往没有控制上述行为的愿望。

2.儿童多动症患儿自幼儿期或学龄前期即开始出现注意力不集中、过度活动等症状表现，上学后症状表现更加突出；而单纯对立违抗障碍和品行障碍儿童学前和小学低年级阶段注意力不集中、过度活动表现并不明显。

3.对立违抗障碍和品行障碍患儿会具有其相应的特征性临床表现。

4.临床工作中，许多对立违抗障碍和品行障碍儿童在儿童早期患有儿童多动症，随着病情的发展和社会心理因素影响而发展为对立违抗障碍和（或）品行障碍，此时可以诊断为共患病，对立违抗障碍和（或）品行障碍和儿童多动症均需要做出诊断。

八、情绪障碍

儿童焦虑时常出现一些与儿童多动症相似的症状，如坐立不安、注意力不集中、易激惹、睡眠问题等，因此两种障碍需要鉴别，鉴别要点如下。

1.从病程角度分析，焦虑障碍有明显的起病过程，患儿常在一定的心理因素之下开始出现坐立不安、注意力不集中、易激惹、睡眠问题等，之前表现无明显异常；而儿童多动症患儿自幼儿期和学龄前期即开始出现注意力不集中、过度活动等症状表现，上学后症状表现更加突出。

2.从症状角度分析，焦虑障碍患儿具有明显的过分担心、紧张焦虑、烦躁不安等主观体验，而儿童多动症患儿并无明显上述内心体验。同时，儿童多动症患儿具有冲动性的行为特点，而焦虑障碍儿童无明显类似表现。

3.儿童多动症和焦虑障碍也可以共同存在，如部分儿童多动症患儿在存在注意缺陷、过度活动的同时，也存在分离焦虑障碍、广泛性焦虑障碍的症状表现，此时两种疾病均应做出诊断。

九、重性抑郁障碍

重性抑郁障碍以反复出现的抑郁发作为主要临床表现。抑郁发作时患儿可能出现注意力不集中、烦躁、易激惹等类似于儿童多动症的症状表现，甚至可能出现冲动攻击等行为，因此两种疾病需要鉴别，以下要点有助鉴别。

1.从起病年龄讲，重性抑郁障碍常起病于12岁以后，而儿童多动症常起病于幼儿期和学龄前期。

2.从病程角度分析，重性抑郁障碍患儿有明确的病程，之前行为表现正常，抑郁发作反复出现，发作间歇期表现正常；而儿童多动症患儿在幼儿期或学龄前期即开始出现注意力不集中、过度活动等症状表现，病情持续存在，上学后症状表现更加突出。

3.从症状角度分析，重性抑郁障碍患儿抑郁发作时有明显的情绪低落、言语减少、兴趣下降、精力缺乏、容易疲劳等主观体验；而儿童多动症儿童无明显上述体验。

4.儿童多动症儿童可以共患重性抑郁障碍，此时两种疾病均要做出诊断。

十、双相障碍

双相障碍以间断或交替出现的躁狂/轻躁狂发作和抑郁发作为主要临床表现。躁狂/轻躁狂发作时表现兴奋、话多、活动多、注意力易转移、易激惹等症状表现，抑郁发作时具有重性抑郁障碍抑郁发作的主要临床表现，因此易于与儿童多动症相混淆，需要仔细予以鉴别。

1.从起病年龄讲，两种疾病起病年龄不同。双相障碍常起病于12岁以后，而儿童多动症常常起病于幼儿期和学龄前期。

2.从病程角度分析，双相障碍为发作性病程，病前表现多良好，病情反复发作，发作间歇期表现良好；而儿童多动症患儿在幼儿期或学龄前期即开始出现注意力不集中、过度活动等症状表现，病情持续存在，上学后症状表现更为突出。

3.从症状角度讲，躁狂/轻躁狂发作时患儿有明显的情感高涨、思维奔逸、自我感觉良好、夸大、精力充沛、睡眠需要减少、性本能增强等症状和主观体验，其多动、冲动、注意力涣散、易激惹比儿童多动症更严重；抑郁发作时患儿有明显的情绪低落、言语减少、兴趣下降、精力缺乏、容易疲劳等主观体验。而儿童多动症儿童无明显上述症状和体验。

4.部分儿童多动症患儿可共患双相障碍，此时两种障碍均应做出诊断。

十一、破坏性心境失调障碍

破坏性心境失调障碍（DMDD）以持续易激惹和

间断发脾气为主要临床表现,需要与儿童多动症相鉴别,两种障碍的鉴别要点如下。

1.儿童多动症以注意障碍、活动过度和冲动为主要临床表现,而DMDD以持续的易激惹和频繁发作的极端的脾气爆发、行为失控为特征。

2.尽管儿童多动症儿童也有易急躁、发脾气情况,但是程度和频度都较DMDD轻。DMDD患儿脾气爆发的程度严重,次数频繁,每周≥3次,存在躯体言语攻击和冲动毁物。

3.儿童多动症患儿不发脾气时情绪较好,而DMDD患儿在脾气爆发的间歇期心境恶劣,易激惹。

4.有研究显示86.3%的DMDD青少年同时罹患儿童多动症。当两种障碍同时存在时,两种障碍均应予以诊断。

十二、儿童精神分裂症

在儿童精神分裂症前驱期,患儿可能出现注意力不集中、情绪不稳定等临床表现,社会功能出现损害;在儿童精神分裂症急性期,患儿可能受幻听等症状的影响,注意力更加不能集中,社会功能受到严重损害。此时都需要注意与儿童多动症相鉴别,鉴别要点如下。

1.起病年龄不同　尽管DSM-5的儿童多动症诊断标准中起病年龄界定为12岁之前,但是儿童多动症的起病年龄一般为幼儿期和学龄前期,而儿童精神分裂症的起病年龄较儿童多动症明显晚,多为青春期前后。

2.症状表现不同　深入询问病史和精神检查,可以发现精神分裂症患儿常常表现被动退缩,孤僻离群,自语自笑,情感淡漠,行为古怪,还常常存在幻觉、妄想及其他怪异思维等,生活功能受损非常严重;而儿童多动症患儿无上述症状表现,社会功能受损也较精神分裂症轻。

3.家族史不同　精神分裂症和儿童多动症均与遗传关系密切。在精神分裂症患儿中,36%～64%存在精神分裂症阳性家族史;在儿童多动症患儿,则主要存在儿童多动症阳性家族史,25%的患儿一级亲属患儿童多动症。

十三、反社会型人格障碍

对于成人多动症患者,需注意与反社会型人格障碍相鉴别。反社会型人格障碍以持续的反社会行为为主要临床表现,还会经常出现违法犯罪行为,这些行为已经远远超出了儿童多动症的范畴,据此可以鉴别。但是反社会型人格障碍患者常常在童年时期有儿童多动症病史,如果童年有儿童多动症史,可以做为共患病做出诊断。

第四节　儿童多动症的治疗

一、儿童多动症的药物治疗

一般来讲,生物-心理-社会医学模式是医师帮助患者的纲领。在治疗的早期,药物治疗显得非常重要,也是心理治疗的基础。在心理治疗时患儿的治疗动机非常重要,患儿没有治疗动机,家长是没有办法帮助他的。当注意缺陷多动障碍患儿的注意力不集中、活动显著增多、冲动行为明显的时候,首先应用药物治疗,使得患儿的症状得到改善,儿童及其家长对于治疗就增强了信心,这个时候再进行心理治疗则会有水到渠成的效果。对于急性发病或者临床症状不明显的患者,家属往往对患者的"疾病诊断"持否认态度,对于他们来说这是最常见的心理防御机制,他们不断到处就医、诊断、找说法,去证明自己家的"患者"是被医师误诊的。改变这类患者家属观点的方法之一就是药物治疗。当他们从药物治疗获得疗效时,他们的观点就会发生变化,对于进一步治疗的依从性就会增加。医师根据从患者处得来的信息,决定药物治疗,能够从药物治疗中得到帮助和获益,是患者和他们的家属的期望,也是对医师的信任的体现。我们通过药物治疗改变了患者对于疾病的看法,解除了对疾病的顾虑,这样就增强了对疾病治疗的信心,增强了患者和医师对于治疗的信心。药物治疗亦有助于家庭和社会功能的改善。所以,药物治疗是目前最基础也是最行之有效的治疗手段。

药物治疗要严格按照药物适应证实施,根据药物的药代动力学特征考虑药物在体内代谢和清除,根据对症状的治疗效果决定治疗时间,维持治疗对于患者的康复和防止复发非常有帮助。药物作用的机制是药物治疗的基础,所有药物作用的机制均在改变患者因为"遗传""先天"的易感素质所致不足的各种神经递质浓度不足/过多,或者通过改变浓度调整其功能。有生物学变化基础的患者,药物治疗的效果就好。

每种药物对注意缺陷多动障碍患儿有特殊的使用适应证,包括共病(如抽动症)、对立违抗障碍和控制障碍、情绪障碍和癫痫发作。药物治疗的选择不仅和疗效有关,而且和报道的副作用的类型和患病率有关。在对患有注意缺陷多动障碍患儿的治疗中,药物治疗的安全性和严重不良反应的缺失是医师选择的重要前提。

用于治疗注意缺陷多动障碍的药物，包括中枢神经系统兴奋药、非中枢神经系统兴奋药及其他药物。

（一）中枢神经兴奋药

中枢神经系统兴奋药物又称精神兴奋药，简称兴奋药，是拟交感神经药物，其结构与内源性儿茶酚胺相似，药物通过提高突触内多巴胺和去甲肾上腺素的利用率而发生作用，其结果是强化注意的过程，增加对强化的敏感性及行为抑制的控制。该类药物能增加大脑活动水平或觉醒水平，能改善活动，解除轻度抑制和疲乏感，使精神振奋，对呼吸中枢有较弱的兴奋作用。

兴奋药临床用于治疗儿童儿童多动症已有70多年的历史，是目前药物治疗的首选。Bradley早在1937年就发现利用硫酸右旋苯丙胺治疗行为障碍儿童，可以减少运动性多动，增强服从性和改善学习成绩，这一发现通常被看作是儿童精神药理学研究的开始。自这些初步研究以后，发表了很多关于兴奋药和儿童儿童多动症的研究。1999年，美国注意缺陷多动障碍儿童综合治疗研究组（MTA）合作出版了划时代的论文，证实了兴奋药尤其是利他林的治疗功效。70多年的研究证明兴奋药是治疗注意缺陷多动障碍的安全高效的药物，是儿童时期最常用的精神疾病处方药，美国门诊儿童儿童多动症患者中枢兴奋药的处方量超过80%。

对现有的研究结果进行系统性分析显示中枢兴奋药在注意缺陷多动障碍的短期及长期治疗中有确定无疑的疗效。这类药不会产生似是而非的作用，即对有或无儿童多动症的人表现出性质相似的效果。大约75%的儿童多动症儿童用兴奋药治疗会显示良好的反应。兴奋药提供了一个对注意迟钝和多动，注意缺陷多动障碍核心症状的快速有效的治疗。

在双盲、安慰剂对照研究发现，在提高注意广度、减少活动过度和冲动方面，兴奋药显著优于安慰剂。随机对照研究证实中枢兴奋药能够改善注意缺陷多动障碍最突出的行为症状。中枢兴奋药改善教室内行为表现在患儿能够安静坐于位子上，坐立不安和手脚乱动减少，不再干扰他人。

有关文献报道显示，兴奋药不仅能改善注意缺陷多动障碍患者的异常行为，也能提高自尊心、认知、社交能力、改善家庭功能，强调在学习和工作时间之外改善注意缺陷多动障碍症状的重要性。改善家庭行为表现在能够安静坐着，集中注意力完成作业，服从

大人指令，使亲子关系改善。中枢兴奋药能广泛改善多种认知能力及在校的学习效率，减少冲动反应，增加操作准确性，改善短期记忆，提高注意力和反应时间、提高计算能力，在游戏时能提高持续注意和解决问题的能力。药物能减少烦躁不安，用药后，儿童发脾气减少，比较听话；有些儿童自己能感觉到愤怒、敌意的情绪减轻；青少年用药后感到内向比较宁静，不再烦躁不安了。情绪冲动性的改善导致行为冲动性降低，儿童攻击、吵闹、违抗等行为显著减轻；还有报道中枢兴奋药可以减轻注意缺陷多动障碍患者伴发的焦虑、抑郁情绪。应用中枢兴奋药药物治疗后，注意缺陷多动障碍患儿人际交往中的对抗性改善，和父母、老师、同学间激烈冲突的程度减轻，社交质量提高。一些研究显示使用中枢兴奋药治疗能帮助减少发生在青春期的其他共病，包括吸烟和物质滥用。

兴奋药制剂从速效到中效、长效，从混旋到右旋，品种齐全，价格高低不一，可满足不同家庭和患儿的用药需求。速效药作用时间短，口服后临床改善持续3～5h，缓释药作用时间可以长达12h。

哌甲酯和安非他命的形式有短效、中效和延长释放型。短效制剂在15～30min起效，达峰时间是1～2h，持续时间是3～6h；中效制剂释放较慢，达峰时间在4～5h，持续时间在7～8h；延长释放的制剂有双相性的释放，达峰时间在1～2h和5～8h，持续时间达12h。哌甲酯皮贴起效较慢，稳定释放，持续时间9～10h，皮贴移除后还能延长作用时间1～2h。

有研究显示，对兴奋药的耐药性是罕见的，一旦发生时，在1～2年会逐渐地发展。如果耐药性产生了，建议试用另一种兴奋药，因为兴奋药中不存在完全交叉耐药性。有一种意见认为，兴奋药的功效一般随着年龄的增加而减低。对哌甲酯的反应与剂量有关，特别是对需要注意力的任务。

有些父母认为，药物在帮助集中注意力和控制冲动的同时可能也减少了儿童的创造力和想法的灵活性。Funk等的研究发现哌甲酯对注意缺陷多动障碍患儿的创造性思维没有不利影响，冲动的控制与创造力没有关系。而且，Douglas等研究发现思维的灵活性和信息的处理速度和精确性在使用速效、单一的哌甲酯0.3mg和0.6mg得到改善。

最常见的不良反应已受到最近研究的关注，包括胃痛、头痛、食欲缺乏、焦虑和悲伤等，在较高剂量的哌甲酯中的频率和严重性增加。食欲缺乏和入睡困难是最常见的不良反应，但是在餐后服用，这样不容易忘记服药，也可以减轻腹痛、恶心的不良反应，由于已经吃了食物，可以减少厌食所致的食物摄入不足。只有

11%的儿童坚持服药，主要是由于在学校午餐时候服药的不方便。那些缓慢释放或者长效的药物在治疗中是容易被接受的。

一些研究显示根据人口统计学及临床特征很难预测哪些儿童多动症患儿会有不良反应。很罕见但已经证实了使用中枢兴奋药而发生严重心血管不良反应，但是对血压、心率和运动参数的常见影响在临床上没有显著意义。同样，没有来自使用中枢兴奋药而致细胞遗传不良反应的报道，而自身有心血管异常者有罕见的、潜在的增加心血管事件的危险。最近的一篇综述显示使用中枢兴奋药治疗的儿童，其期望身高和体重有适当的减少。这些影响与药物剂量有关，且随着时间能减弱。

目前广泛用于临床的中枢兴奋药主要是哌甲酯和安非他命两种药物。匹莫林（又称苯异妥英）偶见严重的肝损害，美国食品药品管理局经过综合评价，因其总体肝毒性风险大于效益而决定停止该品种在美国上市和销售。莫达非尼作为新型中枢兴奋药用于儿童多动症的治疗，具有疗效肯定、副作用小、无成瘾性等特点，是潜在的儿童多动症的治疗新药。哌甲酯和右苯丙胺疗效相似，而右苯丙胺副作用更多见。

1.盐酸哌甲酯　盐酸哌甲酯于1944年首次合成成功，1954年确定为中枢兴奋药被使用于临床。它是目前处方量最大、研究最多的用于治疗儿童多动症的药物，为儿童多动症的首选治疗药。

盐酸哌甲酯结构与苯丙胺相似，右旋异构体比左旋异构体更具有药理活性，其中枢振奋作用较温和、拟交感作用弱，使用该药物后起效迅速。一些研究显示，哌甲酯（利他林）有提高学业成绩和社会适应的作用。哌甲酯不仅使注意缺陷、多动、冲动等核心症状得到改善，而且还可以改善认知功能，提高警觉水平、反应速度、短时记忆、语言学习及各种协调功能，帮助患儿提高学习技能和成绩、过度活跃行为、自尊，学习和社会家庭功能得到改善。哌甲酯还能增加注意缺陷多动障碍患儿抗干扰能力，从而增强患儿的计划性、精确性和坚持性。

研究显示哌甲酯的缓释药（专注达）能全天持续减少儿童多动症症状，一天一次服药的便利使得治疗的依从性增加。右旋哌甲酯缓释药及经皮的哌甲酯也有这样的便利。右旋哌甲酯胶囊可以打开并混在食物中且是最早起效的长效制剂。经皮的哌甲酯为非口服制剂，短期研究发现全天都有改善家庭生活质量的效果，经仔细观察，对睡眠的作用较小，药物贴在臀部的吸收效果较贴在肩胛下区域更好。

用药剂量可根据患儿体重计算，与年龄无关。一般青春期前患儿的用量调整为$0.3\sim0.8mg/(kg\cdot d)$，成人的最大用量为$1mg/(kg\cdot d)$，青春期患儿的用药量介于两者之间，一般从小剂量开始，逐渐加量。有研究显示在哌甲酯的3周治疗中，神经心理测试显示智力、视觉记忆和眼手协调性得到改善。

根据Sprague和Sleator等的研究发现认知性能和学习能力在较低剂量（0.3mg/kg）时得到改善，但是在较高剂量（1.0mg/kg）时可能损害学习能力但是能改善社交行为。Tannock等随后的研究发现哌甲酯对学习表现的有效作用不随着剂量改变，但是行为的改善不会因为剂量较大而延长。早上口服较小的剂量（0.3mg/kg），可使学业和行为都有改善，但是效果不会持续到下午。早上较高的剂量（1.0mg/kg）可以使行为得到持久的改善，但是学业的改善在下午已经消失。哌甲酯一天通常使用2次或3次，早饭以后，在学校午休的时候，如果有需要的话，在下午3～4时的时候；起始剂量通常是5mg，与患儿的年龄或体重有关，对剂量的反应不随着体重而改变。

20余年的长期研究表明，该药安全有效，副作用小。常见的不良反应有食欲缺乏、失眠、恶心、呕吐、头痛等，多为一过性或可逆性，与剂量有关，停药后即可消失，长期服用会产生耐药，但不会出现药物依赖现象，停药后不会出现戒断症状。有研究表明，儿童及青少年的儿童多动症患者长期服用，出现生长抑制问题，表现为身高增长的减慢，而且疗程越长，身高增长减慢越明显，其中身高增长减速以第1年最显著。应用该类药物治疗期间，应监控生长情况。

（1）速效哌甲酯

①哌甲酯利他林：是一种快速释放、短效形式的哌甲酯，作用迅速，口服后约20min即可被吸收，达到血浆峰浓度在1～2h，持续时间3～4h，相对较短，在白天不得不每3.5～4小时服用来维持它的效果，副作用的时间也比较短。哌甲酯在需要的时候服用，如上课的时候，而在周末或假期里可以跳过治疗。哌甲酯是片剂，一定要吞咽而不是咀嚼，这对一些较年幼的儿童来说是一个问题。已经证明由于药物的快速排泄而使得过度活跃和易激惹加重的反跳效果可能在从学校回家的路上造成麻烦。但是反跳作用是能够预防的，可以在下午3时的时候再口服额外的小剂量的哌甲酯（2.5mg）或者采用长期释放的药物形式来替代。

②盐酸右旋哌甲酯（focalin）：右旋哌甲酯只包含有活性的D-异构体，但是哌甲酯，DL-哌甲酯是包含有活性和无活性L-异构体的混合物。由于盐酸右旋

哌甲酯包含较高有临床活性的异构体的浓度，它只需要临床哌甲酯剂量的一半。和其他快速释放的制剂一样，盐酸右旋哌甲酯的起始作用发生得很快，血浆浓度达峰在1～2h，作用持续时间有3～6h，至少4h需要补充每天的剂量。盐酸右旋哌甲酯的副作用与哌甲酯的相似。

（2）中效哌甲酯

①*DL*-哌甲酯：*DL*-哌甲酯（ritalin SR20）为持续释放的制剂，作用时间较长，有7～8h，但是吸收情况是可变的，有时是不稳定的，与个人有关。咀嚼片比吞咽片的血药浓度快而且高。研究发现，持续释放的制剂起效作用被延缓，效果不如标准片剂，特别是在服药后第1或第2个小时。这可以在使用常规片剂存有行为反跳的，或者不能/不愿在学校服药的儿童中试用。我国尚无此制剂。

②哌甲酯缓释药（methylin ER和metadate ER）：哌甲酯缓释药的吸收特性曲线与*DL*-哌甲酯的相似。这三个都是中效作用形式的哌甲酯，达峰时间在4～5h，持续时间在7～8h，因疗效较哌甲酯的速效药弱而未在临床中使用。我国尚无此制剂。

（3）长效哌甲酯：长效制剂的持续时间可以从7～8h到10～12h，有两个达峰时间，但是事实上存在个体差异性。长效制剂对有回家作业的青少年来说是比短效制剂更适用，一天口服一次，对较年幼的孩子来说也更适合。按照上午和下午的学习计划，该制剂比较理想。

长效制剂因疗效好和副作用小，用剂量小，作用时间相对延长等特点而受到临床重视。

①哌甲酯渗透泵缓释剂：口服渗透泵给药系统（OROS）技术是1973年由Higuchi设计并获得专利，至今已经有30多年的历史。OROS的核心特点就在于它能够通过渗透压的作用，推动药物的释放。

最初的"初级"渗透泵（elementary' osmotic pump）形式就是简单地将药物和渗透性物质结合，形成药物核，口服后，胃肠道水分通过半透膜进入药核，使药物和渗透性物质同时溶解，由于渗透性物质组成了相对高渗的溶液，向胃肠道持续"索取"水分，使药核不断扩张，推动药物从用激光打孔的释放孔中释放，释药过程符合由F.Theeuwe提出的释药公式：（dm／dt）＝（KA／h）×πsSd。K为膜对水的渗透系数，A和h为膜的面积和厚度，πs为内部渗透压，S为药物的溶解度，当制剂系统内部药物溶液呈饱和状态时，药物的溶解度也为常数，由此推测OROS制剂的释药速度恒定。同时，由于药物的释放动力来自于渗透压，水分是影响药物释放的唯一因素，也就是说，如食

物、胃肠道蠕动、胃肠道pH等因素，对药物的释放基本不产生影响，研究证实酮洛芬渗透泵型控释片的体外累积释放率就与犬体内的吸收分数相关性较好，不少研究也证实了OROS制剂的体内释放过程可以通过体外释放过程来预测。

但是初级渗透泵仅适用于水溶性药物，为了能将这种技术应用于非水溶性药物，研究者设计了"双层渗透推-拉片剂"（two-layer osmotic push-pull tablet），这种设计包含了药物核和推进层两部分，药物核与初级渗透泵相仿。由于水分同时进入推进层，推动层内物质同样具有渗透活性，吸水后推动层扩张推动药物层，形成额外的动力，使非水溶性药物也能以目标速度释放。

这两种形式的设计使药物能以稳定的速度和释放量在体内释放药物，但是在临床上，还遇到了不同的问题。钙离子拮抗药是作用于心血管系统的药物，具有扩张血管、降低血压的作用。人体在夜间的血压最低，醒觉后4h的血压升高最快，此时心血管意外往往更容易发生。如果血液药物浓度能根据不同的时间"自行调节"，对减少心血管意外的发生率具有更重要的意义。在这样的背景下，OROS将多个含有不同药物浓度的药物核与推进层相结合制成了纵向压缩片剂（advanced longitudinally compressed tablet, LCT），由于每个药物核中的渗透物质的性质和浓度不同，每个药物核中的药物释放后的血液也浓度不同，由于每个药物核释放需要的时间可以预知，因此药物在体内任一时间点的浓度可以预知。渗透泵制剂的维拉帕米（钙离子拮抗药）将药效作用时间调定在服药后12h发挥。患者在前一天晚上睡前服药，渗透泵控制夜间的血药浓度在较低范围内，而次日清晨通过释放含药浓度更高的药核，增加释放量，达到有力控制血压的目的，临床试验也证实了这种维拉帕米的疗效高于短效制剂。

应该说OROS药物不是简单地替换多次服用速释药物。临床应用中，OROS体现出了不少优势。逐渐升高和持续平稳的血药浓度与常规的速释剂用量相比，减少了药物的需要量；释放后血药浓度稳定，避免了药物峰值时的不良反应和药物低谷时的治疗效果不佳；药物释放过程具有可预知性和可控制性，满足了一些药物需要在特定时间内释放的要求；每日一次的服药形式有效地提高了患者的依从性。综合以上各种优势，目前已经有很多药物使用了渗透泵的形式，如口服降糖药物、解痉药物等，这些药物在临床使用上都得到了好评。

②哌甲酯控释片：哌甲酯控释片外观呈椭圆形，有

哌甲酯衣层、半透膜和药物三层，药物层分别由哌甲酯1层和哌甲酯2层及推动层组成。当药粒进入体内环境后，哌甲酯外衣开始崩解起效，同时水分子经半透膜进入药核，推动层逐渐膨胀，体积增大，将1层和2层药核逐渐释放。起效时间为服药后1～2h，7～9h达峰，有效浓度持续10～12h。

③哌甲酯控释片（OROS-MPH）的药物释放特点：OROS-MPH理论上具有平稳释放，从而产生持续稳定的药物浓度的作用。

药物血浆浓度曲线下面积（AUC）是评价药物释放量的指标，有研究者比较了（retalin LA）哌甲酯长效制剂20mg、OROS-MPH 18mg、OROS-MPH 36mg和安慰剂在服药后4h的药物血浆浓度曲线下面积（AUC），此时，retalin LA显著高于OROS-MPH的两种剂量。而在服药后8h，retalin LA的AUC与两种剂量的OROS-MPH无显著差别，retalin LA是哌甲酯的长效制剂，同样克服了多次服药的尴尬，但并不具备持续稳定释药的特点，因此认为OROS-MPH相对于retalin LA的释放更为平稳。Sonuga-BarkeEJ（2004）在澳大利亚进行的一项研究也认为，在用药后4h内，ritalin LA比OROS-MPH控制儿童多动症的症状更佳。有研究对比了metadateCD、OROS-MPH和安慰剂，结果提示，相当剂量下，metadateCD服药后1.5～4.5h控制症状更佳，而OROS-MPH在服药后12h控制症状的效果更佳。

④OROS-MPH的疗效评价：OROS-MPH并不是简单地替换短效制剂，由于其稳定的药物浓度，与简单的多次使用短效制剂相比，避免了药物浓度低谷的出现，因而更具有治疗优势，国外已经有了一定的相关疗效的研究评价。

Margaret Steele（2006）在一项OROS-MPH和IR-MPH的比较研究中，使用了目前较为公认的IOWA Conners量表作为疗效指标，结果发现OROS-MPH组在包括完全缓解率在内的多种临床结果测量指标均显著优于每日3次服用的IR-MPH。患有多动症的青少年发生遭遇车祸的概率比一般青少年高2～4倍。而近来用OROS-MPH与每日服用3次哌甲酯速释药的比较认为服用OROS-MPH的表现要比服用IR-MPH好。但是也有研究得到了不同的结论：通过多中心的随机双盲试验，研究者比较了安慰剂、每日3次服用的短效哌甲酯和OROS-MPH，并使用家长和教师IOWA Conners量表，疗效评价显示每日3次IR-MPH和OROS-MPH对儿童多动症的核心症状的改善两者之间无明显区别。

OROS-MPH在国外的使用中，疗效评价并不一致。而国内王玉凤等（2005）采用了OROS-MPH和安慰剂自身双盲对照的的方法，证明了OROS-MPH疗效优于安慰剂，且安全可靠。但还没有OROS-MPH和IR-MPH的比较研究或其他疗效研究。江文庆等（2007）比较了哌甲酯缓释药与哌甲酯治疗儿童儿童多动症的疗效和安全性。将儿童多动症患儿，按照患者意愿分别使用哌甲酯缓释药与哌甲酯治疗，随访2周、4周观察疗效（Conners量表和DSM-4诊断标准）和安全性（血压、心律、主观不适等）。治疗2周后，哌甲酯缓释药组Conners量表学习问题、多动指数两个指标与治疗前有显著改善（P＜0.01），治疗4周后，两组在品行因子、学习问题因子、冲动-多动因子和多动指数上都显著好转（P＜0.05）；治疗4周后，两种药物均在注意缺陷分量表的得分显著好转（P＜0.05），服用哌甲酯缓释药和哌甲酯组不良反应发生率没有显著差异（P＞0.05），结论是哌甲酯缓释药疗效确切，使用安全。

2.硫酸苯丙胺　临床常用其硫酸盐，对中枢的兴奋作用较强，能快速分布到机体组织，并穿透血脑屏障。剂型有短效的片剂或者配剂，与哌甲酯相比持续时间轻度增长且起效时间较延迟。硫酸苯丙胺在体内达峰时间为2h，清除半衰期儿童为6～8h，成人为10～12h。硫酸苯丙胺主要经肝代谢，并以原型从肾排泄，随着尿液的pH不同而异，碱性尿液为2%～3%，在酸性尿液中可达80%。临床使用没多久，苯丙胺即被adderall代替，这是一种苯丙胺的混合剂，优于单一的硫酸右苯丙胺。vyvanse，新的苯丙胺制剂，目前已经在美国和欧洲国家得到广泛使用，起效时间比硫酸右苯丙胺慢，达峰时间2.5h，维持时间可达12h。

常见不良反应为睡眠差、食欲缺乏、体重减轻、抑郁、精神病性症状（罕见，非常大剂量时出现）心率和血压升高（轻度）等，这些症状大部分在用药几周后消失，心血管改变可能会持续存在。患有精神病的儿童其行为症状和思维障碍，长期应用可能会减缓生长速度，引起撤药效应及症状反跳。

3.咖啡因　咖啡因（caffeine）可以治疗儿童多动症而被列入了兴奋药，因为疗效不确切且没有严格的循证研究支持，所以使用受到限制。

兴奋药常见的副作用通常是轻的和暂时的，常发生在用药的早期，通常与剂量、次数有明显的关系，高剂量产生更多不良反应，并且随着应用时间而逐渐适应。哌甲酯及其衍生的药物使用已经有40多年，没有发现危及生命的不良反应。严重的不良反应如心血管异常少见，减少剂量或停药即消失。严重的运动障碍、强迫思维和精神病性症状非常罕见，停用药物后会在24h之内消失。

（二）非中枢神经兴奋药物

20%～25%的注意缺陷多动障碍患儿未能对兴奋药有反应、有副作用或者有使用禁忌证。一些孩子对中枢兴奋药没有反应或者因为不良反应而不能耐受中枢兴奋药（如食欲缺乏）。除了中枢兴奋药，一些非中枢兴奋药被证实对治疗儿童多动症有一定的疗效，当兴奋药治疗失败时，可采用的替代治疗的药物有非兴奋药，因此，一些非中枢兴奋药也用于儿童儿童多动症的治疗。被美国食品药品监督管理局认可的用于治疗儿童多动症的药物包括选择性去甲肾上腺素再摄取抑制药、托莫西汀、长效的胍法辛和长效的可乐定。美国食品药品监督管理局已批准可乐定和胍法辛可与中枢兴奋药合用。抗抑郁药（三环抗抑郁药、丙米嗪和地昔帕明）作为对注意缺陷多动障碍患儿的二线用药。

1.托莫西汀

（1）基本药物特点：托莫西汀（atomoxetine），商品名择思达（Strattera）。托莫西汀是一种高度选择性去甲肾上腺素再摄取抑制药（SNRI），是一种右旋异构体。治疗机制主要与选择性阻断突触前膜胺泵对去甲肾上腺素的再摄取作用，从而增加突触间隙去甲肾上腺素的数量，增加突触后神经元去甲肾上腺素的传递，同时提高前额叶皮质的多巴胺（DA）水平，它不会增加伏隔核部位的DA活动而不会导致滥用或成瘾现象，同时不增加纹状体部位的DA活动而不会诱导抽动症状或增加运动障碍。同时，它可以间接地增加前额叶皮质的DA活动有可能改善患者的认知功能，它对其他神经递质受体没有显著结合或功能活性。

（2）吸收和代谢：托莫西汀口服给药后吸收迅速，可与或不与食物同服。服药后1～2h可达到峰值血药浓度。体内药物经过肝微粒体细胞色素酶P4502D6酶（CYP2D6）代谢，主要生成两种代谢产物：4-羟基托莫西汀和N-去甲托莫西汀。4-羟基托莫西汀的药理活性与原药相似，血药浓度约为原药的1%；N-去甲托莫西汀则无活性。多数人的CYP2D6为正常代谢型，患者以正常速度代谢，平均血浆清除率（K）为5.83ml/min，清除半衰期（$t_{1/2}$）为5.2h。只有5%～10%的北美和1.7%的中国人表现为慢代谢型，清除半衰期（$t_{1/2}$）为21.6h，可以出现较正常代谢型高出2～3倍的峰浓度，多剂量用药可能会造成慢代谢型患者体内药物积蓄。

托莫西汀口服给药后，80%以上的药物以葡萄糖

苷的形式经肾随尿液排泄，17%的药物经消化道随粪便排泄，3%以原型药物排出体外。

（3）药物相互作用：托莫西汀几乎不抑制CYP2D6或其他细胞色素P450酶通路，但由于需经过CYP2D6酶通路代谢，所以与CYP2D6酶抑制药，如帕罗西汀、氟西汀、奎尼丁等合用时，可增加盐酸托莫西汀的血药浓度；与沙丁胺醇合用，可使心率加快、血压升高。

（4）临床应用

①注意缺陷多动障碍：托莫西汀是第一个被美国食品药品监督管理局（FDA）批准用于治疗注意缺陷多动障碍（ADHD）的非中枢兴奋性药物，可用于治疗6岁以上儿童、青少年及成人的注意缺陷多动障碍。美国和加拿大儿童和青少年精神病学会将托莫西汀推荐为治疗儿童多动症一线用药，我国儿童多动症防治指南中将其作为治疗儿童多动症的主要推荐用药。

国外多项研究表明，托莫西汀能够安全有效地治疗儿童多动症。该药不仅可以快速有效地减轻症状，而且能够提高个体及他们整个家庭的生活质量。托莫西汀能通过一天单次或两次给药24h有效控制靶症状，而且能够提高儿童及整个家庭的生活质量，提高儿童的自尊。在一项多中心的随机双盲对照研究中，将儿童多动症患儿随机分为托莫西汀组和哌甲酯组，托莫西汀组（$n=166$）平均剂量为0.8～1.8mg/kg，单次给药，哌甲酯组（$n=164$）平均剂量为0.2～0.6mg/kg，一天两次给药，8周为1个疗程，结果两组的疗效差异无显著性（$P<0.05$）。在多项研究中都通过家长评估显示托莫西汀在治疗儿童多动症的有效性，同样，在教师评估中也显示托莫西汀可有效治疗儿童多动症。如在一项随机双盲对照研究中，将153例8～12岁的儿童多动症患儿分为两组，即托莫西汀组和安慰剂组，单次给药治疗7周，并用儿童多动症评估量表教师版（儿童多动症DRS-IV-Teacher: Inv）对其学校表现进行评估，结果发现单次给药可有效改善患儿的儿童多动症症状。

对于体重小于70kg的儿童及青少年患者，每日初始总量约为0.5mg/kg，服用至少3d后增加至目标剂量，每日总量1.2mg/kg，可每日早晨单次服用或早晨和傍晚平均分为2次服用，每日最大剂量不可超过1.4mg/kg或100mg，应选择其中一个较小的剂量。对于体重大于70mg/kg的儿童、青少年及成人患者，每日初始总量可为40mg，服用至少3d后增加至目标剂量，每日总量80mg，可每日早晨单次服用或早晨和傍晚平均分为2次服用。再继续服用2～4周，如仍未达到最佳疗效，每日总量最大可增加到100mg。每日最大剂量不可超过

100mg。该药停药时不必逐渐减量。中、重度肝功能不全者及CYP2D6代谢酶缺乏者应酌情减量。

②儿童多动症共病焦虑障碍：儿童多动症与焦虑的共病率约为25%。Geller等（2007）用双盲、随机、安慰剂对照设计的研究将儿童多动症共病焦虑障碍的176例患者分为托莫西汀组（87例）和安慰剂组（89例），治疗进行12周后托莫西汀较安慰剂明显减轻儿童多动症症状和焦虑症状，显示托莫西汀对两组患儿症状都有效果。

研究发现，25%～35%的患有儿童多动症的患儿共病焦虑障碍。托莫西汀不但可有效减少儿童多动症的核心症状，还能明显减轻患儿的焦虑症状。在一项为期12周的研究中，随机将176例符合DSM-4儿童多动症和广泛性焦虑诊断标准的8～17岁患儿分为托莫西汀组和安慰剂组，共113例患儿完成研究，结果表明托莫西汀组较安慰剂组在儿童多动症评估量表-家长版（儿童多动症RS-Ⅳ-PI）总分显著改善（$P<0.001$）和儿童焦虑评估量表（PARS）总分明显改善（$P<0.011$）。

儿童多动症与抑郁障碍的共病率为6%～38%，Kratochvil等（2005）进行为期8周的双盲随机对照研究，127例共病有抑郁或焦虑儿童多动症患儿同时服用氟西汀和托莫西汀，46例患儿则服用安慰剂和托莫西汀，结果显示两组患儿的儿童多动症、抑郁和焦虑症状较实验前均显著改善（$P<0.01$），提示托莫西汀单一治疗共病抑郁或焦虑的儿童多动症患儿同样有效，由于有安慰剂的存在，并不能确定托莫西汀具有治疗焦虑或抑郁症状的作用，但研究结果显示托莫西汀与氟西汀合用具有良好的耐受性。

③儿童多动症共病对立违抗障碍：对儿童多动症共病对立违抗障碍（ODD）的儿童托莫西汀的用量要适当增加，共病组的儿童多动症儿童有效剂量是每日1.8mg/kg。国外有学者对8～18岁患有儿童多动症的患儿进行为期8周的托莫西汀和安慰剂的随机双盲对照试验，293例患儿中，39%诊断共病ODD。患有ODD共病的患儿使用托莫西汀药物剂量每日1.8mg/kg者的疗效明显优于每日剂量1.2mg/kg的患儿。而对于没有ODD共病的患儿，当剂量增加至1.8mg/kg时并未增加其疗效。

④儿童多动症共病抽动障碍：托莫西汀对共病有抽动障碍或抽动秽语综合征（TS）的儿童多动症患儿不会使抽动症状恶化。为了了解托莫西汀是否会加重儿童多动症共病抽动障碍的患儿的抽动症状，Spencer等做了研究，他们将117例共病TS的儿童多动症患儿随机分为安慰剂组和托莫西汀组（0.5～1.5mg/

（kg·d），进行为期18周的研究发现，托莫西汀可有效减少儿童多动症症状，而且治疗还有效减少3项抽动指标中的两项指标。

⑤儿童多动症共病孤独症谱系障碍：孤独症谱系障碍（autism spectrum disorders, ASD）包括孤独症、Asperger综合征和未特定的广泛性发育障碍，其发生率占一般儿童的0.5%。儿童多动症症状在孤独症谱系障碍中常见。Arnold对16例5～15岁具有儿童多动症症状的ASD患儿进行为期6周的托莫西汀治疗，发现托莫西汀能够安全有效地改善患儿的多动症状。

⑥儿童多动症共病癫痫：Richer等（2002）的研究显示，在347例儿童多动症患儿中脑电图出现异常的概率为6.1%，显著高于正常人群的3.5%。Hesdorffer等（2004）的病例对照研究显示，儿童多动症患儿发生的癫痫较正常人群高2.5倍。Dunn等（2003）对175例癫痫患儿的调查发现，其中24%符合儿童多动症注意缺陷型的诊断，11%符合混合型的诊断，2%符合多动-冲动型的诊断。Wernicke等（2007）的研究显示，使用托莫西汀在控制儿童多动症症状的同时并不会增加发生癫痫的风险，可以用于治疗共病癫痫的儿童多动症患儿。

（5）不良反应和禁忌证：临床研究表明，常规剂量托莫西汀治疗安全性和耐受性较好，而且不会导致滥用。

Donnelly等通过对714例患有儿童多动症的儿童青少年进行为期3年以上的托莫西汀随访研究中，73.8%患儿年龄低于12岁，所有患者使用托莫西汀日平均剂量为1.35mg/kg，研究发现托莫西汀具有较高的安全性和耐受性，在这些患者中，仅有低于6%的患儿表现攻击性/敌意行为，低于1.6%的患儿存在消极观念/行为。在生长率、生命体征或心电图表现方面未见具有临床意义的影响，≤2%的患儿可能存在肝功能方面的改变，由此可见，托莫西汀具有较好的安全性与耐受性。研究还发现，不管是儿童、青少年还是成人患者，治疗过程中突然停药不会引起症状反跳，急性停药副作用也很少，因此，当需要停用托莫西汀时可以直接停用而无须逐步减量。

临床上比较常见的不良反应是胃肠道反应，如便秘、口干、恶心、腹痛，食欲缺乏，早期可见体重下降，但随后体重上升为正常范围。还可见头晕，血压和心率的小波动等，以及失眠、嗜睡和易激惹等。黄疸患者或实验室检查显示肝损伤的患者应停用本品。一项研究表明，儿童与青少年患者对托莫西汀的疗效及耐受性无明显差异。该研究对6～11岁（托莫西汀组510例，安慰剂组341例）和12～17岁（托莫西汀组107

例，安慰剂组69例）的儿童多动症患儿进行分析，发现儿童组和青少年组在不良事件发生率、生命体征、体重、身高、实验室数据或心电图表现无显著差距，但儿童组中托莫西汀组较安慰剂组有较高的嗜睡和头痛发生率。

除儿童和青少年患者表现出的不良反应外，成人患者还可出现勃起功能障碍、阳萎、异常性高潮、排尿障碍及经期痉挛等。

美国食品药品监督管理局（FDA）根据12项短期（6～18周）安慰剂对照试验的综合分析结果显示，在2208名儿童多动症患者中，其中1357例患者接受托莫西汀治疗，851名使用安慰剂对照，分析结果显示，接受托莫西汀的患者在头几个月出现自杀企图的风险高于安慰剂组，0.4%的患者出现自杀企图，使用托莫西汀的患者中有一例自杀行为，因此儿童和青少年使用托莫西汀，必须权衡临床需要与自杀企图增加的风险，对于已经开始使用的托莫西汀的患者，应密切观察其疾病的恶化，自杀企图和行为，或行为的异常改变。

因为托莫西汀不会增加伏隔核部位的DA活动，不会引起过度的愉悦和兴奋行为，不会引起成瘾可能。

禁忌证为闭角型青光眼，因为患者出现散瞳症的危险性会因此增加。正在服用或在14d内服用过单胺氧化酶抑制药如苯乙肼、苯环丙胺等，以及对托莫西汀过敏者也禁用该药。

2.α₂肾上腺素受体激动药 α₂肾上腺素受体激动药可乐定和胍法辛长久以来被证明对治疗儿童多动症有辅助作用。近来，每日1次的缓释药胍法辛在短期和长期研究中都被证实有效，镇静是常见的副作用，随着时间会减少。

（1）可乐定：可乐定是一种传统的抗高血压药，通过兴奋脑干突触前膜α₂肾上腺素受体，引起中枢去甲肾上腺素的释放减少，在前额叶可能影响突触后α₂肾上腺素受体。可乐定作为治疗注意缺陷多动障碍的二线用药，最初用于有抽动症或抽动秽语综合征病史或合并症的患者，美国食品药品监督管理局近期证实了可乐定长效药用于单一疗法或者作为中枢兴奋药的一种辅助治疗，但尚未得到FDA的批准用于儿童及青少年中。可乐定已经研究性地用于治疗一些注意缺陷多动障碍和（或）抽动秽语综合征、常规治疗效果不佳的儿童和青少年。可乐定对注意缺陷多动障碍的行为症状和抽动症期望有效，但是注意迟钝和注意分散仍会持续，在共病有对立违抗障碍、愤怒和低挫折容忍力的孩子将获得良好治疗效果。并且有研究发现，可乐定能有效改善患儿的症状，显示出良好的安全性和耐受性。

可乐定在降低冲动与多动的频率、强度和严重性上表现出部分效果；对伴有高觉醒水平、冲动性、爆发性攻击、暴怒发作、运动性活动过度等表现及合并品行障碍的多动儿童治疗效果好，但在改善认知功能上没有作用。可乐定具有镇静作用，能改善注意缺陷多动障碍患儿的入睡困难或兴奋药所引起的失眠；能有效地治疗伴或不伴注意缺陷多动障碍的抽动症，减轻运动抽动或发生抽动的频率和严重程度。因此，困倦和疲劳是最常见的副作用，但是对有睡觉困难的儿童在睡前给药，可乐定的副作用就会变成好处。

可乐定每天的起始剂量很小，开始是1/4或者1/2片（0.025～0.05mg），晚饭后1h或者睡前1h服用。不像哌甲酯能在几小时内发生作用，可乐定对注意缺陷多动障碍患儿的作用可能会延迟几天或几周。可乐定对白天行为的有效影响至少要7d到2周。如果在2周后没有效果，每天的剂量可以在早饭后增加1/2片，使孩子不会昏昏欲睡。在下午增加1/4或者1/2片，在从学校回家的路上是很重要的，但是需要慢慢加量，间期不少于5～7d。5～14岁的孩子能忍受的合适剂量通常是0.1～0.15mg/d，但是有时需要较大的剂量。当使用可乐定治疗时，父母和教师应该关注患者而不是药物的反应。可乐定治疗在周末不应该中止，突然撤退大剂量的药物可能会引起血压升高或者"反跳"，多动、头痛、兴奋或者加重抽动。如果在长时间的假期中治疗停止，停药需要慢慢地，在4～7d减量。

可乐定有长效缓释透皮贴片，与片剂相比具有作用持续时间长的特点，大概3～7d，根据年龄不同选用不同剂量的贴片，每5～7天换1次。但是由于可乐定起效的时间较慢，只有观察1～3个月才能确定有无治疗效果。治疗时间的长短可以根据具体情况决定。

可乐定的常见不良反应是镇静、血压降低、直立性低血压、心动过缓、头晕、眼花等心血管反应，在治疗时须严密监测心电图、血压和脉搏等。若出现不良反应时应减慢加药过程，不良反应严重时则需要减少药量甚至停药。因突然停用可乐定可能会出现去甲肾上腺素反跳的症状，故应缓慢停药。有晕厥、心血管疾病和重症抑郁症病史及一级亲属有早年起病的心血管疾病史不宜用可乐定治疗。因为偶然被报道有严重的心血管有关的不良反应，可乐定和兴奋药的合并使用通常不被建议使用。

（2）胍法辛：胍法辛是作用与副作用和可乐定相似的抗高血压药，2009年9月，美国FDA批准胍法辛缓释片用于治疗6～17岁注意缺陷多动障碍患儿。

胍法辛一般于早晨1次顿服，但不能与高脂肪的食物同服。国外多项研究表明，胍法辛缓释片可有效控制注意缺陷多动障碍症状，对有对立症状的注意缺陷多动障碍患儿疗效显著。

胍法辛治疗的起始剂量为1mg/d，每周增加1mg，最大剂量为4mg/d。维持剂量为0.05～0.08mg/d至0.12mg/d。胍法辛的镇静作用比可乐定的少轻，作用持续时间稍长。

常见不良反应为困倦、镇静、腹痛、头晕、低血压或血压下降、口干、易激惹、恶心、食欲缺乏、便秘。在使用胍法辛治疗前需要详细地对患儿进行全面的身体的检查及了解全面的家族史和个人史，对其心脏方面的症状、血压、心率进行严格检查。为防止血压反跳，不能突然停药，减药速度每3～7日减1mg。胍法辛不能与乙醇、其他含有胍法辛成分的药物合用，有肝和肾损害者需要调整剂量。

目前尚无6岁以下儿童使用胍法辛的安全性和有效性的报道。

（3）抗抑郁药：抗抑郁药在临床上治疗儿童多动症是属于二线治疗药物，可适用于下述情况：①作为治疗儿童多动症的二线药物。当兴奋药治疗效果不好，或由于各种原因不能选择兴奋药时，可选用抗抑郁药物治疗，其中首选三环类抗抑郁药（TCAs），也可以使用其他抗抑郁药物。②作为治疗共病焦虑、抑郁等情绪障碍的儿童多动症患儿的药物。因为兴奋药对这类儿童的治疗效果差，而抗抑郁药正好对儿童多动症症状与情绪障碍症状都有效。③作为治疗合并抽动症状的儿童多动症的药物。更推荐TCAs，有研究显示TCAs对这类患儿的儿童多动症症状有效率达82%，同时也能控制抽动症状。④用于治疗合并品行障碍或攻击性行为的儿童多动症。因为担心这类青少年在使用兴奋药时有发生药物依赖的可能，所以可用抗抑郁药物代替治疗。

①选择性5-羟色胺再摄取抑制药（SSRIs）：一些研究证明SSRIs可有效治疗儿童多动症，但美国国立精神卫生研究所的研究并不支持它们对儿童多动症的核心症状有作用。不过该类药物用于治疗共病情绪障碍的儿童多动症儿童和青少年有肯定效果，常用SSRIs有氟西汀、舍曲林、氟伏沙明和西酞普兰等，国外有报道称帕罗西汀可能导致儿童和青少年出现激惹、烦躁、自杀冲动和自杀行为，现在很少被应用于治疗儿童多动症。他们的治疗剂量相似，基本上都为0.5～1.0mg/（kg·d），每天1次用药。此类药物的特点是不良反应少，但可出现食欲缺乏、恶心、呕吐等消化道反应，个别儿童可能出现兴奋、激越的症状。

②三环类抗抑郁药：三环类抗抑郁药物（TCAs）

对治疗儿童多动症有着肯定效果，有文献认为其效果与兴奋药不相上下，少数甚至认为更好，但总体疗效低于兴奋药。该类药物的治疗症状谱与兴奋药不同，能有效控制儿童多动症的异常行为，但对改善认知功能的作用不如兴奋药，这类药物特别适合于那些伴有焦虑或抑郁等情绪症状的儿童多动症儿童。常用药物包括丙米嗪、地昔帕明、多塞平、阿米替林、去甲替林等，治疗剂量为2～5mg/（kg·d），或者每天50～150mg，分2次服用。开始剂量为12.5～25mg，每4～5天增加12.5～25mg，增加到2～3mg/kg时，观察药物效果和不良反应，有条件的可以做血药浓度检测，根据血药浓度、药物效果及不良反应等情况决定是否继续增加剂量。一般情况下，TCAs要2周以上方始见效。

TCAs的常见不良反应有口干、视物模糊、便秘、心动过速、直立性低血压、心电节律异常等。误服大剂量时会出现意识障碍、抽搐和窦性心动过速等中毒表现，若抢救不及时可致死。因此，使用TCAs时一定要注意药物的安全性问题，用药前后定期检查心电图、血压、脉搏，一次处方量不能太多，要交待家长保管好药物。6岁以内的儿童一般禁用各种抗抑郁药物，有心血管疾病、青光眼、尿潴留、便秘、癫痫等情况者禁用。突然停药则可能出现撤药综合征。

③单胺氧化酶抑制药：单胺氧化酶抑制药（MAOIs）能够有效地治疗儿童多动症。但是由于在进食富含酪胺的食物或与某些药物同时使用时可能导致中毒，所以其应用受到限制。近年开发的可逆性MAIOs吗氯贝胺的副作用较轻，使该类药物治疗儿童多动症成为可能。但迄今为止，使用该类药物治疗儿童多动症儿童和青少年患者的经验还不足。

④选择性去甲肾上腺素（NE）重摄取抑制药：瑞波西汀为选择性NE重摄取抑制药，可有效改善儿童多动症症状，与哌甲酯治疗的疗效相当，并可用于哌甲酯治疗无效或不能耐受的患儿，该药还可显著改善对立症状。一般起效时间在治疗2周后。对27例6～16岁儿童多动症患儿使用瑞波西汀的开放性研究中，既往使用哌甲酯无效的患儿服用瑞波西汀治疗，与另一组使用哌甲酯的患儿进行比较发现，两组均可有效改善儿童多动症症状，且两组差异无显著统计学意义。常见不良反应为困倦，食欲缺乏，便秘，口干，睡眠问题等。

⑤选择性5-羟色胺和去甲肾上腺素再摄取抑制药：文拉法辛可安全有效改善儿童多动症症状。在一项为期6周的开放性研究中，共入组13例，平均年龄（9.9±2.5）岁，无抑郁共病。剂量从初始剂量18.75mg/d逐渐滴定至56.25mg/d。文拉法辛平均剂量

为（40.3±7.0）mg，经治疗后，患儿Conners家长量表评分明显降低，临床总体印象量表严重程度评分明显减低，少数患儿可见短暂的不良反应，如困倦，胃痛，头痛，但治疗第二周消失。

⑥安非他酮：安非他酮是一个新的抗抑郁药。虽然它一般用于成年人，但是安非他酮对注意缺陷多动障碍患儿的治疗效果已经在几个研究中得到证实。安非他酮通常是比较容易耐受的，当一线兴奋药药物没有效果或者有严重不良反应时，是一个有用的选择。它被用于合并有情绪障碍的注意缺陷多动障碍病人中。相对其他抗抑郁药来说，安非他酮更容易引起或者加剧癫痫发作，特别是在有进食障碍病史的患者中。它不能和其他所知的能降低癫痫发作阈值的药物联合使用。安非他酮在有癫痫病史或家族史及异常脑电波的患者中使用，除非癫痫被抗癫痫药控制得很好的情况下。

安非他酮的副作用，和在哌甲酯及苯异丙胺中看到的一样，包括注意缺陷多动障碍合并抽动秽语综合征患者的抽动症状的加重，在治疗开始时出现的失眠症。抽动症和抽动秽语综合征可能是它使用的禁忌证。失眠症可以通过不在睡前使用而避免。其他在孩子中偶见的不良反应包括皮疹、口唇肿胀、食欲增加、震颤和兴奋。

（4）其他药物

①卡马西平：卡马西平是抗惊厥药，也有情绪稳定作用，在复合的局部和全身强直阵挛发作中特别有效。卡马西平是注意缺陷多动障碍的一种有用的治疗选择，特别是在有癫痫病史或异常脑电图的患者中。研究结果显示卡马西平在治疗注意缺陷多动障碍时可以使70%的患者症状得到改善。多动、冲动行为和注意力分散在卡马西平的治疗中得到控制，治疗的时间越长则得到的效果越好。不良反应主要是困倦和皮疹，Silva等（1996）在研究中发现有7%的患者报告有此不良反应。在Millichap的一篇综述中显示，70%~80%的注意缺陷多动障碍患者通过卡马西平治疗有效者显示有异常脑电图。很多抗癫痫药物，包括卡马西平，在治疗癫痫时可能会引起患者的认知损害和冲动行为。使用卡马西平的治疗中，一定要监控药物水平，白细胞计数和肝功能测试。

②Carbatrol：Carbatrol是卡马西平的延长释放的胶囊，可以整个吞咽或者将内容物撒在食物上，以减轻给药管理，一天需要服用2次。

③丙戊酸盐：延长释放的丙戊酸盐对多动冲动型注意缺陷多动障碍患儿的治疗有效。

二、儿童多动症的行为治疗

行为治疗是唯一被证明对儿童多动症患儿有效的的非药物治疗方法。行为治疗建立在社会学习的理论基础上，涉及指导父母和教师识别并纠正儿童行为前的预兆和所致的结果；瞄准并控制问题行为，通过称赞、正性注意和实物的奖励来奖赏之前的社交行为；通过计划的忽视、暂停和其他非体罚的方法来减少不想要的行为。行为治疗及时对患儿的不良行为如多动、冲动等给予消退或阴性强化，强化好行为，忽略不良行为，用新的、有效的、合适的行为替代不适当的行为模式，使患儿的行为趋于正常。

行为治疗可由专业治疗师实施，也可教会父母和教师实施。

当儿童多动症儿童不管是在家里还是在学校中有缺陷时，在所有情况下始终坚持实施行为治疗会更加有效。有足够的经验显示，父母训练（parenting）和对学校行为的干预在对儿童多动症患儿来说具有良好治疗效果。父母训练作为对有对立违抗障碍（ODD）和行为紊乱儿童的治疗方法已经有了很长的、成功的历史，常被用于儿童多动症共病ODD的治疗。大量的研究文献也证明了父母训练在治疗有行为缺陷的儿童多动症患儿时的疗效。

（一）行为评估

在进行行为治疗以前，首先应进行行为评估，确定靶行为、明确治疗目标、制订及调整行为治疗方案。其内容包括对靶行为的诱发因素、内容、发生频率、持续时间、严重程度、社会功能及意义等的评估。根据病情不同，评估需在不同的时间及环境中进行，可通过评估性面谈、行为观察、测量靶行为结果等方法进行评估。

1.了解靶行为 在对儿童多动症行为做评估之前，必须先要确定患者的靶行为。需了解：①靶行为的形式和内容。包括时间上的特点（如发生频率、持续多久和潜伏期等）、反应程度、行为的内容和复杂性，以及行为的稳定性。②靶行为"偏离"正常或影响社会功能的程度。包括行为对自己和他人的危害程度；行为"偏离"正常人程度；以及行为损害个人、职业或社会功能的程度。③控制靶行为的因素，即靶行为的功能特性。特定的情景、认知、生理和行为事件会引起靶行为的变化，如儿童多动症儿童在做作业时妈妈不断进出他学习的房间时会加重他的注意力不集中的程度。

2.行为评估的方法

（1）行为评估性面谈：行为面谈是结构式的，使得面谈可以着重了解靶行为的表现方式、内容、社会意义和功能。行为评估性面谈主要是关注患者反应的各个方面。通过面谈本身影响靶行为的控制事件以改变靶行为，如当治疗者让抑郁患者描述自己好的方面时，其抑郁情绪得到改善。行为面谈的结构主要包括：①了解靶行为的表现形式、内容、社会意义和功能。②就靶症状和有关控制因素之间的关系提出假设。③选择设置和取样方法以便进一步评估。④初步设计个体化治疗方案。⑤选定变量以便评估治疗效果。⑥评定患者对行为干预的主观反应，如对治疗者的接受能力。⑦评定治疗依从性。⑧评估患者对行为治疗原则的了解程度。

（2）行为观察：行为观察是最常用的一种行为评估方法。常用的有无人参与的观察、参与性的观察和自我监督。

①无人参与的观察：观察人员的工作仅仅是对患者的外在行为进行记录，而不参与患者的任何事情。在医院内通常由接受过训练的专职观察人员、医学院学生、志愿评定员等人来做这件事。

②参与性的观察：由接受观察方法训练的参与治疗人员、同事或家人定期与患者接触，观察和记录患者在特定情景下的外在行为。

③自我监督：由患者记录自己的行为，包括内在（如强迫思维出现次数和强度等）和外显的行为。治疗师应仔细指导患者如何识别靶行为及如何记录，并且强化患者自我监督的行为。

（二）制订治疗方案

在明确靶目标的情况后，治疗师应与孩子及家长共同制订治疗方案。因为治疗对象是儿童，所以应该向儿童及家长介绍治疗的目的、意义、方法、疗效和可能出现的不良反应，使他们对治疗方法和过程有所了解，并主动配合治疗，以获得良好的疗效。

制订方案时必须充分考虑儿童的生长特点与心理特点，使所选择的治疗方法能最大化的被儿童所接受，而不会对其生理心理发育造成损害。

激发孩子参与治疗的兴趣，鼓励孩子坚持治疗，树立治愈疾病、恢复健康的信心，协助孩子实施治疗方案。

（三）行为治疗的实施

行为治疗通常在治疗室外也能进行，因此可教会孩子与家长实施方法，要求其在非治疗环境中加以训练，确保在治疗环境及非治疗环境中均有巩固的疗效。

对每个阶段中孩子的行为进行反复评估，在需要的情况下及时调整治疗方案。在设计对注意缺陷多动障碍患儿的治疗时，我们主要集中在认知/注意和执行功能方面的困难，因为我们的临床观察提示这些困难在注意缺陷多动障碍患者中是很常见的。冲动控制、情绪调节和人间相互作用问题既明显又重要。

1.强化法 强化是指行为被紧随其后出现的直接结果加强的过程。行为强化可分为正性强化与负性强化。正性强化指行为发生后，伴随正性结果出现或加强，如孩子按时起床后得到糖果。在治疗中当孩子出现适切的行为时给予奖赏，使孩子感受到愉快体验以增加适应性行为。负性强化指行为发生后，伴随负性结果的减弱或消失，如孩子按时起床后不再指责他赖床。在治疗中当孩子出现适切的行为时移去令孩子不愉快的刺激，以增加适应性行为。

2.代币疗法 代币疗法是强化与惩罚相结合的治疗方法。当孩子出现适切行为或不适切行为减少时，立即给予不同形式的阳性强化物，如小红花、五角星等代币，使适切的行为得到强化而能反复出现，不适切的行为得以消退。同样地，当孩子未能出现适切行为或出现不适切行为时，可剥夺其代币，使儿童行为朝着预期行为的方向改变。

代币的优点在于可以随时随地的给予，不受时间与场地的限制，能在好的行为出现时立刻给予，而不会错过强化的最佳时机；可替换成孩子所期望的其他奖赏，如食物、赞美等，符合儿童的心理特点，使孩子对代币始终保有新鲜感，不易使孩子感到审美疲劳，而能反复使用。

3.行为塑造法 塑造法是强化的一种特殊类型，指建立个体在当时还不会完成的新行为的过程，即个体从不会到一步步学会一个行为的过程。

通常用于简单的目标行为的建立。常用于儿童多动症和精神发育迟缓患者的行为训练。应用塑造的步骤包括：①确定目标行为；②选择适当的强化物；③选择一个合适的起始行为；④列出通向目标行为的连续相似的行为；⑤对每一步的正确反应立即予以强化。

4.行为消退 行为消退法是指操作性行为未再得到强化而逐渐减少至停止的过程。如儿童多动症儿童的小动作行为如果得不到父母关注则会减少其至消失。治疗中应准确寻找儿童不适切行为的强化因素（如妈妈不断对孩子的行为进行提醒），并加以去除。但若在消退过程中又出现该强化因素，会导致治疗失败。在严格控制该强化因素的同时，如果对孩子的适切行为加以强化，能获得更好的疗效。

5.惩罚 惩罚指行为之后给予个体不愉快的体

验，从而使行为出现减少。可分为正性惩罚与负性惩罚。正性惩罚指行为后伴随负性结果出现，如孩子做错事后被关禁闭。负性惩罚指行为后伴随正性结果的减少或消失，如孩子做错事后没收玩具。常用的惩罚方法有厌恶疗法、暂停法等。

6.厌恶疗法　厌恶疗法指孩子出现不适切行为时，给予使其厌恶的刺激，使两者建立条件反射，减少不适应行为的出现。此种厌恶刺激可以是生理刺激（疼痛）也可以是心理刺激（在脑海中想象可怕的事物）；其强度必须达到能使孩子感到厌恶并减少不适应行为，但又不能对孩子造成器质性损害；治疗前应与孩子及家长讨论治疗的目的及意义，获得理解与配合。

7.暂停法　暂停法指当孩子出现不适切行为时，去除一切可能的强化因素一段时间，使不适切行为减少或消退。暂停法实施时应注意当目标行为出现时，立即将孩子带离问题环境，同时向孩子介绍替代性行为，并强化替代性行为。如当孩子出现争抢玩具并攻击同伴行为时，应立即将孩子带离该环境，并指导孩子如何分享玩具。

8.行为策略法　行为策略法包括偶然的、在完成困难的或者厌恶的任务之后的自我强化的训练，把复杂的任务拆成易控制的几个部分。这些练习使得参加者的强化经历增强，从而表面上阻碍患有注意缺陷多动障碍的个人强化经历的减少。

可见的长时间的对呈现行为的奖励是另一个神经心理学报道的策略例子。这个策略可以抵抗患有注意缺陷多动障碍个人的强化衰减的脚步。奖励出现的时间越迟，在目前对行为的刺激力量就越小。研究发现，注意缺陷多动障碍的患儿更喜欢马上得到的奖励而不是一个更大的，但延迟的奖励。

在治疗程序中，这个问题已经被一个策略所解决，就是把远的奖励变得更显著，这样，在目前就能对行为有刺激作用。参加者被指导为了一个长期的目的而产生一个精心制作的奖励方案，尽可能生动地想象物质和非物质的奖励，在取得目标成功的基础上，哪个奖励是可能得到的。其他的行为策略包括使自然环境变得减少注意分散和增加收益。

三、认知治疗

（一）认知治疗概念

认知疗法（cognitive therapy）是20世纪60年代所发展起来的一种心理治疗技术。它是根据认知过程影响情感和行为的理论假设，通过认知和行为技术来改变患者不良认知的一类心理治疗方法的总体。

认知疗法不同于行为疗法，因为它不仅重视适应不良性行为的矫正，而且更重视患者的认知方式改变和认知—情感—行为三者的和谐。同样，认知疗法也不同于传统的内省疗法或精神分析，因为它重视目前患者的认知对其心身的影响，即重视意识潜意识而忽略意识中的事件。

认知（cognition）是指一个人对某一事物或某对象的认识和看法，对自己的看法，对人的想法，对环境的认积和对事的见解等。如同样的一所医院，儿童可能依自己的认识和经验，把它看成是一个"可怕的场所"，不小心就会被打针；一般人会看成是"救死扶伤"之地、可帮其"减轻痛苦"；而有些人则可能把医院看成是"进入坟墓之门"。所以，关键不在"医院"客观上是什么，而是被不同的人认知或看成是什么。不同的认知就会滋生不同的情绪，从而影响人的行为反应。认知包括信念和信念体系、思维和想象，认知过程一般由三部分组成：接受和评价信息的过程；产生应付和处理问题方法的过程；预测和估计结果的过程。

认知治疗有以下特点。

1.疗程简短　这是一种短程的心理治疗，一般疗程为10～15次会谈，每次45min至1h，为期3个月左右。

2.结构明确　认知治疗有较为完整的结构，从首次建立治疗性医患关系到最后医患告别，整个进程都是目标性的顺序渐进过程。

3.操作性强　认知治疗是一个医患共同合作的过程，治疗中对患者有明确的书面和行为方面的家庭作业和操练要求，因此对患者的配合要求明确，也提供具体的操作方法。

4.疗效显著　已有相当数量的研究结果表明，认知治疗具有相当满意的疗效，尤其在治疗抑郁症方面优于心理动力学治疗和内省治疗等。认知治疗与抗抑郁药物的疗效比较研究表明认知治疗可以与抗抑郁药物媲美，某些情况下甚至超过抗抑郁药物，另外复发率较低也是认知治疗的一个优点。但是认知治疗在治疗儿童多动症儿童父母的循证依据还不多，对儿童多动症父母肯定会产生帮助。

5.易于被我国当事人所接受　在西方国家盛行的各种心理治疗方法并非都适用于中国的文化背景。由于中国人也有以调整看法来调节自己心态的传统做法，所以认知治疗容易被我国患者所接受。多年来的临床实践也表明，认知治疗是一种适合我国国情的有效的心理治疗方法。

（二）认知治疗的基本原理

1.认知治疗要求正确的治疗性联盟　治疗师在治疗中需要体现一些基本素质，如热情、全神贯注、关心、真正的尊重理解等。通过对当事人全神贯注、一字不漏的倾听，准确地概括当事人的想法和感受，真实而愉快的表达对当事人的尊重，每次治疗结束时，治疗师也同样要求当事人给予反馈信息，以确保当事人体会到被人理解且对治疗持积极态度。

2.认知治疗的重点在于合作和积极参与　治疗师鼓励当事人观察治疗过程，一起做哪些事情，鼓励当事人积极参与治疗中，如决定谈哪些话题，识别想法的曲解之处、概括要点、做出家庭作业表等。

3.认知治疗是确定目标、关注问题　治疗师在治疗开始就可以要求当事人列举自己的问题并确定特殊的治疗目标，同时治疗师要特别注意阻碍当事人解决问题和达到目标的障碍。

4.认知治疗的首要重点　是现在绝大多数当事人的治疗焦点在于目前的问题和某些特殊情景，评价或解决目前正在困扰当事人的处境，通常可以减轻症状。

5.认知治疗具有结构性　治疗师在不同的治疗阶段均坚持较为固定的结构，治疗师检查当事人的情绪，共同制订治疗议程，引导出对前次治疗的反馈，复习家庭作业，讨论议程中的每个问题，布置新的家庭作业，以及每次治疗结束时寻找反馈，这种结构在整个治疗过程中基本保持不变。

（三）认知治疗的实施

1.治疗关系建立　认知治疗者教导当事人如何透过评估的历程辨认出扭曲与导致功能障碍的认知，透过治疗者与当事人之间的努力合作，当事人学会分辨他们自己的思想和现实间的差距，了解认知对他们的情感、行为、甚至环境的影响力。当事人被教导去认识、观察并监控他们自己的思想与假定，特别是他们负向的"自动化思维"（automatic thoughts）。

认知治疗强调治疗关系。强调治疗关系的质量是认知治疗的基础，成功的治疗要靠治疗者某些令人满意的人格特质，如真诚温暖、正确的同理心、不批判的接纳及与当事人建立信任与支持的关系。

治疗技术的应用在治疗者与当事人间的"合作治疗"（therapeutic collaboration）之下最为有效。认知治疗者不断地、主动而谨慎地与当事人接触，他们努力使当事人主动地参与治疗的每一个阶段；治疗者与当事人一起工作，以找出当事人所下的结论，并对该结论做出准备验证的假设。

2.治疗技术

（1）第一次晤谈结构：一次认知治疗会谈的基本要素包括当前概要（包括心境评定和药物依赖性检查）、日程设置、家庭作业复习、问题讨论、布置新的家庭指定作业、概括和反馈等。有经验的治疗师有时可能偏离这个格式，但对于初学者而言，应用这个特殊的结构通常更有效。

第一次会谈的目标：建立信任和治疗联盟；使当事人社会化并进入认知治疗；教当事人认识其认知模式和治疗过程；启发当事人对治疗的期望；收集当事人的问题及其他情况；利用上述资料建立一个目标清单。

根据上面目标，可以利用下列结构：设置日程（提供一个可遵循的基本原则）；进行心境评估，包括客观量表测量；简单复习目前的问题，获得一个当前的概要（依据评估结果）；确定问题、安排目标；教授当事人认知模式；激发当事人对治疗的期望；使当事人了解其障碍；安排家庭指定作业；给出一个概括并引出反馈。

（2）第二次晤谈及其结构：第二次晤谈使用的格式可以在以后的访谈中反复使用，典型结构如下：目前状况和心境检查［如果可能，应检查用药、乙醇和（或）药物滥用情况］；对上次晤谈的认识；日程设置；家庭作业复习；日程问题讨论，新家庭作业安排和阶段总结；最后概括和反馈。

（3）识别自动思维：认知模式表明对处境的解释会对随后的情感、行为和生理反应产生影响，而这些解释通常都是以自动思维的形式表达出来的，人们在日常生活中经常会有一些不安的处境，如人身攻击、被人拒绝或遭遇失败等，但部分人常常把中性或者积极的处境加以误解，他们的自动思维常常也是有偏差的，在批判性的检验他们的思维并纠正错误后，他们感觉往往会好一些。

自动思维是介于外部事件与个体对事件的不良情绪反应之间的思想，这种思想并不仅仅见于有精神痛苦的人们，它对大家都是很平常的，尽管经过稍稍训练人们就可以轻易把这些思维引入意识之中，但大部分时间意识不到它们。

最容易的方法是治疗师询问当事人在对特殊事件产生体验时脑中所出现的想法。一旦当事人能够识别那些诱发产生情绪体验的外部事件和情境，治疗师就可以要求当事人应用想象技术来详细描述这些情境，在想象过程中诱发和识别出有关自动化思想。

（4）对自动思维的反应：在当事人识别和评估自动思维过程中，可以利用功能障碍思维记录（DTR）

来作为一种工具，并鼓励当事人使用DTR，在适当地给予介绍、演示和练习后，当事人一般会很乐意使用DTR。

DTR能够帮助当事人对其自动思维做出更有效反应，从而减少不良情绪，一份完整的DTR一般包括日期、情景（什么情景导致了不愉快的体验？有什么样的身体感觉？）、自动思维（当时脑海里有什么想法？对每一种思维相信多大程度？）、情绪（当时感觉到什么样的心情？情绪的强烈程度如何？）、合适的反应（有什么样的认知错误？组成相应的自动思维反应）、结论（现在你对每一自动思维相信多少？现在感觉到什么样情绪？你做了什么？）等。

（5）识别认知错误：焦虑和抑郁的患者特别容易犯概念性或抽象性错误，其中典型的认知错误有下列几种：非此即彼、灾难化、折扣化、情绪推理、标签化、最大化/最小化、选择性注意、以偏概全、个人化等。

为了识别认知错误，治疗师应听取和记下当事人的诉说的自动思维及不同的情境和问题，然后要求当事人归纳出一般规律，找出其共性。

（6）识别和矫正核心信念：核心信念是关于自己最核心的观念，人们在大多数时间持有的是相对正面的核心信念，如"我能够胜任大多数事情""我是一个有用的人""我有价值"等，负面的核心信念往往在心理痛苦的时候表现出来，患者的核心信念可以归为"无用类""不可爱类"或者两者混合型。"无用类"核心信念主题主要包括个人无能（无能力、无力、贫困、陷入困境、失控等）和无成就（失败、不够好、不被尊敬等）；"不可爱类"核心信念主题主要包括"我不可爱""我不受人欢迎""我没有吸引力""我被人忽视"等。

（7）真实性检验：检验并诘难错误信念，这是认知治疗的核心，非此不足以改变患者的认知。在治疗中鼓励当事人把这种信念当作假说看待，设计方法来调查，检验这种假设，结果当事人可能发现，绝大多数的时间里他的这种消极认知和信念是不符实际的。

（8）家庭作业：家庭作业是认知治疗必不可少的一部分，治疗师可以通过作业寻找更多的改变认知和行为的机会。家庭作业做的好，可为当事人提供更多的自我教育机会，收集更多的资料，检验其思想和信念，纠正错误思维和验证新的行为，增加自我疗效感。

（四）治疗过程

认知治疗的过程约12周，会谈约15次，每次交谈的时间有一定限制，为30～40min。一般可将整个过程分为初期、中期和后期3个阶段。

1.治疗初期 第一次与当事人会谈的主要目标是尽可能减轻当事人的一些症状。在开始的2～3次会谈中，治疗师应该找出和确定当事人的主要问题，并且制订出一些处置问题的策略来指导帮助当事人。找出和确定主要问题应贯穿在整个治疗的初期阶段，在这期间，治疗师与当事人共同找出问题的症结，紧接着是对各种问题进行排列，讨论哪一个问题是最主要的。必须准确地评估思维、生活环境和情绪之间的关系。

在治疗初期，另一个目标是设法向当事人说明认知和情绪之间的密切关系。力图找出消极的不合理的思维内容，并指出这些思想与情绪变化上的关系。尽早布置一些家庭认知作业，透过这些作业，促使当事人自己认识到认知与情绪间的密切关联。

2.治疗中期 侧重比较复杂的问题，其中包括功能失调性的思想和行为。治疗师的工作在于帮助当事人及早掌握使用和练习新学习的概念，不断反复练习和应用合理的反应方式，取代功能失调性思想。

3.治疗后期 注重矫正当事人的自动思维。在当事人感到抑郁或焦虑开始减轻后，治疗师和当事人的注意力应从特殊问题转移到患者当作普通规律的假设上来。这些适应不良性假设的形成往往与当事人的个体发育、学习经历有很大的关系。认知疗法的基本目标就是拮抗这些适应不良性假设的作用，并用新的、更趋于现实水平的认知系统来取代。

在当事人逐步好转、能比较现实、客观地应付和处理生活中的压力时，认知疗法的会谈次数将逐渐减少，最终告一段落，结束疗程。

四、社交技能训练

社交能力是一个人为实现自己的需要，达到自己的目的而与人交往的能力。积极、恰当的、能实现目标的社交能力是个人心理健康的重要前提。社交技能训练是在行为矫正法或行为治疗的理论基础上发展起来的，这种训练提供一种以学习为基础的、发展有效的人际交流能力的反应-获得的方法。

儿童多动症患儿的行为方式常导致伙伴关系不良，存在社交技能缺陷，其伙伴关系特征突出的表现为令人厌烦的、冲动的、攻击性的，常不顾及别人、自私、不诚实，常不合作、不能容忍他人，在与人交往中常缺乏恰当的社会交往技能，如不知怎样去发起、维持和结束人与人之间的交流过程，不善于体察他人的情感，对别人常有攻击性言行、自控能力差等。如此以来，常不受小伙伴的欢迎，常被疏远和孤立，而这种拒绝常导致他们孤独、反抗，加重其反社会性，因此越早进行社交技能训练将越有利于改善患儿的人际关系。

（一）社交技能训练的主要内容

社交技能训练主要包括以下内容：教会儿童社交行为的技巧，如社交用语、礼貌行为、如何参加游戏等；训练儿童自我反省和评估自己行为中存在的问题，以及如何克服这些问题的能力；训练减低紧张、敌对情绪、学会转化自己的不良情绪，从而能减少或避免攻击行为的发生；训练儿童面对挫折时的应对技能；培养儿童分辨并积极适应自己感受经验的能力，逐步成为能以社会所接受的方式行事的人；训练方式可采用直接指导、示范、录像反馈和角色扮演等，可个别治疗，也可以小组集体治疗，还可以结合游戏治疗，如果将辅导父母和社交技能训练结合进行可取得更好疗效。

对于儿童多动症儿童所存在的社交技能缺陷，社交技能训练可以帮助这些孩子纠正社交技能，改善社会适应和同伴关系，从而起到预防和治疗心理问题或疾患的作用。

（二）行为社交技能训练

旨在帮助孩子获得足够行为技能，使其在社交情景中搏得别人的认可，增加成功的可能性。行为技能可分为基本技能和复杂技能两种，前者包括非语言反应如面部表情、身体姿势等，以及基本的语言技能如说话的声音、快慢等；后者如求助、拒绝别人等。

具体步骤包括：①用指导、讨论与示范，帮助孩子理解如何表现恰当的行为与反应，以及为何这些行为是恰当的；②通过练习、角色扮演和实践，来帮助孩子习得恰当的社交行为，邀请同伴、父母和老师一起参加往往效果更好；③对孩子的恰当社交行为给予积极反馈和强化。

（三）社交感知技能训练

指训练孩子监测、分辨和确定有关自己与他人的情感，以及特定社交情境的特点和社交规则的线索的能力。训练时可借用描述社交情境的文字、图画或录音录像材料与孩子讨论这些社交线索。

（四）社交问题解决技能训练

旨在帮助孩子在令其感到困难的社交情境中找到有效的应对方式。

具体步骤包括：①确定需要解决的社交困

难；②考虑可行的几种应对方法；③预测每种方法的后果；④选择并采用最有可能获得成功的策略。

有社交技能缺陷的孩子往往有不恰当的社交反应，如与别人过分竞争或缺乏反应。可采用可能性管理、放松训练、父母训练等方法指导孩子与其父母，以减少不恰当的社交反应。

五、音乐治疗

（一）音乐治疗的定义

音乐治疗是使用音乐来达到治疗性的目标，修复、维持及改善生理、心理的健康。这是系统地应用音乐，随着音乐治疗师在治疗性的环境下，引导出期待的行为改变。这些改变使人们接受治疗，促进他们对自身及其自我的世界有更多的了解。音乐治疗已经作为一种科学有效的治疗方式应用在了医疗、教育及社会工作等很多领域。音乐治疗是运用了音乐对人的生理及心理可能产生的影响，配合治疗技巧，来协助个体达到维持和增进身心健康的目标。这里的音乐并不单指聆听音乐，而是泛指一切与音乐活动相关的形式，其中包括歌唱、乐器弹奏、肢体律动、音乐创作，以及音乐与其他艺术形式如绘画、舞蹈相结合等。音乐治疗的作用有很多，而且它所起的作用在不同的治疗计划里也是不同的。通过不同的治疗方式可以达到促进自我认识、建立相互交流关系、影射内心想法、表达情绪感情等目标。

（二）音乐治疗的形式

1.接受式音乐治疗和主动式音乐治疗

（1）接受式音乐治疗：接受式音乐治疗是音乐治疗中最早出现的一种形式，它需要治疗师根据治疗对象的治疗目标来选择不同的音乐。可以理解为共同聆听由治疗师或者治疗对象所挑选的曲目。也有这样的可能性，治疗师为治疗对象现场演奏曲目。接受式音乐治疗的关键点是需要"主动的听"，这种方式对治疗对象来说是一种放松或者刺激，唤起情感上的各种状态，意象及幻想，激发治疗对象的想象力，促进记忆和回忆。借助音乐的帮助治疗师可以尝试谈论治疗对象的感受，如音乐所唤起的重要回忆和联想，治疗的最终工作是对这些感受的处理。

（2）主动式音乐治疗：主动式音乐治疗强调治疗对象的主动参与性，引导治疗对象直接参与到音乐活动中，使其行为得到改善。治疗师和治疗对象用声音、乐器、身体的一部分或者其他可能使用的媒介物来演奏音乐,可以是个人或与其他人一起演奏。治疗师和治疗对象的共同演奏,可以对治疗对象产生支持、加固或者对峙和挑衅的作用。主动式音乐治疗相比接受式音乐治疗应用的更为广泛,无论是在个别治疗还是团体治疗中都是可以应用的。主动式音乐治疗以主动为核心,采用歌谣演唱、律动模仿、器乐演奏、音乐游戏等形式进行干预治疗,形成听觉、视觉、运动觉、触觉、嗅觉等多感官功能共同参与的综合效果。主动式音乐治疗可以对治疗对象的诊断起到很大的帮助(如治疗对象是如何演奏的;观察治疗对象和乐器之间的关系等),并且主动式音乐治疗可以帮助治疗师和治疗对象关注到他们在音乐演奏中所表达出来的感受。除此之外,治疗对象可以尝试在安全放松的环境里通过音乐演奏的方式对他期望改变的行为方式和感受进行演练。

主动式的即兴演奏方式是在欧洲应用最普遍的一种音乐治疗形式。在治疗过程中,治疗师一般会和治疗对象共同演奏,治疗师的角色是推动即兴演奏的体验,他们可能会为即兴演奏弹奏一个基本节拍或保持稳固的节奏基础。同时在整个的演奏中,治疗师要观察治疗对象在音乐上和行为上的变化,通过即兴演奏可以帮助治疗师来了解治疗对象对哪些音乐和乐器产生特别的兴趣和价值,因此即兴演奏具有特别的评估价值。

音乐治疗中的即兴演奏分为带治疗主题的结构式(在治疗的过程中由治疗师或者治疗对象设定演奏的主题或者演奏规则、角色演奏等)和无主题的自由式(没有设定任何演奏主题,治疗对象随心所欲地演奏)两种形式。即兴演奏选择的乐器有钢琴、吉他、打击乐器等。治疗时即兴演奏音乐,可以帮助治疗对象将他们的体验感受表达出来,并且通过自由联想及对治疗对象自我的感受进行讨论的方式来对治疗师的音乐进行反应。

即兴演奏的共同演奏,是治疗师和治疗对象一起建立他们自己的音乐文化。这里共同演奏的基本特征是共同确定和建立彼此都感到舒适的节拍,意味着节拍并不是一个演奏者强加给对方的,而是由两个演奏者共同建立的。即兴演奏不是一个单纯的音乐活动,而是治疗师和治疗对象进行互动,增进彼此了解的方式,他们在音乐中相互调节。在演奏结束后,要由治疗师引导治疗对象进行关于演奏体会的讨论。

2.个别和团体音乐治疗 音乐治疗需要按照治疗对象的实际情况来进行个别治疗或者团体治疗。决定治疗对象适合个别治疗或是团体治疗的因素有很多,主要是考虑哪种方式最有效的达到治疗目标,还

有就是哪种治疗方式的结构设置会更有利于治疗干预。

个别治疗是一对一(一个治疗师和一个治疗对象)或者二对一(二个治疗师和一个治疗对象)的治疗方式。个别治疗的好处是治疗师可以比较有针对性的对治疗对象的个别情况来进行干预治疗。一般在进行集体治疗之前会先进行个别治疗。

团体治疗采用的形式可以是集体律动、乐器演奏、音乐游戏等。进行团体治疗要考虑治疗对象的年龄和功能水平,并且根据治疗对象不同的困难问题或者功能水平来分组。团体治疗所选择的音乐要考虑和文化年龄相协调,游戏活动的内容要和治疗目标相适应。同时在团体治疗中,彼此的交流反馈是尤为重要的。团体治疗的作用是可以提高治疗对象的社会交往和互动能力,行为模仿和学会帮助别人,增强他们的自信心和自我认同感。

(三)音乐治疗的步骤

按照Petzold的理论音乐治疗可以分为三个治疗步骤(治疗方式),这个符合心理治疗的进程并且可以自由的运用。包括以训练为主的阶段、以经历为主的阶段和处理矛盾为主的阶段。这三个治疗过程不仅可以在个别治疗也可以在团体治疗中运用,并且也不受接受式治疗还是主动式治疗的限制。

1.训练为主的阶段 在训练为主的阶段里是以训练特定的能力为主,可以是社交方面的或者情绪方面的能力。治疗师在音乐治疗中会给出明确的练习任务,如社交能力训练可以要求治疗对象在即兴演奏的时候相互聆听、交替演奏或者角色演奏;情绪方面的训练内容可以是练习情绪的表达,如悲伤或者愤怒如何在即兴演奏中表达。

2.以经历为主的阶段 以经历为主的音乐治疗是把焦点集中在儿童们的经历、想象力、创造力方面。即兴演奏的内容是有关风景、感受或者冲突这方面的。治疗对象需要找寻合适的表达方式和解决问题的可能性,当然并不需要涉及很具体的冲突事件。在治疗过程中也会经常借助舞蹈、绘画的表达方法。

3.处理矛盾为主的阶段 以处理矛盾为主的治疗主要是考虑当前的矛盾冲突,包括内在矛盾和外在矛盾。外在矛盾如儿童和父母或者和同伴之间的争吵;内心的矛盾像自我评价过低等。这里可以运用音乐的角色扮演,借助音乐的即兴演奏表达出治疗对象在处理矛盾时的感受,这里治疗对象对乐器的选择也可以影射出其内心活动。

（四）音乐治疗在儿童中应用

儿童音乐治疗是音乐治疗中的一个特殊类别。为什么是特殊的，因为它主要面对的是儿童特殊的特点、能力和需要。对于儿童而言，音乐治疗相对其他治疗方式更为适合，因为很多孩子在表达他们的困难时，往往不太愿意用语言，而是更容易在活动中或者通过游戏的方式表达出他们的感受。

音乐能替代语言表达想法和情绪，尤其是对某些特殊儿童而言，如儿童孤独症或者缄默症，他们在语言表达方面有困难，如果用音乐来代替语言用作描述感受和表达情感，则是一种非常合适的方法。儿童音乐治疗在很多时候是和儿童日常生活的感受相关联的，有的是表达内心感受，有的是对自我的认识。

现在音乐治疗已经被广泛应用在特殊儿童的教育和康复领域中。通过音乐治疗可以对智力障碍儿童的社会行为与情绪、运动技能、沟通能力、学习能力等方面进行干预；音乐可以对注意缺陷多动障碍儿童的注意力、自我控制、多动行为进行有效的治疗。音乐治疗可以对孤独症儿童进行多方面的治疗干预，对于孤独症儿童而言，音乐是一种愉悦的体验，音乐治疗师可以运用音乐聆听、音乐游戏等方法对儿童的自我意识、注意力集中能力、社交能力等方面进行治疗。音乐治疗可以对听力障碍儿童进行治疗，治疗师通过击打鼓、铝板钢片琴等容易为人感受并触摸类的乐器帮助听障儿童进行有声与无声的触觉、听觉体验。

儿童音乐治疗需要运用的形式，不能只局限于单纯的演奏或者聆听音乐，游戏在儿童音乐治疗中占了非常大的比重。另外其他的一些工具如画笔、纸张、手偶等在音乐治疗工作中也是有很大用处的。

儿童音乐治疗的一般流程主要为询问、诊断、适应证、治疗计划，与父母的共同工作在儿童音乐治疗中是尤其重要的。儿童作为一个家庭中的一部分，那么他的治疗是不能离开家庭系统去理解和治疗的。他的抚养人要直接或者间接地被纳入到治疗中，如可以让家庭成员加入到即兴演奏中，在有些家庭里，家庭成员的语言交流会发生很大的对立冲突，但是他们可以在音乐演奏交流的层面感受到较好的交流，一些存在问题可能会在演奏中被改变和解决。

六、儿童多动症患儿的父母教育

对所有父母来说，协助医生对儿童多动症儿童进行管理是一个重要的角色。许多父母不知道如何帮助孩子？父母如何做才能为此做好充分的准备？

父母最担心孩子哪些方面的问题？只要让他们知道主要问题涉及的范围。

第一，这有利于鉴别问题产生的范围，主要是在家里、学校、邻里之间或在社区，或是与其他孩子相处，或者以上方面都有。

第二，列举任何随时想到的，孩子遇到的困难：健康（慢性或复发的治疗方面问题）、智商或精神发育方面、行为发育和协调方面、感觉通道的问题（如视力、听力等）、学习困难（如阅读、数学等）、焦虑或恐惧、抑郁、对他人敌对、多动、注意力不集中，以及反社会行为（如说谎、偷窃、纵火、离家出走等）。

第三，一些家长也许会觉得有些担忧，在专业人员面前羞于启齿。通常父母亲虽然意识到，一些涉及家庭的问题也许是导致他们孩子行为或情绪问题的因素，但不太愿意向外人吐露。如父母亲有一方酗酒或物质依赖；父母亲之间因为婚姻问题引发的频繁的冲突也许会转嫁到孩子身上，出现虐待孩子的行为；对孩子过份约束或过度体罚也许就是对孩子虐待的行为；怀疑对孩子有性虐待的行为。例举的这些都只是许多方面问题中的一部分，父母亲迟疑于向当作是外人的专业人员透露。

第四，如果有可能，与孩子的老师交谈，记录他们对孩子在学校适应方面主要情况的反映。

（一）家庭评估

1.专业人员的帮助　需要收集大量有关孩子和家庭的信息后，专业人员才能鉴定或诊断一个孩子有行为、情绪或学习问题。通过信息筛查，寻找任何心理异常的表征，决定问题的严重性，排除或考虑孩子具有的其它异常或问题，同时一并考虑父母拥有的应对这些问题的资源。如果孩子除了行为问题，还伴有学习或发育问题，那么还需要进行教育和心理方面的测试，这些情况在面谈当天会与父母讨论，而且会请其他心理学专家或教育学专家就此进行另外的评估。

对于儿童多动症儿童来说，除了父母提供的信息外，专业人员还需要从其他渠道，了解有关孩子的情况：①看到孩子先期所做过的评估报告；②与为孩子治疗过的医师取得联系，获取更多有关孩子健康状态和接受治疗的情况；③提供校方对孩子所做的最新教育评估的结果，如果事先没有校方评估，而又担心孩子在学校适应方面存在问题，那么须进行这项评估工作。

2.与父母面谈　与父母的会面是对孩子进行评估的不可或缺的内容，可以是看门诊或者在治疗室里进行。

为什么一定要与父母进行面谈呢？①相比其他成

人, 父母拥有更多的与孩子交往的以往信息, 这些都是祖辈们所不能给出的信息; ②仅就时间而言, 父母拥有更多的和孩子在一起的时间; ③无论何时, 父母双方都要尽可能参加会面, 因为各自对孩子问题会有独到的看法。如果因为工作或其他原因, 父母中的一方不能参加, 在面谈的前一天, 欲参加面谈的一方应与配偶就孩子的问题进行沟通并记录他(她)所关注的问题。

与父母面谈的目的主要有: ①要在专业人员和父母之间, 甚至专业人员和孩子之间建立重要的关系, 有助于父母、多动症儿童能够进行随后的评估工作; ②为父母、孩子和家庭其他成员提供宝贵信息的重要渠道, 特别是让专业人员能够了解父母对多动症儿童问题的看法和做法; ③面谈通常能揭示出孩子问题给父母及家庭带来多大的痛苦, 专业人士也能察觉到作为父母自身的问题; ④面谈开始也许就能揭示父母与多动症儿童之间关系的重要信息, 对准确发现多动症儿童问题有非常重要的作用。

3. 与儿童面谈 和儿童面谈与和父母面谈的目的相同。

与多动症儿童的面谈非常重要, 根据孩子的年龄和智商情况, 面谈可以放在专业人员与儿童接触的早期。

与儿童面谈会涉及很多内容, 主要是些常规性问题。

(1)为什么今天要孩子来参加面谈, 他/她意识到什么了吗? 家长为此向孩子解释的原因是什么?

(2)孩子的喜好, 孩子喜欢看的电视节目, 喜欢的运动或喜欢的宠物是什么?

(3)孩子在哪里上学? 老师是谁? 在学校学习哪些课程, 最喜欢哪门课? 如果孩子某一门课程成绩不好, 他/她是如何解释其中的困难?

(4)孩子认为自己在班级里的表现是有行为问题吗? 对于这样不当的行为, 老师如何给孩子进行处理的?

(5)孩子如何认为自己是被其他同学所接纳的?

(6)父母向专业人员陈述的所有问题, 孩子对此有怎样的看法?

(7)孩子希望看到学校或家庭发生怎样改变或得到哪些改善?

(8)专业人员也许问孩子是否认为自己有行为问题。如果孩子也这么认为, 问他/她是如何看待导致这种行为方式的原因?

4. 与老师面谈 对那些正处于小学阶段的多动症儿童来说, 除了父母, 少有其他成人能比老师有更多的时间与儿童相处。老师对孩子的看法是评估孩子的关

键信息, 多数情况下, 医师会给予采纳。

最可能向老师提的是有关孩子近期学业和行为的问题, 也会涉及孩子和同班同学的关系, 可能会包括在学校不一样的场景中, 特别当有任务要完成时, 孩子是如何表现的。也会向老师了解如下信息, 如在课间休息、午饭就餐或集中开会时孩子的表现; 在走廊或在浴室或在公交车上, 当现场看管有限或无人看管时的情况。

(二)如何面对孩子被确诊为儿童多动症

当得知孩子被确诊为儿童多动症, 许多家长都不能接受, 他们开始抱怨和悲伤, 甚至指责曾经教育过孩子的人, 这对于孩子的康复很不利。正确面对这种疾病对孩子今后的发展很重要。

1. 家长要接受孩子被诊断为儿童多动症这一事实, 克服对患儿粗暴、冷淡、歧视的态度, 更清楚地认识孩子的问题, 理解孩子的不良行为不是故意的, 而是缺乏自我控制能力所致, 需要给予更多的关爱, 去帮助他们应付生活中所面临的困难。

2. 家长要学习掌握更多的有关儿童多动症的知识去帮助孩子, 可以参加一些咨询课程或儿童管理项目等, 通过多种途径了解更多照顾和养育这些孩子的方法。

3. 通过自我教育, 把自己从压力中解放出来, 去扮演一个帮助孩子进步的角色, 付出比其他父母更多的努力和耐心, 去培养孩子的自尊, 发现孩子独特的天赋。

4. 对孩子的要求要适当, 一开始对患儿的要求不能与一般孩子一样, 只能要求将他们的行动控制在一定范围内, 随后再慢慢提高要求。

(三)父母应从孩子的日常生活抓起

第一, 要帮助他们树立治病的信心, 使其发挥主观能动性, 加强自制力。父母既不能歧视、责骂或殴打他们, 也不能以"病"为借口而过分迁就, 使他们更加任性和好斗; 既要耐心教育, 又要严格要求。父母要主动与学校老师保持经常的联系, 相互反馈信息, 共同促进患儿的好转。

第二, 让患儿少看电视, 少上网。多动症儿童一般在学习时无法长时间集中注意力, 总是不停地做小动作或思想开小差, 但在看电视, 尤其是电视广告时可以集中注意力。2004年, 美国西雅图儿童医院和地区医疗中心的研究人员曾研究儿童多动症与看电视之间的联系, 研究表明, 儿童在学龄前电视看得越多, 他们在7岁的时候就越明显地出现注意力缺失。国内也有很多

研究表明，长时间看电视不仅会损害儿童的眼睛，而且会影响到其以后的心理健康发展。因此父母每天应限制多动症儿童看电视、上网的时间，一般每天控制在30min左右，最长时间不要超过一节课。

第三，合理安排孩子日常生活，培养孩子养成良好的生活习惯和学习习惯，不要主动去分散他们的注意，遵从规律性的作息时间，并从有规律的生活中培养他们形成一心不二用的好习惯，如吃饭时不看电视等。不迁就孩子的某些兴趣，如不能无限制地让他们长时间看电视或电影。家长督促患儿遵守作息制度。

第四，捕捉孩子好的行为。可以采取好行为记录本，即家长做一个每日一评的好行为记录本。如自己吃饭，鞋带自己系，作业要比昨天完成的快一点等。晚上的时候把本子拿出来，告诉他今天做了哪些好事，这是给他鼓励，就是要让孩子知道他自己并不是比别人差，给他一种自信心，引导孩子的行为往好的方面发展。

第五，满足患儿的活动需要，让孩子参加丰富多彩的文体、社会活动，对他们过多的精力要给予宣泄的机会。可指导他们参加跑步、踢球等有系统程式的体育训练，同时要劝止一些攻击性行为。

第六，训练儿童的感觉统合能力。研究表明，有50%左右患儿可有神经系统软体征，表现为快速轮替动作笨拙、共济活动不协调、不能直线行走、闭目难立、指鼻试验阳性、精细运动不灵活，部分患儿可有视觉—运动障碍、空间位置知觉障碍等，因此父母在家也应注意训练儿童的感统能力。最简单的方式包括跳绳、打球、游泳等，这些运动简便易于操作，而且训练效果也很不错。如果家庭经济条件允许，也可以让儿童参加专业的感觉统合能力训练。

第七，要求孩子做某件事情时，应给予积极的语言，适当的眼神交流，并适合孩子的能力，尊重孩子，下达指令的同时应与孩子呆在同一个房间，及时的给予关注和奖励。

第八，消除家庭中导致儿童多动症的不良刺激或精神紧张因素，协调家庭关系，缓和家庭气氛，防止因家庭因素使孩子心神不宁、焦虑紧张和兴奋。

第九，按时用药。要密切观察患儿对于药物的反应，及时调整药物用量或决定停、换药，注意坚持治疗，不要让孩子擅自终止用药。一般儿童在感冒、发热、精神紧张等情况下其儿童多动症症状会加重，儿童在感冒期间用药会起不到应有的作用，因此可以暂时停药，然后等孩子感冒病好了再继续用药。

（四）处理多动症儿童的常见问题

1.如何增强儿童的注意力 一般儿童分心时，经成人提醒即能引起注意。对于多动症儿童很难做到，他们常不能耐心听成人讲话。此时父母、老师可用手轻轻抚着他的头或肩，或者拉着他的手对他讲话。讲完后，则问他讲了什么，若患儿回答不出，成人再和蔼地讲一遍，直到他真正听进去为止。事实证明，身体接触帮助、言语督促对培养儿童多动症患儿的注意力有效。

2.如何改善儿童的倔犟固执行为 改变多动症儿童的习惯或中断他的活动，他就会心烦意乱，甚至大发雷霆。如要他立即放下玩具去奶奶家，他会大发脾气。为了让倔犟固执儿童遵照要求行动，方法是"事先打招呼"，重复告诉他要求他干的事。如去奶奶家前2h就告之："一会儿我们要去奶奶家。"过1h说："该把玩具收拾起来准备走了。"一会儿再对他说："还有10min要走了，快收好玩具、换衣服，和妈妈一块儿走。"这种方法可以缓解多动症儿童倔犟、固执性格引起的矛盾冲突。

3.如何减少或防止儿童的"失控"行为 低年龄多动症儿童一旦出现失去控制行为，就会愈演愈烈，难以制止。如客人来了，他就可能做出一些吸引他人注意的行为——大声喊叫、奔跑不止，即所谓"人来疯"，若父母严厉斥责批评，往往无济于事。父母这些言行正中下怀——满足了他惹人注意的欲望，则难以制止其过激行为。针对此情景，家长应采取"冷处理"态度——不予理睬或关进小屋，将其隔离，让他冷静并思考自己的行为是否恰当。当其安静后，及时和蔼地讲清成人这样做的理由。

4.孩子大吵大叫、顶嘴怎么办 较大的儿童多动症患儿，易表现出大叫大嚷、强词夺理、不认错甚至诱骗他人。针对此景，成人千万不能与之针锋相对地辩解，而应对其讲，只有当他不大叫大嚷、安静下来时才与之对话，大家应心平气和地讨论问题。倘若他仍不停地吵闹，成人则走开，剩他一个人，没有了对象，他也就不吵了。

5.如何培养儿童料理生活和完成作业的责任心 儿童没有及时完成家务（如铺床、整理桌子、洗碗）或作业等，父母往往会唠叨地督促、批评，甚至发脾气，这对多动症儿童常无济于事。儿童没完成任务往往是遗忘了或没安排好时间。适当的办法是，在孩子醒目处（小黑板、留言牌）按事情的重要程度顺序写下孩子应办的事，逐渐培养他的责任心。稍大一些，让儿童自备一记事本，要求他记下各科教师指定的作业，在学

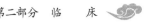

校已完成了哪些，哪些尚未完成，每周父母与老师联系，检查儿童是否按要求做了。假若他不这样做，就暂时取消其应享受的权利，如看电视、周末去动物园等。若做好了，则及时满足他的要求以资鼓励，以此培养儿童自我监督能力和学习的责任心。

七、感觉统合训练

在个体身体和心理发展过程中，无论是正常儿童还是存在心理异常的儿童，发育成熟过程贯穿始终。正常儿童在运动协调和运动能力发展、言语和语言的发展、游戏技巧的运用、生活技能和学习技能的获得等都显示着大脑功能的作用，这些就是大脑感觉功能统合的必然结果。感觉统合训练的功能就是使正常的儿童运动和心理功能更趋完善，异常儿童的感觉统合异常得到纠正。

感觉统合训练在儿童心理障碍的治疗中并非主流的治疗方法，仅仅是发育存在问题的儿童起到辅助治疗作用，对正常儿童的发育起到促进作用。

（一）感觉统合训练定义

感觉统合（sensory integration）是指个体对通过不同感觉通路（视、听、触、嗅等）而来的感觉信息在脑内进行解释、联系和统一。感觉统合是一个信息加工过程，在这个过程中，大脑必须以灵活的、不断变换的方式进行比较、选择、联系、增强或抑制感觉信息，这就是大脑对感觉信息的统合。

1969年，美国南加州大学儿童心理学家艾尔丝博士（Dr.Jean Aryes）将儿童的脑神经发展与心理发展相结合，提出了感觉统合理论。她终身致力于特殊教育事业，把感觉统合训练应用于特殊儿童的康复与训练中。

感觉统合理论认为，个体的运动、感觉与认知功能的发展，是与大脑成熟过程相一致的。在母亲的子宫内，胎位变动的过程中，触觉、前庭平衡、固有平衡等能力就已逐渐在发展。出生后，它们和视、听、嗅、味等感官不断相互影响。从单纯的感觉发展到脑干的初级感觉统合，即身体双侧的协调、眼手协调、注意力集中、情绪稳定及有意活动；进一步发展到大脑皮质的高级感觉统合，即注意力、组织能力、自我控制、概括推理能力和学习能力；从而形成感觉—认知—运动功能的高级行为模式，对事物产生一个全面、完整的认识，调整机体各个部位去完成各项活动。

个体在成长发育的过程中，如果感觉过程或者统合过程异常，就会出现对刺激的不敏感、过分敏感、充耳不闻、视而不见的现象称为感觉统合失

调。感觉统合失调主要表现为①前庭功能失调：身体平衡性差、容易跌跤、不会走直线、动作笨拙、跳绳、骑自行车困难。②视觉异常：眼球运动困难、手眼协调性差，经常将文字、数字、偏旁部首看错。③触觉异常：过于敏感或者过于迟钝，洗头发、洗澡、抓痒痒、剪指甲、换衣服等都不能忍受，转圈时不会晕。④极端害怕：讨厌摇晃、不敢爬高，无法顺利下楼梯，不敢去游乐园玩，怕旋转木马。

感觉统合训练就是为感觉统合失调的儿童提供一种感觉输入的控制，特别是从负责身体平衡、方向和速度的内耳前庭系统、肌肉、关节和皮肤等处输入的感觉，使儿童能够统合这些感觉，促进神经功能的发展，并做出适应性反应，从而达到治疗的目的。

感觉统合疗法实际上是一种游戏治疗，它将感觉统合失调的儿童用"游戏"的方式加以组织，让他们置身于色彩丰富、花样翻新的活动中，在轻松和快乐的游戏中改善症状。

（二）感觉统合训练的作用

视、听、嗅、味、触和本体感觉将从自身和环境感受而来的信息传入大脑，在大脑内形成有效的统合，对外界做出适当的反应。

人类的眼睛可以定向规划地转变视觉及其焦点，与眼睛周围肌肉的协调控制密切相关，儿童逐步练习对周围人、事物的注视、追踪能力可以改善视觉及其控制能力。

将从环境中听到的声音与过去经验进行联系的听觉知觉过程，不仅仅是听，重要的是把以前记忆的"听"与现在的声音联系起来。听觉处理不良儿童会过分关注无关的杂音，注意力难于集中，学习成绩下降。

触觉通常具有保护身体和辨别周围信息的双重功能。保护性触觉在环境中有危险时，自动出现身体的反射或防御行为；识别性触觉会帮助儿童将手触及的外界事物的相关信息正确地传回大脑，作为知觉和记忆的内容。触觉功能训练可更全面地使儿童触觉系统健全发展，与运动活动更加协调。

儿童的运动活动的训练着重在于身体双侧运动的灵活性协调，双手精细运动的控制，运动知觉和前庭功能对控制姿势和行为动作的能力。

实际上，感觉统合训练不仅仅是一种生理上的功能训练，它涉及大脑、躯体和心理三个方面的相互关系。儿童在训练中获得熟练活动的感觉，可以增强自信心和自我控制的能力，在指导下感觉到自己对躯体的控制，情绪也会由焦虑变为愉快，反过来又会激活和进

一步加强大脑对身体其他部位的控制。

那么，哪些儿童需要进行感觉统合训练呢？

1.触觉、听觉和前庭感觉方面存在异常。

2.经常出现类似的异常行为或有自伤行为，喜欢强烈而且频繁的自我刺激。

3.玩玩具或完成某种动作有困难。

4.喜欢独处，无法与其他儿童一起游戏或沟通。

5.害怕别人触摸或者喜欢别人触摸。

6.喜欢爬高，旋转不觉得眩晕，害怕爬高或者害怕眩晕。

7.语言发育迟缓、姿势别扭、动作不协调。

感觉统合训练的临床应用年龄是4～12岁，因为该年龄段的儿童神经系统的可塑性较强，行为适应快，所以经过感觉统合训练，儿童的注意力问题、动作不协调、运动能力差、学习困难、孤僻独处、胆小害羞和攻击行为等都会有明显改善。

（三）感觉统合训练的辅助器具

目前用于感觉统合训练的辅助器具较多，根据要训练儿童的不同，所用器具差别也较大，基本的辅助器具包括以下组合：①滑板车；②吊床、吊绳、干或悬吊的橡皮圈；③弹簧床或弹簧板；④滑梯；⑤平衡台或平衡船；⑥旋转盘或吊网缆；⑦单杠；⑧排球或足球；⑨大笼球；⑩几个组合的轮胎或大油桶；⑪悬吊的木马；⑫刷子和海绵；⑬按摩器；⑭痱子粉、发泡液和胶布；⑮黏土、颜料；⑯运动垫。

（四）感觉统合训练的原则

感觉统合训练是一种兼治疗和游戏于一体的治疗方法，它不仅对存在感觉统合失调的儿童有特殊的康复治疗作用，而且对正常发育过程中的儿童的动作协调、平衡训练等能力的发展有促进作用。

在对儿童进行感觉统合训练时，作为康复人员、训练师、幼教老师，应该遵循针对性、兴趣性和快乐性的原则给他们进行指导。

1.针对性原则 在进行感觉统合训练以前，通过对儿童行为、日常活动、游戏交往、学习状态、身体接触的观察，必要时借助于观察量表或评估量表，清楚、准确地了解儿童存在的感觉统合失调问题，根据所发现的前庭功能失调、运动协调性差，还是其他问题，来选择合适的训练器具进行治疗，只有做到有的放矢，才会收到较好的康复与训练效果。

2.兴趣性原则 感觉统合训练最重要的是培养出儿童想做训练的兴趣，因为儿童的积极参与是感觉统合训练成功的关键。如果儿童对某些训练动作一时做不到，训练师要细心而有计划地去引导，变被动训练为主动参与。不能一味地采取强迫方式或刻板地按"计划"行事，可在不意中练习他原来做不到的动作，从情绪上缓解他的畏难和焦虑状态，从成功中体验到自信。通过一段时间的训练，儿童会感受到身体各部位的相互协调能力在改善，感受信息并将它们进行统合的能力逐步成熟，处理较复杂的情绪、人际关系、学习的能力日益增强，这样，就会对感觉统合训练方法充满兴趣和自信。

3.快乐性原则 要让儿童在感觉统合的训练中感受到快乐。训练场所布置得活泼、有趣，加上丰富多彩的器具可使儿童仿佛置身于游乐场。训练时的气氛、训练内容的安排、儿童之间相互配合也会影响到训练的效果。如果设计出来的游戏方法给儿童带来挫折、痛苦时，训练就会失败，儿童就会拒绝。许多感觉统合失调的儿童，受到家长和老师的批评、指责，从心理上感到紧张、害怕、焦虑，影响到他们学习的积极性，学习积极性差又会导致更多、更严厉的批评和指责，感觉统合训练可以在积极、快乐的气氛中促进身体和大脑之间的协调反应，帮助他们的感觉功能朝向正常方向发展。

（五）感觉统合训练的实施

1.针对前庭功能治疗的方法和实施 由于前庭的协调功能，运动时个体的头、眼、四肢能相互密切配合，对所处空间、方位才有正确认识和判断。

针对前庭平衡功能失调所导致的注意力缺陷多动障碍、身体协调不良、触觉过敏或迟钝、孤独症等现象，设计出加强前庭功能、固有平衡和重力感的训练方案是非常重要的。

（1）平衡台平躺游戏：儿童平躺在平衡台上，上下肢自然伸展，左右倾斜摇晃，维持一定的韵律感，使重力感觉唤醒脑干的活动，改变肢体的伸展来调节倾斜中的均衡感。

（2）平衡跪坐或静坐摇晃：让儿童坐在平衡台上左右摇晃，由于坐姿的重心较高，平衡感不易掌握，要时刻提醒儿童坐好并尝试运用可以自由移动的双手来保持平衡。也可以睁眼练习5min再闭眼练习5min，来感受两种不同状态时的平衡感。

（3）平衡台互相扶持：训练师和儿童一起站于平衡台上，两人紧握双手，互相支持并保持平衡。站姿时重心高站立更不稳定，两个人手牵手的摇动，可以增加儿童的自信心，对身体协调、触觉感、前庭系统有较强的刺激，对前庭神经乃至大脑皮质功能的发展都有积极意义。

（4）平衡台站立摇动：儿童站立于平衡台上，训练师在台下慢慢摇动平衡台。也可以让儿童双手伸展，以保持身体平衡，或者让儿童在平衡台上缓慢移动身体，或者尝试闭眼时的平衡感觉。

（5）滑滑梯：根据儿童年龄从适当的高度开始滑起，下滑时要保持平衡的姿势或怀抱布娃娃。下滑动作可以协助大脑统合固有感觉，稳定身体的姿势，维持身体的平衡。

（6）滑滑板：让儿童俯卧于滑板上，向前伸展双臂，自行或者在训练师的帮助下完成下滑动作。滑滑板可以促进颈部和躯干的肌肉运动，改善眼-身体的协调能力。

（7）俯卧大笼球：让儿童俯卧或者仰卧在大笼球上，训练者握住他（她）的双脚，做前后运动动作。也可以让儿童坐于大笼球上，训练者做左右摇动。可以促进前庭系统平衡和身体运动的协调，有助于躯干肌肉的伸展能力。

（8）立吊网缆：将网缆立吊，儿童坐或者跪或者俯卧于网缆之中，训练者可以进行前后、左右、旋转摇动。可以全方位刺激前庭系统，利于前庭平衡的发展。

（9）滚滚筒：让儿童平躺于滚筒内，训练者协助作滚动动作。对促进前庭—固有感觉、触觉、本体感觉和身体肌张力反应均有帮助。

2.针对触觉功能治疗的方法和实施　触觉对于婴儿与母亲建立依恋关系，对以后儿童情感活动和人格形成都有极大的影响。触觉统合功能失调或外界环境协调不佳，便会影响大脑对外界事物的认知和应变，出现触觉过敏（防御过当）或者触觉迟钝（防御过弱）。

针对触觉功能的感觉统合训练目的在于加强皮肤与各种刺激的接触，平衡触觉刺激和前庭刺激，使大脑处理信息的能力与身体的触觉刺激之间建立良好的协调关系。

（1）泥土游戏：将沙土放置在一个大盆子里，盆子的大小是必须能把儿童整个身体埋入其中，身体的各个部位都能接触到沙土。可以有选择地抑制无关刺激的感觉，对稳定触觉敏感或迟钝儿童的情绪有帮助。

（2）球池游戏：让儿童跳入球池，将身体全部埋入球池中，接受球的挤压。可以在球中翻动身体、摆动肢体，也可以坐在或站在球池中，移动肢体并感受不同重心和身体运动时的感觉。不仅强化触觉功能，对前庭功能、身体协调都有帮助。

（3）塑胶粒游戏：将塑胶粒、木屑、纸片放入盆中，让儿童的手在其中翻动、抓摸，也可以用脚踩或屁股坐。强化手指末梢的触觉刺激，促进触觉辨识能力。

（4）抓痒游戏：让儿童躺在软垫上，训练者在他（她）的腋下、胸口抓痒，根据儿童的反应来调节用力大小及刺激强度。了解并调节身体不同部位对外界刺激的触觉感受。

（5）大笼球滚压：让儿童俯卧或仰卧在地上，训练师以大笼球放在儿童身上，缓慢做前后、左右的滚动，也可以在大笼球中间轻轻压挤。在大笼球滚动的压力下，强化各部位触觉和大脑的协调能力，接受重力感。

（6）身体跷跷板：训练师与儿童面对面坐下，两人双手互相紧握，脚掌互相抵住作平衡轴。训练师用力后躺，拉动儿童坐起来；然后儿童用力后躺，拉动训练师坐起来。反复轮流进行，恰似跷跷板游戏。可以拉动儿童颈、腕、腹部肌肉，强化关节的固有刺激。

（7）滚筒式时光隧道：让儿童头在前面，设法自己爬进时光隧道；也可以采用脚先进去的方式倒爬进去。训练者轻轻滚动隧道，不断了解儿童在隧道中的感受。改善儿童头、手、足、脑的协调能力，增强对前庭感觉的调节作用。

（8）跳床：训练者和儿童端坐在跳床上，以身体支撑做上下摇动；儿童俯卧在跳床上，训练者站立跳动将其弹到半空中；儿童俯卧时，头颈部用力抬起，胸腹部挺出。强化和促进前庭系统感觉和身体的本体感觉的形式。

（9）洗澡游戏：用莲蓬淋浴头将水喷向儿童身体的各个部位，也可以让其浸泡于浴池中。用水压和水温来强化皮肤的神经，促进触觉信息和本体感觉的成熟。

3.针对综合感觉治疗的方法和实施　儿童各种感觉信息在大脑中进行统合，才能使大脑具有完整获取信息的功能，实际上，任何一种类型的感觉统合失调都不会孤独存在，因此在对感觉统合失调儿童治疗时更应该以综合性的方法进行。

（1）垫上运动：将软垫摆成250°～300°的倾斜状，让儿童自上而下翻滚下去，可以促进固有—前庭和身体双侧协调能力的发展。将软垫摆成阶梯状，让儿童由上向下侧身滚下，对身体双侧协调和运动能力有帮助。在软垫上翻跟斗，可以促进触觉、本体感觉、身体形象的发展，增加骨骼肌的协调能力。

（2）球池综合游戏：让儿童由高台上跳下，先用手打击吊在半空中的皮球，再跳入球池中，可以提高运动能力和自信心。让儿童从吊缆上跳入球池，对改善重力不佳、触觉反应和运动能力均有帮助。可以让儿童单脚跳过软垫,自行上到平衡吊缆上,再借助绳索摆动的力量,跳入球池中。该游戏有助于儿童身体双侧协调固有—视觉统合、手-足-脑协调能力的发展。

(3)其他统合游戏:让儿童爬上软垫,再由软垫滚入球池中。由滑板爬上平台,靠吊缆跳入球池,由球池出来后再做一次前滚翻。由梯子爬上,在跳床上跳跃,用手打球后再跃到软垫上,以一次前或后滚翻结束。还可以由圆木马吊缆上圆筒帽吊缆,再爬上跳床。从软垫走进时光隧道,出来后上到跳床,或下到球池,然后走上平衡台,最后结束在软垫。

八、儿童多动症的沙盘治疗

(一)沙盘治疗的基本概念

沙盘治疗是一种以沙、水和沙具为治疗工具,在建立治疗师与儿童之间的治疗性关系中,采取意象的方式,使来访者无意识层面的内心活动得到表达,透过分析技术进行象征性分析,达到治愈疾病的目的。

传统的沙盘治疗是由玛格丽特洛·文费尔德(Margaret Lowenfeld)于1929年建立,属于非指导性和无意识层面的治疗,让儿童使用沙和沙盘中的玩具自由的表达,在建构沙盘过程中治疗师很少给予指令,甚至没有谈话,强调非言语的自由游戏的重要性。在完成沙盘建构以后,治疗师在没有直接指令和不接触沙盘的情况下给予指导,在治疗几次以后治疗师也可以给予解释。

现代的沙盘治疗是由多拉·卡尔夫以荣格的分析心理学原理为理论基础,结合中国周易等古代哲学思想,在洛温菲尔德的沙盘游戏技术的基础上于1946年创立。

沙盘治疗对于儿童心理障碍具有积极的治疗效果,是儿童临床工作中的重要治疗手段,在国际上得到广泛应用。沙盘治疗可以整合意识与无意识的心理活动,把无意识中的内心冲突与困惑转化为成长的力量,提升自信,所以该方法也被作为一种心理教育技术,用于促进儿童个性、人格的发展。该方法适合于儿童、青少年和成年人等不同年龄阶段的对象,从20个世纪90年代开始在国内推广应用。

(二)沙盘治疗的原则

沙盘游戏来源于心理分析理论体系,在操作上遵循心理分析的"无意识原则""象征性原则"和"感应性原则"。

1.无意识原则　沙盘治疗把是否在无意识水平工作作为区别其他治疗的标准。首先是对无意识采用

接受的态度。因为无意识涉及人格中那些更多情感而少理智的内容,而沙盘游戏并不要求遵守规矩与理性,而是要求培养更加敏感与开放的心胸,倾听自己内心深处的表达,让无意识的内容自发涌现出来,同时培养更加积极的心态来接纳无意识的内容。沙盘游戏使无意识和有意识之间架起了沟通的桥梁,能够帮助游戏者接近无意识和分析无意识中的内容,包括本我、自我发展的条件与机会、治愈创伤的力量。游戏者和治疗师一起分析,在无意识的引导下走向发展和治愈。

2.象征性原则　荣格指出象征就是一个字或形象超出了一般和其直接的含义,任何事物都具有象征性的意义。象征超越了意识和理性的范畴,深入无意识层面,具有无意识的特征。象征是无意识原型的表现形式,也具有独立性和自主性。意识不能随意创造象征,但是象征可以塑造我们的意识,促使我们的意识去同化和吸收其象征中所包含的无意识信息。所以象征是沟通人与自然、自我与原型、意识与无意识的途径。沙盘游戏就是要对所构建的沙盘形象进行象征性意义的分析,去接触与感受存在于内心深处、在人类深层心理中发挥影响的内在意象。在沙盘游戏中,任何沙具都有象征意义,游戏治疗师能够理解游戏中的象征就意味着掌握了从事沙盘治疗的有力工具。

3.感应性原则　国内申荷永从中国传统文化,特别是从易经中提炼出来的一条原则,他把其看作是心理分析与沙盘治疗过程中最重要的工作原理。他认为感应决定催眠术的治疗效果,是弗洛伊德的自由联想、荣格的积极想象方法背后的重要机制。"在整个心理分析和沙盘治疗的过程中,感应是方法的方法,治疗中的治愈,转化与发展中的关键"。他认为感应是"心的感到与心的呼应",反映的是移情、共情和共时性的心理分析效果。

4.共情原则　共情就是感同身受,是心理分析师必须具备的一种能力,是心理治疗的方法和气氛,是心理治愈的条件。按照罗杰斯的来访者中心治疗,共情包含了对来访者无条件的积极关注,包含了医师与患者情感的一致性。共情不仅仅是感情的同步和意识层面的同步,而是达到了身心共振。沙盘治疗同样强调治疗师共情的专业态度,和创造共情的工作气氛,让游戏者感受到治疗师的理解与接纳,从而能够自然的表露内在的情感,达到治愈的效果。

(三)沙盘治疗过程

1.向来访者介绍沙盘游戏。首先介绍沙具和沙

盘，接着介绍沙盘治疗的大概背景、治疗原则和治疗的理论取向。

2.治疗师帮助来访者使用沙、沙具和沙盘来自由的建构沙盘。这里需要注意的是不要强迫儿童来进行沙盘游戏，避免他们产生非要做沙盘的压力。

3.来访者摆放沙盘，治疗师守护在旁边，专注地观察，发挥共情作用。沙盘治疗属于"非言语的治疗"，治疗师尽可能保持沉默，避免干扰儿童内在的情绪。

4.沙盘游戏的结束与折除。当一个沙盘排放完成，或者虽没有完成但是游戏已经到时，就要结束这节沙盘游戏。结束后，治疗师开始陪同来访者对沙盘世界进行探索和深入的体验，在适当的地方给予共情，必要的情况下给出建议性、隐喻性或提问性的解释。

5.对沙盘作品进行拍照，为沙盘游戏留下记录，动态地记录整个沙盘游戏中儿童的心理变化。

（四）沙盘治疗的分析

把一系列的沙盘治疗过程看成是一次心灵的旅程，那么每次完成的沙盘作品就是孩子旅程中不同阶段的心理状态，初始沙盘就是旅程的开始。通过对初始沙盘和每次沙盘作品的象征性意义的分析，可以理解儿童的问题与困惑，起到诊断作用；通过初始沙盘中能量点或具有生机的亮点分析，寻找儿童朝向治愈的能量来源和达到治愈的线索；通过对治疗过程中沙盘作品主题的变化的分析，可以看到儿童从问题到治愈的过程，从困惑转化到发展成熟的过程。

儿童在沙盘游戏中创造的沙盘作品，总是会反映出不同的主题。瑞·米雪儿（Rie Mitchell）将所有主题归为受伤的主题和治愈的主题两类，申荷永补充了一类"转化的主题"。

受伤的主题主要是反映了儿童所遇到的困难和压力，实际上反映了儿童所存在的问题与寻求帮助的原因，往往出现在初始沙盘和治疗的初级阶段。受伤的主题包括以下各类沙盘作品表现形式：沙盘中的角色受困或被关押和圈于四周的障碍之内；沙盘中的角色孤立于一处，被忽视与失去帮助；沙盘中的角色受伤或正在受到伤害；沙盘中的角色面临危险的威胁，孤立无援；沙具被摆放成堕落、倾斜而不安全的位置；沙具排放时在位置与顺序上颠倒；沙盘中摆放的玩具本身残缺，或者主题内容中重要部分的缺失不全；一种新的生长的机会被外界潜在的危险所阻碍；沙具被掩埋于沙中或隐藏在其他沙具的后面；沙具陷入或沉入沙之中，行动受困；沙具的摆放呈现攻击、打斗、战争的场景；沙具随意摆放、杂乱无章，没有规则可循，沙具

之间没有任何界限；使用的沙具很少或仅使用没有生命感觉的沙具，内容空洞沉默；沙具相互分裂，之间没有任何联系。

治愈的主题多出现于治疗过程的后期阶段，反映儿童朝向治愈的内在积极变化，从受伤到治愈。这种主题可以从下面这些沙盘作品表现出来：沙具的摆放呈现迈向新的旅程的趋向和运动轨迹；沙盘中呈现出树木生长、汽车启动和建筑物兴建的充满生机与力量的表现；沙盘中出现桥梁、梯子等沙具，或者沙具之间出现相互连接和结合；呈现出与水井有关的沙具，进一步探索、深入与发现有关的内容；呈现婴儿诞生、鸟的孵化、花的开放等诞生的表现；母亲抚育婴儿、护士照料患者、提供食物、家庭成员和睦相处等照顾、培育的内容；使用沙具进行创造与建构的积极变化的内容；有关观音、菩萨对生命的关怀的宗教内容；沙具摆放出现协调、和谐、平衡、趋中、整合的趋势和场景。

九、其他治疗

（一）儿童多动症的生物反馈治疗

生物反馈也是儿童多动症非药物治疗的一部分，它的理论依据是儿童多动症儿童存在不正常的脑电波，而这些异常脑电波的存在与儿童多动及注意力不集中有关，通过脑电生物反馈训练，期望达到消除不正常的脑电波，提高患者的注意力及控制患者多动等症状的目的。视频游戏治疗是可以通过视频游戏来建立新的神经网络和新的学习模式。每个视频游戏都必须通过注意、学习及记忆才能完成，因此可以训练儿童多动症患者集中注意力。但目前该方法运用不多，进一步的研究有待进行以对其有效性做进一步的认证。

（二）重复经颅磁刺激治疗

重复经颅磁刺激（rTMS）：是近几年发展起来的新技术，在脑的特定部位给予磁脉冲刺激，以此来调节大脑皮质的活动。

研究显示高频rTMS可以促进海马神经元的活性，改善记忆功能；促进神经干细胞的增殖和分化，促进神经细胞的再生和损伤后神经功能的恢复；促进不同脑区神经元的连接，增进神经网络的建立。

rTMS治疗的优点是无创伤、操作方面、经济实惠。该疗法的不足体现在操作时的有效面积较小，靶点不清，疗效的个体差异较大，疗效尚不确切。

【参考文献】

陈文德.学习困难儿童指导手册,感觉统合积极疗法.北京:中国少年儿童出版社,1997
杜亚松.多动症与学习困难.上海:科学技术出版社,2001
杜亚松.儿童心理障碍诊疗学.北京:人民卫生出版社,2013
杜亚松.陪伴你,读懂你.北京:科学普及出版社,2016
杜亚松.注意缺陷多动障碍.北京:人民卫生出版社,2012
杜亚松.注意缺陷多动障碍多模式干预.北京:人民卫生出版社,2014
Stan Kutcher, Yifeng Wei and Marc D.Weist.2015.school mental health: global challenges and opportunities. London:cambridge university press

第五节 预防和早期干预

多动症是最常见的行为问题,对学习、工作、家庭生活及社会功能产生广泛的影响。我国儿童多动症患病率4.31%～5.83%,成人3.30%～4.40%,全国有儿童患者1461万～1979万人,成人患者2000万～3000多万。其中纯粹的儿童多动症仅为28.1%,71.19%有共患病。即使是纯粹的儿童多动症患者,可由儿科医师治疗,那么还有71.19%,即1022万～1385万有共患病的儿童多动症患者,需要专门从事儿童精神科的专科医师服务,而我国儿童精神科医师仅约500名,他们还承担着儿童重症精神病的防治,因此医疗资源远远不足。可见目前儿童多动症防治领域形势十分严峻。

儿童多动症已经被公认为是神经发育障碍,与遗传、围生期的损伤、养育环境及教育密切相关。因此儿童多动症的预防和早期干预十分重要。

一、儿童多动症的预防及早期干预原则

(一)预防为主

1.综合防治 面对儿童多动症这一重大公共卫生问题和我国专业人员相对十分匮乏的现实,要努力整合社会资源,加强对儿童多动症的防治,提高我国人口素质。

(1)整合医学、教育、社会和家庭各方面力量,增加对儿童精神卫生事业投入,并建立儿童多动症治疗联盟,包括医师、父母、老师与患者本人。

(2)大力在中、小学校教师中进行继续教育与健康教育,这对儿童多动症的早期识别和早期干预及综合干预有很大帮助。

(3)逐步建立多个培训中心,目前在有条件单位开始试点,大力加快对儿童精神病与精神卫生高级人才培养,并制定有关的倾斜政策。

(4)协同有关社会和学术团体,进行儿童多动症相关知识和技能的继续教育。

2.三级预防 儿童多动症预防属于预防精神病学(preventive psychiatry)范畴,是临床精神病学的重要组成部分。有学者提出预防儿童多动症的概念:凡是能改变儿童多动症疾病的病程、促进康复的干预措施统归为预防。并将预防分为三级:①一级预防,防止儿童多动症的发生和增进身心健康;②二级预防,早期发现儿童多动症并及时治疗;③三级预防,提高儿童多动症的治疗效果,避免儿童多动症的终身影响,促进儿童多动症的早日康复。因此从增进健康至疾病康复可看成干预措施的连续体。

儿童多动症属于神经发育障碍,由生物、心理和社会诸多因素相互影响所致,因此采取的预防措施绝不应是单一的。我国有较好的三级预防网络,各省、市、县(区)三级妇幼保健院(所、站),从妊娠期、新生儿起便建立保健卡,按时(定期)追踪孕妇及儿童健康状况,预防注射。同时也进行心理发育方面的筛查,在心理行为发育方面有可疑者便推荐到上一级保健机构直至市(省)保健院进一步评定、诊断,或者转介到专业医院进行诊治。我国2013年国家计划生育委员会颁布了"儿童心理保健技术规范",制定了一套儿童心理健康问题的"预警征"和转诊指南。

学生有健康教育课程,在具有一定规模的学校还配备了心理教师,开设心理咨询室,由政府主管卫生预防的职能部门定期或不定期对学校校医、心理老师进行培训,并在学校开展促进健康教育、儿童行为指导、情绪和社交技巧指导、青春期心理咨询、学习指导、生活技能指导、休闲指导、消费指导、择业指导等。学校健康教育对提高学生的心理素质,主动应对各种危机和压力,预防危险和意外行为,维护身心健康起到了积极作用。除了学校发挥积极核心作用以外,目前提倡建立的"医院-家庭-学校-社会"综合干预模式,是促进青少年心理健康,预防心理疾病最有效的保障模式。采取以医疗机构为少儿心理卫生核心单位,将医院、社区、学校、家庭四者结合起来,建立"群体心理保健模式",其中核心医疗卫生单位负责发挥其业务指导和技术核心职能,对基层单位进行业务培训并进行分级管理。

（二）早期干预

早期识别儿童多动症儿童可以进行早期干预，一方面可以降低治疗的难度和成本，提高治疗的效果；另一方面能够减少儿童多动症问题对儿童其他方面的负面影响（如行为问题、学习困难、人际交往问题等）。早期识别主要在小学一、二年级进行，也可以在幼儿园进行，可以从课堂行为、作业情况观察入手。

1.课堂行为观察应注重以下几个方面

（1）课堂学习中反应迟缓。这有可能是理解知识发生困难的表现，也有可能是注意力不集中所导致。

（2）记忆效果差。这有可能反映对知识组织、编码、复述和精细加工等存在问题，也有可能反映注意缺陷问题。

（3）注意力涣散。表明儿童在感受、选择信息方面有困难，或者是自我控制能力较差。

（4）解题或回答问题思路混乱。表明儿童对课堂活动投入不够，或者是根本不理解问题，有较多的知识缺陷，或者缺少解决问题的技能和策略等。

（5）行为问题。课堂上屡屡违纪或干扰别人，反映了多动症儿童的多动问题。

2.作业表现　应观察儿童做作业时注意集中时间是否持久，做作业时是否拖拉，是否边做作业边做其他事情等。

如果学生在相当一段时间（几个月或半年以上）出现上述某些行为，则提示可能存在儿童多动症症状，应进一步进行儿童多动症的诊断。

教师应该了解初步识别多动症儿童的方法。有条件的学校，班主任可以请学校的心理辅导教师进行进一步鉴别，将存在儿童多动症症状的儿童转介到医院进行诊断和治疗。

（三）综合干预

由于目前有关治疗儿童多动症的方法和信息太多，有些不准确的信息通过媒体、互联网及其他途径广泛传播。因此，正确的治疗信息和治疗的合理选择是非常重要的，特别是如何有效地根据症状的严重程度合理选择综合治疗措施。

美国儿科学会出版的儿童多动症官方综合治疗指南一书中指出"治疗儿童多动症必须在诊断明确和不明确儿童之间画条线，只有诊断明确的患儿才需要治疗。它更像治疗喘病，症状轻者不需要治疗或需要轻微的治疗，重者需要药物和积极的综合治疗。"当然，成人一样适用于此原则。因此，如何选择儿童多动症的综合治疗措施是非常重要的，但也是比较困难的。首先必须确定综合治疗的概念和各种治疗的价值，然后才能合理的应用有效的综合治疗。

1.综合治疗的概念　当开始制订一项治疗计划时，必须牢记一个重要的事实：没有任何一项治疗方案是一成不变的。因为儿童多动症的症状可能会随着时间而发生变化，患儿在生活的不同阶段有不同的治疗目标，因此需要不同的治疗形式和治疗方法。同时患儿可能会对治疗产生不同的反应，医师在选择最佳治疗方案前可能会尝试不同的治疗方法，而一种方法对于某些患儿有效，对另一些患儿则可能无效。因此，需要运用多种方法对患儿进行治疗，这就形成了综合治疗的概念，即根据患儿的病情和具体需要，合理选择并综合运用药物治疗、心理行为治疗或个体化教育项目

表2-1　多动症儿童常见症状及综合治疗方法

治疗目标	综合治疗方法
儿童多动症的慢性状态	家庭治疗：对患儿父母或患者家属进行治疗知识的培训 团体治疗 强化儿童、青少年或成人患者对治疗合作的自我管理 对治疗目标和计划实施的监测
儿童多动症的核心症状 （注意缺陷、冲动、多动）	兴奋药或托莫西汀治疗（主要推荐药物） 有效的行为治疗 安非他酮或三环类抗抑郁药治疗 个体化的教育项目
对立违抗行为、严重的品行问题或人格缺陷	行为矫正和控制：包括对父母或其他家庭成员的训练及学校或单位表现的行为管理，给予适合的药物治疗 个体化教育训练
抑郁、焦虑和情绪失控问题	认知行为治疗 选择性5-羟色胺再摄取抑制药或其他抗抑郁药
家庭功能明显缺陷	家庭治疗
学习、工作或语言障碍	个体化训练：特殊教育或技能训练 创造轻松的学习或工作环境 强调个体化的学习，包括语言能力培养、学习或人际交流技巧训练

等治疗方法，对患者进行全面的干预，从而最大程度地改善患者的症状及社会功能。

在对患者进行综合治疗前，首先必须确定综合治疗中的各种治疗方法科学有效，如前面介绍过的各种治疗方法。综合治疗的关键是将这些治疗方法根据症状特点合理地予以选择。

2.综合治疗的实施　前面已经介绍了儿童多动症的综合治疗研究组（MTA）的为期14个月的随机、多中心的临床试验。药物治疗组和联合治疗组的改善较强化行为治疗组和规范化集体支持治疗组显著。联合治疗或单独药物治疗对儿童多动症的核心症状都有改善，然而，联合治疗可能对非儿童多动症的症状（如对抗和攻击症状）有更好的效果。虽然这一研究主要以儿童多动症核心症状的缓解状况为评估标准，而儿童多动症的慢性状态及其他共患症状的缓解可能更为复杂，但是，考虑患者的整体情况，综合地给予干预非常重要。因此，应该遵循"急则治标，缓则治本，标本兼治"的原则，对儿童多动症患儿或成人进行综合治疗。多数情况下，急性初期应该以药物治疗为主，联合心理行为和家庭治疗；而慢性缺损或共患行为和情绪障碍时，则需要联合应用更多的治疗方法。如此患者才能取得较好的疗效。

临床实践已证实下列综合治疗方法（表2-1）科学有效，值得推荐。

二、对多动症儿童的干预

儿童心理是连续发展的，但同时又有阶段性，即每一年龄阶段有其具体特征。儿童心理某一阶段的发育程度，为下一阶段的发展奠定基础，前一阶段的发展偏离，将对下阶段的发展产生不利影响。为此，儿童多动症的预防及干预必须从出生前谈起，既有连续性，又有阶段性。

（一）各年龄阶段的干预要点

1.出生前　现代遗传学的发展和遗传学技术的广泛应用对阐明遗传疾病发病和预防已取得很大成效。预防精神医学特别关注妊娠期：①连续的和世世代代均营养缺乏，尤其那些贫穷妇女，对胎儿中枢神经系统发育会产生有害的影响；②营养不良和影响健康的其他因素可引起早产；③早产可引起中枢神经系统成熟迟缓和发育缺陷；④早产儿放置在保暖箱内数日至数周，与母亲隔离可造成心理上的伤害，使之与母亲建立的依恋关系严重延误，心理发育必要的情感联结也将是片断的、脆弱的。

在出生前的医学照料中，应注意预防孕妇疾病（特别是病毒性疾病），防止用药和饮酒，因这些有害因素均将影响胎儿和新生儿的健康发育。

保持孕妇情绪愉快和预防孕妇抑郁症也是应关注的问题，孕妇抑郁症对胎儿发育有害，也是产程延长的病因之一。因此早期发现极为重要，而且心理治疗会取得很好的效果，医师也必须参加。这种家庭式的健康教育和心理治疗，不仅可减轻孕妇的抑郁，而且有利于家庭成员和孕妇彼此增加理解，增加照料，提高产前、分娩和产后的能力，并能有效地减少紧张。在美国，对年轻未婚孕妇进行的产前教育和集体治疗，对产妇开展的支援活动，均被证明对母亲和婴儿有益处。

2.出生时　分娩时脑损伤、感染和缺氧对婴儿日后健康成长有重大影响。临床工作中常见的重度智力低下、脑瘫、儿童多动症的易激惹和活动过度等与此有关。这些障碍均将影响母亲与婴儿的感情联结，或使他们之间的相互关系交往发生困难，妨碍婴儿的心理社会发展。因此，提高产科质量是一级预防中的关键因素之一。

3.新生儿期　新生儿与照料者的相互交往极易受到损伤。诸多研究均证明，照料者与婴儿的接触经常变动、不一致或忽略，将产生严重的发育障碍。其原因可能是母亲患抑郁症、分离、死亡、过分贫穷或孩子过多争夺母亲的注意，以及经常变换照料者（如长期住医院、孤儿院）等。新生儿出生后的哭、笑、姿势变动等都是交往的信号，照料者能否敏锐地意识到，并且及时做出反应，不仅与调节婴儿的入睡、醒来和饮食的节律有关，而且影响到该小儿社会化的发展。如早期照料者缺乏交往反应，也将影响到婴儿与照料者建立情感联结的能力，使心理社会发育显著延迟或发生改变。

在这一时期，婴儿与必要的环境刺激隔离，或与照料人每日惯常交往中断，将妨碍正常发育，甚至完全停止。由此可见，早产儿和新生儿不仅需要医学上的干预，还需要人际激励。事实已证明，新生儿和婴儿如营养不良，又缺乏外界合适刺激，其伤害较营养不良而环境激励丰富者要严重得多。

4.婴儿和最初3岁　在最初3岁中，一级预防与小儿的养育过程密切相关。这时婴儿的需要和要求尚不能靠言语表达，照料者对婴儿的哭闹、身体姿势、面部表情等非言语表示能否意识到和做出及时反应，以及最初3岁内合适的足够的激励，均对小儿的自我（ego）发育有重要影响。这特别表现在与周围物体（包括人）建立关系，以及好奇心、感知觉、动作技能、言语发育和大小便控制方面。最终，这些将反映在自主性的出现上。

在1岁的后半年，大脑皮质中暂时性联系日益发展起来，心理活动也增加了很多。言语的发生是婴幼儿心理发展上质的变化，有赖于大脑皮质言语功能区的成熟，也有赖于听觉的完好和日常言语交流。听觉和其他感觉的完好对心理发展的关系密切，实行公共卫生一级预防措施应注意防止感官的损害。自小培养良好的情绪对心身健康均有重大影响，如果建立不起来，不仅婴幼儿发育迟缓，引发很多疾病，而且小儿会显得呆板、畏缩、不活泼、好哭等，给父母在照管上带来很多困难。个性形成与早期亲子关系有密切联系。有些患儿的性格孤僻、脾气古怪、不易相处，存在情绪不稳等情绪障碍和个性异常，这些精神病的发生根源可能是早期亲子关系的冲突和儿童需要受压制引起的。亲子关系对心理发展的近期和远期影响是一项有意义的研究课题。

父母在生活中自身的需要得不到满足时，可能会感到婴儿的照料是一严重负担，为了预防儿童被虐待和忽视，对父母的问题及早发现并给予帮助，这对父母和婴幼儿都是有益的。

5.学龄前儿童 学龄前期是儿童行为、情绪及社会性发展的一个快速时期。社会性即社交技能，是他们与父母、教养者、同胞、同伴建立积极关系的能力。婴幼儿通过与他人交往，感觉体验，产生情绪反应，促进其自我意识的发展。随着年龄增长，中枢神经系统发育的日益成熟，婴幼儿内抑制能力加强，情绪反应日趋稳定，社会行为也不断成熟。研究发现，幼儿社会性和情绪发展是人类在种族进化过程中所获得，早期儿童是人格和身心发育的关键期，特别是二三岁幼儿，其社会性和情绪发展对以后的成长有着重要影响。还有研究发现，这一时期儿童情绪和行为问题的发生率明显高于4～16岁儿童。在影响幼儿社交、情绪发展的因素研究中发现，母亲妊娠期情绪和精神状况可影响幼儿情绪和行为的发展，主要表现在对幼儿睡眠、负性情绪、饮食失调和沮丧/焦虑、退缩等内化行为，其机制可能通过血液供应、内分泌成分改变对胎儿产生影响；父母文化程度低，幼儿外化行为异常率较高，即幼儿容易表现冲动性、攻击性、反抗性行为。对幼儿来说，最密切的环境是家庭，他们对环境的依赖性很强；对儿童来说，依赖不仅是物质的，更主要是心理上的，要从家庭成员中获得安全感和信心。单亲家庭由于缺乏父亲或母亲的关爱或亲子关系不完善，联合家庭成员间关系较为复杂，教育态度常不一致甚至有矛盾，都对幼儿的情绪、行为、智力发育不利。

为儿童进行发育评定，及早发现认知、心理社会

和感觉动作等发育异常，并且立即进行康复训练和必要的医疗措施，可以预防日后更大问题的发生。在对儿童进行教育训练和康复医疗时，父母的参与是必要的，这样做既有助于儿童功能的恢复，也可避免家庭中严重问题的发生。

6.学龄儿童 在这一时期，继续探查过去未注意的发育问题，特别是注意力和多动的问题仍有较重要的意义。这时期儿童的学习和社会交往成为关注的中心，如果父母文化程度低或父母自身儿童时对学习不重视，对小儿的学习缺乏期望，将直接影响儿童对学习的兴趣和注意力。

父母对儿童的忽视或虐待、家庭不和、父母分离等均影响儿童的情绪发展，这些家庭因素及学校对儿童缺乏吸引力或教师处理学生问题不当，均可成为儿童拒绝上学、注意力不集中及多动和冲动的重要原因。

儿童早期良好情绪的培养是一项细致的教育过程，包括合理的生活制度、丰富和谐的家庭生活、良好的情绪示范和教养态度等。身体疾病如哮喘、先天性心脏病和癫痫等均有可能引起注意力问题、情绪问题和影响学习。对患儿和家庭及时帮助，早期诊断和治疗，对预防其不良后果有重要的意义。

鼓励、组织和引导学龄儿童参加社会交往是家长和教师的重要工作，也将对心理社会发育产生积极影响。

对学习困难儿童要针对产生困难的原因给予耐心细致的帮助，不要简单地将学习困难视为"弱智"，要及时发现注意力缺陷及多动和冲动问题。

7.少年期 少年期是指11～15岁的发育期。

（1）适应快速的生理和心理变化，不要简单地将青春期的逆反视为儿童多动症的冲动。

（2）适应其独立和成熟意识与社会经验不足这一矛盾带来的困惑和麻烦。父母和教师一方面要不把少年当成"小孩"看待，适当地尊重他们的独立性，也不要把少年当作成熟的青年看待，要给以必要的正确的指导监督。也就是既要尊重和支持他们有学习上、生活上和社会交往中的独立性和自主性，同时又要积极而恰当地帮助他们克服其幼稚性、冲动性和依赖性。

（3）培养健康生活方式，拒绝不良行为和毒品。由于社会的巨大变化和社会观念、生活方式的改变，传媒业飞速发展，有的青少年出现"心理社会延迟"（psychosocial moratorium）现象，成为各类心理问题发生的一个易感时期。在可能出现的各种心理问题中，最常见的有情绪问题、人际关系问题，以及与健康或社会相关的危险行为，如吸烟、酗酒、吸毒等不良嗜好，不安全性行为、网络成瘾行为、不良饮食行为障

碍及暴力伤害、犯罪等。如我国五省市青少年的健康危险行为调查显示，12～18岁中学生中曾经吸烟者为36.1%，初次吸烟年龄小于13岁者占12.7%；曾经饮酒者为27.8%，初次饮酒小于13岁者占33.3%；使用过成瘾药物者为6.8%，而性行为发生率一般在1%～6%；局部调查网络成瘾者约24岁以下为6.4%。儿童多动症青少年更是最危险的群体，要注意早期发现儿童多动症及其冲动行为及时综合干预。

（二）对于多动症儿童的干预

儿童多动症是儿童最常见的神经发育障碍，也是学龄儿童患病率最高的慢性精神健康问题之一，更是一种影响终身的精神障碍。儿童多动症的核心症状包括注意缺陷、多动和冲动。儿童多动症会对儿童或成人社会功能产生明显的影响，如导致学习和工作困难、缺少自尊、与家庭成员、同伴或同事关系紧张。儿童多动症于儿童期发病，但青春期和成年后仍可表现出相应症状和影响。因此，早期诊断，早期系统和规范地治疗儿童多动症至关重要。

《中国注意缺陷多动障碍防治指南》为诊断和治疗儿童多动症提供下列基本建议和明确的治疗目标。

1.各相关学科的医师（儿童精神科、精神科、发育行为儿科、儿童神经科、儿科、儿童保健科及初级保健医师）应该认识到儿童多动症是一种慢性神经和精神发育障碍性疾病，应首先制订一个长期的治疗计划。

2.主管医师、家庭成员、患者、学校老师及单位同事等多方合作，应该针对每一个体，明确一个恰当的个体化的治疗目标以指导治疗。

（1）多动与冲动型：矫治多动的目标是让学生这种过剩的精力通过一些合理的行为来得到释放。如可以让他们替教师去办公室拿东西，把某些东西拿到别的教室等。如果学生在座位上表现出多动，教师就应该做一个事先约定的手势提醒他，不必公开批评，以帮助学生控制其行为。

冲动是很难在课堂中矫正的一个行为问题。教师要努力让学生学会等一等再行动。教师可以让儿童多动症儿童在桌上放一张纸用来记录他所想的问题、想说的内容，或者只是在上面随便地涂鸦，直到老师叫他们。这里有两种较好的方法可供选择：一种是规定一个时间段，一定要过了这个时间才可以找教师；另一种是让学生通过给教师写纸条的方法，让他把要说的话写下来告诉教师。对于爱插嘴的学生，教师可以用特定的手势让学生意识到自己又插嘴了。

（2）注意力缺陷型：教师可以将学习任务分解成在不同时间内学习的小单元。对于患儿童多动症的学生每次布置任务可以少些，回家作业也要相应减少。尽可能让他们与其他同学一起学习，可以获得同学的帮助，并且尽量提高学习任务的趣味性，以吸引他们的注意力。

当多动症儿童很容易被一些不相关的声音吸引而分心时，应该被安排在教室里最安静的区域就座，远离窗户、门等；当其很容易受到无关视觉刺激的影响而分心时，应该尽量减少这些无关刺激；当其很容易沉浸在自己的想法中而不听讲时，可以让他们坐在讲台边，这样教师可以利用小声提示或者特定的手势（如摸摸他的头、拍拍他的肩），帮助他们从自己的沉思中走出来继续专心听课。

3.临床医师应该推荐恰当的药物和心理行为治疗来改善儿童多动症患者的症状和目标预后。

（1）主要推荐药物

①中枢兴奋药：哌甲酯（methylphenidate）、右哌甲酯（dexmethylphenidate）。

②哌甲酯长效制剂：哌甲酯控释剂（专注达，concerta）。

③哌甲酯短效制剂：利他林（ritalin）。

④选择性去甲肾上腺素再摄取抑制药：托莫西汀（择思达，atomoxetine）。

（2）其他推荐药物

①中枢去甲肾上腺素调节药物：可乐定（clonidine）、胍法辛（guanfacine）。

②抗抑郁药。

③三环类（TCAs）：丙米嗪（imipramine）、去甲丙米嗪（desipramine）。

④杂环类：安非他酮（wellbutrin）及安非他酮缓释片（wellbutrinSR）。

⑤选择性5-羟色胺再摄取抑制药（SSRIs）：舍曲林（sertraline）、氟伏沙明（fluvoxamine）、氟西汀（fluoxetine）、艾司西酞普兰（escitalopram）。

⑥5-羟色胺和去甲肾上腺素再摄取抑制药：文拉法辛（venlafaxine）。

（3）其他治疗药物：在我国有许多中医方剂和针灸等可用于治疗注意缺陷多动障碍，但仍需要大样本双盲随机对照研究证明其疗效。

（4）常用的心理治疗：在儿童多动症治疗中，行为治疗（behavioral therapy）是一种重要的非药物治疗方法，经循证医学研究显示与兴奋药同属一线治疗。常用的行为矫正方法有：正性强化法（positive reinforcement procedures）或称阳性强化法；暂时隔离法（timeout）；消退法（extinction procedure）；示范法（modeling）；认知行为治疗（cognitive behavioral therapy, CBT)；应用行为分析（applied behavioral analysis, ABA）。

4.若为儿童多动症患者选择的治疗方案没有达到治疗目标，临床医师应评价初始诊断是否正确，所用的治疗方法是否恰当，治疗方案的依从性如何，是否合并其他疾病等。

5.临床医师应该对儿童多动症患者定期进行有计划的随访，从家庭成员、老师和患者等多方汇总信息，直接监控目标预后和不良反应。

三、对成人多动症的干预

1.治疗目标和计划　治疗的首要目标是改善多动症的主要症状，最大程度地改善患者的功能缺陷，提高患者在社会生活、工作及人际交往中的能力。治疗目标应该是现实的、可达到的和可评价的。具体包括以下几方面。

（1）改善注意分散，减少冲动及破坏性行为。

（2）提高工作效率及按时完成任务的质量。

（3）改善与家人、同事、上司的关系，提高社交技巧。

（4）改善自尊，减少挫折感。

（5）提高生活质量及情绪自我管理能力，合理安排生活。

要建立与之相应的治疗计划及治疗联盟，并由患者、配偶或其他家庭成员、医师共同参与形成治疗方案。有效的治疗方案应该是包括药物治疗和社会心理行为干预的综合模式。

2.药物治疗　药物治疗也是成人多动症的重要治疗方法。虽然目前对成人多动症的药物治疗经验尚不足，但已经证实对儿童治疗有效的药物同样也适合成人多动症的治疗。

（1）中枢兴奋药：中枢兴奋药是治疗成人多动症的重要药物，其总有效率为60%～80%。Spencer T等（2001年）曾通过随机双盲安慰剂对照交叉试验评价苯丙胺治疗27例符合DSM-4诊断标准的成人多动症患者的疗效，发现其疗效明显优于安慰剂对照组（苯丙胺组有效率为66.7%，安慰剂组仅为3.7%，$P<0.001$）。

兴奋药的具体种类、使用方法、药物不良反应请参见注意缺陷多动障碍的治疗药物。匹莫林同样不推荐用于成人儿童多动症的治疗。

一般情况下，在服用兴奋药期间不需要进行血压监测，但对于伴有高血压的患者，在使用兴奋药治疗初期须密切监测血压波动情况。

兴奋药治疗的主要缺点在于作用周期短，有致成

瘾可能性，且由于成人患者自己掌管药物，易产生遗漏服药、对一天多次服药的依从性欠佳等问题。因成人多动症的核心症状影响着患者家庭、日常生活、职业工作、人际交往等多方面功能，故理想的治疗不仅是在患者每日工作或学习的8h内起作用，而且在患者与家人在一起行使家庭职能时也能起作用。家庭成员及其他人的支持、提醒可能帮助患者提高应对能力，临床医师也应及时获得来自患者及其家人、亲属的反馈信息，合理评价疗效反应，适时调整治疗计划。

（2）托莫西汀：该药是第一个获得FDA批准的用于成人、儿童多动症治疗的非兴奋药，其有效性和安全性均较高。与兴奋药比较，托莫西汀的优点在于：长作用周期、反跳风险小、导致抽动或其他精神病性症状的风险小、耐受性好、安全性高、无潜在药物滥用性，用药方便。

（3）其他药物：当兴奋药或托莫西汀疗效不理想或者不能耐受时，可考虑应用抗抑郁药进行治疗。对于合并抑郁症状的多动症患者，可首选抗抑郁药，目前安非他酮、文拉法辛有研究报道。抗抑郁药通常能较好地改善多动、注意分散症状，但对冲动症状改善不明显。有文献报道抗抑郁药在改善兴奋不安、注意缺陷、冲动性症状方面疗效与中枢兴奋药相当。但也有研究认为抗抑郁药除了能够改善心境恶劣外，其总体疗效不如中枢兴奋药和阿托西汀。抗抑郁药常单独或与中枢兴奋药合并用于多动症的治疗。

可乐定和胍法辛能够增加神经末梢中去甲肾上腺素的含量，改善成人多动症症状，因此适用于合并有冲动、攻击行为及不能耐受中枢兴奋药治疗的成人多动症患者。因可乐定改善冲动、多动、激惹症状比改善注意障碍显著，故往往与抗抑郁药或兴奋药合用。此外，可乐定和胍法辛还能减少抽动秽语综合征的抽动症状。

有一项为期6周的随机双盲安慰剂对照研究显示，美他多辛（metadoxine）缓释药（1400mg/d）可有效治疗成人多动症，并有良好的耐受性（Manor I等，2012）。

3.社会心理干预　心理治疗是整个治疗计划中非常重要的一个组成部分，许多研究均证实了心理治疗对于成人多动症的有效性，心理干预方法主要包括行为治疗（包括环境干预和职业技巧训练）、个体心理治疗、家庭治疗。

4.职业指导训练　由经过专门培训的有经验的职业辅导老师定期指导患者，帮助患者确立合理的职业理想目标，发现自己职业表现中的不足，帮助分析产生问题的原因，通过具体实践，来检查、调整治疗指导策

略,以达到促进患者提高工作能力,建立良好的工作关系,改善职场工作表现的目标。

5.家庭及夫妻治疗　成人患者由于其症状,如遗忘应当对家人承担的责任,一时冲动性的言行,情绪爆发等,常面临家庭职能受损,引起婚姻关系紧张,造成与家庭成员间的冲突。家庭治疗(夫妻治疗)通过鼓励患者与配偶和家庭成员的沟通,提高其社交沟通能力,教会解决冲突的方法和技巧,并教育患者的配偶有关多动症的知识,使其明白注意分散、做事疏忽健忘并不是患者有意的品行表现,从而促进夫妻间的相互理解和支持。这些策略对于改善夫妻关系、解决家庭问题起到很大作用。

四、儿童多动症饮食疗法

饮食也能对多动症产生一定的影响。许多儿童多动症相关的症状都能经由改变或补充饮食内容达到治疗效果。中医学对此早有阐述,如唐代孙思邈创"孔圣枕中丹"(龟甲、龙骨、远志、九节菖蒲)治读书善忘者,龚廷贤在《寿世保元》中将本方易名为"聪明丸",用治"学童为事,有始无终,言谈不知首尾",此方即使在现代,治多动症伴有学习困难、智力偏逊者,效果亦较好。国外目前也推崇"自然疗法"或"替代疗法",探索用食疗或植物药物治疗疾病。美国越来越多的"自然疗法医师(ND)"被批准注册治病。

尽管儿童多动症的病因尚不清楚,但学者们普遍认同食用色素、人工添加物、合成甘味剂及加工食品可造成大脑异常导致注意力不集中及行为不受控制。现在主流医学终于开始认同饮食对于改善儿童多动症患者行为、专注力及心理承受能力有重要的作用。特别是饮食治疗有益无害,目前越来越受关注。

大量研究和临床经验显示,只要减少或避免摄取精制糖分及任何含有甘味剂、防腐剂及色素的食物,确实能够大幅逆转儿童多动症症状。

重视父母及儿童对于健康饮食观念的教育或许是治疗儿童多动症最有效且实际的替代疗法,由于饮食引发的炎症及神经毒素被认为是儿童多动症症状的主要成因,去除饮食中的毒素并使用健康饮食代替俨然是能够帮助许多人治疗甚至逆转儿童多动症的最佳方式。

因此,有学者提出,改善儿童多动症,从饮食开始。儿童多动症患儿的大脑与神经系统的发育其实都依赖着健康的饮食,不少营养学家也都同意"营养大脑的食物能够减轻儿童多动症症状"这一观点。所以保证孩子的神经发育,给孩子提供一个合理健康的饮食,对儿童多动症的孩子来说多少还是有帮助的。

该给儿童多动症孩子吃什么?

1.高蛋白食物　蛋白质是构成神经细胞的重要成分,而一些优质蛋白,如鸡蛋、瘦肉、牛奶、豆类都是不错的选择。

2.多不饱和脂肪酸(DHA)　DHA对脑细胞的发育很重要。DHA在鱼类中的含量较高,所以要让多动症的孩子常吃鱼。

3.坚果　一些果仁、西瓜子、南瓜子、松子仁等因含有油酸酯和亚油酸酯,对促进脑部发育有较好的作用。不过坚果富含油脂和热量,要适量摄入。

也有说法"铅中毒""摄入过多的糖""缺乏维生素""食物添加剂和人工色素"等会导致小儿多动症,尽管这些说法并没有确实的证据,但还是让孩子少碰为妙。含铅较多的食物,如爆米花、皮蛋、贝类;高糖饮食,如甜点(蛋糕)、各式糖果、饮料、冷饮等;含色素多的食物,如可乐、橘子水、蜜饯、奶油蛋糕上的红绿裱花,其中尤其要注意红色、黄色色素。另外,油条、味精、胡椒之类也尽可能少吃,番茄、苹果、橘子、杏等含水杨酸盐过多的食物也请适量。

许多专家还推出中医药膳,中医学认为儿童多动症主要由于阴阳失调,心肾两脏不足,神志失充所致。显然中药和药膳可以调节阴阳,改善心肾不足,提神健脑。但是中医和药膳相对复杂应该在中医医师的指导下应用。

总体来说,在现代科学诊断治疗的基础上,如果饮食上可以做出一些调整,争取更加健康的饮食,无疑也能够对孩子的心理行为健康起到一定的促进作用。

五、对父母的干预

儿童多动症儿童以注意缺陷、好动、冲动为核心问题,但常伴随对立违抗、情绪失调、学习困难等问题。早期干预能帮助儿童,也能帮助家庭采取更适合孩子特点的抚养方式。家长态度和处理多动症儿童的方式取决于他们能够在多大程度上理解这类孩子的特点,处理方法是否妥当也直接影响着医疗干预和学校干预的效果。而在儿童多动症的病因、症状特点、治疗方法、家庭管理、学校教育及预后等多个方面,家长普遍存有很多疑惑、不解和(或)误解,也容易受外界不正确信息的影响,因此,家长培训非常重要。

家长培训是多动症儿童治疗中一种重要的非药物治疗方法。教家长如何在家庭环境中运用行为矫正的原则改善儿童多动症患儿的症状是家长培训的核心。通过家长培训,提高家长对儿童多动症的认识,促进家长对行为矫正原则的理解,改善孩子对家长命令的服从，从而最终提高治疗的效果。

家长培训包括一般性培训和系统性培训，通常为团体形式。培训者自身需要接受统一培训后方可针对家长实施该培训。

对家长进行一般性培训的培训者，应具备以下基本素质：熟练掌握儿童多动症的基本理论知识；一定的儿童多动症诊疗实践经验；良好的表达能力和沟通技巧；持宽容、理解的心态，让家长感受到是在与家长、患儿建立治疗联盟，共同帮助孩子；对家长共情并给予充分心理支持的能力；对团体讲座现场的控制能力。

对家长进行系统性培训的培训者，除以上基本素质外，还应有儿童心理治疗的培训背景。

1.一般性培训 为家长举办心理教育讲座，一般为1～2次，每次1～1.5h，不超过2h。综合性地介绍儿童多动症的知识，侧重于讲解儿童多动症的一般知识和常规干预方法，内容较浅显，语言通俗易懂。培训目的是提高家长对儿童多动症正确知识的知晓，消除家长对儿童多动症认识的误区，澄清从其他渠道得到的错误信息，提高治疗依从性。

培训的基本知识点应遵循本指南的相应建议，并可加入国内外较权威的儿童多动症指南或文献报道的最新进展，切忌将伪科学的知识传递给家长。

培训内容主要包括以下几个方面。

（1）儿童多动症的概况：患病率；病因或病理机制（对儿童多动症持以疾病学观点，告诉家长这是一种具有神经生物学基础的障碍，可以用典型的影像图展现儿童多动症儿童大脑的变化）；预后（用可靠的数据展示规范治疗和不治疗儿童的发展结局）；常见的共患病。

（2）儿童多动症的常见表现和诊断经过：帮助家长了解儿童多动症的常见表现（学前、学龄期、青春期不同阶段的常见表现）；需要做的常规检查；简单介绍做诊断的依据。

（3）儿童多动症的治疗：告诉家长规范的儿童多动症非药物治疗和药物治疗，其中的常用方法、各自特点、疗效、选择的原则。应以中立的态度阐述各类方法的适应证、优势和不足，如非药物治疗中行为治疗的适用范畴、效果，药物治疗的不良反应及处理措施。

（4）教养技巧：教给家长一些管理多动症儿童行为的技巧，相对于有步骤的系统化治疗方法，管理技巧是一些具体的方法，不仅针对孩子的管理，也涉及如何管理家长自己的情绪和行为。如教家长如何下指令，如何做反馈，如何有效使用奖励和激励，如何保持自身冷静，如何与教师沟通及与学校和医务人员配合取得支持。

（5）技能训练：应是指南推荐的或有循证依据的针对性训练，如生活技能、交往技能等方面训练；学习教养技巧促进行为改善；提高孩子的学业和社会技能；恢复家庭和谐。

（6）提问和解答：安排家长提问的时间。可以在知识讲座中随时提问，也可以集中提问。

（7）经验分享：有些家长对多动症儿童有着积极的理念和良好的经验，可通过讲座相互取经，分享经验；还可邀请经过规范治疗得到改善的儿童的家长介绍经验，使新加入家长对孩子治疗和未来发展获得信心。

小组教育的方式，不仅可增进家长对儿童多动症的认识，提高家长对治疗的依从性，也可在经验分享环节增加家长之间的相互支持。大多数家长在管理儿童多动症患儿中遇到很多挫折，在小组讲座中，家长有机会抒发个人感受，产生情感共鸣，并使负性的情感得以宣泄，从而相应减少带到孩子身上的负性情绪。

在经验分享环节，专业人员要有很好的掌控能力，能把握正确导向。避免有的家长将错误信息传递给大家，对于传递错误信息的家长，应及时制止并更正。对于情绪宣泄较强烈的家长，要及时妥善处理，最终以较平和的或积极的心态结束培训。培训后，有的家长还会相互留下联系方式以期望以后交流，专业人员也要能较敏感地洞察其动向，避免有的家长被引入歧途。

有能力的专业机构还可以建立网络平台，及时给家长提供科学的、正性的信息。

2.系统性培训 为更深入的结构化培训。心理行为干预是儿童多动症治疗中的一个重要方面，尤其对于学前多动症儿童，心理行为干预是首选方法。

早在20世纪60～70年代初，美国俄勒冈大学健康科学中心的Constance Hanf教授和社会学习中心的Gerald Patterson博士分别针对违抗、品行问题的儿童开展父母管理培训，这两个培训方案被认为是最早的家长管理培训方案。汉夫的家长管理方案主要针对3～8岁儿童，包括关注、奖励、忽视、明确的指令和暂时隔离5个核心的教养技巧。在此基础上，发展起了多种著名的家长管理培训方案，如社区家长教育计划、对立儿童的家长培训、帮助不服从的儿童、难以置信的岁月、亲子互动治疗。其中，Russell Barkley博士建立的父母培训方案多年来在北美及其他地区的国家被广泛应用，其方案主要针对违抗、攻击和冲动行为，通过循序渐进的步骤教给父母如何管理孩子的行为，从最初的十步法修订为八步法，近年再次修订。此外，Barkley也以儿童多动症的管理为核心出版了面向家长管理的培训方案。

（1）Barkley的儿童行为管理八步法：该方案是围绕违抗而建立的解决问题的方法，注意缺陷、冲动是伴发的问题行为，强调家长采取一致性的教育方式，采取积极的关注、系统的表扬、奖励及温和的惩罚促进孩子转变违抗行为。通过培训，减少家长对儿童破坏性、不顺从性、难以接受行为的烦恼感，同时减少儿童的对抗性行为，改善亲子关系。王玉凤教授领导的课题组首次在国内对儿童多动症共患对立违抗性障碍患儿的家长进行了为期10周的父母培训开放性临床试验，获得了满意结果：注意缺陷症状总数、多动冲动症状总数、ODD症状总数显著下降；家长压力问卷总分显著下降；家长对培训的主观评价较好。该方案初版的家长读本已由刘津翻译为中文并在国内正式出版。

（2）这套方案的最初八个步骤的要点如下：在采取八个步骤前，先帮助家长了解孩子产生不良行为的原因，包括生物学因素、环境中可能导致或促发孩子产生行为问题的因素、建立良好行为的原则等。

第一步：对孩子的正确关注方式。①帮助父母了解他们过去对孩子的关注很多是负性关注；②训练父母学习正确的关注，约定在"特殊时间"里关注孩子的良好行为、不理睬问题行为。

第二步：用表扬获得和平与合作。①教家长学习利用肯定、赞赏和表扬对孩子的服从和合作做出反应；②学习增加孩子服从性和发指令的技巧。

第三步：当表扬亦无效时，使用奖励。在表扬的基础上，教家长使用奖励和激励方法，使孩子遵守命令、规则。①用扑克牌作为代币建立奖励方案；②对大年龄的孩子建立奖励分系统。

第四步：使用温和的惩罚。在得到充分表扬、关注和奖励的基础上，孩子仍出现违抗和不良的行为问题，则考虑惩罚。①减少代币系统挣得的分数；②暂时隔离。

第五步：暂时隔离的扩展应用。当暂时隔离法有效，就可以将其扩展到其他的不良行为。

第六步：预见性地在公共场所监管儿童。训练家长将以前所学方法加以修改并用于公共场所。①提前设想在公共场合孩子可能出现的不当行为、期望孩子遵守的规则及违犯规则的后果；②在去公共场合前，告诉孩子上述规则和后果；③给孩子布置在公共场合可以做的、能够减少不当行为的任务。

第七步：协助老师帮助孩子。教家长如何改善儿童在幼儿园/学校中有问题的行为。①获得老师的合作，建立学校行为日报卡；②指导家长使用孩子的学校行为日报卡。

第八步：解决将来的行为问题。当孩子的行为问题显著改善并能持续，帮助家长继续面对未来。①怎样逐渐停用代币系统、学校报告卡；②预见孩子未来可能出现的新问题，如何用所学方法解决这些问题；③问题行为再次发生的解决方法。

（3）新森林的《教养计划六步法》：随着对儿童多动症的深入研究和更新的认识，儿童多动症儿童的行为不再被简单地被视为"不良行为"，对立违抗行为并非是儿童多动症问题行为的核心。另一个很有影响的针对儿童多动症家长的培训则更多地考虑儿童多动症儿童的核心症状、发育水平和执行功能特点，这就是欧洲新森林教养小组创立的《教养计划六步法》。迄今为止，很多研究验证了该方法的有效性，多年来也在临床上为大量家长所采用。这些步骤也是需要按顺序依次完成，前面的步骤是后面的基础。

第一步：帮助家长理解和适应孩子的儿童多动症行为。

本步骤的目标是切实理解孩子的儿童多动症行为。每个患儿童多动症的孩子都是独特的，识别出孩子需要帮助的行为非常重要。如果理解了这些行为是儿童多动症所导致的，就可以开始计划应该如何干预。重要的是，为了家长和孩子，要有勇气来改变由来已久的行为和互动模式。

在本步骤中家长将掌握的技巧包括：当你给孩子表扬时如何进行目光接触；在给出指令之前获得孩子的注意；倾听，帮助孩子学会倾听；如何注意到孩子表现好的时候，如何表扬孩子从而让他继续表现得好；意识到你孩子在向你学习；开始注意到你的孩子能做到些什么；练习与孩子以相互尊重的方式对话。

第二步：向家长介绍帮助儿童多动症儿童的策略方法。

本步骤的目标是在第一步的基础上，理解了儿童多动症，评估了孩子的困难，之后运用以下介绍的技巧帮助孩子。帮助家长以训练师的角色，来根据自己孩子的具体情况灵活运用手册中提到的策略。

此步骤中将要掌握的技巧包括：如何根据孩子已具备的能力，使用支架式方法来帮助他进步；如何识别和使用可教时刻；可听见的范围；如何实行一个一致性的生活常规；如何设置明确的行为界限和家庭规则；如何使用倒计时和延迟满足；学会给出清晰的信息（记住目光接触）；使用短句；使用选择；避免对质和争吵；保持冷静；让孩子平静下来。

第三步：如何通过游戏来改善孩子的注意力。

本步骤的目标是通过游戏和玩耍帮助孩子学会提高注意力和专注力。本步骤中将练习的技巧包括：意识到游戏的重要性；使用注意力训练的游戏；促进倾听技巧；使用"我们"和"我"；与孩子讨论情绪问题，促进其言语表达能力；练习给孩子选择。

第四步：如何促进家长与孩子的沟通。

本步骤的目标是帮助孩子提高交流能力，从而使他们能够表达自己的感觉，并且学会管理自己的行为。本步骤将学会的技巧是：在游戏中发展孩子的语言能力；改善声音（如音量和语气）；建立明确的目标和期望；如何应对大发脾气及使用转移注意力技巧；预期；安静时光的概念；隔离；提示孩子任务及任务改变有关的线索；处理延迟；探讨及表达情绪。

第五步：在家庭之外的地方管理多动症儿童的实用性指导。

本步骤的目标是在日常生活中家庭之外的场所里，应用本项目中至此学到的所有的技巧。本步骤将练习的技巧包括：聆听，分享感受，相互尊重；更好地使用计时器；在户外更好地安抚孩子使其平静下来；扩大听力范围；户外重复给予指令；使用家庭规范；奖励；深入寻找可教时刻。

第六步：说明孩子将来在学校或其他重要场合该如何面对，并复习之前学到的策略。

本方案最后一步的目标在于帮助家长将这个手册中学到的每一个技巧，转化应用到日常生活场景中去，以及计划将来如何去做，尤其是当面临新环境新地点时（如入学或者转学时）。本步骤着眼于两个重要的技巧：如何应对困难时期；如何寻求帮助。

六、对学校的干预

学校干预是对儿童多动症患儿进行治疗的一个重要部分。正如美国儿科学会（AAP）关于儿童多动症患儿临床诊疗指南所说，医师在治疗学龄期儿童多动症患儿时不能孤立地工作，与家长、老师和其他学校工作人员的及时沟通是必需的，以监测疾病的进展和治疗的有效性；家长是治疗计划中最重要的合作人员，心理学家、儿童精神病医生、教育学专家、儿科医师和其他精神卫生专业人员治疗服务的整合有利于儿童多动症患儿治疗的顺利进行。这个指南在建议2中提出了医师、家长和学校合作的目标，治疗的首要目标应该是最大程度地改善患儿的功能。希望得到的结果包括以下几个方面。

（1）改善与家长、兄弟姐妹、老师和小伙伴间的关系。

（2）减少破坏性行为。

（3）提高学习成绩，尤其是工作量、效率、完成程度和准确性。

（4）增加自我照顾和家庭作业的独立性。

（5）改善自尊。

（6）提高生活安全性。

为了实现上述目标，使儿童多动症患儿的治疗在学校里得到更多的支持，以促进他们的健康成长，特提出以下建议。

1.配合药物治疗，对多动症儿童进行综合干预 儿童多动症症状本身是一种综合征，具有很大的异质性，就其形成原因有生物、心理和社会因素，单一的治疗可能只能解决其某一方面问题。多动症儿童置身于学校的学习环境，会因注意缺陷多动症状引发许多问题，如人际交往问题、学习困难问题、自尊自信问题、情绪困扰问题等。因此需要采取综合干预的思路，整合医学界、学校和家庭的辅导资源，整体地改变多动症儿童的行为模式和心态，从而达到更好的治疗效果。

基于学校的综合干预由学校心理学家、医师、学校教师与患儿及家长共同参与，并共同制订系统的干预方案。该综合干预主要以行为训练和家庭干预指导为主，并配合药物干预。行为训练旨在通过个别辅导和团体辅导，提高儿童多动症儿童自我控制、自我调节和问题解决技能；家庭干预指导旨在保证干预的连续性。除了在学校里采取干预措施外，家庭干预是综合干预的重要组成部分，也是影响干预效果的重要因素。

2.对多动症儿童进行个别辅导 根据每个多动症儿童的实际情况，制订个案辅导计划，将他们比较突出的行为问题列为目标行为进行干预，以增强他们的良好的课堂行为，减少不恰当课堂行为。

个别辅导的注意要点如下。

（1）契约合理，切合实际：在老师、家长、学生共同签定行为契约时，要理智分析其目前的基本状况，以"通过努力能达到"为准则，合理确立行为目标，以减少注意缺陷与多动行为。

（2）循序渐进，规律生活：合理安排每一天的学习、生活作息，培养其有规律的生活习惯。对于他们的某些不良习惯，要找准关键，有耐心，循序渐进，逐步转化。

（3）安排岗位，转变形象：对于活动过多的儿童要进行正面引导，使他们过多的精力能够通过有益的活动发挥出来。如课间活动过度的学生，可安排他们担任"行为规范督察员"，让多余的精力用在指导他人规范行为上，从而有意识地控制自己的行为，同时也能转变其形象。另外，组织他们多参加各种体育比赛，如跑步、打球、爬山、跳远等，发挥他们的长处，增强自信心。

（4）维护自尊，培养自信：要用正确的态度关心爱护他们，只要有微小的进步，都要给予表扬与鼓励，进行阳性强化，同时在班中维护他们应有的自尊。对于他们存在的问题，应给予理解，并消除他们所存在的紧张心理，想方设法帮助他们提高自控能力，树立转变自身行为的自信。

3.对儿童多动症患儿进行团体辅导　团体游戏辅导的目的是通过同质群体的游戏活动，提高多动症儿童的自我控制能力和集中注意能力。有关研究表明，团体辅导活动对于多动症儿童的行为改变有一定的迁移作用，即不仅提高了他们注意力状况，而且还改善了动作协调、语言表达和学习成绩等。

团体辅导活动的设计应该体现针对性、趣味性和多样性的特点，并运用鼓励性评价手段，以增强多动症儿童积极参与辅导活动的动机，提高团体辅导的有效性。团体辅导活动内容包括划消数字、走迷宫、大家来找茬、猜领袖、模特儿训练、踩细绳、顶纸棒、大拇指对决等小游戏。通过这些游戏，训练学生的注意力、观察力、自控能力及团结协作能力。

团体辅导注意要点。

（1）引导儿童遵守规范：参加团体辅导的对象来自不同的年级和班级，他们的最大特征就是好动，往往辅导老师还没讲完活动规则，他们就迫不及待地开始动起来，干扰了辅导的正常进行。可以设计受小朋友欢迎的游戏（如"木头人"游戏），来规范团体成员的行为。

（2）引发儿童参与活动兴趣：参加团体辅导的学生性格迥然不同，有的外向冲动，有的幼稚调皮，还有的少言寡语。在团体游戏中，要针对学生的不同个性，采取相应的方法，激发学生兴趣，引导学生主动参与，让学生在游戏中增强心理体验，逐步引导学生自我认识、自我评价、自我鼓励、自我调控，从而改善学生存在的问题。

（3）鼓励儿童交流分享：团体辅导每一项活动的设计都应对学生产生深刻影响，每个学生在活动中都要思考、分享自己的看法，这种分享即学生与学生、老师与学生之间的交流。学生参与活动后，通过小组讨论，互相分享交流内心体验，从而从彼此的经验中获得成长。

4.对家庭辅导的指导　家长是儿童多动症治疗中的重要资源。家庭辅导旨在通过家长沙龙、父母培训等形式，帮助家长了解儿童多动症防治知识，协助家长制订综合的、多方位的家庭干预计划，在干预实践中转变家长教育观念，改善家庭教养方式，从而达到更有效、更持久地改善多动症儿童的行为、情绪等问题的目的。

学校可以帮助医师做以下工作。

（1）为有关家长开设讲座，普及多动症儿童教育干预的知识。包括多动症儿童与一般儿童的区别和特点；儿童多动症形成的原因；儿童多动症对儿童其他方面发展的影响；多动症儿童治疗的一般方法；正确认识药物治疗的作用；家庭和学校如何配合医师进行治疗等。

（2）让家长参与多动症儿童个别辅导计划的制订，根据个别辅导计划，在家里对孩子的行为训练作好记录、督促、实施和奖励。

（3）家长与孩子共同参与有关提高注意力的游戏活动。学校团体辅导的部分活动内容可以在家庭开展，学校心理辅导教师可以对家长进行一定的指导。

（4）组织家长进行经验交流分享。有成效的家长经验更有利于其他家长去学习，这是宝贵的辅导资源。

（5）学校心理辅导教师和班主任进行定期随访，以了解多动症儿童治疗进展情况。

5.对于接受药物治疗的儿童多动症患儿的服务　学校可以请医师对教师进行儿童多动症常识性讲座，以便让教师对于药物治疗有所了解，知道常用的药物，这些药物的效用，以及可能产生的副作用。

对于需要在学校服药的多动症儿童，家长如希望得到学校的帮助，可以与学校联系并签定同意书，可以由学校卫生室教师监督他们服药，并做好相关记录。

对于服药的儿童多动症患儿，学校应注意保密，要注意维护学生的自尊。

6.多动症儿童的课堂管理与安置策略　对于多动症儿童的课堂管理有如下建议。

（1）教师要向多动症儿童讲清具体的课堂规则，并强调它应该是每个学生必须遵守的。鼓励和强化学生积极的课堂行为，并对违反规则的行为进行矫正。

（2）合理的教室环境安置有助于改善多动症儿童的课堂行为。如可以把多动症儿童的座位安置在靠近老师的位置，这样可以得到老师经常的关注和强化。

（3）在多动症儿童周围应该尽量安排一些行为表现良好而且又不容易受到负面影响的学生，给多动症儿童以榜样示范。

（4）对于每节课的课堂安排和组织，教师应当在教室里张贴一日计划表和课堂规则以使学生了解。为学生提供一些视觉提示也是有帮助的，如使用手势信号、张贴颜色鲜艳的彩色张贴以提醒儿童注意自己的行为等。

（5）教学安排和学习任务布置要增加新颖性和趣味性。在向多动症儿童布置学习任务前，教师首先要保证学生应该理解题意。如果需要，教师应该重复题目的要求，同时应该确保这些学生在听教师布置任务时注意力集中。

7.多动症儿童的早期识别和转介　早期识别儿童多动症患儿可以进行早期干预，一方面可以降低治疗的难度和成本，提高治疗的效果；另一方面能够减少儿童多动症问题对儿童其他方面的负面影响（如行为问题、学习困难、人际交往问题等）。早期识别主要在小学一、二年级进行（也可以在幼儿园进行），可以从课堂行为、作业情况观察着手。

课堂行为观察应注重以下几个方面。

（1）课堂学习中反应迟缓：这有可能是理解知识发生困难的表现，也有可能是注意力不集中所导致。

（2）记忆效果差：这有可能反映对知识组织、编码、复述和精细加工等存在问题，也有可能反映注意缺陷问题。

（3）注意力涣散：表明儿童在感受、选择信息方面有困难，或者是自我控制能力较差。

（4）解题或回答问题思路混乱：表明儿童对课堂活动投入不够，或者是根本不理解问题，有较多的知识缺陷，或者缺少解决问题的技能和策略等。

（5）行为问题：课堂上屡屡违纪或干扰别人，反映了多动症儿童的多动问题。

作业表现应观察儿童做作业时注意集中时间是否持久，做作业时是否拖拉，是否边做作业边做其他事情等。

如果学生在相当一段时间（几个月或半年以上）出现上述某些行为，则提示可能存在儿童多动症症状，应进一步进行儿童多动症的诊断。

教师应该了解初步识别多动症儿童的方法。有条件的学校，班主任可以请学校的心理辅导教师进行进一步鉴别，将存在儿童多动症症状的儿童转介到医院进行诊断和治疗。

七、社会防治

开展儿童多动症的干预工作，需要得到包括卫生部门、教育部门在内的各级地方行政部门的支持。开展这项具体工作的前提，不论对儿童还是成人都应依据

《中华人民共和国精神卫生法》。

进入21世纪以来，我国政府对儿童和青少年的心理健康日益关注，在2004年国务院办公厅下发的《关于进一步加强精神卫生工作的指导意见》中，就在《重点人群心理行为干预》中指明要"重视儿童和青少年心理行为问题的预防和干预。加强对学校教师、班主任、校医等的心理健康教育和精神卫生知识培训，提高早期发现儿童和青少年心理行为问题的能力。依靠学校现有工作队伍和网络，在心理健康教育和精神卫生专业技术人员的指导下，针对不同年龄儿童和青少年的特点，开展心理健康教育（包括技能训练）与咨询服务，为儿童和青少年提供心理指导和帮助。"

2008年，卫生部（原）、宣传部、国家发展和改革委员会等17部门又发布《关于印发〈全国精神卫生工作体系发展指导纲要（2008—2015年）〉的通知》。此纲要中多处涉及儿童青少年的心理健康。在"完善精神卫生工作体系的指导思想、基本原则和工作目标"中指出："降低儿童和青少年精神疾病和心理行为问题发生率（2005年部分地区调查为13.4%～15.6%），到2010年降为12%，2015年降为10%。""工作体系建设目标。要求中小学建立心理健康辅导室、设置专职教师并配备合格人员的学校比例，到2010年城市达到40%、农村达到10%；2015年城市达到60%、农村达到30%。""工作指标与目标。要求在学校开展心理健康教育的比例，到2010年城市达到80%、农村达到50%；2015年城市达到85%、农村达到70%"。

在开展儿童精神卫生工作的人员方面，强调"各有关部门要切实履行职责，共同推进精神卫生工作发展。教育部门……负责精神卫生人才培养有关工作；结合实施素质教育，将学生心理健康教育、预防学生心理和行为问题工作纳入学校日常工作计划。各级共青团组织配合政府有关部门开展青少年精神卫生状况调查，开展多种形式的宣传教育活动，为青少年心理健康提供有效服务，帮助青少年养成健康的生活品质，培养高尚的道德情操"。

中华人民共和国国家卫生和计划生育委员会（原卫计委）2012年2月23日发布《中国儿童发展纲要（2011—2020年）》。在纲要的"发展领域、主要目标和策略措施"中，"儿童与健康"的主要目标之一即为"降低儿童心理行为问题发生率和儿童精神疾病患病率"。在《2011—2020年中国妇女儿童发展纲要实施方案的通知》中也强调："加强儿童保健服务和管理。落实国家基本公共卫生服务项目中的儿童健康管理，广泛开展……早期综合发展、心理行为发育评估

与指导等服务。""加强妇女儿童精神卫生服务。建立健全覆盖城乡、功能完善的精神卫生防治和康复服务网络。在精神专科医院和有条件的综合医院、妇产医院、儿童医院、妇幼保健机构设置心理科（门诊），配备专科医师。加强卫生相关人员精神卫生知识培训。指导学校设立心理咨询室，配备专职心理健康教育教师。开展心理咨询及相关服务，加强妇女儿童常见心理卫生问题的早期发现和干预"。进而，国家卫计委于2013年4月9日又下发了《儿童心理保健技术规范》，在"心理行为发育异常儿童"中将注意缺陷多动障碍列在管理对象中常见心理发育障碍之一。

由于成人、儿童多动症的相关研究和临床工作起步较晚，因此可参照其他严重程度类似的慢性精神障碍管理条例进行相关的具体工作。

从以上政策可见，心理问题和精神健康已得到政府的高度关注。儿童多动症作为一种起病于儿童可延续至成人期，常见的、预后不容乐观的而却能得到有效治疗的精神心理障碍，显然是需要得到高度重视、重点防治的疾病之一。本着国家和各地区的政策精神，基于最新的循证医学证据，精神卫生工作专业人员，不论是儿童专业还是成人专业都应向所在地区的有关行政管理机构积极争取实质性支持，以开展社区儿童多动症的防治工作。

争取本地政府地支持，向有关领导和相关部门提供本地区儿童多动症流行情况、社会需求、可治疗性及不治疗所致不良预后的信息，大力宣传防治工作的意义和重要性，尽最大可能争取获得政府及相关部门的支持。

社区干预是公共卫生行动的需要。儿童多动症是一种高患病率的慢性精神障碍，起病于儿童期，延续至成年期乃至终身，给终身带来广泛的损害。可靠的循证研究表明，对于多数患者而言，儿童多动症如不能够得到及时、有效的干预，该疾病对个人、家庭和社会都具有不可小觑的潜在危害。但群众对儿童多动症却缺乏了解，在许多方面甚至存在不少误解，耽误了治疗。因此，应将儿童多动症作为一个公共卫生问题进行关注，作为常见的、并且花费不高即可获得有效改善的疾病，引入三级预防体系。不论是儿童儿童多动症还是成人儿童多动症，都需要纳入社区干预中。

社区干预是三级预防体系中的重要环节。儿童心理健康的社区干预范围是在社区所属的与儿童健康发展相关的机构和人群中，进行广泛的心理健康教育和培训，包括学校（含幼儿园）的管理者、教师、学校心理咨询师；社区医师；社区中的其他儿童健康工作

者。成人儿童多动症的社区干预纳入成人心理健康工作中，涉及各级心理卫生工作者。

儿童多动症社区干预的目的是做到早发现、早诊断、早治疗，促进儿童多动症患者接受科学、系统的治疗，最大程度地改善预后。目标是提高公众对儿童多动症基本知识的知晓度及对儿童多动症的识别率；降低公众对儿童多动症的误解和偏见；提高基层专业人员的正确诊断率和治疗技能，规范和安全用药；提高儿童多动症患者的就诊率、治疗率、显著缓解率；降低与儿童多动症有关的功能损害和不良后果，提高儿童多动症患者的能力。最终达到降低儿童多动症的患病率，提高治愈率的目标。

第六节 预 后

20世纪70年代，很多医师认为儿童多动症到了青春期症状就会缓解。80年代初，相继有学者（Clampit, Pirkle, 1983; Thorley, 1984; Brown, Gorden, 1986）对儿童多动症到青春期缓解这一观点提出了挑战，他们认为，到青春期后，症状并未缓解，只是表现形式发生了变化。儿童多动症患者仍持续存在与年龄不相称的症状（如过度活动减轻，但注意缺陷依然存在）。目前一般认为，虽然儿童多动症常见于学龄期儿童，但有70%的患儿症状持续到青春期，30%的患儿症状持续到成年期。儿童多动症易共患学习障碍、情绪障碍及社会关系适应障碍，对患者的学业、职业和社会生活等方面产生广泛而消极的影响（Barkley, 1990; Biederman, 1996; Tannock, 1998）。

Barkley等（1990）于1980年前后对158名多动儿童进行基线评估，除了父母和教师的主诉外，还要求在两个标准行为评定量表上的得分大于正常对照得分均值的两个标准差以上方能入组。8年后对123名处于青春期的患者进行随访（平均年龄14.9岁），符合DSM-3-R标准的为71.5%（对照3%）。如以大于对照症状条目均值两个标准差以上为确诊标准，则高达83.3%的随访患者符合儿童多动症诊断。将这部分患者继续追踪至成年早期时，高达46%的患者符合诊断，如以同年龄正常对照的症状条目数作为参考进行诊断，则儿童多动症诊断的保持率上升到66%。Beiderman（1996a）等以DSM-3-R为标准，对128例多动症患者进行4年后追踪直至青春期的研究也发现，65%的患者仍完全符合儿童多动症的诊断。其他两项（Claude等，1995; Hart等，1995）相对近期的随访研究也表明经过4~12年后仍有相当比例的患者符合儿童多动症诊断。笔者等曾

对88例多动症儿童进行了随访,发现仅有21例(24%)患儿恢复了正常,有48例(54%)患者仍然符合儿童多动症诊断标准,另外19例(22%)患者虽不符合儿童多动症诊断,但仍存在行为、心境或学习等方面的障碍。

破坏性行为障碍(disruptive behavior disorder, DBD)是青春期和成年早期儿童多动症患者常出现的问题。虽然使用了不同的诊断体系和界定方法,关于儿童和青少年期的横断面研究大都指出儿童多动症与破坏性行为障碍的高共病率。流行病学调查研究显示儿童多动症患者共患对立违抗障碍或品行障碍的比例在30%~50%,甚至有高达93%的报道(Anderson, 1987; Bird, 1993; Angold等, 1993; Costello等, 1997)。随访研究也得到较为一致的结果,提示儿童多动症患儿长大以后,即使部分患者多动症症状缓解,但总体上他们共患对立违抗障碍或品行障碍的比例还是高于一般人群。Weiss等(1985)的研究发现,25%的患儿在青春期有反社会行为,这一比例远远高于对照人群。继续追踪至成年早期,其中有23%的患者符合DSM-3反社会人格障碍的诊断,对照人群中仅为2.4%,两组之间有显著性差异,这也是唯一能区别两组的DSM-3疾病诊断。Gittelman等(1985)和Mannuzza等(1991)对两个队列追踪至青春期末的研究得到了非常相似的结果,共患反社会人格障碍或品行障碍的比例在两个队列中分别为32%/8%(患者/对照,下同)及27%/8%,儿童多动症组显著高于正常对照组。两个队列分别追踪至成年早期时,反社会人格障碍的发生率病例组也高于正常对照组,病例组与正常对照组之间存在显著性差异。Barkley(1990)和Beiderman(1996)等对儿童多动症患儿追踪至青春期的研究也得到了类似的发现。前者的研究中,共患对立违抗障碍为59.3%/11.5%,品行障碍为43.5%/1.6%;后者的研究中,共患对立违抗障碍为73%/16%,品行障碍为28%/6%。Barkley(2002)的研究还发现,成年早期的儿童多动症患者符合反社会人格障碍诊断的比例为21%,是一般人群的5倍。丹麦的一项研究(Soren等, 2002)对208名初诊年龄为4~15岁的儿童多动症患儿进行追踪调查,了解他们成年后因精神疾病而住院的情况。随访的年限为10~30年,随访时的平均年龄为31岁。其中47人(22.6%)在平均年龄为23岁的时候第一次因精神疾病住院,最常见的诊断为各种类型的人格障碍,其中又以反社会人格障碍为最多,占50%以上。

Beiderman等(1991)提出儿童多动症和心境障碍是共同的病理基础呈现出的不同表现,两者在遗传上关系紧密。临床就诊的成年儿童多动症患者有16%~31%同时符合重性抑郁发作的诊断,相比一般人群,其恶劣心境的比例是19%~37%(Murphy等, 1996b; Roy-Byrne等, 1997; Shekim等, 1990)。几项针对儿童和青春前期进行的大型流行病学调查结果显示儿童多动症患儿共患抑郁障碍的比例为5%~40%(Anderson, 1987; McGee等, 1990; Bird, 1993; Angold等, 1993; Costello等, 1997)。虽然具体的共病率报道并不一致,但大多数研究都发现儿童多动症患者共患抑郁障碍的比例高于一般人群,提示儿童多动症患者确实更容易出现抑郁障碍。

虽然既往研究提示儿童多动症患者更容易出现抑郁障碍,但是研究结果并不完全一致。Mannuzza等的系列研究一致性地显示青春期和成人期儿童多动症患者出现抑郁障碍的比例并不高于一般人群(1991; 1993; 1998)。首先,至青春期随访时,两个队列的儿童多动症患者中没有一个患者有持续的抑郁症状;其次,如以抑郁症的终身患病率进行计算,将两个队列的样本继续随访至成年早期,儿童多动症组共患心境障碍的比例仍均与对照无异。但Beiderman等(1996)的研究得出了迥然不同的结论,其结果显示至青春期随访时,儿童多动症患者共患单相抑郁发作(重度)的终身患病率为45%,共患双相障碍的终身患病率为23%,均显著高于对照,因此认为儿童多动症显著增加了儿童多动症患者共患心境障碍的风险。研究者还发现,基线时共患心境障碍是青春期时共患心境障碍的预测因子,也就是说心境障碍的存在比较稳定,因此推测儿童多动症患者出现的情绪问题是一种"真"抑郁,而并非因患病羞耻感或受挫而继发的情绪反应(Beiderman等, 1998),也进一步佐证了他们关于儿童多动症与心境障碍有共同病理基础的假设(Beiderman等, 1991)。上述两个研究结果存在差异的最大原因可能是样本来源不同,前者基线时均因多动问题由教师推荐就诊,而后者入组时儿童多动症并不一定是主要诊断,基线时就有29%符合重性抑郁发作标准。由此可见入选样本的不同对结果有着很大的影响。其他的一些随访研究也得出了矛盾的结果。Barbara等(1998)及Hansen等(1999)随访研究支持儿童多动症并不增加成人期共患抑郁障碍的风险。而Fischer等(2002)对样本追踪至成年早期,儿童多动症共患抑郁障碍的比例高于正常对照,为26%/12%,更接近Beiderman的研究结果。因而此问题还需要进一步研究探讨。

随年龄增长，儿童多动症患儿因为常遭受挫折，非常容易出现焦虑障碍。多项研究（Weiss，1993；Rucklidge，2001）显示青春期或成年早期儿童多动症患者较对照组更多地自我报告存在焦虑、恐惧及躯体化症状。综合各项研究结果，在临床就诊的成人儿童多动症患者，广泛焦虑障碍共患率为24%～43%，共患过分焦虑反应的比例为52%（Biederman等，1993；Barkley等，1996；Murphy，Barkley，1996）。与前述相似，对儿童多动症和焦虑障碍间关系的理解也需要结合流行病学调查和随访的结果才能看清问题的全部。对儿童和青春前期的儿童多动症患儿的流行病学调查研究显示，儿童多动症患儿中出现焦虑障碍的比例在10%～25%（Anderson，1987；McGee等，1990；Angold等，1993），具体数值与使用的诊断标准（定式访谈或量表测查）和对焦虑障碍界定（如统计总体的焦虑障碍或单种焦虑障碍，如分离焦虑）的不同有关。有学者（Angold等，1999）通过计算联合OR值（jointOR）来反映两个疾病的关联程度，儿童多动症和焦虑障碍的关联虽有显著性意义，即儿童多动症患者比一般人群更容易出现焦虑障碍，但两者的关联程度（jointOR为3.0）显著性地低于儿童多动症和抑郁障碍的关联（jointOR为5.5）。从纵向角度而言，随访研究大多显示儿童期存在儿童多动症并不增加青春期乃至成年早期出现焦虑障碍的风险。在这方面，除Beiderman（1996）发现青春期儿童多动症各种焦虑障碍（除惊恐发作外）的终生患病率高于对照以外，Mannuzza等（1993，1998）的系列研究，Barkley等（1990）、Hansen等（1999）及Barbara等（1998）的随访研究均未发现儿童多动症患者共患焦虑障碍与对照组有差别。

与正常人群比较，儿童多动症患者认知功能、学业和职业能力常有损害。现有的研究较为一致地发现儿童多动症患者在青春期和成年期的学业及职业水平低于一般人群。纵向的随访研究发现，他们在学校期间，出现学习困难、阅读水平差、留级、休学、退学或就读于特殊班级的比例更高，他们比一般学生需要更多的额外辅导，至青春期时，大约有10%的患者曾出现过退学。儿童多动症患者最后受教育年限短、学历低，和对照相比受正规教育的平均年限要少两年。另有研究（Hansen，1999）显示儿童多动症患者中约30%不能正常高中毕业，只有20%能够进入大学学习，而仅有5%～12%最后可完成大学学业，对照人群里的相应比例则超过一半以上。当然，虽不能如期得到学位，但很多儿童多动症患者以后可以相继获得同等学历。尽管大部分儿童多动症患儿进入成年期能找到工作，就

业率与一般人群无明显差异，但其所从事工作的专业技术性不强，社会经济地位低于对照，也低于同胞。此外，成年期儿童多动症患者的工作表现差，容易被解雇或更频繁地更换工作。对就诊于临床的成人儿童多动症患者的研究也发现了相似的结果，16%～40%留级，约43%接受额外的帮助教程，28%接受了特殊教育，这些比例均高于一般人群。然而，与接受随访至成年期的患者相比，就诊于临床的儿童多动症患者结局要更好。他们的智商与一般人群无明显差异，尽管成就测验低于对照，但仍在正常范围内，且出现各种学习困难的比例也较低，为0～12%（Matochik等，1996），其中有92%的人完成高中学业，68%的人进入大学学习。分析其原因，主动就诊反映了患者本身有一定的经济能力、工作较稳定、对自身的问题有自省和觉察、有求治的愿望。因此，他们应该属于成人儿童多动症患者中功能较好的人群。而被动接受随访的成年儿童多动症患者则不同，他们在童年期可能症状较突出，所以父母才带他们到临床就诊，而且往往是存在问题较明显的患者倾向于长期接受随访，因此考察儿童多动症的预后应综合两方面的因素。

儿童多动症患者出现物质依赖、犯罪的比例是一般人群的5～10倍。儿童多动症患者更早尝试吸烟（Milberger等，1997）及饮酒（Ercan等，2003）。儿童多动症患儿至青春期吸烟的比例高于对照，但并不增加其他精神活性药物成瘾的风险。至成年期，儿童多动症患者药物成瘾的风险大大增加。随访研究（Mannuzza等，1993）发现儿童多动症患者至成年期时药物成瘾的比例是正常对照的4.6倍；在有反社会行为的患者中，10%～20%可诊断为药物滥用。另一个队列研究显示（Mannuzza等，1998）成人期儿童多动症患者非酒精依赖的比例明显高于对照（12%/3%）。就诊于临床的成人儿童多动症患者中，32%～53%曾出现酒精成瘾或滥用，其中又有8%～32%同时有另外一种药物成瘾或滥用（Barkley等，1996b；Biederman等，1993；Murphy等，1996b）。

与前述儿童多动症患者出现更多反社会人格及酒药依赖的结果相关，他们也有更多的违法犯罪行为。Mannuzza（1989；1991）的随访研究发现，青春期儿童多动症患者被拘留（39%/20%）、叛刑（28%/11%）及监禁（9%/1%）的比例均高于对照。Satterfield（1997）报道的患者中青春期及成年期被拘留（46%/11%）及监禁（21%/1%）的比例都比对照有所增高。Barkley（1990；2004）的研究结果也大同小异。仅Weiss等（1993）的研究得出了较为不同的结果，他们对儿童多动症患者进行了为期10～15年的追踪，发现无

论是青春期或成年早期随访时，患者与对照在违法犯罪率方面并无不同，但患者确实常因诸如超速驾车等问题被传讯至法庭。其他研究也发现儿童多动症患者违章驾车（主要是超速驾车）、车祸的发生率都高于一般人群（Barkley等，1993；Nada-Raja等，1997）。

儿童多动症患者社会功能受损造成人际关系和家庭（婚姻）状况问题很多。儿童多动症患儿常受到同伴拒绝，对患儿随访至青春期，发现很多患儿仍然存在社交困难。Catherine（2001）等研究发现，与对照相比，儿童多动症患儿至青春期后朋友较少，更多地受到同伴拒绝。一项有关社交技能的研究（Weiss，1993）也发现儿童多动症患儿成年后存在更多社交技能和交流技巧方面的问题，特别在与异性交往及自我肯定方面有所欠缺。Wilson（1996）的研究发现儿童多动症患儿随访至14~18岁时，人际沟通能力欠缺，社会适应水平低于同年龄的一般人群，而这些缺陷在共患品行障碍的患者中尤其突出。

Barkley及其同事的研究（1991）显示，追踪至青春期的儿童多动症患儿和母亲的冲突超过对照，患儿的母亲报告亲子冲突和烦恼的概率更高，程度更剧烈。对亲子沟通模式的观察发现，儿童多动症患儿更倾向于采用消极和控制性的行为模式。Beiderman（1996a）的研究提示他们与同龄人的交往、与同胞的交往，以及和父母的关系都存在更多的困难，患儿的家庭冲突更多，亲密程度更低。当然，混乱的家庭环境，尤其父母患精神障碍本身就是儿童多动症发病的危险因素，因此患儿不良的家庭功能并不能简单地理解为疾病的结果。此外，多动症成人患者婚姻状况也常有更多的问题。一项对172名成人多动症的研究（Murphy Barkley，1996）发现，与对照相比，他们的离婚率更高，并且更多地报告对目前婚姻不满。

综上所述，多动症患者在青春/成年期的多个领域的功能都存在着或大或小的损害，表现在共患破坏性行为障碍及心境障碍的比例高、学业和职业成就差、更多地出现违法犯罪行为及不良的人际和家庭关系等方面。

【参考文献】

陶国泰，郑毅，宋维村.儿童少年精神医学.第2版.南京：江苏科技出版社，2009

郑毅，胡佩诚.儿童心理保健与咨询——培训教材.北京：人民卫生出版社，2012

郑毅，刘靖.中国注意缺陷多动障碍防治指南.第2版.北京：中华电子音像出版社，2015，1-5：63-69

郑毅.儿童和青少年精神障碍.儿科学.第3版：北京：人民卫生出版社，2015，401-418

郑毅.儿童青少年精神医学新进展.北京：中华医学电子音像出版社，2010

郑毅.重视成人精神科与儿童精神科的衔接.中华精神科杂志，2013，46（3）：129-131

American Psychiatric Association（APA）.Dignostic and statistical manual of mental disorders.fifth edition.（DSM-5）.alingdon, VA: American psychiatric association publishing, 2013: 31-86

Bourre JM.Effects of nutrients（in food）on the structure and function of the nervous system: update on dietary requirements for brain.Part1: micronutrients.J Nutr Health Aging, 2006, 10（5）: 377-385

Brenner A.The effects of megadoses of selected B-complex vitamins on children with hyperkinesis: control led studies with long-term follow-up.J learn disabil, 1982, 15（5）: 258-264

Dodig-Curkovi ÓK, Dovhanj J, Curkovi ÓM, et al.the role of zinc in the treatment of hyperactivity disorder in children. acta med croatica, 2009, 63（4）: 307-313

Polan czyk G, deLima MS, Horta BL, et al.the world wideprevalence of ADHD.AmJ psychiatry, 2007, 164（6）: 942-948

Ronald CK essler, Lenard Adler, Russell Barkley, et al.the prevalence and correlates of adult ADHD in the United States: results from the national comorbidity survey replication.the American journal of psychiatry, 2006, 163（4）: 716-724

Wienner JM, Dulcan MK.textbook of child and adolescent psychiatry.American psychiatric publishing Inc, 2004: 331-373

Willcutt EG.The prevalence of DSM-4 attention-deficit/hyperactivity disorder: ameta-analyticreview. neurotherapeutics, 2012, 9（3）: 490-499

Zheng Y, Zhang ZJ, Han XM, et al.a proprietary herbal medicine（5-Ling Granule）for Tourette syndrome: a randomized control led trial.Journal of Childpsychology and psychiatry, 2015, 57（1）: 74-83

Zheng Y, Zheng XX.current state and recent developments of child psychiatry in China.child adoles psy ment health, 2015, 9: 2-10

Zheng Y.commentary: the new diagnosis and classification of child mental disorders-reflection son rutter.J child psychol psy, 2011, 52: 677-668

ZhengY.2015.The mental disorders usually occurring in childhood and adolescence.Zhu Fu tang practical pediatrics（8th edition）.Beijing: people medical publishing house

下篇

中医证治

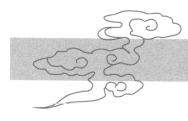

第三部分

导　论

第一节　儿童生理特点

小儿，自出生到成人，一直处在不断生长发育过程中，无论在形体结构，还是在生理方面，都有自身的特点和规律，与成年人有显著不同，年龄越小，这种区别越显著。历代医家，对小儿生理特点论述很多，归纳起来，主要表现为稚阴稚阳，阳强阴弱；纯阳之体，生机旺盛；三有余，四不足。

一、稚阴稚阳，阳强阴弱

清代医家吴瑭从阴阳学说出发，在《温病条辨·解儿难》中提出小儿生理的"稚阴稚阳"说。"稚"指幼小、幼稚而未成熟；"阴"指机体的精血、津液及脏腑、筋骨、脑髓、血脉、肌肤等有形之质；"阳"指体内脏腑的各种生理功能。"稚阴稚阳"是从阴阳学说的角度，高度概括了小儿时期脏腑器官及体格发育未成熟，功能不完善，与成年人相比，是处于脏腑未壮，精气未充，经脉未盛，气血不足，神气怯弱的状态。正如《小儿药证直诀》所说："小儿五脏六腑，成而未全……全而未壮。"即其脏腑阴阳虽具，但阴气不足，阳气未充，属幼稚阶段，各脏腑的功能活动均处于不稳定状态，故称"稚阴稚阳"。同时，"稚阴稚阳"又揭示了小儿的病理反应性与成年人不同，即生命力脆弱，容易受到伤残；阴阳稚弱，容易出现阴阳不足、阴竭阳脱。

二、纯阳之体，生机旺盛

我国现存最早的儿科著作《颅囟经·脉法》首先提出"纯阳"学说，云："凡三岁以下，呼为纯阳，元气未散。"这里的"纯"指小儿先天所禀的元阴元阳未曾耗散，"阳"指小儿的生命活力。"纯阳"学说，概括了小儿在生长发育、阳充阴长过程中，表现为生机旺盛、发育迅速的特点，并不是指有阳无阴或阴亏阳亢。"纯阳"学说也提示了小儿对致病因子的反应性，具有潜在的反应强烈、泛化的特点，以及小儿患病易趋康复的特点。由于小儿生机旺盛，活力充沛，"脏气清灵"，患病之后对于各种治疗措施的反应灵敏，"随拨随应"，因而易趋康复。

古代医家对"纯阳"的理解不尽一致。《宣明论方·小儿门》说："大概小儿病在纯阳，热多冷少也。"《医学正传·小儿科》说："夫小儿八岁以前曰纯阳，盖其真水未旺，心火已炎。"《小儿药证直诀·四库全书总目提要》说："小儿纯阳，无烦益火。"《温病条辨·解儿难》说："古称小儿纯阳，此丹灶家言，谓其未曾破身耳。"上述医家多从小儿病理角度阐述"纯阳"，但从《颅囟经·脉法》原文，结合小儿生长发育过程看，《幼科要略·总论》中的观点更为确切，"纯阳二字，须善体会，是生气之极旺，非阳气之已充也"。

纯阳、稚阴稚阳、阳常有余，三者之间不是对立的矛盾，而是统一的认识，是从不同的角度、不同的侧面揭示了小儿阴阳的本质，充实、完善了小儿阴阳特点，丰富了小儿阴阳学说的内容。稚阴稚阳是指小儿形气未充，是言小儿阴阳皆稚弱；而纯阳、阳常有余言稚弱之阴阳中阴稚尤甚，而阳稚稍逊，即阴阳不均衡，较稚阴稚阳的认识又有进一步的深化。总之，若从阳气充实、完善的程度来看，小儿阳气是稚弱的，即稚阴；若从小儿阴阳对比而言，阳常有余，阴常不足；若从气阳功能活动上看，小儿为纯阳之体。

三、三有余，四不足之说

明代儿科名医万全，根据钱乙的五脏虚实证治，提出小儿"肝常有余，脾常不足；肾常虚；心常有余，肺常不足。"又在朱震亨理论的影响下，提出"阳常有余，阴常不足"的观点，称"三有余，四不足"说。

（一）脾常不足

脾为后天之本，生化之源，小儿生机旺盛，发育迅速，且脏腑功能不足，脾胃负担比成年人相对较重，加之乳食不知自节，择食不辨优劣，因此小儿脾胃功能易于紊乱，而出现脾胃病；再者，从五脏相关角度，小儿"肝常有余"，则脾易受克抑，出现土虚木亢，肝功偏旺等症状。

（二）肝常有余

肝主人体生发之气，肝气生发则五脏俱荣；小儿生机蓬勃，阴精未充，肝阳易旺，肝风易动，故有"肝常有余"的生理特点。肝应少阳春木，内寄少阳生长之气，"此有余为生长之气自然之有余"，但"少阳生长之气方长而未已"（明·万全）。所谓"肝常有余"，主要是指小儿时期肝主疏泄，其性刚而不柔，为将军之官，具有升发疏泄全身气机的功能，并不是指小儿"肝阳亢盛"，正如《幼科发挥·五脏虚实补泻之法》中说："云肝常有余脾常不足者，此却是本脏之气也。盖肝乃少阳之气，人之初生，如木之方萌，乃少阳生长之气，以渐而壮，故有余也。"其次，小儿肺常不足，肝少克制，自然肝常有余。

小儿肝之"有余"又是稚弱的、相对的。小儿脏腑娇嫩，形气未充，肝亦不例外，在小儿生长发育过程中，肝亦是从无到有，从小到大，其形与气亦未成熟完善；其次，小儿肾常虚、脾常不足，肝无以滋生；再者，小儿气血尚未充盛，则肝血不足。因此，"肝常有余"是相对的有余，是稚弱的有余，是相对于其他脏腑而言的，并非强实、成熟之谓也。"肝常有余"的生理特点，也预示了小儿病理上容易出现肝火上炎、肝阳上亢、肝气横逆、肝风内动的实证与虚证。

（三）肾常虚

肾为先天之本，元阴元阳之府，小儿肾常虚，是针对小儿脏腑虚弱，气血未充，肾中精气尚未旺盛，骨气未成而言。

肾藏精，包括先天之精和后天之精，先天之精禀于父母，后天之精源于水谷，脾胃运化水谷精微，满则泻溢贮于肾。小儿甫生，先天禀受肾精未充，既生之

后，又赖后天脾胃摄取水谷之精的滋养，才能不断补充和化生，需至"女子二七"，"男子二八"，肾气方盛；其次，肾为先天之本，内寄元阴元阳，为生命之根，各脏之阴依赖肾阴的滋润，各脏之阳依赖肾阳之温煦，肾之精不断被消耗；再者，小儿"脾常不足"，不能有效充养肾精，且君火、相火消烁肾精，"一水不胜二火"。因此，万全在《育婴秘诀·五脏证治总论》中将此总结为"肾常虚"。小儿"肾常虚"的生理特点，也预示着小儿病理上容易出现诸如解颅、胎怯胎弱、五迟五软、佝偻等肾精不足及髓海空虚、水不涵木、肝阳易亢之疾病。

（四）心常有余

所谓"心有余"是由于小儿阴常不足，木火同气，心肝之火易亢；肾阴之水不足，水不制火，心火易炎的生理状态。

"心为火脏"，火性属阳，其性炎上、亢奋、外现；其次，小儿"肾常虚""阴常不足"，水不上济心火，心少克制，故言"心常有余"。所谓"心常有余"是小儿心气旺盛有余，乃自然之有余，从而保证了小儿生机蓬勃、发育迅速，并不是指小儿心火亢盛有余。心之"有余"又是相对的、稚弱的，脏腑娇嫩、形气未充，心亦不例外。小儿生长发育过程中，心亦是从无到有、从小到大，在小儿阶段心亦未完善成熟；其次，"肾常虚""阴常不足"，心无以滋助；再者，小儿气血尚未充盛，则心血不足。心主血脉、心藏神功能稚弱，突出表现在脉率、语言、智力上。"心常有余"，实为相对有余，并非强实、成熟、完善之有余。小儿"心常有余"的生理特点，也预示着小儿病理上容易出现心火亢盛、心火上炎及心神不宁、神失所养的证候。

（五）肺常不足

肺为华盖，外合皮毛，开窍于鼻，小儿肺脏娇弱，肌肤不密，加之"脾常不足"，脾虚不能散精于肺，则肺气亦弱，卫外不固，故有"肺常不足"之说。小儿出生后，肺气始用，娇嫩尤甚，须在生长发育过程中，赖脾胃运化之精微不断充养；其次，小儿"脾常不足"，水谷精微不足，则肺养不足；再者，小儿"心常有余"，肺受克伐，所以"肺常不足"。小儿"肺常不足"的生理特点，同时预示着小儿病理上容易出现感冒、咳嗽、肺炎喘嗽等肺系疾病。

（六）阳常有余，阴常不足

人体（包括小儿）之阴阳，只有在平衡中才能维系生命活动的正常，正所谓"阴平阳秘，精神乃治"。但

平衡是相对的，不平衡是绝对的。小儿之阴阳稚弱、不完善是其共同特征；但阴阳的稚弱、不完善是不均衡的，阴稚尤甚而阳稚稍逊，阳强阴弱是小儿阴阳的又一特征，即所谓小儿"阳常有余，阴常不足"。这是指小儿在健康水平内，阴阳相对平衡状态下的相对有余、相对不足而言：其一是指小儿的气阳功能活动、生机旺盛有余，精血、津液、形体结构不足；其二是指阴阳对比而言，即在稚弱的前提下，阳强于阴，阴稚较阳稚更为明显、更为突出。正是由于小儿阴阳之相对不平衡性比成年人更为明显，更为突出，才构成了小儿生机旺盛、蓬勃发育的基础。这也是小儿"阴平阳秘"与成年人之"阴平阳秘"的主要区别。由于小儿阴阳之相对不平衡性比成年人更为明显，因此容易受各种因素的干扰而致阴阳失调，发生疾病，且得病易从阳化热。小儿生长旺盛，营养物质相对不足，精、血、津、液等常因机体的生长发育需要及热证的消耗，而表现不足，因此产生了小儿"阳常有余，阴常不足"的体质状态。

上述"三有余、四不足"之说，是小儿生理特点在脏腑中的表现，是生长发育需要与营养物质供给之间的差异引起的生理现象。其对了解小儿脏腑发病特征及指导临床均有重要意义。

小儿脏腑强弱不均衡，导致五脏生克承制关系失调，突出表现在五脏生克乘侮的偏向性。由于小儿五脏有"三有余、四不足"，通常可见脾虚肝旺、肾虚肝旺、肺虚肝旺、肾虚心旺及肝乘脾、肝侮肺、心侮肾。这种乘、侮，既有以强凌弱，又有自虚受乘（侮），其结果又加剧了脏腑的强弱不均衡，从而变生脏气不平诸证。

小儿脏腑娇嫩，形气未充。娇嫩、稚弱虽然是小儿脏腑的共同特点，但小儿脏腑的形态结构和生理功能的发育又是不平衡的，相对的强弱不均是其另一特点。小儿脏腑强弱不均，其具体表现为"肝常有余、脾常不足、肾常虚、心常有余、肺常不足"，"阳常有余，阴常不足"，即"三有余，四不足"。

第二节 中医对儿童多动症的认识

儿童多动症，又称注意缺陷多动障碍（ADHD），是一种常见的儿童行为精神障碍，在古代医学文献中虽未见本病证名，但可查到类似的症状记载，如《灵枢·行针》谓："重阳之人，其神易动，其气易往也……言语善疾，举足善高。"《灵枢·通天》曰："太阳之人，居处于于，好言大事，无能而虚说，志发于四野，举措不顾是非，为事如常自用，事虽败而常无悔。"

《寿世保元》中云："学童为事，有始无终，言谈不知首尾。"上述这些文字中"重阳之人""太阳之人""学童"都具有冲动、多动或健忘、做事有头无尾，与儿童多动症有相似之处。

自20世纪80年代开始，我国中医药界对本病进行了大量的研究，根据其临床表现，目前基本认同其可归属于中医学的"健忘""脏躁"等范畴。其中表现为神思涣散、注意不专，学习困难，生活中健忘，而智力正常或接近正常者，认为与中医学的"健忘"有关；而症见情绪不稳、多动多语、冲动不安者，则类同中医学的"脏躁""躁动"。《寿世保元》中聪明丸治疗"学童为事，有始无终，言谈不知首尾"等症状即是对患儿注意缺陷的描述。总之，本病临床特点可概括为意不周、思不专、情反复、性急躁，属于精神、思维、情志兼病。

一、病因

近30多年来，我国开展运用中医药治疗儿童多动症的临床研究实践，审证求因，对本病的病因病机已有了较明确的认识。基本认同儿童多动症的病因主要为先天禀赋不足、后天护养失当、产伤、外伤及情志失调。

（一）先天禀赋不足

先天之精，禀受于父母，如果父母的健康状况不佳，特别是精神神经系统健康欠佳或母亲孕期罹感外邪，精神营养失调，可致子女先天不足，其中尤以肝肾虚弱者多见。肾藏精、藏志、生髓、通于脑，肝藏血、主魂；肝肾精血相生，相互为济。若先天肾精不足，则脑髓空虚，元神失养；肝肾不足，则魂不守舍。阴精虚损，水不涵木，肝阳偏亢，上扰于心。小儿"心常有余"，肾阴不足，水火失济，而致心火易炎，出现注意涣散、多动冲动、烦躁易怒等症状。

（二）产伤、外伤及病后失调

分娩时有难产、产伤、窒息病史，或头部外伤史，可导致患儿气血瘀滞，经脉不畅，髓海失充，心肝失养而神魂不安；或小儿罹患其他疾病，如感染、中毒、高热抽搐昏迷之后，由于疾病所伤或病后失养，造成气血不足或气血逆乱，使心神失养，神不安藏，或致脏腑虚损，阴阳失调而阴虚阳亢。

（三）饮食因素

脾为后天之本，小儿"脾常不足"，乳食不知自节，择食不辨优劣。如果饮食营养不当，生冷不节，易损伤脾胃，若肥甘厚味，则酿生湿热痰浊，阻滞气机；过食辛热炙煿，则积热化燥，致心肝火炽，均可扰乱心神。

（四）情志因素

小儿脏腑娇嫩，形气未充，心神怯弱，稚情稚志，其神易动，其志易往，易惊易怒。若环境不良，教育不当，溺爱放纵或挨打受罚，委屈不悦，所欲不遂等，皆会影响肝之疏泄功能，致使肝失条达，气郁化火，而心神受扰；又或因学业重负，思虑过度，损伤心脾，脾失健运，使心失所养，亦致性情不稳，意志不坚，神思涣散。

（五）生长发育影响

儿童在发育阶段，肾精尚未充足，肾气亦未旺盛，而生长发育迅速，阴精相对不足，故易出现阴不制阳，阳胜则多动的现象。

上述先天与后天因素对儿童多动症的致病作用，往往并非单一的病因，而是两种或两种以上多因素互相影响或共同作用的结果。

二、病机特点

儿童多动症乃精神、思维、情志兼病，而人的精神、思维、情志活动由五脏产生，必须依靠五脏之精气作为物质基础。根据本病的临床表现，其病机特点为阴阳失调，脏腑功能不足，主要体现在以下几方面。

（一）阴阳失调，阳胜则多动

《素问·生气通天论》谓“阴平阳秘，精神乃治”，人体正常的生命活动和情志状态是阴阳和谐协调的结果；反之，阴阳失调则可导致机体神志、行为的异常。阳主动、阴主静，二者相辅相成。小儿体属“纯阳”，其精、血、津液等物质基础相对不足，稍有感触，或因先天禀赋不足、后天调护失宜，或他病所伤，则兴奋不宁，难以自控，烦躁易怒。而随着其生长发育，脏腑功能逐渐完善，阴长而阳充，二者趋于协调平衡，故临床可见部分患儿进入青春期后，多动症状能自然减轻。小儿阳常有余，心常有余，上述因素常致阴津耗伤，阴液亏虚，则阳升无制而神无所守，多动冲动，攀越登高，粗暴少礼。阴阳互根，守使相依，小儿稚阴稚阳，亦可因久病久泻，药物攻伐太过，阳气受损，阳不能根于阴而虚阳外浮，神动不安。

本病之阴阳失调，阴虚阳亢并非阳气独盛，而是阴精不足。虽其活动过多，行为冲动，相似于阳盛有余之实证，但又有神志涣散，健忘，动作迟滞，遗尿等形神俱不足之虚象，实属本虚标实之证。

（二）病位在脑，与五脏相关

精神、思维、情志统属于“神”，脑系“一身之祖窍，万神汇集之都”（《修真十书》），“元神之府”（《本草纲目》）。近代的研究认为，精神、意识、记忆思维、视觉器官均发于脑，儿童多动症的主要症状是精神、思维、情志异常的综合表现，因此可认为其病位在脑，是多种原因导致脑元神失常的反应。而脑位居最高，必得五脏精华之血，六腑清阳之气，上注于头，乃有所养，其与脏腑之间相互为用，脏腑功能失调，可致脑髓失养；产伤、跌仆、外邪可致气血瘀滞，脑络不畅，亦使元神失藏。本病所表现的神不守，意不周，志不坚，思不专，虑不远，智不谧，乃五脏功能不足所致，其中又与心、肝、脾、肾不足的关系密切。

心主血脉，为五脏六腑之大主，《灵枢·本神》云“所以任物者谓之心”，神明之体虽藏于脑，但神明之用出于心。心藏神，“总统魂魄并赅意志”（《类经》），五脏在心神主导下接受外来信息，做出相应的反应；而血是神的物质基础，血液充足，血行和调，则人的精神充沛，神志清晰，感知灵敏，思维敏捷，情绪稳定，活动自如，记忆良好，正如《灵枢·平人绝谷》所谓之“血脉和利，精神乃居”；反之，若先天不足，后天失养，思虑劳倦，久病气血虚弱，致心气不足，心血暗耗，智窍不开则产生相应的外在语言、动作行为的变化，出现心不在焉，神志不宁，精神不专，健忘等症。另一方面，心属火为阳脏，以动为患，小儿生机旺盛，心常有余，心火易亢，加之五志过极，化热化火，也每耗伤心阴，出现心火有余，心阴不足，心神受扰之神不守舍，多动不宁。

肾为先天之本，肾中元阴元阳为生命之根，关系到人的禀赋、体质和生长发育。肾藏精，主骨生髓通于脑，在脑的形成、发育及功能发挥中，起物质基础的作用，“精满则脑髓充，精脱则脑髓消”（《素问·逆调论》），“水足髓充，则元神精湛而强记不忘”（《重庆堂随笔》）；肾为“作强之官，技巧出焉”，同时具有主管细微精巧活动的功能，肾精充足，髓海得养，脑的发育健全，精神、情志、行为皆能正常。“肾虚则智不足”（《医学心悟》），若小儿先天不足，精气不能正常运行和输布，髓海不足，则导致元神之府意识和思维活动失调，出现健忘，学习困难，注意力不集中，难以自控，动作笨拙等多动症表现。随着年龄的增长，生长发育健壮，肾气渐充，部分患儿的症状可以减轻，这也佐证本病与肾中精气的强弱密切相关。此外，部分患儿若后天调摄失宜，疾病影响等因素导致肾阴不足，不能涵养肝木，肝阳上亢则出现性情躁动、烦躁易怒等症；同时阴虚无以济火，使心阳无阴以配，虚火内生，亦致心神不宁，多动不安。

肝主疏泄，为风木之脏，内寄相火，体阴用阳，主动主升，调畅气机，调和情志，有刚脏之称，其性动，其志怒，其气急。肝气之升发输布为一身"气化发生之始"。肝藏血，肝血旺盛，疏泄正常，气血畅通，则心神得养；而心肝血虚，则神失所养。小儿肝常有余，若久病耗损致肝体之阴不足，肝用之阳偏亢，则可见性情执拗，冲动任性，动作粗鲁，兴奋不安等"肝常有余"之象。《灵枢·本神》云："肝藏血，血舍魂"，若肝血不足，则魂不守舍，出现梦呓、梦游等兼证；血虚筋脉失于涵养，木亢生风，偶可出现肢体抽动等症状。胆附于肝，为清净之府，决断之官，对维持脑神之静谧、慧爽也有重要作用。

脾属土，为后天之本，气血生化之源，生命的内在功能和外在表现，都必须赖以其化生的气血为基础，故《灵枢·平人绝谷》谓"神者，水谷之精气也"。脾胃健运，气血充足，则先天肾精得以滋养，髓海借此充盈，心神才能正常发挥。小儿"脾常不足"，若后天喂养不当，饮食失调，使脾胃受损，其健运失司，营血化生不足，则心脑失养，而神志飞扬。脾为至阴之脏，其性静，藏意，在志为思，脾失濡养则静谧不足，意不守藏，表现为兴趣多变，做事有头无尾，言语冒失，虽能自悟而不能自制。脾思失常又致心血暗耗，使血不能养心而见神不守舍、健忘、多梦等症；再者肝动脾静，肝为脾之主，脾受制于肝木，脾土不足，则土虚木旺也是本病的病理变化之一。

肺居上焦，主一身之气，其宣发、肃降以输布精气、津液达于周身，脑髓亦可得濡养滋润，其主治节，肺气调，心有所养，则神志安和。肺又藏魄，张景岳认为"魄为之用，能动能作，痛痒由之而出也"，肺藏魄功能失常，也可出现多动症之情志抑郁，表情淡漠等兼证。肺与儿童多动症的关系，在现有的中医文献中较少提及，其在本病中的影响虽不如其他四脏重要，但也不能忽视。临床中发现部分多动症患儿反复呼吸道感染或兼有过敏性鼻炎、慢性鼻炎，中医辨证属肺气虚弱，此类患儿由于肺虚感邪，津液失于输布凝而成痰，形成虚中夹实的病理改变，以致病情迁延反复。

（三）情志因素，可贯穿病程始终

情志是脏腑功能活动的外在表现，五脏功能失调必然影响人的情志活动；反之，情志异常也可内伤脏腑，阻滞气机，耗伤精血致心神失养，神窍不利引发本病，其中与心、脾、肝的关系密切。小儿神气怯弱，遭受环境不适，教育不当，学业负担过重，或所欲不遂，挨打受罚，委屈不快等不良精神刺激，或思虑过度，常可损伤心脾，致心气不足或心脾两虚，心血暗耗，出现神志不定，心不在焉，精神不专，多动健忘。正如《医宗金鉴》所谓"心静则神藏，若七情所伤，则心不能静，而神躁扰不宁也"。情志过极，也可损伤肝气，或疏泄不及而郁滞，或疏泄太过则横逆。郁则神情淡漠，抑郁少欢，反应迟钝；逆则冲动任性，暴躁易怒。肝气郁滞日久易于化热化火；而疏泄太过，气盛阳亢也可以化火，皆能消灼肝阴，耗损肝血，使肝阳升动无制出现多动不安，魂不守舍。同时七情内伤耗损正气，导致心脑调节情志的功能下降，更易受外界影响而使情绪波动，病情加重；生长发育也不可避免受到影响，最终导致形质病变，使形神俱伤，并形成恶性循环。反之，若有稳定的、和谐的家庭与社会环境，身心兼调，使患儿气顺血和，情志调畅，则可精神内守而症状减轻。因此，情志失调既是本病的诱因之一，又对于本病的证型演变，预后转归有着重要影响。

（四）痰瘀兼挟，本虚标实

儿童多动症的病程长，以脏腑功能不足为其本，而脏腑间功能失调可产生病理产物，使本病迁延不愈。除上述肺虚生痰外，脾虚失运，水湿内停成饮成痰，上犯心神，阻于脑窍，或痰浊郁久而化热，以致痰火扰心的证候也较为常见。另外，有的患儿因产伤、颅脑外伤、跌仆受损等，可使血络损伤，或因气滞、气虚、血热等因素致瘀血凝滞神窍、脑脉，使脑海失养，神动智变。七情内伤，气机逆乱，也可使津液运行输布失常而为痰湿，血行不利而成瘀，痰瘀作为病理产物，进而又可影响气血津液的化生和输布，使病证虚实夹杂，缠绵难愈。

综上所述，儿童多动症的病机特点在于阴阳失调，阴静不足而阳动有余，与五脏相关，其中与心肾肝脾的关系最为密切；情志所伤，多化火伤阴，致心肝火旺。其病位在脑，病性为本虚标实，多以脾肾不足为其本，心肝火盛为其标，或可兼痰浊、痰热、瘀血。由于本病涉及脏腑较多，各脏间又可相互影响，临证尤当详辨，不可执着呆板。

第三节　证候诊断及模式

证候，是一个诊断概念。一个完整的中医诊断，包括两级诊断：一为疾病诊断，二为证候诊断。例如：儿童多动症（疾病诊断）、心脾气虚证（证候诊断），这就是一个完整的中医诊断模式。证候诊断，反映了中医学对疾病认识的层次和水平。

证候是疾病发生、发展和演变过程中，某一个具体阶段的本质反映，亦即是这一阶段的主要矛盾，但又受疾病根本矛盾的制约，它是由若干个具有内在联系的、可以揭示疾病本质的症状所组成。每一个证候，都有不同的表现形式和一定的层次结构，它是疾病所处一定阶段的病因、病位、病性、病势等的病理概括。在疾病所处的进退变化过程中，证候是动态变化的，证候变化首先表现为主症变化，辨证必须从主症入手，通过对主症变化的观察，可以及时发现证候的变化，预见疾病的传变规律。

根据中医证候规范化的要求，证候诊断应当包括证候名称、证候概念、临床表现、诊断要求等项。

证候名称：指按中医证候命名原则确定的证候名称。内涵应明确，不能外延无限。

证候概念：用现代语言，对证候的特征作简明扼要的表述。表述证候概念时，可从每一个具体证候的实际情况出发，抓住临床表现、病机等特点，给证候"画像"；其中，必须反映出主症（主症多是反映病位的症状），因为主症是反映该证候主要病机矛盾的症状，主症是识别"证候"的极为重要依据，形象地说，主症是该证候具有"标签"意义的症状。

临床表现：指该证候在临床上所表现出的症状和体征。为了提高证候诊断水平，要求按主症、次症、典型舌脉的顺序，依次排列。

诊断要求：即证候诊断标准。由于当前证候诊断尚处于研究阶段，制订"证候诊断标准"的条件还不够成熟，故提出"证候诊断要求"则更为切合实际。本书采用的证候诊断模式，是主症、次症加典型舌脉的表述方式。这一证候诊断的要求，关键在于正确的选择和识别主症，如果在主症选择上出现失误，将导致错误的证候诊断。因而，提高对主症识别的能力，就成为提高证候诊断水平的重要条件。

例一　儿童多动症的"痰火扰心证"

【临床表现】

主症：①狂妄躁动，甚则哭笑无常，呼号怒骂，胡言乱语，打人毁物；②面赤，痰黄。

次症：①心烦多梦，头脑不清醒；②小便黄赤，大便干。

典型舌脉：舌质红，苔黄腻，脉滑数。

【诊断要求】

1.具备主症。

2.兼见次症某项。

3.并见典型舌脉者。

具备以上条件，即可确立本证诊断。

例二　儿童多动症的"心脾气虚证"

【临床表现】

主症：①神思涣散，注意力不集中；兴趣多变，动作拖拉；②多动，尤其小动作过多，但不暴躁，言语冒失，自控能力差；③神疲乏力，面色少华。

次症：①记忆力差，思维缓慢，睡眠不实；②偏食纳少，腹胀，便溏；③自汗，心悸，气短；④形体消瘦或虚胖。

典型舌脉：舌质淡嫩，苔少或薄白，脉弱。

【诊断要求】

1.具备主症①③，或②③，或①②③。

2.兼见次症中之①②或①④或②③项。

3.并见典型舌脉者。

具备以上条件，可确定本证之诊断。

上述，虽均为儿童多动症的同一疾病诊断，但前者为实证热证（痰火），病位涉及心；后者为虚证，病位涉及心、脾。临床主症，前者以多动多语、烦躁不宁、冲动任性为主要表现，并因多动，影响所及，注意力难以集中；后者则以神思涣散、注意力不足、常自汗出、倦怠乏力等心脾气虚之象为主，常不伴多动，或较少有多动。可见，在证候诊断方面，都是从各自的具体"证候"情况出发，尽管都划分了主症、次症，典型舌脉，但组合排列方法并不完全一样。事实上，掌握这一精神，还可排列出若干个本证的诊断标准。看起来，严密性不足，自由度较大；实际上，充分体现了中医证候动态演化的态势。

第四节　中医药治则与治法

中医治则，是在中医理论指导下制订的，对临床治疗、处方用药具有普遍指导意义的治疗原则。

治法是根据这一原则，对不同证候采取的具体治疗实施的方法。前者可譬为战略总纲，后者可喻为战术细目。

本节首述对本病的治则，次述对各不同证候针对性的治疗方法。

一、治疗原则

（一）调整阴阳

这是总治则。《内经》指出："阴阳者，天地之道也""阴平阳秘，精神乃治"（《素问·阴阳应象大论》），"谨察阴阳所在而调之，以平为期"（《素问·至真要大论》）。故调整阴阳，使其平衡，是中医治疗疾病的总原则, 它体现了中医的 "稳态平衡" 思想。通过 "损其有余, 补其不足" 等治疗方法, 促使失却平衡的阴阳重新恢复和建立起新的相对平衡。"谨察阴阳所在而调之" 是治疗一切疾病立法、选方、遣药的总则, 而 "平" 则是治疗的目的。

调整阴阳, 以平为期, 具体表现为中医治则中 "和" 的思想。《内经》把 "和" 作为辨证论治的最高法则。《素问·生气通天论》说: "凡阴阳之要, 阳密乃固, 两者不和, 若春无秋, 若冬无夏, 因而和之, 是谓圣度。"《国语·郑语》也说: "和实生物……以他平他谓之和"。只有 "和" 才能使矛盾重新统一, 事物得以发展, 产生新的事物; 使失和的阴阳重新和谐, 恢复生理的新生机。所以说 "和实生物"。生命是阴阳对立统一、运动不息的变化发展过程, 疾病的各种病理变化都可以用阴阳失调概括。表里出入、寒热进退、邪正虚实, 以及升降失常、营卫失调、气血不和、脏腑不协等, 都只是阴阳失调的具体表现。所以调整阴阳是临床最根本的治则, "和" 是中医治疗的最高原则。

本书中所论本病各证致病的脏腑虚实、气血盛衰虽不尽相同, 但追溯其发病机制, 却无不属于阴阳失调。故辨治本病的始终, 应以调整阴阳这一根本治疗原则为指导, 以求达到 "和" 的目的。而调整阴阳的内容, 又主要在于调整脏腑功能和调理气血关系。

1.调整脏腑功能 《灵枢·本神》曰: "五脏不安, 必审五脏之病形, 以知其气之虚实, 谨而调之。" 人体是一个有机结合的整体, 在生理上, 无论脏与脏、腑与腑或脏与腑之间, 都是相互协调、相互影响的, 因而在病理上当某一脏腑发生病变时, 就会影响到别的脏腑。故在调整脏腑时, 一般不应单纯针对某一脏腑, 而应当考虑各脏腑之间的关系, 使其恢复正常的协调状态。

调整脏腑, 又不外是调整脏腑的阴阳气血、虚实寒热。具体为阳病治阴, 阴病治阳; 虚者补之, 实者泻之; 寒者热之, 热者寒之。如本病的肾阴不足、肝阳偏旺证, 主要病机为肾的阴精亏虚, 导致虚阳上亢。阳亢者应滋其阴, 治以 "壮水之主, 以制阳光"。又如瘀血内阻证用活血化瘀法即属 "血实宜决之" 等。总之调整脏腑功能, 是以期达到 "五脏安定, 血脉和利, 精神乃居" 之目的。

2.调理气血关系 脏腑功能的物质基础, 主要是气血, 中医认为气与血都是构成人体和维持生命活动的基本物质, 并与形志相关。高士宗谓: "人之有身, 不离血气; 人之应物, 不离形志。形者, 血气之立乎外者也。志者, 血气之存乎内者也。"(《黄帝素问直解·血气形志篇解》)。气血在生理病理上都有各自的特点, 因而原则上是气病治气, 血病治血, 但因两者是可相互影响的, 因而对于气血之病的治疗, 又不能孤立地治气或治血, 而必须考虑两者在生理和病理上的联系, 来调整其失常, 灵活施治, 才能达到气血关系恢复正常的协调状态。如本病的心气虚证, 就不能只去补心气, 而须兼顾到养心血, 这是因为阴生阳方长, 血充气才旺。即《内经》所谓 "调其气血, 令其条达, 而致和平"。

(二)治病求本

这是强调必须探求某一疾病的本质, 也就是抓住造成疾病的主要矛盾, 找出发生阴阳气血偏盛偏衰的根本原因, 而进行相应的治疗。治病求本的原则, 关键是在什么是本? 历代有以阴阳为本者, 如《素问·六节脏象论》: "夫自古通天者, 生之本, 本于阴阳。" 张景岳说: "凡诊病施治, 必须先审阴阳, 乃为医道之纲领, 阴阳无谬, 治焉有差? 医道虽繁, 而可以一言蔽之者, 曰阴阳而已。""天下之病态虽多, 其本则一"。"或本于阴, 或本于阳"。也有以病机为本者, 把表里虚实寒热作为 "本"。但万变不离其宗, 还是以疾病不同阶段主要矛盾或矛盾的主要方面而定, 主要矛盾或矛盾的主要方面就是 "本"。治疗的关键, 只要抓住 "本", 其他矛盾都可迎刃而解。《内经》提出 "治病求本""以平为期" 原则, 就是不论什么矛盾, 从调整阴阳、脏腑、气血, 直到以药性之偏去纠正机体之偏, 即处处体现了这一原则。治疗目的就是使患者失衡的阴阳(脏腑气血)重新达到平衡。所以, 调整阴阳、脏腑、气血, 亦即体现了 "治病求本" 的治疗原则。

(三)补泻温清

虚则补之, 实则泻之, 寒者热之, 热者寒之, 温者清之, 清者温之, 是中医治疗各种病证的基本法则, 对于儿童多动症的治疗, 自然也不能例外。唯根据目前中医对儿童多动症各证候病机的分析, 总以虚证为多, 兼有虚实夹杂之证。故其治法, 若以 "八法" 观之, 多主以 "补""清"。而在临床应用中, 对各种证候类型又均当注意 "随证治之", 调其不调的原则。如 "肾阴不足""心气虚""肾气虚""气阴两虚""心脾气虚" 各证, 治当从 "虚则补之"; "心肝火旺""痰火""瘀血", 则应辅以 "热者寒之""结者散之""留者攻之"。

(四)少年治肾

治疗本病, 在调整脏腑功能的过程中, 尤应突出 "少年治肾" 这一特具少年生理特点的治疗原则。

儿童多动症,在学龄期的临床表现最为突出,"发病在12岁之前,病程在6个月以上",即强调本病发病特点为起病于渐,病程较长,非为突发性病变。说明本病是在儿童发育过程中渐进形成的一种阴阳失调现象。儿童在此阶段的发育特点是功能(阳)蓬勃旺盛,物质(阴)相对消耗过多的"纯阳之体",而与此发育功能密切相关的是肾的功能。《素问·上古天真论》所述从"女子七岁,肾气盛,齿更发长""丈夫八岁,肾气实,发长齿更",到年老"天癸尽"的以肾精为枢机的过程,正说明肾脏功能强弱对人体生长、发育、盛衰、疾病、健康、寿夭起着关键作用。本病的形成,即与肾的功能有着极为密切的或者说直接的关系。尽管各证型所关涉的脏腑、气血盛衰有着各自程度的不同,追溯其源,多关系于"肾脏之伤,亦必及五脏"之机转。故"少年治肾"是在治疗本病过程中始终不可忽视的治疗原则。

(五)心身并治

这是以中医"形神相关"学说为依据,按照辨证论治规律,采取意疗与药物、穴位贴敷、针灸、气功导引、饮食治疗、音乐疗法等,以达到扶正祛邪、心身并调而愈病之目的。"形神合一"学说是心身并治的生理、病理基础。中医学将各种心理活动统称为"神",认为神的活动是人体脏腑活动表现。心理活动虽藏于五脏,主宰于心,但它是由脏腑精气化生的。而心所主的心理活动,也是在五脏藏精的基础上,通过五脏分藏五神,五神协同合作来实现的。即神的物质基础是精气,亦即"形具神生",而心理活动就是五神脏功能活动的一种运动形态。从本病常见的10种证候的临床表现可以看出,其不论何种证型,所共同表现的均为五神失调,即神不宁、意不周、志不坚、思不专、虑不远、智不谲的神志病变,且与心神、肝魂、肾志、脾意关系最为密切。

中医既强调形体决定精神,又重视精神在生命活动中的统帅地位,肯定精神意识对机体内外环境的统一协调有着重大的反作用。"形具神生""神为形主"这一形神相即的辩证统一关系,是心身并治的理论基础。心身并治即在治身的同时,注意心理方面的治疗,中医称之为意疗。常用的意疗方法有以情胜情、移情易性、劝说开导、破疑解惑、暗示诱导、顺情从欲、习以平惊、澄心静志、以意导引等方法。利用精神因素对内脏功能、气机的影响,调动机体正气与疾病作斗争,从而产生心身并治的双重效应。治病应该十分注意发挥对患者的心理效应,如不能给予良好的心理影响,即使有灵丹妙药亦影响疗效。心理治疗对本病是一种尤关重要的辅助疗法,同时亦应结合具体情况使用其他方法予以调理气血阴阳,使意疗发挥更大的作用。

(六)综合治疗

对本病,应根据不同的证候,采取针药、心理和其他疗法相辅并施的原则,包括药物、穴位贴敷、针灸、推拿,以及气功、食疗、音乐疗法、管理教育、生活起居等。

1.管理教育 主要是指医师、家长、教师对患儿要体谅、关心,稍有进步即应给予表扬鼓励,切忌简单急躁,惩罚歧视,否则会伤害其自尊心,造成精神创伤,产生敌对情绪,而使病情加剧;但也不可纵其任性,促使病情发展。生活起居,饮食要合理节制。如听音响、看电视也不能无度。总之,合理的管理教育,是防治本病的一个重要环节。

2.穴位贴敷疗法 系外治法,是中医的独特疗法,通过药物对穴位的刺激,并经由皮肤直接进入人体,发挥治疗作用。晋代《肘后方》、宋代《太平圣惠方》、明代《本草纲目》、清代《理瀹骈文》等,均有大量穴位贴药疗法记述。特别是脐疗,肚脐"居中立极",作为人体阴阳气化的总枢,是人体的太极、黄金点,调整各脏腑功能和气机升降的最佳作用点。穴位贴药和脐疗,处方配伍原则与口服用药原则基本相同,也要遵循辨证论治的原则,离开这一原则,难以取得最佳疗效。本书中穴位贴敷用药,系采用传统的膏药,其制法详见本书附录"膏药的制法"。穴位贴药,也可采用散剂、糊剂、软膏剂、饼剂、丸剂等多种剂型,贴敷于治疗穴位处。

3.气功疗法 对本病是一种较好的心身并治方法,其特点是通过调心、调息、调身三个环节,进行"意"和"气"的锻炼,具有解除情志烦躁、襄助气血运行、补益真元亏损等功效。

功法特点是以声音"嘘、呵、呼、呬、吹、嘻"六字为练功主导,不同的声音能与不同的脏腑共振,流通不同部位的气血,从而达到调整脏腑虚实,治病强身的目的。

4.音乐治疗 涉及学科广泛,流派思想丰富,从目前发展情况看,尚没有一个统一的学科定义标准。不同国家、不同民族的音乐治疗师,受文化、历史、经济、政治、医疗条件等诸多因素影响,加之各国专家开展音乐治疗的领域及治疗方法的不同,所以产生了不一致的定义。简单说,音乐治疗就是运用音乐活动的各种形式,包括听、唱、演奏、律动等各种手段,使人达到健康的目的。它也不同于一般的音乐欣赏,是在特定的环境气氛和特定的乐曲旋律、节奏中，使患者心理上产生自我调节，脏腑功能得到调整和平衡，从而产生治疗作用。

音乐治疗作为一种养生和治病手段，早在《黄帝内经》中就有不少记载，其中所提出的"五音疗法"，更形成了具有中华民族特色的音乐治疗理论。中国的五声音阶（宫、商、角、徵、羽），宫音相当于简谱中的"1"，宫调式乐曲风格悠扬和谐，淳厚庄重，可健脾和胃，增进饮食；商音相当于简谱中的"2"，商调式乐曲风格热烈隶劲，高亢悲壮，铿锵雄伟，具有"金"之特性，可入肺；角音相当于简谱中的"3"，角调式乐曲有大地回春，万物萌生，春天般生机盎然的旋律，曲调爽快、安舒流畅，有"木"之特性，入肝，条达肝气；徵音相当于简谱中的"5"，徵调式的乐曲激情踊跃，热烈欢快，活泼轻松，具有"火"的特性，入心，可通调血脉，振奋精神；羽音相当于简谱中的"6"，羽调式乐曲风格清纯，凄切哀怨，苍凉柔润，具有"水"的特性，入肾。五音疗疾，不是用某个音去调理脏气，而是运用五行原理，相生、相克、相互制约，五音搭配组合，适当突出某一种音来调和身体。在聆听中，让曲调、情志、脏气共鸣互动，达到动荡血脉、通畅精神和心脉的作用。如：徵调式乐曲《紫竹调》，这首曲子中，运用属于火的徵音和属于水的羽音，配合独特，补肾水可以上济心阴，使心火不致过亢，起到交通心肾之作用。有学者认为：音乐与药物一样，也有归经（脏腑归属）、升降浮沉、寒热温凉，具有中药的各种特性，音乐也需要加工炮制，使用不同的配器、节奏、力度、和声等，彼此配伍，如同中药处方中有君、臣、佐、使的区别一样。用音乐治疗，也有正治、反治，还可使乐曲与情绪同步，让听者宣泄过多的不良情绪；以如泣如诉的乐曲带走悲伤，以快节奏的音乐发泄过度兴奋的情绪，让情绪兴奋者听平和忧伤的乐曲等。

中医音乐治疗思想，强调心理与生理的共同作用，注重"身心双修"。在上述思想启示下，现代音乐治疗研究开始重视"声能"的物理效应，发现人体各个器官的不同振动频率，往往能与音乐的频率发生共振。生理、心理双重作用机制的提出，为音乐治疗学从单纯的音乐心理学，向同时注意音乐的物理作用、强调音乐声波的生理效应的双重机制过渡。

中国自古以来，大多音乐作品，都是为环境、为氛围、为景观而创作的，这非常符合音乐治疗对作品的要求，诸如《春江花月夜》《渔舟唱晚》之类的音乐，以及近代一批音乐家、医学工作者为治疗而创作的音乐，如《阴阳五行疗效音乐系列》等。近年来，在中医理论指导下的音乐治疗研究，又取得了长足的发展，如

音乐电穴位疗法；音乐养脏功疗法（中医、气功、音乐相结合）；音乐色光疗法（中医五音、五行、五色相结合的音乐疗法）等。中国音乐治疗学的发展方向，应该是对中国传统的历史文化和传统的医学领域中有价值的土生土长的音乐治疗方法的继承和发展。

儿童多动症的音乐疗法，同样应遵循辨证选曲的原则，如肾阴不足、肝阳偏旺证，选听舒缓宁静、轻柔婉转的曲目，以缓制急，使烦急、冲动的心绪得以潜降、平和；而心脾气虚的患儿，宜选节奏欢快、旋律流畅的乐曲，以振奋精神，使注意趋于集中。

二、分证治法

（一）滋阴潜阳，宁神谧智法

本法适用于本病之肾阴不足、肝阳偏旺证的治疗。该证主要病机为阴阳失调——阴虚阳亢。滋阴潜阳，亦是针对这一主要病机立法。该证主要病机为肝、肾、心三脏阴虚阳旺。肾藏志，主骨生髓，脑为髓之海，是人体元神之府。肾的阴精不足，导致心肝君相火旺，使志意不专，魂荡神乱。故应在滋阴潜阳的同时，配合以宁神谧智之法。即滋肾阴、潜肝阳、宁心神，而达到益谧智能之目的。而滋肾阴又是治疗本证的关键，肾中之阴精充足，不但命火可蛰，且能上济于心，下沃于肝，涵濡君相二火，正所谓"壮水之主，以制阳光"之意。肝为刚脏，体阴而用阳，所含相火最易妄动，故在滋阴涵濡的同时，更以潜降。心主神明，为五脏之首，主明则下安，故佐以宁神。

（二）益心气，养心阴法

本法适用于治疗本病之气阴两虚证。该证之气阴两虚，实指心之气阴两虚。阴阳互根，相互消长，阳生于阴，阴生于阳。心阴先虚，心气亦随之不足，遂形成心气阴两虚之病机。但也有因心气不足，导致心血亦虚者，以致心失所养，神不守舍。既为气阴两虚，则当根据具体证情气阴双补，亦可随阴虚和气虚的轻重缓急之不同，或先调其阴或先调其气。临床曾有气阴两虚患例，先益其气，服药一定时期后，气虚症状消除，反而出现阴虚阳亢症状，多动转为暴戾，多语转为高昂，再服用滋阴潜阳剂而效显。若气阴俱虚者，必气阴同治，不可气阴分治。

（三）养心，健脾，益气法

该法是用于本病之心脾气虚证的治疗方法，该证由禀赋不足，病后失调，致脾气虚弱，心气耗损所致。脾为至阴之脏，其性静，藏意，在志为思，脾虚则

静谧不足而思虑不周。心主血而藏神，心血赖心气化生，血行靠心气鼓动，二者互相影响。气虚则血虚，血虚则气弱。心血不足，心神失养；脾虚运化失职。故治宜益心脾之气，心之气盈健，则神得濡养，脾气健运则意谧虑周。

（四）补益心肾，益气宁神法

该法是针对本病之心肾气虚证而设。该证的形成，多由先天禀赋不足，后天养育失当，或疾病所伤，或久病及肾，素体孱弱，亦有肾阴久亏累及肾气而致肾气亏虚者。肾为先天之本，主骨生精充髓，藏志。肾气虚亏，失济于心，心气亦不足，心主神明，为五脏之君主，心虚则神自不安，以致心神不能藏舍，故治疗该证当补益心肾，益气宁神，神谧思静，志意专直，诸症自愈。

（五）健脾益气，化痰开窍法

本法为扶正祛邪兼施之治疗方法，是针对本病之脾气不足、痰浊内阻证的治疗方法。健脾益气治其本，化痰开窍祛其邪。该证的形成为小儿素体虚弱，或饮食所伤，脾虚失运，水湿内停，日久而化为痰浊。故健脾益气，使痰浊自无化生之源，使痰消邪祛，心神发越，灵窍自开。此法标本相配，药用攻补兼施。

（六）清心泻肝，安神定志法

本法用于心肝火旺证。本证多因小儿饮食善荤厌蔬，喜食辛辣，或六淫内郁，五志过极，致心火内炽，肝火上炎；加之小儿为"纯阳"之体，"心常有余"，"肝常有余"，饮食、六淫、情志之郁，易从火化，导致心肝火旺，出现冲动任性、情志狂躁易怒、所欲不遂即发脾气、面赤、口苦、目赤、口舌生疮、大便秘结、小便黄赤。治当清心火，泻肝火，安神定志。

（七）清热泻火，化痰宁心法

此法用于本病痰火扰心证。据有关资料，该证在我国四川省一些地区发病率较高，可能与该地区气候湿热及嗜食辛辣的生活习惯有关。其主要病机是因小儿本为纯阳之体，易于酿热，再加居处炎热多湿，饮食肥甘厚味而蕴结湿热痰邪。湿热内蕴，津液受之煎熬而成痰火。湿热内停脏腑三焦，痰火熏阻胸膈，上扰心神，遂致该证诸临床表现。治以清热泻火、化痰宁心。湿热得清，痰邪得化，自然神清气爽。

（八）活血化瘀，养血生精法

此法专用于本病之瘀血内阻证。该证多由产伤、颅伤或幼儿跌仆所伤等多种原因而致血行不畅，瘀血内停，脑海失养而神动智变。该证之瘀血滞留，影响思维的改变，亦与五脏不安，血脉失于和利有密切关系，与脾、肾二脏关系至密。脾为气血生化之源，肾藏精，精血同源。血瘀累及脾肾，脾肾气血失于通利，又致气血瘀滞。故治疗该证，在活血化瘀的同时，应配合养血生精，培育脾肾之功能。瘀血化除，则经脉通利，脾肾健育则精血得以营生，血源充溢则经脉流畅，瘀血自然难留；肾精盛实则脑髓盈健、意志坚而精神专直。

（九）疏肝健脾法

本法用于本病肝气郁结、脾气虚弱证。多因情绪抑郁或恼怒，致肝气郁结，肝气横逆，使肝失条达，失于疏泄，出现肝气乘脾，而肝脾同病，也称肝脾不和证、肝气乘脾证。临床既有烦躁易怒，或抑郁、善太息等肝气郁结表现，又有脘腹胀满、食少纳呆、形体消瘦、大便不调等脾虚表现。治当疏肝健脾。

（十）补益心肾，养血疏肝法

本法用于心肝肾失调证。本证以注意力不集中为主要表现，患儿自控能力差，小动作多，行为异常，学习成绩下降。人之神与五脏功能有关，尤以心、肝、肾三脏气血升降失调，阴阳水火失衡关系最为密切。心主神明，肝主谋虑，肾藏精舍志，三脏功能相互关联，交互作用：心肾相交，阴阳升降，水火既济；肾主闭藏，肝主疏泄，相反相成；肾阴能潜肝阳，肾水能涵肝木，乙癸同源；心为君火，肝为相火，木火同气；肝藏血，心主血。上述关系失调，即可出现心、肝、肾失调证，经滋肾阴益肾气，开心窍通心气，补肝血疏肝气等，区别轻重，综合调理，可望痊愈。

第五节　护理调摄与预防

一、护理调摄

儿童多动症是慢性行为精神障碍，其发病既有神经生物学因素，又有环境影响诸因素，所以正确积极的护理调摄十分重要。其护理调摄包括以下方面。

（一）家庭教育

家庭教育在哺乳期就对婴幼儿的动作、社会行为、生活技能和语言学习，以及情绪发展，起到重要的作用。父母在对待儿童的态度上，既不能过分严厉，将自己的意志强加于儿童，也不能溺爱，而应采取宽容、耐心、鼓励和有原则的表扬。

当青少年出现心理问题时，往往会选择积极或消极两种不同的应对方法。那些向家长、同学或老师倾诉，寻求帮助的孩子能够较快解决心理困扰；而消极应对，如退却、逃避、独处或发泄的孩子，往往不能很快地解除心理困扰，并且会留下心理阴影，长期影响他们的人格发育和人际关系的处理能力。

每个孩子，都有自己的特性，家庭教育的关键是找到适合孩子特性的方式。父母过度严厉或溺爱，会使子女人格发育"跑偏"。

应积极开展家庭心理治疗研究，通过心理咨询与治疗，改变家庭成员之间不良的交往模式或家庭结构，使孩子能够健康、自信的迈向未来。

1.多动症儿童家庭教育现状调查分析　在多动症患儿的家庭中，父母的教育态度往往存在着惩罚、严厉、拒绝、否认、过分干涉的情况，母亲的教育还存在着过度保护的情况，较正常儿童的父母对子女缺乏情感温暖、理解、信任和鼓励。当然，父母养育方式也是一个互动、相互影响的过程。在多动症患儿的家庭中，由于孩子坐不住、活动多，不听父母吩咐，而且打骂也难改，并经常受到老师的投诉，又学习困难，因此父母在对多动症患儿的教育中也会出现更多的责备、惩罚，对孩子的要求拒绝和更多干涉孩子的活动，形成一种恶性循环。患儿的家庭成员之间常较少情感交流，而较多矛盾冲突，这样的家庭氛围不利于儿童紧张心理的宣泄，从而导致儿童的多动、冲动和注意缺陷。不良的家庭教育方式通过影响个体发展，并以行为的形式对下一代的个性、行为产生影响。

儿童多动症患儿有较多行为问题，主要表现为焦虑、胆怯、害怕新事物和新环境、拒绝上学或到学校就哭、不合群、睡眠障碍等。通过试验组与对照组相比，儿童多动症患儿表现为性格内向、不合群，有孤僻、紧张、焦虑倾向，适应外界环境能力差等。

由于多动症患儿的行为问题使其父母常感到难于管理，导致心情沮丧、烦恼，甚至发生家庭冲突，多动症患儿父母的应激水平较正常家庭的父母高，心理压力大，使得患儿和父母有不同程度的身心健康受损。

父母的过分焦虑不仅于事无补，而且会影响到儿童行为的反应方式，例如父母常常用训斥的口吻教育患儿，常常与其他优秀的儿童攀比，对于患儿不管做什么都感到容易激惹，有时导致一些不必要的惩罚，儿童得不到更多的鼓励、表扬和关心，会增加对立、违抗、争论和冲突水平，而形成一种恶性循环。需要牢记的是，多动症患儿并不是故意这样做的。意识到这一点，才能以宽容之心善待自己的子女，才能克制自己的急躁，学会科学的管理患儿。

研究结果表明，儿童多动症的发生、发展与患儿个性、行为特征及其特定的家庭环境密切相关，应引起全社会的高度关注。医务人员在对儿童多动症的治疗中应多关注患儿心理、家庭问题，针对其个性、行为及家庭环境特点，多进行教育指导，以达到更好的治疗效果。

2.倡导"积极抚育"的家长教育　首先，应当为孩子创造一个令他感到安全并且总是充满兴趣的环境；其次，父母应当采取一种积极反应的抚育方式，经常鼓励孩子，对他们的行为给予积极回应，适当多花一些时间与他们谈天和玩耍；再次，一套行之有效而且公平的纪律原则，以及建立在孩子能力基础上的合理期望值也十分重要。

在孩子抚育上，过于焦虑的情绪，使父母很早就把社会竞争的巨大压力转移到孩子身上，这将直接导致孩子出现不服从、易怒、爱哭、好斗等行为问题。父母首先要学会如何控制和改善自己的情绪。来自社会竞争的压力和对孩子过分关注，使父母在面对孩子时，容易表现出焦虑、抑郁及烦躁等情绪。长期处于这种消极影响下的孩子，更容易出现心理问题和行为异常。调查显示，中国香港有18%的学龄前儿童有轻微行为问题，4.5%有中度行为问题，出现重度问题的孩子占0.7%。儿童异常心理问题，通常表现为焦虑不安、抑郁、恐惧等；异常行为问题则包括自闭、攻击心理强、胆小、表达能力差、注意力不集中、不合群等。父母消极情绪的强烈程度与孩子出现行为异常问题直接呈正比关系。来自心理研究界的报道，我国目前约有20%的儿童出现抑郁症状，其中4%为需要临床治疗的重症抑郁。这种抑郁，首先归咎于家长对其独生子女的过高期望。在这些学龄前儿童家长中，51.7%的人感到来自于孩子学业的压力，49.5%对如何管束孩子感到焦虑，能否成为合格的父母则困扰着47.4%的家长。孩子上学后，我国父母的注意力主要转向其学业；我国目前的教育体系使父母对孩子出现的任何问题，都惊慌不已，而孩子在生活能力上的提高，如洗澡、穿衣，则基本上无人重视。

3.良好教育可能抑制不良基因　科学家研究发现，良好的教育，可能使某些具有暴力倾向基因的人举止恰当。英国学者研究了新西兰的1037名儿童，在26年的跟踪调查中，发现那些缺少MAOA基因的儿童长大后容易出现好斗心理。研究同时发现：这些缺少MAOA基因的儿童中，只有接受不良教育的儿童，在成人后才会出现极端的反社会行为，而在适宜的家教下，孩子并没有出现反常行为。良好的教育，有助于消除不良基因的影响。相反，不恰当的教育，可能造成对大脑不利的生长环境，以至于人易出现暴力等不良行为。教育对人成长的作用，始于婴幼儿时期。一些父母，由于工作压力，或负担过重，生下孩子，常喜欢把幼童送往一些不宜孩子身心良好成长的环境，放弃了婴幼儿时期对子女的培养教育，实属得不偿失。正确地保证婴幼儿受到科学的照顾是使婴幼儿培养良好品格的关键。

4.注意力的培养 注意力是受年龄、性别、环境等因素影响的，通常，小学生注意力能集中10min，初中生能集中20min。家长在帮助孩子养成良好注意习惯时，不要心急，不要勉强孩子一次坚持太久，要给孩子提供一个良好安静的环境。此外，培养孩子的兴趣点，也能帮助孩子集中注意力。

家长不要一味地责怪孩子精力分散，家庭护理治疗时，有一个大原则，即"鼓励正常行为，淡化或消退异常行为"，在孩子做得好时，积极鼓励，又犯老毛病时，家长或者采取淡漠的态度，或者显露出厌恶，久而久之，孩子就可以从父母的情绪上分辨出对与错，慢慢地孩子的行为就趋于正常了，注意力也就相应提高了。对于较大的孩子，家长要让他们明白怎么做是正常的，如上课应该怎么做才是对的，而且要告诉孩子"这并不是你的错，而是一种可以治好的疾病"，鼓励孩子积极配合治疗。

5.多动症的儿童富有创造力 多动的孩子，富有爱心，他们具有高超的与人共情的能力；富有创造力，多动症患儿中，不乏艺术家、电影制作人和剧作家等，他们的大脑一旦开发得好，就更有创造力，动力十足；一旦分配给多动症孩子做喜欢的事情，他们就会像开足马力一样向前冲，解决问题能力强，对于自己感兴趣的问题，他们会像猜谜一样找到答案；蕴藏着超集中注意力，如果对他们引导得好，他们反而会具有超强注意力；具有喜剧天份，大多数多动症的孩子喜欢笑，也愿意变着花样的逗别人笑；面对挑战，他们更能表现出能屈能伸的特征；直觉敏锐，多动症患儿不喜欢被细枝末节困扰，所以常会产生新奇的点子；新鲜角度看世界，虽然你可能不理解他们的思维方式，但不得不承认，多动症患儿常能从另一个角度看待问题。美国飞鱼菲尔普斯、好莱坞影星汤姆·克鲁斯、音乐大师莫扎特等，小时候也曾是多动症患儿，只要治疗得当，孩子的各项行为就能像士兵一样被统合在一起，其潜能也就被开发出来了。

（二）饮食调护

中国在3000年前的西周时代，医事制度中就设有食医，用"五味、五谷、五药养其病"，在诸医之中，以食医为先。战国时期，名医扁鹊倡导："君子有病，期先食以疗之，食疗不愈，然后用药。"唐代孙思邈指出，"安身之本，必须于食，不知食疗者，不足以全生""食能排邪而安脏腑，悦情爽志，以资气血""为医者，当晓病原，如其所犯，以食治之，食之不愈，然后命药"。中华民族的"药食同源，寓医于食"的食疗观，"审因施食，辨证用膳"的平衡膳食观，在儿童多动症的饮食调护中，有重要的指导意义和应用价值。

中华民族形成了以谷物、豆类为主，进食足量蔬菜（中国的农耕文明，使我们有140余种蔬菜可供选择），以动物性食物作为补充，兼食水果的中华民族传统膳食结构。这种膳食内涵丰富，保健养生功效明确，保证了膳食的平衡，几千年的生态农业成功实践，为"寓医于食"，利用饮食养生保健，奠定了坚实的物质基础。

儿童多动症的饮食调护包括以下方面。

1.辨证用膳 食物有寒、热、温、凉、平五性，甘、酸、苦、辛、咸五味。例如，日常所食用的食物，可按其性味分类如下。

（1）性味甘平：粳米、糯米、番薯（红薯）、玉米、黑豆、扁豆、花生、甘蔗、向日葵、胡萝卜、木耳、萝卜、土豆、小麦、牛肉、牛奶、葡萄、苹果、无花果、橄榄、杞果、榛子仁、乌骨鸡、鸡蛋、鸽肉、鹌鹑、鲈鱼、泥鳅。

（2）性味甘酸平：驴肉。

（3）性味甘咸平：猪肉、龟肉、海蜇。

（4）性味甘凉：豆腐、罗汉果、茄子、地瓜、蘑菇、兔肉、柿子、芹菜、苋菜、菠菜、丝瓜。

（5）性味甘温：羊肉、黄酒、栗子、松子、樱桃、桃、杏、橘子、鹿肉、对虾、虾、海参、甜瓜、菠菜、荔枝、南瓜、鸡肉、龙虾。

（6）性味甘微寒：秫米、豌豆、梨、荸荠、藕、紫菜、番茄。

（7）性味甘咸微寒：黍米、田螺。

（8）性味甘微热：鹿骨。

（9）性味甘苦寒：羊肝。

（10）性味咸寒：海带。

（11）性味苦咸寒：海藻。

（12）性味苦咸：苦瓜。

（13）性味辛温：葱、姜、八角茴香、茴香、胡椒、花椒、韭菜。

（14）性味辛热：大蒜。

（15）性味辛大热：辣椒。

（16）调味品：盐（咸微凉）、酱油（咸寒）、豆豉（苦寒）、醋（酸温）。

上述食物的性味,是中华膳食独有的内涵,这种理论与实践密切地结合,指导着饮食健康治疗,同西方的营养概念迥然有别。

多动症儿童的辨证用膳具体如:临床辨证属"肾阴不足,肝阳偏旺"者,有虚热表现,心肝火旺、痰火扰心证则有实火表现,饮食宜选择甘凉、甘微寒、甘寒之类,不宜用甘温、辛温、辛热之类食品。心气阴两虚证宜选甘平之类食品,不宜用过寒、过热之类食品。心脾气虚证、心肾气虚证宜选择甘平、甘温之类食品,不宜用寒凉之性食品。瘀血内阻证,宜选择有理气行滞、活血消瘀之类食品,如萝卜(理气)与藕(化瘀)相配;区别气虚血瘀、血热血瘀、痰阻血瘀等情形,而选择相应功能食品加入,组成活血化瘀膳食食谱。

2.营养均衡　锌是人体内的微量元素,与人体的生长发育密切相关,特别是能保护神经细胞膜的完整性,对促进脑的正常发育具有重要作用。缺锌可使儿童出现食欲不振、发育迟缓、注意力下降、多动、自我控制能力差,甚至智力减退等现象,多食含锌丰富的食物,如蛋类、肝脏、豆类、花生等,则能促进脑的正常发育,对改善注意力、提高智力也有一定帮助。铁是造血的原料,缺铁会使大脑功能紊乱,影响儿童的情绪,加重多动症状,多食含铁丰富的食物,如瘦肉、动物脑心肝肾、蛋黄、豆制品、核桃、花生、芝麻、木耳等,能改善神经功能。

有些多动症患儿营养过剩,某些氨基酸摄入过多,尤其是动物性蛋白质摄取过量。过量蛋白质不仅影响胃肠消化功能,且其分解产物尿素、氨等,会引起烦躁不安和好动。因此,要注意调节这些儿童的饮食,忌挑食、偏食。很多家长还注意到,孩子吃了某些食品之后会变得特别亢奋、难以入睡,尤其是摄入巧克力、苏打(碳酸水、"可乐"类饮品)或其他甜食后,会显得精力充沛、情绪高昂、跳来蹦去,显得极度活跃。有些学者认为,糖和食品添加剂令儿童过度兴奋、注意力无法集中,糖摄入过多,经血液循环刺激大脑,使体内释放出血清素,这种物质在人脑中蓄积过多,会引起情绪低落、急躁、烦恼等症状。

此外,饮食中慎用辛辣的调味品,如胡椒油、大蒜油之类,刺激性的调料会反射性地引起神经系统兴奋,对病情不利;而海带、紫菜、海蜇、鱼虾等,则有一定的镇静作用,适量食用对防止和减轻症状有益。

3.避免有害毒物　近年有研究提示,儿童多动症可能与城市污染及临床症状不明显的轻度铅中毒等有关。

铅可导致神经系统的结构异常,影响脑的发育,低水平的铅中毒可干扰孩子的学习记忆过程。多动症儿童应避免食用含铅食品,不吃受铅污染和含铅量高的食物,如皮蛋、爆米花、贝类、大红虾、向日葵、莴苣、甘蓝等,以及在冶炼厂周围种植的蔬菜;也不要饮用酒精类饮料,因酒精生产过程中最易受铅污染,酒精进入体内还会促进消化道对铅的吸收。对血铅含量高者,可食用易与体内铅结合而排出体外的食物,如海带、胡萝卜、金针菜、茯苓等。另外,由于食入过量的铝也会导致儿童智力减退,记忆力下降,故在日常生活中,多动症患儿也要避免使用铝制食具。

(三)护理干预

在儿童多动症的治疗过程中,加强护理干预,有助于提高疗效,改善预后。

营造安静舒适和谐的就诊环境,保持环境安静、清洁无异味,光线柔和,避免强光照射和嘈杂的噪声,以稳定患儿情绪。对初诊患儿,要认真做好教育解释工作,做到语言通俗易懂,态度诚恳温和,给患儿树立良好的医护形象,以掌握患儿病情和性格特点,便于管理实施。对住院的多动症患儿,做好饮食、睡眠等生活管理,保证其营养摄入和充足的睡眠。

除药物治疗外,对患儿要进行较为简单的行为训练来规范患儿的举止,让患儿把过多的精力放在有组织和有益的活动上去,以培养集体活动的行为。如开展游戏、打扑克、玩跳棋、做模型、组装积木等。每次进行其中一项活动,持续15~20min,然后休息10min,再进行另一项活动,这样可将患儿的多动行为引导到有组织、有意义的活动上来,使患儿在活动期间既动脑筋,又能够完成活动内容,以吸引患儿的兴趣,也可缓解其多动症状。当他们在学习中出现适宜行为时,及时给予奖励,以鼓励他们继续改进,并要求巩固。而当有些不适宜行为出现时,就加以漠视或暂时剥夺他们的一些权利,以促使这些行为逐渐消失。如老师把患儿在上课时间"屁股扭动"的次数记下来,假如减少了,就加以表扬,家长就根据老师的报告给予奖励,如准许晚上看电视,或假日去动物园,或奖励玩具等。

指导住院患儿进行学习,对因学习困难成绩较差,尽管经过努力也不及他人,因而对表现出厌恶学习者,要耐心教育辅导,同时学习环境要安静,尽量减少外界因素的干扰,以免分散注意力。学习内容要新奇有趣,由易到难。讲课时多举一些生动的例子,以吸引患儿的注意力,课后作业要适量,强调作业完成的时间和质量,以增强患儿学习的兴趣和克服困难的信心。

加强儿童多动症的卫生常识宣教,使患儿家长和教师充分认识这种病的严重性和危害性,并了解多动症的特点，以便与患儿沟通互动，共同帮助患儿提高自信心、自尊心和自控能力，并使家长对多动症患儿的诊治有一正常的期望值，不致于过于苛求，也能使家长树立信心。平时家长和老师组织他们多参加各种体育活动，如跑步、打球、爬山、跳远等，如有条件，安排他们做一些室外活动，使他们过多的精力能释放出来。要加强集中注意力的培养，可以从图书、听故事做起，逐渐延长其集中注意力的时间。也可把他们安排在教室的第一排座位上，以便在上课时能随时得到老师的监督和指导。同时培养有规律的生活习惯。按时饮食起居，有充足的睡眠时间。不迁就儿童的兴趣而让他们看电影、电视至深夜，以致影响睡眠。

二、预防

要加强对儿童多动症的宣传教育，提高全社会对该病的关注，增强家长、各级教师对该病的了解，并改进养育和教育方式，创造和谐的家庭和社会环境，减少儿童对本病危险因素的暴露。

（一）做好优生优育，避免损伤婴儿脑、神经发育

适龄结婚，勿早婚、早妊，也勿过于晚婚、晚妊，避免婴儿先天不足。有计划的生育，使家长可以精心抚养子女，有利于孩子的身心健康。遗传因素是本病发生的重要因素之一，因此要提倡婚前检查，避免近亲婚配。配偶的选择，要尽量注意有无癫痫病、精神分裂症等精神疾病。

孕妇的思维、情绪、饮食起居，可以直接影响到胎儿的发育，故在精神、饮食、寒温、劳倦等方面，做好孕妇保健。尤其要注意陶冶性情，保持心情愉快，精神安宁，避免喜、怒、忧、思、悲、恐、惊七情刺激，如《叶氏竹林女科》中说："宁静即是胎教……。欲生子好者，必须先养其气，气得其养，则生子性情和顺，无乖戾之习。"在孕期内还要谨慎避寒暑，预防疾病，慎用药物，饮食清淡而富有营养，禁用烟酒，避免中毒、外伤及物理因素的影响。妊娠期应定期做产前检查，以防异常分娩的发生，减少新生儿大脑受损的机会。

母亲早产，对婴儿生理发育造成的影响，一般在幼儿几岁时，才开始出现。研究发现：早产儿到了8岁时，就能发现他们的部分大脑比正常人明显要小；早产对男孩的影响比对女孩的影响要大。早产男孩在说话和语言方面比早产女孩更困难，他们的学习成绩和社会表现也相对较差。这可能是由于早产儿的肺还没有充分发育，不能吸入足够的氧气，对大脑造成的损害所致。有研究利用磁共振成像技术，对已满8岁的早产

的和足月生产的儿童进行对比研究，选取65名早产儿和32名健康的足月儿进行大脑对比研究，结果发现：8岁时，早产儿大脑皮质的区域明显缩小，尤其是负责阅读、语言、情感和行为的部分。早产儿大脑中的灰质和白质均少于足月儿，其中男孩的大脑受损情况比女孩更明显。研究者解释说：早产女孩可能由于激素或X染色体上的基因在某种程度上受到保护所致。预防早产，防止早产，对减少儿童多动症发生率有意义。

剖宫产术是处理难产和某些高危妊娠分娩的重要方法。在我国，随着社会的发展和医学的进步、人们观念的变化及医疗行为中诸多因素的介入，剖宫产率明显升高。有学者根据国内226例剖宫产及181例正常产的病历，在对母亲孕、产期各种合并症及分娩方式与多动症的发生进行的单因素、多因素回归分析后发现，剖宫产、胎儿宫内窘迫、胎儿宫内发育迟缓3种因素，其患多动症的可能性显著高于无此因素的儿童。这提示，在孕、产期积极纠正胎儿宫内窘迫和胎儿宫内发育迟缓，避免不必要的剖宫产，可减少儿童多动症的发生率，故应通过加强产前孕妇学校的健康教育，加强与患者的沟通，以降低社会因素导致的剖宫产。

（二）关注儿童保健，重视饮食卫生

注意合理的营养，使孩子做到饥饱适度，不偏食，不挑食，养成良好的饮食习惯。保证充足的睡眠。居室阳光充足，空气新鲜。注意卫生，加强体育锻炼，增强体质，防止疾病的发生。另外，要加强对孩子的思想教育，注意培养儿童德、智、体全面发展。避免精神创伤及意外事故的发生。父母也应提高文化修养，创造安静和谐的家庭环境，这对子女精神发育极为重要。

要注意饮食卫生，避免食用污染、有害健康的食物，包括少吃或不吃含人工色素的食品。最常见的食用色素有苋菜红、日落黄、柠檬黄、亮蓝、胭脂红等。各种糖果、汽水、果汁型饮料、雪糕、冰激凌、蜜饯、膨化食品、果冻都是经常添加食用色素的食品。有研究发现，当日落黄、喹啉黄、酸性红、诱惑红、酒石黄、丽春红等色素或其混合物与防腐剂苯甲酸钠同时摄入人体后，会对儿童的身体发育，特别是行为举止产生不利影响。试验表明，给两组儿童分别提供包装和口味都完全一样的两种饮料，但其中一种含有柠檬黄，在这些儿童饮用后分别测量他们体内的矿物质水平，结果喝了含有柠檬黄饮料的孩子变得多动，而且出现血液中锌含量下降，尿液中锌含量上升的趋势，提示柠檬黄可能夺走儿童体内的锌，而锌缺乏与行为异常和免疫

系统出问题有密切联系。所以，尽可能地让儿童远离人工合成色素食品。

（三）关注高危儿童的早期干预

对于有早产、产伤、脑损伤史等高危因素的儿童，要注意跟踪，定期评估行为表现，及早发现其多动、冲动、注意缺陷等症状苗头和社会功能的缺损，并给予早期干预。对于临床中常见的，有多动、冲动、注意力不集中等相关症状表现，对学习、生活、社交等社会功能已造成一定影响，但尚未达到儿童多动症诊断标准的儿童，即所谓的"亚临床""潜病"状态儿童，尤其是学龄前儿童，也可"未病先防"，给予行为干预和（或）中医辨证治疗。

第六节 疗效评价标准

儿童多动症治疗疗效评价标准如下。

1.痊愈 主要临床症状消失，学习成绩显著或不断提高，社会功能明显改善，停药后随诊3～6个月疗效巩固。

2.显效 主要临床症状大多消失，学习成绩有较明显提高，社会功能有较大改善，但提高的幅度较小或较慢。

3.有效 主要临床症状部分消失或有所好转，学习成绩有提高但不稳定，社会功能稍有改善。

4.无效 主要临床症状无明显改善。

学习成绩的提高，除了自我控制能力加强，上课思想集中外，还与长期以来患儿的学习基础有关，如过去成绩一直很差，基础差，学到的东西不多，一下子要显著提高学习成绩是有困难的，必须要加强复习，成绩才能逐渐提高。

患儿如能认真复习，作业按期完成，也说明症状已经控制，达到临床疗效。而有些父母求治的目的却是要求提高学习成绩，所以必须和家长讲清这一道理，也就是药物主要帮助解决小孩的自我控制能力，使其更好地集中注意，但同时还必须加强教育、辅导、训练，建立合理的作息制度，学习成绩才能渐渐提高，而不是服药后学习成绩即刻就能提高。需要指出的是，大多数成绩的提高也和年制的高低有关，年制越低的，学习成绩提高越快，年制越高者提高越慢，并且要求复习的时间增多，这也充分说明学习成绩的提高和学习基础的关系。只有重视这一方面，成绩才能不断提高，疗效才能得到巩固。

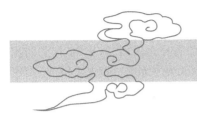

第四部分

证　治

第一节　肾阴不足，肝阳偏旺证

本证是由先天不足或后天体弱多病，调护失宜，致肝肾阴精亏损。以小儿神思涣散，注意力不能集中，多动同时伴有急躁易怒、多语、冲动任性、难以自抑为主要表现的儿童多动症的证候类型。

据国内中医治疗本病的临床资料统计，该证型是儿童多动症之最多见证型。

【临床表现】

主症：①多动多语，急躁易怒，冲动任性，难以自抑；②神思涣散，注意力不能集中。

次症：①乖僻莽撞，少于谋虑与技巧；②指甲、发泽不荣；③少寐多梦、梦游、梦呓；④口干咽燥，盗汗，喜食冷饮。

典型舌脉：舌质红，少苔或无苔。脉细数或沉细数。

【辨证分析】

该证型主要病机为阴阳失调——阴虚阳亢。具体言之，即肾之阴精亏乏，肝经相火妄动。造成肾阴亏乏的主要原因多为先天（肾阴）不足或后天损伤（肾阴）。肾主骨生髓，脑为髓之海，肾之阴精不足，脑髓失充，又可累及心神，故有思维短暂、注意涣散、记忆不强、心神不宁、学习困难等。肝藏魂，肝阳亢旺，魂失所藏，则有神荡无主、夜寐不安、梦游、梦呓、少于谋虑、性情急躁易怒、冲动。儿童期正值发育蓬勃之时，为齿更发长的"纯阳"之体，阳气偏旺阴津易耗，易于形成阴虚阳亢、阴阳失衡。《素问·阴阳应象大论》曰"阴静阳躁"，盖言地之阴，主静而有常；天之阳，主动而不息之理。《素问·生气通天论》曰："阴平阳秘，精神乃治。"这些都高度概括了人体生理功能和病理证候的基本属性。人体在生理情况下为阴阳平衡，其阴在内，藏精而起亟，为阳之守；阳在外，卫外而为固，是阴之使。两者充盛和谐，一动一静，相辅相成，动而不乱，静而有常，是以无病。反之，阴阳失和，即会导致病变丛生。阴虚而致阳亢，则出现精神亢奋，多动多语，烦急善动，喜凉恶热等一系列以阳躁为主要特征的证候。《灵枢·行针篇》曰："重阳之人，其神易动，其气易往也……言语善疾，举足善高。"该证型患儿之证候，一派躁动之象，如神思涣散，难以自控，冲动急躁，多动不安，嗜凉恶热，攀越登高，不知腼腆羞涩，粗暴少礼而不分亲疏，舌红少苔，脉数弦细等。其阳亢之象实本于阴津虚乏，实为阴虚阳亢，属于虚证，并非实证。肝藏魂，魂乃神之变，《灵枢·本神》说："随神往来者，谓之魂。"《类经》注云："魂之为言，如梦寐恍惚，变幻游行之境，皆是也。"肝藏魂之功能赖于肾水、肾阴之涵养，肾水、肾阴充沛则肝魂守舍，若不足，则肝魂不守舍，出现惊骇多梦、卧寐不安、梦游、梦呓及出现幻觉等症。肝在志为怒，怒则气逆、气上，皆由肾阴亏，不能涵养肝木，致肝阳上亢，治当平肝潜阳，正如《杂病源流犀烛》所说："治怒为难，惟平肝可以治怒，此医家治怒之法也。"爪甲为肝所主，毛发为肾所主，肾阴亏，藏精生髓造血功能不足，故指甲、发泽不荣。此外，肾阴亏、肝阳亢，少数患儿可表现为相火妄动，须仔细询诊观察，男孩可有阴茎勃起，抚弄生殖器有快感，女孩可有用手指按摩阴部或插入阴中之动作，出现性早熟现象，治当滋肾阴、潜肝阳以伏相火，往往取效快捷。

【疑似证鉴别】

本证为肾阴亏虚，肝阳上亢，出现"热"象，与心脾气虚证、瘀血内阻证、心肾气虚证的无"热"象表现者，不难区别。但，心气阴两虚证、心肝火旺证、痰火扰心证，临床皆有"热"象出现，均可表现出不同程度的抑制力差，多动多语或烦躁等疑似的症状。鉴别要点如下。

心气阴两虚证：神思涣散，注意力不集中，神疲气短等心气虚证；与语多易动，虚烦少寐，五心烦热，咽干口渴等心阴虚证同时兼见，其他如自汗盗汗，颧红面白，舌嫩红少苔，脉细无力或现虚象，或现促、结、代脉等气阴两虚表现，更足鉴别。

心肝火旺证：多动、冲动、狂躁、易怒、头痛、目赤、口苦为肝经实火表现；面赤、胸中烦热、口舌生疮，尿黄赤，为心火上炎之征象；舌红、舌尖赤、苔黄，大便秘结，脉象弦数有力，皆为心肝火旺之表现。心肝火旺为实火，与心气阴两虚证、阴虚阳亢证之"虚热"有质的区别。实火当清泻，虚热当补阴配阳，万不可清泻，虚当实治。

痰火扰心证：火旺灼炼津液为痰，或恣食厚味，湿热内生，化为痰火，上扰心神。狂妄躁动，甚至哭笑无常，呼号怒骂，胡言乱语，打人毁物，心烦多梦，舌红苔黄腻，脉滑数。一派痰火实证，与"肾阴不足，肝阳偏旺"证之虚热、无痰，颇易鉴别。前者为虚证，后者为实证。

【诊断要求】

1.具备主症①②。

2.兼见次症某项。

3.并见典型舌脉。

具备以上条件，即可确立本证候诊断。

【论治法则】

滋肾阴，潜肝阳，宁神谧智。

【方剂选要】

1.首选方剂——左归饮　本方为育阴潜阳之剂，主真阴肾水不足，阴衰阳亢，或神不守舍等证。原书加减法有烦躁者加麦冬、玄参，阴虚不宁加女贞子，也合本证病机。治本证尚宜加知母、黄柏、龟甲，增其滋阴潜阳壮水功能。方中以熟地黄为主药，入肝肾二经，填骨髓，长肌肉，补五脏阴液不足，强骨长志，滋肾水，育真阴。张景岳治形质之证首选首任。谓其性禀至阴，气味纯静，"阴虚而躁者，非熟地之静不足以镇之"。辅以山茱萸、枸杞子，山茱萸固精秘气强阴，安五脏，通九窍；枸杞子平补肝肾，益精聪智，二味相俦，滋补肝肾之阴，使水旺以制火；佐以茯苓、山药、炙甘草，滋养脾胃之阴，使土润可以养肺滋肾，阴平则

阳秘。

左归饮为"育阴以潜阳"之剂，不是"壮水制火"之剂，方由六味地黄丸去"三泻"（泽泻、茯苓、牡丹皮），加入龟鹿二胶、枸杞子、菟丝子、牛膝而成。特点是方中熟地黄用量大，是其他五味药每味药量的两倍，意在强力育阴，有补无泻，临床运用时，为防止长期服用，滞脾碍胃，可稍佐砂仁、陈皮之属，一则使补阴之剂增加灵动，二则醒脾开胃，不妨进食。熟地黄，即干地黄加黄酒30%，搅拌盛入蒸器中，蒸至内外黑润，取出晒干即成。为滋肾水、填骨髓、乌须黑发、补益真阴、生精血、壮水之要药，一切肝肾亏、虚损百病，皆宜。中医药学史上，明代张景岳为运用熟地黄的大师，号称张熟地。左归饮即是张景岳的补阴名方，万古流芳。龟甲，性味咸甘寒，入肝肾经，滋阴潜阳补肾。《药品化义》云："龟底甲纯阴，气味厚浊，为浊中浊品，专入肾脏……肾水虚，致相火无依，非此气柔贞静者，不能息其炎上之火。又取其汁润滋阴，味咸养脉，主治朝凉夜热，盗汗，神疲力怯，小儿囟颅不合，病由真脏衰，致元阴不生，非此味浊纯阴者，不能补其不足之阴。"鹿角胶，性味甘咸温，入肝肾经，益阳补肾，强精活血，通督脉，龟鹿二胶并用，能达任脉、治虚损，阴阳并补。

2.备用方剂——大补阴丸、读书丸

（1）大补阴丸：本方为足少阴正药，功用滋阴降火，主阴虚火旺。朱丹溪谓："阴常不足，阳常有余，宜长养其阴，阴与阳齐，则水能制火，斯无病矣。"据此理制订本方，用以骤补真阴，承制相火。方中黄柏、知母皆苦寒坚阴之品，功能平相火而保真阴，是清其源。熟地黄滋阴、龟甲潜阳、猪脊髓以髓补髓，均能益水制火，是培其本，合则培本清源兼固，壮水与制火并重之剂，被誉为"发明先圣千载未发之旨""能大培生气，阴虚火旺者，非此不足以泻火滋阴"的名方。用治本证，加石菖蒲、远志尤宜，性早熟患儿可用之。有报道：阴虚火旺型用本方加减治疗，疗效较好。对75例真性性早熟女童进行了观察，发现患儿均有不同程度的阴虚火旺症状，其中50例大补阴丸加减（煎剂）治疗，部分用成药治疗，结果阴虚火旺症状显著改善，血清卵泡刺激素、黄体生成素、雌三醇水平显著下降，子宫卵巢显著回缩，第二性征消退。[蔡德培，时疏民.性早熟女童阴虚火旺证本质的探讨.中西医结合杂志，1991，11（7）：397]

大补阴丸，方出《丹溪心法》，原名大补丸。

本方配伍特点：滋阴药与降火药相配，熟地黄、龟甲用量较重，方以滋阴为主，佐以降火，所以《医宗金鉴·删补名医方论》说："是方能骤补真阴，承制相

火，较之六味地黄功效尤捷。"若滋阴而不降火，则虚火难治；只降火不滋阴，即使虚火暂息，犹恐复生，滋阴与降火并用，以滋阴为主，佐以降虚火，方为良策。《成方便读·卷之一》曰："相火之有余，皆由肾水之不足，故以熟地黄大滋肾水为君。然火有余则少火化为壮火，壮火食气，若仅以滋水配阳之法，何足以杀其猖獗之势？故必须黄柏、知母之苦寒入肾，能直清下焦之火者，以折服之。龟为北方之神，其性善藏，取其甘寒益肾，介类潜阳之意，则龙雷之火，自能潜藏勿用。猪为水蓄，用骨髓者，取其能通肾命，以有形之精髓而补之也。和蜜为丸者，欲其入下焦，缓以奏功也。"黄柏，洁古、东垣、丹溪皆认为是滋阴降火要药，善治相火。东垣云泻下焦隐伏之龙火。丹溪云其走至阴，有泻火补阴之功，非阴中之火不可用。但，黄柏性味苦寒，其阴寒之性，正如《本草求真》所说："能损人气，减人食，命门真元之火，一见而消亡，脾胃运行之职，一见而沮丧……遏绝生机，莫此为甚。"故不可久用，且须恰当地掌握使用的火候。知母，东垣曰："其用有四：泻无根之肾火，疗有汗之骨蒸，止虚劳之热，滋化源之阴。"知母性苦寒，清热而不伤阴，世人皆以其苦寒，而畏用矣。《医学衷中参西录》曰："知母原不甚寒，亦不甚苦，尝以之与黄芪等分并用，则分毫不觉凉热，其性非大寒可知。又以知母一两加甘草二钱煮饮之，即甘胜于苦，其味非大苦可知。寒、苦皆非甚大，而又多液，是以能滋阴也……若用黄芪补气之方，恐其有热不受者，亦恒辅以知母。"经验配伍，可资借鉴。

（2）读书丸：菟丝子、地黄、地骨皮补肾阴，清虚热为君药；辅以远志、石菖蒲开心窍，益心智；佐以川芎入阴血，行气开郁，令君药补阴而不凝滞；使以五味子引药入肾，收敛浮阳。全方补肾阴、益心智、开心窍，用于儿童多动症辨证属肾阴不足者，临床见多动多语、冲动任性、难以自抑、乖僻莽撞、少于谋虑与技巧、少寐多梦、口干咽燥、盗汗、舌质红、少苔、脉细数者。

读书丸，方出《证治准绳》，为历史名方。主治健忘、开心智、强记忆、令读千篇书不忘，古谋取功名者，多用之。《证治准绳》说："经曰，静则神藏，躁则消亡。静乃水之体，躁乃火之用。故性静则心存乎中，情动则心忘于外，动不已则忘亦不已；忘不已，则存乎中者几稀；存乎中者几稀，则语后便忘。不矣终日已，所以世人多忘者，役役扰扰，纷纭交错，当事于一生，其气血之阴者将竭。"肾之真阴亏于下，虚阳亢于上，役扰纷错，烦躁易怒，肾水不升，神志不定，读书丸主之。

【中成药选介】

1.静灵口服液 本剂是治疗儿童多动症系列药之一，治疗本证之专药。功能滋肾阴，潜肝阳，宁神谧智。主治由肾阴不足、肝阳偏旺导致的注意涣散，多动暴戾，多语多动，急躁易怒，冲动任性，学习困难，口干咽燥，喜凉恶热，指甲、发泽失于荣润，舌红无苔或少苔，脉弦细数。或梦游梦吃，盗汗等症。并有明显提高智力和促进发育作用。方中主要药物如熟地黄，味甘微苦，气性纯静，入肝肾二经，滋肾益阴，填精充髓，丰肌长志，安魂聪智，补五脏真阴。张景岳治阴虚形不足诸证述之详切，谓："凡诸阴亏损者，非熟地之守而不足以聚之；阴虚而躁者，非熟地之静不足以镇之；阴虚而火升者，非熟地之重不足以降之；阴虚而刚急者，非熟地之甘不足以缓之；阴虚而气散失者，舍熟地何以归元？阴虚而精血俱虚损，脂膏残薄者，舍熟地何以厚肠胃？"对熟地黄益阴之功，述之尽当。龙骨味甘涩微寒，入肾、肝、心三经，安魂镇惊，宁神定志，益肾涩肠，潜敛浮阳，固精益志。远志补心肾，强志安神益智。五味子敛肺滋肾，强阴益精。女贞子强肾益肝，安五脏，养精神。牡丹皮、泽泻，泻心、肝、肾三脏之伏火，一走血分，一走水分。再与其他数味药，须使相配，合成滋阴填精而无滞腻之嫌；潜阳降火无寒泻之虞，宜于小儿服用的本证专药。天津市儿童医院周荣芝教授运用静灵口服液治疗儿童多动症阴虚阳亢证，总有效率达97%，证明对冲动行为及注意力缺陷改善较快，而活动多则奏效较慢，认为本药具有整体调整作用，调理全身脏腑失衡，故能有持久疗效。青岛儿童医院（现名青岛妇女儿童医院）沈宜元教授报道，静灵口服液与哌甲酯疗效相仿，哌甲酯作用时间快，但疗效持续时间短，停药后复发率高，反跳快；而静灵口服液出现作用较慢，但见效稳，持续时间长，停药后反跳慢。哌甲酯不良反应大，甚至影响生长发育；而静灵口服液不良反应轻微，便于推广使用。青岛儿童医院的观察验证总有效率达93.3%，认为国际上和20世纪80年代以前，国内治疗均用中枢兴奋剂，而中医药学对本症的发病机制及治疗开辟了新途径，应充分重视和肯定。

2.知柏地黄丸 本方是在六味地黄丸滋阴补肾，治肾阴不足，虚火上炎的基础上加知母、黄柏，加强了治阴虚火旺的功效。知母苦寒之性皆非甚大，而又多液，是以降火兼能滋阴；黄柏善伏龙雷之火，清疏而不泻。本证龙雷火旺诸证显见，故用之合宜。但本剂宁神之功略逊，宜另加用远志、石菖蒲煎汤送服，其效更佳。

知柏地黄丸，方出《医宗金鉴》，又名知柏八味丸。儿童多动症肾阴虚、肝阳偏亢,相火妄动,儿童性早熟者,可用之。

3.六味地黄口服液　原方是宋代儿科名家钱乙所创。钱氏认为"小儿纯阳纯气,无补阳之法,肾有真水,有补而无泻",故减金匮肾气丸中附、桂,变其性为纯阴厚味,专治小儿阴虚诸证。是治小儿先天禀赋不足,或后天病、育所伤的行迟、齿迟、脚软、囟开等症之主方。本证患儿多有如上之病史,经日久耗伤,渐于形成本证为多。故年龄较小,有形成本证征兆的儿童,宜常服之,防微以杜渐,能起到防病治病之效果。本病之轻证,久服治疗作用亦佳。本方为治疗本证之基础方,可加远志,石菖蒲适量,煎汤送服。

4.枕中丸　为唐代孙思邈所创制,功补心肾,专为"读书善忘"者设。盖因人之精与志皆藏于肾,肾精不足则志气衰弱,不能上通于心,故使迷惑善忘。龚廷贤在《寿世保元》中将本方易名曰:"聪明丸"用治"学童为事有始无终,言谈不知首尾"的读书善忘。方中龟甲、龙骨,皆血肉有情之品,龟甲能补肾,龙骨能镇肝,一阴一阳,古人借二物之阴阳,调补人身之阴阳。又认为二物皆"灵物",借之助人心之灵气。远志苦能泻热,辛可散邪,能通肾气,上达于心,强志聪明。石菖蒲辛散肝,香舒脾,能开心孔,利九窍,祛湿除痰,使痰火散而心宁,则聪明开而记忆强。上海中医学院(现名上海中医药大学)瞿秀华教授曾报道,本方加味使用,对本证之智力偏低,学习困难患儿疗效显著。但本方长于潜镇安谧、益智强志,滋阴降火之功效。用治本证,宜加知母、黄柏、熟地黄适量煎汤送服。

5.小儿智力糖浆　为调补阴阳,开窍益智之剂。以雄鸡、龟甲、龙骨补阴配阳,潜镇虚阳上浮,远志、石菖蒲益智开窍,对儿童多动症肾阴不足虚阳偏亢之轻症,用之合宜。本方为孔圣枕中丹加味,改剂型而成。

【穴位贴敷疗法】

1.滋肾膏(《理瀹骈文》)

(1)方药:生地黄、熟地黄、山药、山茱萸各40g,牡丹皮、泽泻、白茯苓、锁阳、龟甲各30g,牛膝、枸杞子、党参、麦冬各20g,天冬、知母、黄柏(盐水炒)、五味子、肉桂各10g,麻油熬,黄丹收。

(2)方义:肾虚不能藏精,坎宫之火无所附而妄行,即肾水不足以制火,虚火无所制,刘河间所谓肾虚则热,治须壮水之主以制虚阳上。滋肾膏中,以熟地黄、山药、山茱萸、龟甲味厚者,味厚为阴中之阴,故能滋补肾水,"锁阳,性味甘温,补肾阳,益精血,《本草衍义补遗》云:"大补阴气,益精血,利大

便。虚人大便燥结者,啖之可代苁蓉。"补肾阴剂用之,取阳中求阴之意。泽泻、牡丹皮、白茯苓为方中"三泻";生地黄、麦冬、天冬、五味子、知母、黄柏补肾水,泻肾火,重剂治阳亢;佐以牛膝、枸杞子、党参补脾肾;使以肉桂引火归原。全方重在补肾阴、制阳亢。

(3)用法:贴心口(膻中穴)、丹田。丹田为气功家、道家练功意守之部位。关于丹田之部位,历来有几种说法:道家气功以脐为丹田,现在的"脐密功"也以脐为丹田;另有以脐下1.5寸气海穴为丹田;脐下2寸石门穴为丹田;脐下3寸关元穴为丹田等说法。结合本书主治病证,可选气海穴,若症伴遗尿、尿频者,可选关元穴外贴。

(4)主治:治肾阴不足,滋补肾阴。用于儿童多动症肾阴不足、肝阳偏亢证。

2.古庵心肾膏(《理瀹骈文》)

(1)方药:生地黄、熟地黄、山药、茯神各30g,当归、泽泻、黄柏各15g,山茱萸、枸杞子、牛膝、牡丹皮、黄连、生甘草、龟甲、鹿角各10g,麻油熬,黄丹收,朱砂10g搅。

(2)方义:本方主治功能基本同上,偏见心火偏亢者尤宜。

(3)用法:贴心口膻中穴、丹田(气海)。

(4)主治:劳损心肾,阴虚有热。肾阴虚,肝阳偏亢,兼见心火者。

【针灸疗法】

1.体针

(1)主穴一:内关、太冲、大椎、曲池。配穴:注意力不集中者,配百会、四神聪、大陵;行为表现活动过多者配定神、心俞;情绪不稳、烦躁甚者配神庭、膻中、照海。手法:上穴均用泻法,不加灸。由于儿童对针刺较难合作,故选穴以少而精为原则,每次轮选4穴为宜,针刺时最好采用快速进针为佳。每天或隔天针1次,10次为1个疗程。年龄稍大的儿童,可改用电针疗法,取疏波,电流量以患者能耐受为宜。一般每次治疗时间为15~20min。另外,每针刺后即用梅花针叩刺背部夹脊、膀胱经、督脉,以叩至皮肤潮红为度。心俞、肾俞、大椎等穴则要重点叩刺。有些患儿不能坚持隔天治疗,则配合耳穴埋针法以辅助治疗。选穴:心、肝、肾、神门、脑干。每次选2穴,埋针3~5d。为避免患儿由于埋搐针引起耳部感染,改用莱菔子或酸枣仁做耳穴压丸法,这样既安全,疗效亦佳。

方义:选穴以手、足厥阴,督脉经穴为主。内关为手厥阴经络穴,别走手少阳经,也是八脉交会穴中阴

维脉之会穴,有宁心安神、理气宽胸的作用。取足厥阴经原穴太冲以平肝潜阳、制止肝阳妄动。"督脉总督一身之阳经""督脉属脑络肾",督脉之大椎穴为手、足三阳经与督脉之会穴,有健脑宁神、理气降逆的作用。依据"合主逆气而泄"的原则,故取手阳明经合穴曲池,泻之以降其厥逆的经气。

在治疗过程中,多动的症状消失较快,而注意力涣散及情绪变异的症状好转较缓慢,有时治疗一段时间仍存留一些轻微的症状。因此,在多动症状基本消失之后,仍应以梅花针疗法或耳针疗法继续辅助治疗,以巩固疗效。

资料:治疗48例中,男34例,女14例,年龄5～12岁,学龄前儿童28例,小学生20例。家族中有精神病及癫痫病史者5人。治疗效果痊愈39例,好转5例,无效4例。[张家维.针刺治疗儿童多动症临床观察.新中医,1985,17(1):29-30]

(2)主穴二:三阴交、太溪、太冲、绝骨。手法:豪针刺,三阴交、太冲、绝骨进针0.5～1寸,捻转补法;太冲进针0.5～1寸,捻转泻法。

方义:太溪为足少阴肾经之原穴,三阴交属足太阴脾经,是足三阴经交会之所,此二穴合用补法,可滋补肝肾之阴液;太冲为足厥阴肝经之原穴,用泻法可潜镇肝阳。三穴合用,可奏滋阴潜阳之功。绝骨为足少阳胆经穴位,是八会穴之一的髓会,脑为髓海,是元神之府,与人的精神思维密切相关,本穴用补法,可补益脑髓,安神定智。

2.耳穴埋豆法

取穴:兴奋点、脑干、皮质下、肾。方法:把王不留行用胶布贴在耳穴上,每周2次,左右耳交替,每日按压不少于3次,每次0.5～1min,15次为1个疗程,每人治疗3个疗程,疗程间休息2周,以上穴位均与中枢神经系统密切相关,耳穴埋豆后,经常给予按压刺激,促进皮质的觉醒,兴奋功能的平衡,从而达到改善皮质功能活动的目的。

资料:40例患者均单纯采用耳穴埋豆治疗半年后,16例存在异常脑电者,脑电图恢复正常7例(43.8%)。除3例治疗前后无变化,余均有不同程度的改善,总有效率81.2%。[钱轶显.等.40例轻度脑功能障碍儿童耳穴埋豆治疗前后脑电图分布.中医杂志,1986,27(8):25-27]

【推拿疗法】

取穴:补肾经、清肝经、清心经、分手阴阳、揉小天心、揉涌泉。

操作

(1)补肾经:用拇指向指根方向直推小指末节螺纹面300次。

(2)清肝经:用示、中两指向指尖方向直推示指(即食指)末节螺纹面200次。

(3)清心经:用示、中两指向指尖方向直推中指末节螺纹面200次。

(4)分手阴阳:用双手拇指指面,自掌根横纹中点向两侧分推200次。

(5)揉小天心:用拇指或中指螺纹面揉大小鱼际交接凹陷处200次。

(6)揉涌泉:用拇指揉足掌心前正中凹陷处100次。

方义:补肾经滋肾阴,清肝经及清心经可清心平肝,由此达到滋肾阴、潜肝阳之功;分手阴阳、揉小天心以调理阴阳,宁神定志;揉涌泉具有引火归原之效。

【气功疗法】

1.静功 放松功中以腰腹部的横向放松练习为主,以纵向全身练习为辅。内养功中的软呼吸法,吸-呼-停法。

2.动功 升清降浊,配合吐"嘻"和"嘘"字诀,卧望星辰,气贯长虹,牵拉天柱,托天按地。

3.按摩 耳功、目功、搓腰、和带脉、搓涌泉、织布式。

具体方法见本书附录F气功疗法部分。

【饮食疗法】

针对肾阴不足,肝阳偏旺的病机特点,饮食治疗一方面要滋补肝肾之阴,另一方面还要平肝阳,引火归原。

具有滋补肝肾作用的食物有:桑椹、紫米、黑芝麻、黑豆、核桃、花生、猪瘦肉、猪骨头汤、牛奶、黑木耳、紫皮茄子、淡菜、冬笋、猴头菇、带鱼、乌鸡、甲鱼、动物肝脏和肾脏、海藻、海带等。

具有平肝作用的食物有:小麦、芹菜、菊花、茼蒿、黄瓜、油菜、小白菜等。

此类患者常伴有明显的缺锌、缺钙,亦可伴有铅中毒。

含锌多的食物有:牡蛎、芝麻、核桃、牛肉、豆制品、花生、杏仁、动物肾脏等。

含钙较多的食物有:豆制品、核桃、花生、骨头汤、牛奶、酥鱼、蟹、海藻、海带等。

能够促进排铅的食物有:芹菜、菜花、小白菜、油菜、猕猴桃、大枣、柠檬、黄瓜、海藻、瘦肉、牛奶、大豆、木耳等。

本证型的患儿,治疗用药多含有熟地黄,饮食中应忌食萝卜。阴虚阳亢患儿忌食辛辣、过甜及咖啡、可乐、浓茶等。

推荐食谱

（1）大麦（或浮小麦）30～60g，甘草、百合各9～12g，大枣15～20g。加水适量 煮汤服，每天1次，连服1个月为1个疗程。

（2）女贞子15～30g，山茱萸15g，大枣8～10枚，鸡蛋2个，放砂锅内加水适量，同煮，蛋熟后去壳，再共煮片刻，吃蛋喝汤，每日1次，连服日久方效。

（3）牡蛎20g，虾壳15g，酸枣仁、远志各9g。水煎服，每天1次，服久有效。

（4）桑椹百合蜜膏（《中华临床药膳食疗学》）：桑椹500g，百合10g，蜂蜜300g。制法：将前二味加水适量煎煮30min取液，加水再煮30min取液。二液合并小火熬煎浓缩，加蜜收膏。待凉装瓶备用。每次1汤匙，嚼服或沸水冲化饮用。10～15d为1个疗程，服2～3个疗程，每疗程之间停服1周。本品甘平，滋肝肾，充血液，止渴生津，聪耳明目，安魂镇魄，长精神，久服无弊。

（5）猪脊髓，淡盐蒸服适量。久服益肾精，补脑髓。

猪髓（《纲目》），性甘寒，补阴益髓，治骨蒸劳热，《丹溪心法》大补阴丸中有本品，降阴火，补肾水。《千金方》用治小儿囟开不合。

（6）紫米芝麻粥：芝麻、花生单独炒熟碾碎，将洗好的紫米、粳米和泡好的莲子煮熟，洒上芝麻、花生即可食用。

（7）芹菜炒肉片：先炒好猪里脊肉片，再加入切成斜片的芹菜及盐、味精，待芹菜变绿即可。

（8）黑木耳炒瘦肉：先炒好猪里脊肉片，再加入发泡好的黑木耳、葱丝、姜丝及盐，入味后，加入味精即可。

（9）香菇冬笋溜肉片：先将肉片炒好，再将泡好的香菇和冬笋与肉片同炒入味，加入适量调味品即可。

【音乐疗法】

阳亢者，在情绪上，多表现为烦急、冲动、难以自抑等情绪；缓可制急，故此类患者，适宜听一些舒缓宁静的曲目，使烦急的心绪得以潜降。

推荐曲目

（1）《让我们荡起双桨》（童年.北京天使合唱团.风潮音乐）：如波浪般起伏的旋律，悠然和缓、洋溢着喜悦的童声，"小船儿轻轻飘荡在水中，迎面吹来了凉爽的风"，带给人们舒适怡然的感觉，心中的烦急郁怒也随之消融化解。

（2）《睡莲》[大地之歌（Earthsongs）.环球唱片]：舒缓下行的小提琴曲调，安抚着心理归于平静。虽有激情反复冲动向上勃发，但音尾力竭，在婉转流畅音调的疏理下，依然缓缓下行，使人心绪渐趋平和。

（3）《神秘园之歌（Song From a Secret Garden）》《田园曲（Pastorale）》[神秘园之歌（Song From a Secret Garden）.环球唱片]：《神秘园之歌》《田园曲》中由小提琴营造出舒缓、清新、幽雅的乐声，像潺潺的溪流漫过心头，使烦躁的情绪渐渐平静下来。

【验案选萃】

案一

患儿王某，男，10岁，小学三年级学生。母孕期曾患癔症，第二胎早产，3岁前有解颅（脑水肿）、佝偻病史，发育迟缓。3岁后发现多动多语，急躁易怒，冲动任性，易激惹，性情乖僻，稍大则爬墙攀高，打架，说谎，常伤人或自伤，惹是生非。上学后课堂注意力分散，上课交头接耳，出怪声，做鬼脸，小动作不停，抠挖桌椅，乱涂课本，下课后先向外冲跑，不能按时回家。在家翻箱倒柜，破坏玩具物品，做作业尤不安心，有头无尾，丢三落四，学习困难，考试成绩不及格，不受纪律和制度的约束，老师家长严责打骂亦不能慑服，无专长爱好。形体瘦小，肤色黧黑，身高、体重均低于同龄儿童，中度鸡胸，唇干，舌红少苔，脉细弦数，指甲不荣，发干涩成穗，睡眠少，喜凉恶热，口干咽燥。梦游、梦呓、遗尿，共济试验阳性，脑电图无异常。辨证为先天禀赋不足，后天疾病所伤，致肾阴不足，肝阳偏旺证。给予静灵口服液治疗2周后，诸症显著改善，小动作大减，注意力较集中，梦游、梦呓、遗尿消除。上课能稳坐听讲，主动完成作业，睡眠增多，舌脉均好转。继服30d后，诸症悉除，与治疗前判若两人。1年后追访，不但疗效巩固，饮食量亦大增，发育突进，体重、身高均明显增长，面白皙红润，指发光泽，有了专长爱好，性格变得温文雅驯。（据全国中医理论整理研究会儿童多动症科研协作组病例，太原市中医研究所张永华治案摘编）

案二

患儿刘某，男，7岁，小学一年级学生。第1胎足月，母孕期无病，产钳助产，侧切娩出。幼时发育较正常，5岁时发现多动不安，入学后上课不能静坐，乱说乱动，干扰他人，放学后不能按时回家，不安心做作业，学习困难，主动记忆差，考试每不及格，注意力短暂难以集中，易受干扰而分散，活动过多，冲动任性，急躁易怒，说谎话。口干喜冷，舌红少苔，脉弦细数。经用静灵口服液治疗1个月后复诊，上课小动作减少，记忆增强，能背诵课文，放学主动按时回家，并能主动完成作业。舌红苔薄白，脉稍弦。其他症状均明显改善。继服2个月后三诊，诸症基本消除，舌脉正常，上课注意力集中。安心静坐听讲,学习成绩显著提高,考试数学100分,语文90分。停药3个月后复查,疗效巩固。(据全国中医理论整理研究会儿童多动症科研协作组病例,中国医科大学吴保敏、徐积芳治案摘编)

案三

白某,男,9岁,三年级学生。第1胎足月,顺产,5年前父母离异。单亲家庭。患儿未上学前已经表现顽皮过度,常打架斗殴,整日手忙脚乱,登梯爬高,翻箱倒柜,破坏玩具,经常打翻家中瓶罐等物,虽家长想尽办法管理教育也无所生效。因其母要求严,其则挨母打,奶奶过于溺爱,为此家中为管孩子意见不一致而吵架,令其更加放肆,患儿夜间不能安睡,或虽睡不能深沉,来回翻身,或说梦话、或哭闹而醒。上学后,表现突出不能认真听讲,常出怪声,东张西望,学老师说话,扰乱课堂秩序,没等下课就往外跑,不能按时回家,完不成作业,为此老师、家长非常着急,而到医院检查,诊为多动症,初起服西药哌甲酯等药物,但因夜间无法入睡,停药后改服中药治疗,就诊时患者不能安静配合,乱跑乱动,甚至爬到诊桌上乱撕处方笺,损坏听诊器,查其发育尚正常,舌质红少苔,脉弦细数。共济试验阳性、脑电图正常。采用滋肾养肝、平肝潜阳、安神谧智法治疗,初起服用汤剂,以六味地黄汤、大补阴丸等方加减。方药:桑椹10g,制首乌10g,生地黄、熟地黄各9g,龟甲10g,茯苓10g,百合10g,灵芝10g,山茱萸10g,白芍10g,龙齿10g,磁石10g,朱砂1.5g(冲),服用6剂后,睡眠较前好转,食欲增加,烦躁多动现象也有所减轻,继给原方10剂,病情大有好转。而后服用静灵口服液,3个月后已能安静听讲,按时完成作业。后经追访,知患儿学习成绩优良,一切如正常孩童。(据河北医科大学、省中医院倪蔼然、张力、芦剑峰医案摘编)

案四

刘某,女,9岁,2003年7月3日以多动多年,学习困难5年为主诉就诊。患儿从1岁左右学走路时,即开始好动不停,不避亲疏,随便翻捡,毁物等,上学后抢答问语,有时答非所问,心不在焉,做起事来半途而废,难以进入学习状态,学习成绩不好。在外院检查,排除自闭症、脑瘫,智商测验、脑电图、CT检查均正常。面红,狂躁,毁物,唇红,舌红无苔少津,脉数。辨证为肾阴亏虚,肝阳上亢,水不涵木,用滋水涵木法治疗。方药:六味地黄汤加味,熟地黄24g,山茱萸12g,山药12g,牡丹皮10g,茯苓10g,泽泻10g,龙骨10g,牡蛎10g,钩藤15g,生地黄24g。七剂1个疗程,每日1剂,水煎服,早、晚各服1次。配合以推拿:调脾经、平肝经、补肾经,点按内关、神门穴。第3天见效,第7天大有好

转,又服1个疗程汤剂后痊愈。(西安市儿童医院杨茯苓医案)

案五

周某,男,11岁,2007年7月7日初诊。其奶奶代诉:自幼身体健康,5岁时出现多动症状,且日渐加剧,甚至片刻不宁。7岁上学后,上课时不能专心听讲,爱做小动作,常不能按时完成作业,学习成绩差,至我院儿科求治。脑电图检查示边缘异常脑电图,确诊为儿童脑功能轻微失调(即儿童多动症)。经哌甲酯等西药治疗后,疗效不明显,而且出现食欲减退、头痛、乏力等症状,遂求中医治疗。诊见患儿片刻不宁,蹦跳不停,还不时高声喊叫,舌质淡红,舌边红,苔薄黄,脉弦。

经用芍药甘草汤加味配合耳穴按压治疗3个疗程后,多动等症状消失,复查脑电图已显示正常。随访1年未见复发,学习成绩达中上水平。芍药甘草汤滋阴潜阳,平肝止痉,山药调理脾胃,滋补肝肾阴虚,宁神益智,可使患儿病情逐渐改善至痊愈。《素问·生气通天论》云:"阴平阳秘,精神乃治。"本病与精神、情志有关,特别与心、脑的关系最为密切。"耳为宗脉之所聚""肾气通于耳",均指出耳通过经络与五脏六腑九窍四肢等有密切联系。故取耳穴肝、肾、心、皮质下、神门、枕以调节大脑皮质的兴奋与抑制而达到调整全身脏腑功能和协调人的精神活动的目的。(据天水市第二人民医院刘芳琴、田小刚医案摘编)

案六

蔡某,男,6岁。出现多动症近1年,去学校前较顽皮任性,家长未予介意,入学后上课非但不注意听讲,且与他孩动手动脚,发言不举手,随便喊叫,老师制止时则怒号好哭,此才认为是病态,而去某医院查治,确诊为儿童多动综合征,给予哌甲酯治疗,服药期间多动现象明显减轻,一但停药则依然如故,遂来要求中药治疗。刻见患儿形体消瘦,躁动不安,30min内挤眉弄眼,挺胸数次,舌质红,苔正常,脉弦数。证属肝阳躁动,治宜平肝潜阳,安神定志。方药:阿胶(烊化)9g,鸡子黄(药汁冲)1枚,生地黄、白芍、钩藤、远志、茯神各6g,石决明(先煎)12g,龙骨(先煎)、牡蛎(先煎)各12g,生甘草2g。上方服2周,多动现象显著减轻,继以原方增减,续服20余剂其病告愈。

按:肝为刚脏,主动主升,在志为怒,小儿肝常有余,最易升动太过,阳动太过则神志不宁,出现多动。施平肝潜阳法,盖平肝能抑肝用;潜阳能制升动太过。方中阿胶、鸡子黄、生地黄滋阴养血以柔肝体;石决明、龙骨、牡蛎、钩藤平肝潜阳以抑肝用,白芍既养肝血,又滋阴液,与甘草同用,酸甘化阴,苦甘相济,有

较好的柔肝缓急之功；取茯神安神以定志，如是则肝体得养，肝阳不亢而可愈。(据泰州市高港第二人民医院秦仁生医案摘编)

案七

周某，男孩，多动始于5岁，蹦跳不停，片刻不宁，不时高声喊叫，舌质淡红，尖边红，苔薄黄，脉弦，头痛，食欲减退，乏力，辨为阴虚阳亢，以仲景芍药甘草汤加山药治之。此取白芍苦酸凉之性，补肝脾之阴，又酸以抑肝，与炙甘草酸甘化阴，为绝妙相配；再辅以山药补肾填精，精足则阴强。本方，药味精干，对于肾阴亏虚，肝阳上亢，而阴虚不甚著者，用之颇宜。芍药甘草汤，俗皆以治腹痛，挛急等症，用之儿童多动症肾阴亏虚、肝阳上亢之轻证，是一创见和发挥，此类患儿，临床甚多，建议试用并总结经验，以便推广之。

【辨治按语】

(1) 本证，多因髓海发育迟缓，病位在脑，脑为"精明之府"，"灵机记性均在脑"，亦为"元神之府"，统帅五脏之神，因此小儿的注意力、学习能力、记忆力及智力等与脑的功能密切相关。而"脑为髓海"，大脑发育和功能正常与髓海的盈亏密切相关，髓海的充足与否直接影响着脑的功能，髓充则脑力旺，反应灵敏；髓空则神无所依，记忆力欠佳。而髓之生本于肾，肾藏精，主骨生髓通于脑，且"志"与"技巧"归肾所主。故肾中精气的盛衰，直接影响脑髓的充盈和发展。精气充盈，髓海得养，脑的发育才能健全，从而充分发挥其"精明之府"及"元神之府"的生理功能。若肾中精气不足，精亏髓空，髓海失养，发育迟缓，则出现学习困难、注意力不集中、记忆力下降及认知功能障碍等病理表现。另外，肾为一身阴阳之根，内寓元阴元阳，主全身阴阳平衡，为机体各脏腑阴阳之本。肾阴肾阳又以肾中精气为基本物质基础，肾精亏虚，阴阳失调，可致各脏腑阴阳失调，阳动有余，阴静不足，发为本证。

(2) 辨治本证，尤要注意其病史与病程。因形成本证的主要机制是由肾阴不足所导致肝阳偏旺，而这一病机又实非短期间形成，多为先天禀赋不足或后天疾病、病后失养而形成于渐。故国内外诊断标准均规定"发病在7岁以前，病程6个月以上"实为符合本病之诊断。

(3) 在辨治本证时，查有关中医辨证规范或辨证论治的内容中所包括的症候群，本证之症状或证候，并非完全具备，或有些证候不明显。如"肾阴不足""肝阳偏旺"辨证条文中"眩晕耳鸣，腰膝酸软"等症儿童中表现不突出，或不能表述，有些患儿并无

自觉的"病情"和精神上的完全"失常"。而是在儿童生长发育期的阴阳失衡状态异于正常发育的儿童而已。可以说是已达到"疾病"的临界状态(符合"疾病"最低诊断标准的状态)。这种临界状态的出现，正是病理演化至某种程度时的一种临床表现。如本病的部分患儿，如不经治疗或可导致青春期或成年期更严重之精神疾病的发生。故从中医"治未病"和临界理论的观点认识这一现象是颇有价值的。国外研究者(如许密特)也有近似的见解。以上提示我们：对不典型临床表现的患儿，要进行密切观察，不可误诊和漏诊。

【文献选录】

《灵枢·通天》："太阳之人，居处于于，好言大事，无能而虚说，志发于四野，举措不顾是非，为事如常自用，事虽败而常无悔……其状轩轩储储，反身折腘……太阳之人，多阳而少阴，必谨调之，无脱其阴，而泻其阳，阴重脱者易狂。"

《格致余论·相火论》："太极动而生阳，静而生阴，阳动而变，阴静而合……火内阴而外阳，主乎动者也，故凡动皆属火。其所以恒于动，皆相火之为也。见于天者，出于龙雷，则本之气；出于海，则水之气也。具于人者，寄于肝肾二部，肝属木而肾属水也。肝肾之阴，悉具相火……相火易起，五脏厥阳之火相煽，则妄动矣。"

《类经附翼·求正录》："真阴之脏，不可不察也。命门之水，谓之元精。故心赖之，则君主以明；肺赖之，则治节以行；脾胃赖之，济仓廪之富；肝胆赖之，资谋虑之本。此虽云肾脏之技巧，而实真阴之用。阳盛于标者，原非阳盛，以命门之水亏也，水亏其源，则阴虚之病叠出。所谓真阴之治者，凡乱有所由起，病有所由生，故治病必当求本。盖五脏之本，本在命门，神气之本，本在元精，此即真阴之谓也。钱氏六味丸，即壮水之剂也，而用随其人，斯为尽善。因推广其意，用六味之意而不用六味之方。余因制二归丸方，愿与知本知音者共之。"

第二节 心气阴两虚证

本证多由小儿素体柔弱，外感热病或病后汗下太过所致心之气阴两伤，心气不固，心阴不敛而见神思涣散，语多易动，同时伴见神疲气短，虚烦少寐，咽干口渴，五心烦热等为主要表现的儿童多动症的证候类型。

【临床表现】

主症：①神思涣散，精神恍惚，心中烦乱，注意力不集中；②语多易动，言行失常。

次症：①肢软少力，心悸气短，多梦易惊；②虚

烦少寐；③五心烦热，咽干口渴，颧红面白；④自汗，盗汗。

典型舌脉：舌质嫩红，少津，苔少或花剥，脉细数无力，或现促、结、代脉。

【辨证分析】

心主血脉而藏神。心气充沛则神明通达，五神安定，五志清和。若小儿禀赋不足，则精神怯弱；若因外感热病或病后汗下太过，不仅可以损伤心气，同时亦伤及心阴，导致心气阴两虚。

心主神明，人的精神、意识、思维活动皆由心主宰，心气充沛，心血旺盛，则心主神明的功能正常，精神振奋，神思清爽，思考敏捷，反应灵活。心气不足则神思涣散，精神恍惚，注意力不集中；心气不足，鼓动无力，血脉不充则神疲肢软少力，心悸气短。

心阴心血不足，虚阳外浮，亦可出现心中烦乱，精神恍惚，神思涣散，注意力不集中，其则虚烦少寐、多梦易惊。

虚烦少寐之因，《温病条辨》云"不寐之因甚多，有阴虚不纳阳者，有阳亢不入阴者，有胆热者，有肝用不足者，有心气虚者，有心液虚者，有跷脉不和者，有痰饮扰心者"。本证所见虚烦不寐，既有心气虚之因，又有心液虚之因；既有阴虚不纳阳，也有阳亢不入于阴，心阴亏损虚阳独亢，心肾失于交通。肾中精气，上交于心中，化为心中真液，以养心神，则心神得以守舍而藏于心。精可养神，神赖精养，精盛则神旺，精衰则神扰。故肾精衰少不能上交于心，每见心烦少寐。

《症因脉治》说："心血虚不得卧之治，阴虚则阳必旺，故心血不足，皆是火症（虚火），宜壮水之主，以制阳光。治宜滋阴降火，虚人，天王补心丹；心气虚不得卧之治，脉散无神，人参养营汤、归脾汤……脉若带数，即非心气虚，乃心血不足。"

多梦易惊者，《金匮要略》说："血气少者属于心，心虚者，其人多畏，合目欲眠，梦远行而精神离散，魂魄妄行。"心之气阴不足，阴虚阳亢，心肾不交，虚火扰心，故神不守舍，神魂失宁，故睡中梦扰纷纭或梦中惊恐而醒。

心在液为汗，汗为心之液，心气不足则自汗，心阴亏虚则盗汗，心气阴两虚，临床可有自汗、盗汗兼见。心者，其华在面，心气不足则面色无华而㿠白，心阴亏虚则颧红。心开窍于舌，舌为心之外候，心气不足则舌质嫩，心阴亏虚则舌红、少津、苔花剥。心主血脉，心合脉，心气虚鼓动无力则脉细，心阴亏损、虚阳亢则脉数。《灵枢·忧患无言》"舌者，音声之机也"，心气通于舌，心阴亏而心阳虚亢，故语多易动，言行失

常，难以自控。

【疑似证鉴别】

与该证疑似者，主要有心脾气虚证、心肾气虚证。三证均属虚证范畴，临床表现均以神思涣散，注意力不集中为主症，皆有心气虚表现：心悸气短，常自汗出，记忆力差，善忘等。

心脾气虚证：除见心气虚证表现外，尚见神疲乏力，形体消瘦，偏食纳少，运化无力，腹胀便溏等脾气不足之表现。临床无心阴不足见证。

心肾气虚证：除见心气虚证表现外，尚见头晕耳鸣，小便频数或有遗尿等肾气虚见证。心肾气虚证为气虚证，无心阴不足见证（五心烦热、颧红、虚烦少寐、多寐易惊、口燥咽干、舌质偏红、脉象细数）。

【诊断要求】

1.具备主症两项。

2.兼见次症①②或①③或①②④或①③④项。

3.并见典型舌脉者。

具备以上条件，即可确立本证候之诊断。

【论治法则】

益心气，养心阴，宁神定志。

【方剂选要】

1.首选方剂——甘麦大枣汤 本方由甘草、小麦、大枣组成，以甘草、大枣养心益气，小麦濡润养心阴。适用于虚烦少寐，精神涣散，心悸乏力，时自汗出，五心烦热等儿童多动症之心气阴两虚证。

甘麦大枣汤，方出《金匮要略·妇人杂病脉症并治》，主治妇人脏躁，精神恍惚，常悲伤欲哭，不能自主，心中烦乱，睡眠不安，甚至言行失常，呵欠频作，舌红苔少，脉细数者。国内不少学者认为儿童多动症属中医学"健忘""脏躁""失聪"等病范畴。关于"脏躁"的病位，历代医家颇多争议，有认为是五脏的总称，五脏不足，耗伤阴液，心失所养则神无所主，意无所定，心神不宁，见精神失常，悲伤欲哭，躁扰不宁，频作欠伸，多幻觉易动，如神灵所作。上述认识，符合临床实际，用以指导临床治疗多有效应。关于处方，药仅三味，历来方论也不尽一致：有认为小麦为君药，也有认为甘草为君药者。甘草俗称国老，调和诸药，每多用之。甘麦大枣汤中，重用甘草，许济群、王绵之主编之高等中医院校教学参考丛书《方剂学》在阐述本方时，认为甘草为主药，符合脏躁病之病机，此说较为公允。方中小麦，非为浮小麦。浮小麦为小麦的干瘪轻浮者，水淘浮起者，有敛虚汗，治骨蒸劳热，止自汗盗汗之功。《本草汇言》则云："浮小麦系小麦之皮，枯浮无肉，体轻性燥。"《本经逢原》说："浮麦，能敛盗汗，取其散皮腠之热也。"小麦，入心、脾、肾经，《纲目》谓

新麦性热，陈麦平和。用治脏躁，以陈小麦为佳。有养心益肾，除烦热，或脏躁之功，用量以15～30g为宜。甘麦大枣汤，本方用于儿童多动症心气阴两虚证，若虚烦少寐、五心烦热、心中烦乱、精神恍惚、舌质红少苔，心阴虚明显者，可酌加生地黄、熟地黄、龟甲、炒酸枣仁、柏子仁、麦冬等；若心悸气短、肢软乏力、自汗、心气虚证突出时，可酌加人参、太子参、黄芪、远志等。

2.备用方剂——天王补心丹合炙甘草汤、人参远志丸

（1）天王补心丹合炙甘草汤：方中之补心丹，选多种养阴安神之药物组合而成。其中生地黄、玄参、麦冬、天冬滋阴清热，使心神不为虚热所扰；丹参、当归补血养心阴；党参、茯苓补益心气；配以远志、柏子仁、酸枣仁、朱砂以安神宁心；五味子生津敛阴，桔梗宣肺以通心气。然本方多为滋腻之品，合炙甘草甘温益气，以补心气；桂枝、生姜之辛温走散，可通心阳以畅利心阴，又解滋腻留滞之弊。本方功能养血滋阴，补心安神。适用于儿童多动症心气阴两虚而偏于有内热之象，临床见有心神不宁，虚烦心悸，多梦易醒，五心烦热，时而盗汗，舌质偏红、少津，脉象细数等症状者尤为贴切。

天王补心丹，方出《校注妇人良方》，有滋阴养血，补心安神之功，用于心肾阴亏血少，虚火内动，心烦少寐，梦遗健忘，大便干结，口舌生疮，见舌红少苔，脉象细数者。《校注妇人良方》原主治为：宁心保神，益血固精，壮力强志，令人不忘。清三焦，化痰涎，祛烦热，除惊悸，疗咽干，育养心神。吴昆在《医方考·卷之三》中说："此方之传，未考所自，偈云：昔者志公和尚，日夕讲经，邓天子悯其劳也，赐以此方，因得名焉。载在经藏，今未辨其真伪，异日广求佛典而搜。"《医方集解》云："终南宣律师，课诵劳心，梦天王授此方，故名。"上述一段记载，这大概就是"天王补心丹"名称之由来。收载本方的最早专著为宋代《妇人良方》，1237年出书（明代1548年薛己校注本皆题太医院《校注妇人良方》）。其他，如《陈素庵妇科补解》虽载天王补心丹较《妇人良方》为早，以及《世医得效方》《奇效良方》《家藏方》等著作中也均记载有天王补心丹，但与《妇人良方》所记载天王补心丹为同名异方。关于方中主药问题，历来医家看法不一，有学者认为酸枣仁、柏子仁、五味子既具有养心安神之功，又可敛心气之耗散，是本方的主药。但柯韵伯认为"补心者必清其火而神始安"，应该是生地黄为主药，滋阴补水，水盛可以伏火，并配伍玄参、麦冬、天冬、当归、丹参，令滋阴养血作用更强。此外，方中有天

冬、玄参等性沉寒、损脾阳之品，既便是阴虚火旺，用之也不可过剂，中病即止。天冬性苦寒，滋阴降火，燥火炽盛、灼烁阴液者用之宜；清肺燥，滋肺阴，是其主用，心阴虚者，可不用为佳。玄参性亦苦寒，非滋益之品，虽较知母、黄柏性较近似，但主用于清肺肾浮游之火，疡科多用之，其滋心阴降虚火之功甚微，最好不用为妙。

炙甘草汤，方出《伤寒论》，有益气滋阴，补血复脉之功，原书用于伤寒脉结代，心动悸。伤寒汗、吐、下、失血后，致气血虚弱，血不养心故心动悸；气虚无力推动血脉，脉气不相顺接，故脉或结代，治以益心气、补心血、养心阴、通心阳，以复血脉。儿童多动症之患儿，由于心气虚、心血不足，临床也可出现脉促、结、代之象，皆可用炙甘草汤以养心气、益心血，心之气血充沛，促、结、代脉可复常。方中重用炙甘草，以之为君药，原方炙甘草四两、人参二两、生地黄一斤，上述比例，可知益气滋阴之宗旨，煎煮法中以清酒七升、水八升。对于酒煮，张锡纯谓可使生地黄变为熟地黄，可知本方不仅是益心气、补心血，还寓以补肾水滋肾阴之要义，从地黄用量之大，足可为证。

上述，天王补心丹与炙甘草汤二方相合化裁，其益心气、养心阴、滋肾之气化，用意深矣。

（2）人参远志丸：方出《证治准绳》，原方主治心气不安，惊悸恍惚。方中人参、黄芪补益心气，天冬滋心阴，合则心之气阴双补为君药；辅以远志、茯苓、酸枣仁宁心安神；佐以桔梗上浮保肺，石菖蒲开心窍，朱砂重镇安神，并用肉桂一味引阴虚阳浮之虚火归元，全方共呈补心气阴两虚，并有宁心开窍安神之功，用于儿童多动症心气阴两虚证，合宜。

【中成药选介】

1.朱砂安神丸合参芪膏　朱砂安神丸由朱砂、黄连、甘草、生地黄、当归组成，为交通心肾，潜镇安神，益心增智之剂。原方出自《医学发明》。方中朱砂潜镇安神，黄连清心除烦，辅以当归、生地黄滋阴养血，佐以甘草调和药性，共奏滋阴养血安神之效。参芪膏由党参、黄芪、冰糖组成。党参甘温，补益心气为君，黄芪补气升阳为臣，以甘味之冰糖为佐使。二方合用双补气阴，用于儿童多动症之心气阴两虚证颇宜。

2.脑力静糖浆　本药是由大枣、甘草流浸膏、小麦，以及西药甘油磷酸钠、维生素B_1、维生素B_2、维生素B_6组成的中西药复方制剂，功能养心安神，和中缓急，补脾益气，可用于因心气阴不足所致儿童多动症患儿，表现为烦躁、精神忧郁，头晕，心悸气短，夜不安

痹等。糖浆剂,每瓶10ml、20ml、100ml、168ml四种规格包装,口服一次10～20ml,一日2～3次。

3.脑乐静(糖浆) 处方为大枣、甘草浸膏、小麦组成。功能主治同甘麦大枣汤,有养心、健脑、安神之功,对心气阴两虚之儿童多动症,精神忧郁、易惊失眠、烦躁、夜不安寐,用之较宜。口服每次10～30ml。

【穴位贴敷疗法】

养神膏

牛心一个,麻油先熬去渣。入党参、熟地黄、茯苓、黄芪、白术、当归、远志、酸枣仁、柏子仁、益智、麦冬、木鳖子、半夏各10g,酒芍、五味子、陈皮、甘草各5g,黄连4g,肉桂2g,陈胆星8g,麻油熬、黄丹收,朱砂9g;生龙齿、郁金、石菖蒲各5g,搅。备注:无牛心,可用龟甲、石莲肉、龙眼肉三味代之。

方义:党参、黄芪、白术、茯苓、甘草补益心气;熟地黄、龟甲、当归、酒芍、麦冬、龙眼肉、石莲肉、柏子仁、酸枣仁、五味子滋心阴宁心神;远志、半夏、陈皮、陈胆星、郁金、石菖蒲化痰开心窍;黄连清心火,朱砂、生龙齿潜镇虚火,肉桂引火归原。全方共呈补心气、滋心阴、清心开窍之功。贴膻中、心俞。用于心气阴两虚兼见痰火者。心俞穴位于背部第5胸椎棘突下旁开1.5寸处。

【针灸疗法】

(1)主穴:三阴交、神门、足三里、绝骨。配穴:百会、大陵。手法:上穴均用补法,不加灸。对于针刺较难合作的儿童,可改用可调磁提针,穴位点压法。每日1次,每次约10min。磁力强度,可调至1～2挡,点压强度,以压之局部有酸、麻、痛、热的感觉为度,10次为1个疗程。

(2)取穴:足三里、三阴交、神门、绝骨。手法:毫针刺。足三里、三阴交进针0.5～1寸,捻转补法;神门进针0.5寸,捻转补法;绝骨进针0.5～1寸,捻转补法。

方义:足三里为足阳明胃经的合穴,是四总穴之一,为临床常用保健要穴,以此可补益后天以强壮身体;三阴交可滋阴养阴;神门是手少阴心经原穴,有安神定智之功;绝骨以补益脑髓。

【推拿疗法】

取穴:补脾经、补肺经、补肾经、揉二马、揉三阴交。

操作

(1)补脾经:用拇指向指根方向推拇指末端螺纹面300次。

(2)补肺经:用拇指向指根方向推环指(即无名指)末端螺纹面300次。

(3)补肾经:用拇指向指根方向直推小指末端螺

纹面300次。

(4)揉二马:用拇指揉手背第4、5掌指关节后凹陷中100次。

(5)揉三阴交:用拇指揉内踝高点上3寸、胫骨内后缘处200次。

方义:脾胃为后天之本,气血生化之源,肺为主气之脏,又为水之上源,推补肺、脾二经可益气养阴;补肾经滋肾益阴,揉二马、揉三阴交,三者具有益气养阴之效。

【气功疗法】

1.静功 横向全身放松法,软、硬呼吸法兼练,上午练习硬呼吸法,下午练习软呼吸法,或白天练习硬呼吸法,睡前练习软呼吸法。

2.动功 易筋行气法中的卧望星辰,气贯长虹,逆水推舟,托天按地,古木盘根,回身射虎。

3.按摩 叩齿、运舌、咽津、夹脊功、摩丹田。

具体方法见本书附录F气功功法选录部分。

【饮食疗法】

针对心气阴两虚的证候,治疗既要补心之气阴,又要养心、安神、益智。

具有补心安神作用的食物有:小麦、莲子、龙眼、百合、酸枣仁、柏子仁、鲤鱼、鸡肉、鸭肉、蜂蜜等。

此类患者常伴有明显的缺铁、缺钙。

含铁较多的食物有:动物肝脏、蛋黄、腐竹、油菜、菠菜、大豆、芝麻、大枣、草莓、黑木耳、蘑菇、黄花菜、海藻、动物血等。

含钙较多的食物有:豆制品、核桃、花生、骨头汤、牛奶、酥鱼、虾米、虾皮、蟹、海藻、海带等。

本证型的患儿,治疗用药多用人参,饮食中,忌食萝卜、辛辣刺激性食物。

推荐食谱

(1)参花15g,玉竹15g,粳米60g。将参花、玉竹用布包好,先水煮取汁,同粳米煮粥食。

(2)猪瘦肉250g,莲子30g,百合30g。共放砂锅内加水煮沸,调味,服食。

(3)龙眼肉粥:龙眼肉15g,大枣7枚,粳米100g,同煮成粥。

(4)小麦粥:小麦30g,粳米100g,大枣10枚,同煮成粥。

(5)龙眼莲子粥:龙眼肉15g,莲子15g,大枣10枚,粳米100g,同煮成粥,加适量白糖。

(6)蜂王浆:鲜王浆200mg,用温水冲服,或加适量蜂蜜调味。有养心、滋补强壮的作用,适用于心气阴虚损所致的心慌气短、失眠健忘、躯体衰弱等。

（7）龙眼大枣炖猪心：将切成小块的猪心与洗净的龙眼肉20g，大枣20枚同炖，猪心熟时，加入适量调味品即食。

（8）柏子仁炖猪心：将猪心洗净，用竹片刨开，将柏子仁15g放入猪心内，入砂锅慢火炖，以猪心透烂为度。

【音乐疗法】

心气阴两虚证的患儿，心气不足，心绪烦乱，须用一种舒缓清心的乐曲，使其烦乱的情绪得到镇定。同时还要给予激励、振奋。

推荐曲目

（1）《我的妈妈叫中华》（欢乐儿歌. 中华文艺音像出版社出版发行. 广东豪盛文化传播有限公司）：稍有起伏而舒缓的旋律，饱含深情的童音。对妈妈的深情与柔情，对中华山水的热爱，使人心境平和。

（2）《我是山里的小歌手》（欢乐儿歌. 同上）：悠扬有力的曲调，既有抒情，又有自信，还有快乐均匀的节奏，可以镇定心情。"山山水水都是歌，唱得山水好锦绣"。使信心得以提升，烦乱得以平静。

（3）《山里的孩子心爱山》（欢乐儿歌. 同上）：缓慢抒情的童声，使心情很快舒缓柔和起来；缓慢提升与迅速下降的音调，使气回旋于胸中不至于激情太过，有利于烦乱心情消减。

（4）《春江花月夜》（春江花月夜. 方圆电子音像出版社）：由弦乐表现的一江春水，在月光下波光粼粼，显示出一种静谧，此乃动中示静；悠扬的笛声表达了春天的美好：摇曳的花，微斜的柳，与习习春风组成一幅赏心悦目的画卷，令人清心，对于疏理心气、镇静心神、愉悦心情有益。

（5）《渔光曲》（渔光曲. 雨林唱片）：音乐呈现了波光粼粼的水面上，偶有鱼儿翻跃而出，稍有起伏的弦拨音乐，诱发心理的微微波动，又可理平心气。

（6）《闲云孤鹤》[一意孤行（My Way）. 刘星. 雨果民族音像精品制作中心. 国际文化交流音像出版社]：音乐所表现的超脱闲逸，令烦乱的心绪，得以平静；充满自信的底蕴，又能使人心气油然而生。

（7）《鹧鸪飞》（雨打芭蕉. 方圆电子音像出版社）（笛子）：笛声生动形象的表现了鹧鸪（随阳鸟）由远而近，忽高忽低，在广阔的天空尽情飞翔，体现了向往自由，追求光明的激情和力量。笛声悠扬委婉、明澈圆润、盘旋、流畅、自由豪放，使患儿心中烦乱的情绪得到舒缓的同时，精神亦得到激励。

【验案选萃】

王某，女，9岁。小学三年级学生。1987年7月23日就诊。家长代述，患儿自5岁时患肺炎，高热4d，住院治疗15d后，发现多动多语症状，以后该症状日益加重，多方求治不效。老师反映，该生上课时注意力不集中，小动作特多，老师气得将其双手捆在椅子上亦不行。在课堂上发言从不举手，字迹潦草，不完成作业，简单的数学题10道，一般也要错7～8道。经常说谎，欺骗家长和老师。家长述患儿素体虚弱，偏食、食少，经常心悸，盗汗，睡眠不安。查体见面色不华，瘦弱，舌质嫩红、少津，共济试验阳性，心电图呈窦性心律失常。诊断为儿童多动症气阴两虚证。病机为小儿禀赋不足，热病伤及于心，导致气、阴不足，阴虚内热，心神失养，治宜益气滋阴，宁智安神。处方：党参、黄芪、炙甘草、麦冬、天冬、五味子、当归、远志、柏子仁、酸枣仁，水煎服。3剂后饮食见增，心悸减轻，他症如前。守上方加合欢皮、石菖蒲、莲子心，再服10剂，患儿小动作减少，入睡安宁，盗汗已止，心电图无异常。续以柏子养心丸服用1个月，上述症状明显好转。2个月后随访，患儿在家长督促下，能完成规定作业，质量较前提高。上课动作减少，能主动举手发言，课堂小测验都在90分以上。暑假期间能听家长劝导，未再发生谎话。（据辽宁本溪市中医院历夫医案摘编）

【辨治按语】

（1）辨治本证，尤要注意把握三点：一是其病位在心，二是病性属虚，三是兼有阴虚内热之象，以区别于心肾气虚证和心脾气虚证。诚然，由于脏腑相关，阴阳、气血、虚实守使相依的关系，必然导致本病证型之间的错杂互变和相兼之症的出现。因此，在临床辨治中，必须把握主症，兼顾次症，突出典型舌脉，才能符合本证的辨治要点。

（2）据临床统计，儿童多动症诊断为本证候类型的患儿，兼有心电图异常或脉率失常的变化，其规律性有待探讨。

【文献选录】

《证治汇补·惊悸怔忡》："人之所主者心，心之所养者血，心血一虚，神气失守……有阴气内虚，虚火妄动，心悸体瘦，五心烦热，面齿唇燥，左脉微弱或虚大无力者，是也。"

《圣济总录》："健忘之病，本于心虚。气血衰少，神情昏愦，故志动乱而多忘也。盖心者君主之官，神明出焉。"

第三节 心脾气虚证

本证多由小儿素体虚弱，或后天调养失宜，饮食不当,以及疾病的影响,损伤心脾之气,而气血亏虚也可因生活环境不良、教育不当、学习负担过重、积忧久虑、情志内伤,以致脾气不足,心血暗耗,终成心脾两虚,神志俱伤而出现神思涣散,注意不专,多动不安,记忆力差,同时伴见神疲乏力,面色少华,偏食纳少,多汗自汗等症状,是儿童多动症的主要证候之一。

【临床表现】

主症:①神思涣散,注意力不集中,兴趣多变,动作拖拉;②多动,尤小动作过多,但不暴躁,言语冒失,自控能力差;③神疲乏力,面色少华。

次症:①记忆力差,思维缓慢,睡眠不实;②偏食纳少,腹胀,便溏;③自汗,心悸,气短;④形体消瘦或虚胖。

典型舌脉:舌淡苔少或苔薄白,脉细弱。

【辨证分析】

小儿脏腑娇嫩,"脾常不足",神气怯弱,若禀赋不足,喂养不当,病后失于调摄,皆可致脾气虚弱。脾为气血化源,脾气虚则心血不足,心气亏虚。脾主运化,为至阴之脏,其藏智,其性静,在志为思,其出为意;脾虚则静谧不足,意不守藏,而思虑不周,做事有头无尾,兴趣多变,动作拖拉;且脾虚运化无权,亦致气血亏虚无以奉心。心主血,为五脏六腑之大主,其藏神,其用为思;心血不足则心神失藏,神不守舍而注意涣散。形神相依,心无所依,神无所归,则可表现为活动过多,尤小动作多,坐立不安。本证无阴虚阳亢的病理改变,故虽有多动而不暴戾。若所欲不遂,思虑过度,也可直接损伤心脾。《素问·举痛论》谓"思则气结",心为脾之母,脾气郁结,又可累其母,致心血暗耗;心脾既虚,则神舍不守,意舍不清。严重的神明失用,尚可并见精神抑郁,寡欢善哭等证。

心在窍为舌,舌为心之苗窍,心主声为言,心气不足或气血不能上承于舌,则神窍不利,而言语冒失或有口吃;心虚不能任物,则记忆力差,思维缓慢。心神失养,神不安舍,故睡眠不实或多梦;心气不足,故神疲乏力,营阴难以自守则心液失藏而汗自出;脾在体合肌肉主四肢,脾虚运化失职则面色萎黄,偏食纳少,形体消瘦或虚胖。气血不荣,故舌淡苔薄白或少苔。《素问·六节藏象论》说:"心者,其充在血脉。"心气虚弱,血脉不充,故脉细虚弱。

【疑似证鉴别】

须与本证相鉴别的疑似证主要有心肾气虚证,脾气不足、痰浊内阻证,心气阴两虚证。此三证临床均可表现为神思涣散,注意力不集中,活动过多等主要症状。心肾气虚证多因小儿先天不足,肾气亏虚,或由于后天久病及肾;或胎产损伤,病后失调,汗下太过耗损

心气所致。心气阴两虚证是因素体禀弱,外感热病或过汗过下,心气阴两伤而成。心脾气虚证则是由于小儿素体虚弱,饮食所伤,病后失养或情志内伤,损伤心脾而成。脾气不足、痰浊内阻证为虚中夹实之证。四证鉴别的要点如下。

心肾气虚证:多动而感心悸气短,神疲自汗,健忘易惊等心气虚表现,并见头晕耳鸣、小便频数或遗尿等肾气虚之证;虽亦有舌淡苔薄,但无脾气虚之偏食纳少,形体消瘦或虚胖。

心气阴两虚证:除有心气虚证之表现外,尚见虚烦少寐,口燥咽干等阴虚内热之象。其舌质偏红少津,脉细数,与其他证有别。

脾气不足,痰浊内阻证:除见脾气虚之证外,还有胸脘痞闷,泛恶,或呕吐痰涎,痰浊内阻的表现,舌苔白腻,脉滑或缓,可资鉴别。

【诊断要求】

1.具备主症①③或②③或①②③。

2.兼见次症①②或①④或②③。

3.并见典型舌脉者。

具备以上条件,即可确立本证候之诊断。

【论治法则】

养心,健脾,益气,宁神。

【方剂选要】

1.首选方剂——归脾汤合甘麦大枣汤加减 常用药有党参、黄芪、白术、茯苓、大枣、当归、酸枣仁、远志、石菖蒲、五味子、炙甘草。方中党参、黄芪、白术、茯苓、炙甘草健脾益气;合小麦、大枣甘润养心;当归、酸枣仁、远志养血安神;五味子宁心敛神,石菖蒲醒神开窍。本方适用于儿童多动症之心脾气虚证,症见神思涣散,多语多动,记忆力差,动作拖拉,健忘多梦,神疲乏力等。睡眠差多梦加首乌藤、龙骨宁心安神;心情烦闷,郁郁寡欢加合欢皮、郁金行气解郁。

归脾汤,方出《济生方》,常用于益气补血,健脾养心。原书主治范围为治思虑过度,劳伤心脾,健忘怔忡。原方无当归、远志,明代薛立斋为加强养血宁心之效而加入。后世医家随临床实践发展,本方适应证不断扩大,除治健忘、失眠、惊悸等神经性疾患外,还用于气血不足之心血管系统疾病,脾不统血之各种血证(贫血、崩漏、紫癜、胃出血),以及气血不足所致之眩晕、脱发等疾病。儿童多动症以神思涣散,注意力不集中,记忆力差,思维缓慢,睡眠不实,神疲乏力,面色少华,时自汗出,心悸气短,偏食纳少,腹胀便溏,舌质淡、苔少或薄白,脉细弱者,辨证属心脾气虚证者,用之多有疗效。

2.备用方剂 六神散(《三因极一病证方论》)合桂枝甘草龙骨牡蛎汤加味。常用药:党参、茯苓、山药、白扁豆、白术、甘草、桂枝、龙骨、牡蛎、石菖蒲。六神散健脾补气,合桂枝通心阳,阳复则神安;龙骨、牡蛎镇静安神,敛汗;石菖蒲醒神开窍。本方运用于儿童多动症心脾气虚而有阳虚之象,临床见有心神不安,心悸自汗,纳呆便溏,脉沉弱或濡缓等症状者。

【中成药选介】

1.集神口服液 本方为全国儿童多动症科研协定处方。药用党参、黄芪、白术、茯苓、当归、酸枣仁、远志、石菖蒲、五味子等。功能养心益气,健脾安神,治心脾气虚证之儿童多动症,临床观察疗效颇佳。

2.归脾合剂 方中党参、黄芪、白术、甘草健脾益气;当归、龙眼肉相伍补心养血;茯苓、酸枣仁、远志宁心安神;佐以木香理气醒脾,俾补而不滞;炙甘草补气健脾,调和诸药。全方心脾同治,适用于儿童多动症之心脾气虚证,亦可作巩固疗效,善后调理之用。

【穴位贴敷疗法】

专益元气膏(《理瀹骈文》)

(1)方药:牛肚1个,麻油先熬去渣,入黄芪80g,党参、生白术、当归各60g,熟地黄、半夏、香附、麦冬各40g,茯苓、五味子、白芍、益智、补骨脂、陈皮、肉桂、甘草各20g,砂仁、木香各7g,干姜5g,麻油熬,黄丹收。

(2)方义:心藏神,其用为思;脾藏智,其出为意,人之神智思意为心脾之气所主宰。方以党参、黄芪、白术、甘草、茯苓补益脾气;当归、熟地黄、白芍、麦冬、五味子、大枣补心血,宁心神。组方之妙,在于方中运用补火生土,以振脾之本源,即《纲目》所云:"补脾不若补肾,肾气虚弱则阳气衰劣,不能熏蒸脾胃,令人不进饮食,迟于运化。"故用益智、补骨脂、肉桂、干姜补肾气振脾阳,补火生土,以治脾气虚之本;佐以二陈健脾化痰湿,木香、香附、砂仁醒脾理气,令全方虽补不滞,气机畅达。

贴膻中或丹田,或脾俞穴处。脾俞穴位于第11胸椎棘突下旁开1.5寸处。

(3)主治:元气不足,心脾气虚。

【针灸疗法】

1.体针

(1)主穴:风府、风池、间使、上星、足三里、太冲。配穴:气海、膈俞。

方义及操作:风府、风池、上星醒脑开窍;间使通心气益心神;足三里培补后天之本,助生化之源;太冲调肝养血补脑,针用补法。

(2)取穴一:神门、三阴交。手法:毫针刺,神门、三阴交进针0.5~1寸,捻转补法。

方义:取心经之神门,补法以宁心安神,配三阴交补脾之不足,且能协调足三阴经之不平衡。

(3)取穴二:四神聪、心俞、脾俞、内关、阳陵泉。

方义:四神聪疏通经络,镇静安神;脾俞健脾气;心俞补益心血,安神定志;内关调理心神。(刘炳权,靳瑞,唐玉兰,蔡丽卿.妇儿疾病针灸治疗.广东:广东科技出版社,2003:6)

(4)取穴三:攒竹、风池、太冲、足三里、心俞、脾俞,30号1~1.5寸毫针,进针得气后,前三穴平补平泻法,后三穴行补法,心俞、脾俞穴运针1min,不留针。其他各穴每隔10min运针1次,留针25min,每日1次,10次为1个疗程。

方义:攒竹、风池清头窍,醒神;太冲、足三里、心俞、脾俞补益心脾,安神定志。[章振永,傅晓红.针药结合治疗儿童多动综合征.中国针灸,1999,19(4):215]

2.头针

(1)取穴:四神针(百会穴前后左右各旁开1.5寸,共4针)、脑三针(脑户为第1针,左右脑空各1针)、颞三针(耳尖直上2寸为第1针,在第1针水平前后各旁开1寸为第2、3针)。手法:平刺1寸左右,留针30min,间隔10min捻针1次,平补平泻,每周针5次,2周为1个疗程,共6个疗程。

(2)方义:四神针为髓海之输,脑三针穴当太阳之冲,联络脑系的门户和空窍;颞三针位居少阳,使荣卫出入如常。以上穴位相配以达脏腑经气,调整阴阳。[柴铁劬.针刺治疗儿童注意缺陷伴多动障碍155例疗效观察.中国针灸,1999,19(1):5]

3.耳针、耳压法

(1)取穴:神门、心、脾、脑点、脑干、皮质下,王不留行贴附于0.6cm×0.6cm大小胶布中央,用镊子挟住贴敷在选用的耳穴上,双侧耳穴交替进行治疗,每日按压3次,每次3~5min,3~7d更换1次,10次为1个疗程,共3个疗程。

(2)方义及手法:神门、心、脾、脑点、脑干补益心脾,宁心安神;皮质下能升清利窍,有助于儿童时期的神经系统发育,调节大脑皮质的兴奋与抑制协调功能。(张玉夫.耳穴治疗儿童多动症的临床观察.中医外治杂志,1995,2:43)

临床亦可视病情需要,将体穴配合头针,或体穴配合耳穴贴压进行治疗。

【推拿疗法】

取穴：补脾经、分手阴阳、按揉脾胃俞、按揉足三里、捏脊。

操作

（1）补脾经：用拇指向指根方向推拇指末端螺纹面300次。

（2）分手阴阳：用双手拇指指面，自掌根横纹中间向两侧推200次。

（3）揉脾胃俞：用拇指揉第11、12胸椎棘突旁开1.5寸处200次。

（4）按揉足三里：用拇指按揉外膝眼下3寸、胫骨外侧约1横指处200次。

（5）捏脊：用示指与中指的指面自下而上推脊50次；自下而上捏脊3遍，每捏3次提1次（捏三提一法），一般在捏脊前先在背部轻轻按摩几遍，使肌肉放松。

方义：补脾经、按揉脾胃俞、按揉足三里可健脾益气；分手阴阳、捏脊具有调整阴阳、镇静安神之功效。

【气功疗法】

1.静功　横向全身放松法，采取吸-停-呼的硬呼吸法。

2.动功　练习易筋行气法后6节（硬呼吸法），以托天按地配合"呼"字诀、回身射虎配合"呵"字诀为重点练习。

3.按摩　叩齿、运舌、咽津、摩腹、织布式。

具体方法见本书附录F气功疗法部分。

【饮食疗法】

针对心脾两虚证，治疗既要补益脾气，又要养心安神，同时还要开胃顺气消食。

具有养心作用的食物有：小麦、莲子、龙眼肉、酸枣仁、百合、鲤鱼、鸡肉、动物心脏、鸡蛋、鸭肉、卷心菜、蜂蜜等。

具有补脾作用的食物有：小米、玉米、大枣、黄豆及其制品、薯蓣、胡萝卜、南瓜、鸡肉、牛肉、鸡蛋、栗子、莲子、芡实、白扁豆、薏苡仁。

此类患者常伴有明显的缺铁性贫血。

含铁较多的食物有：动物肝脏、蛋黄、腐竹、油菜、菠菜、大豆、芝麻、大枣、生花生、草莓、黑木耳、黄花菜、动物血等。

本类患儿忌食冷饮（冰糕、冰激凌），食物亦当温用，不宜冷食。

推荐食谱

（1）参蛋汤：太子参15g，大枣15枚，鸡蛋2个，置锅内加水同煮，蛋熟后剥去蛋壳放锅内煮片刻，即可吃蛋喝汤。每日1次，连服2～3个月，可达健脾养心、补益气血之效。

大枣：补脾，益气，调营卫，解药毒，治妇人脏躁。凡有湿痰、积滞、齿病者不宜。若无故频食，则损齿，贻害多矣。其与生姜同用，调和营卫；与陈皮同用，补而不滞。阴虚体质者不宜服食。

（2）莲子汤：莲子肉20g，芡实15g，大枣12g，同煮熟，加少许白糖，做早点或点心，连服数天。[郑苏.漫谈儿童多动症的饮食疗法.浙江中医杂志，1998，（33）：9-396]

芡实（《纲目》）：甘涩平，入脾肾经。固肾涩精，补脾止泻，补肾祛湿，性又不燥，与补阴药同用，尤能助之填精，且能涩精补肾，常与山药并用。

（3）参枣龙眼肉粥：党参10g，炒酸枣仁15g，龙眼肉10g，粳米30g，红糖适量，将党参、酸枣仁用纱布包，与龙眼肉、粳米一同放入砂锅，加清水适量，先用武火烧沸，后改用文火，粥成后加红糖调味，温服每日1次，连用数天。（盛丽先，葛小平.小儿病中医保健.北京：人民卫生出版社，2003：327）

龙眼肉（《开宝本草》）：性甘温，入心脾经。益心脾，补气血，安神。其与芡实相伍，补脾固肾；与生地黄、麦冬相配，补心血；与熟地黄、当归相配补肝血。《随息居饮食谱》中载玉灵膏，又称代参膏，以剥好龙眼肉，盛竹筒式瓷碗内，每龙眼肉一两，入白糖一钱，素体多火者，再加入西洋参片一钱，碗口罩以丝棉1层，日日以饭锅上蒸之，蒸至多次。凡衰羸老弱，别无痰火便滑之病者，每以开水瀹服1匙，大补气血，力胜参芪，产妇临盆，服之尤妙。

（4）龙眼莲子粥：龙眼、莲子各5g，糯米50g，冰糖适量，将糯米加清水适量煮沸后，纳入龙眼、莲子，煮至粥熟，冰糖调服，每日1剂，连服数天。（侯树平，张伟.小儿疾病家庭中医巧治.北京：人民卫生出版社，2002：45）

糯米（《千金方·食治》），性甘温，暖脾胃，补中益气，但如做糕饼，性难运化，患者莫食。

（5）柏仁莲子汤：柏子仁15g，莲子10g，大枣5枚，大米50g，白糖适量，将柏子仁去壳，捣烂，同莲子、大枣加清水适量煮沸后，纳入大米，煮至粥熟，白糖调服，每日1剂，连服。（古月南.儿童多动症的饮食疗法.药膳食疗，2002，9：37）

柏子仁（《唐本草》），性甘平，入心肝脾经，养心安神。其体性多油，肠滑作泻者，勿用；老人便秘、肠津不足者，用之宜。主治心悸怔忡。

（6）聪宁灵冲剂：主要成分为黑大豆、茯苓、酸枣仁、海带、萱草花、胡萝卜等，每次5g，8岁以内每次1包，每日3次；9～12岁每次2包，每日2次，用开水冲服或放于牛奶饮料中同时服。[孟仲法,赵永汉,顾燕敏.益气活血降铅法为主治疗小儿注意力障碍多动综合征临床观察.中华临床医药杂志,2004,11(7):14]

萱草花,又称黄花菜,其花性甘平,其根名萱草根,性甘凉。花养血平肝,根凉血利水。

(7)枣仁大枣粳米粥:将酸枣仁炒熟与洗净的粳米、大枣同煮,待米熟烂时即成。

酸枣仁(《雷公炮炙论》):性甘平,入心脾肝胆经。养肝,宁心,安神,敛汗。治虚烦不眠,惊悸怔忡,烦渴,虚汗。朱丹溪说:"血不归脾而睡卧不宁者,宜用此大补心脾,则血归脾而五脏安和,睡卧自宁。"古有胆寒为虚,胆热为实,虚则不寐,实则多寐,所以王好古说:"治胆虚不眠,寒也,炒服(用炒枣仁治胆实多睡),热也,生用(用生酸枣仁)。"

(8)党参牛肉粳米饭:将牛肉切成小块加盐和佐料腌好,先煮党参,去渣后纳入粳米和牛肉,用高压锅焖15min即可。

(9)薯蓣鸡子黄粥:山药30g,熟鸡子黄2个,小米30g。将山药切成小碎块,与小米同煮粥,待粥黏山药软加入碾碎的鸡子黄调匀即可。功效健脾养心,久服有效。

(10)参芪鳝鱼汤:党参10g,黄芪20g,鳝鱼500g,将药装布袋,与剖洗好的鳝鱼同入锅内,放入葱、姜、蒜、食盐、料酒、酱油及适量的水,沸后用文火煮1h即可。

鳝鱼(《雷公炮炙论》),性甘温,入肝、脾、肾经,补虚损。病属虚热者,不宜食;时病前后,余热未清,疟、痢、胀满诸病均大忌。

【音乐疗法】

此类患儿多表现为体力较差,神思涣散,注意力不集中,需要鼓舞和激励,促其向上、勃发。

推荐曲目

(1)《快乐的节日》(欢乐儿歌.中华文艺音像出版社出版发行。广东豪盛文化传播有限公司):稍快渐升的旋律,节奏欢快的童声,随着"小鸟在前面带路""像小鸟一样,高空去飞翔""飞翔我们的理想""勇敢向前"的欢唱,激情、活力勃然而生。

(2)《我的父亲母亲》(我的父亲母亲电影终曲.三宝影视音乐):浓郁的亲情烘托,使人得到关爱,清悠的笛声,洗心消烦,二者重合,缓缓托起一种激情,催人奋进、前行。

(3)《神秘园之歌(Song From Secret Garden)》[神秘园之歌(Song From a Secret Garden)环球唱片]:舒缓柔和的钢琴曲后面,饱含深情的小提琴曲悠然而出,表现出一种保护和安抚的情感,曲调的穿透力

与吸引力,使神思涣散者,注意力趋向集中。

【验案选萃】

案一

秦某,男,10岁,主诉注意力不集中,动作过多2年。症见语言低微,多动不暴躁,话多,好插话,身疲乏力,偏食纳少,睡眠不安,梦呓,遗尿,自汗,形体消瘦,面色少华,舌淡苔白,脉缓。临床辨为儿童多动症心脾气虚证,治以养心补脾,益气安神法,药用集神口服液(协定方)。经治2个月后,上述临床症状大多消失,在校学习成绩亦有较大提高。(据全国中医理论整理研究会儿童多动症科研协作组北京针灸骨伤学院巴图教授治案摘编)

案二

刘某,女,11岁,某小学四年级学生。1986年10月就诊。患儿自幼有婴儿湿疹、反复咳喘及腹泻病史。多动症已发现4~5年。老师反映该生上课注意力涣散,小动作多,如吮指甲、玩弄书本等。甚至考试时也出现上述现象,不能主动完成作业,曾留级1年。家长述患儿素体虚弱,少食,偏食,神疲胆怯,少眠多梦,气短自汗。查体见面色不华,形体略瘦,舌淡苔白、脉濡细。共济试验(+)。诊断为儿童多动症心脾气虚证。病机为先天不足,素体虚弱,气血生化乏源,心神失养。治宜补脾养心、益智安神。处方:黄芪、白术、党参、茯苓、五味子、石菖蒲、山楂、陈皮、炙甘草、大枣,水煎服。6剂后食欲增进,他症如前。拟上方加酸枣仁、远志、龙骨、牡蛎。再服10剂,患儿小动作减少,夜寐安静,汗出减少。又隔日服药1个月。上述症状明显好转。3个月后随访,患儿上课能集中精力听课,按时完成作业,记忆力增强,发育改善,面色红润,学习成绩明显提高。(据全国中医理论整理研究会儿童多动症科研协作组山东中医学院附属医院王立华治案摘编)

案三

何某,男,10岁,患儿多动不宁数月,教师反映患儿上课注意力不集中,不能按时完成作业。症见面色少华,时有气短心慌,夜寐不宁,纳呆,大便溏薄,一日一行。校对试验水平较差。舌质淡,苔薄,脉细。证属心脾气虚、心神不宁。治宜补益心脾、宁心安神。方药:党参8g,白术6g,茯苓20g,黄芪10g,山药10g,石菖蒲10g,远志6g,酸枣仁20g,钩藤10g,首乌藤10g,甘草3g,生龙骨15g,生牡蛎15g,生麦芽15g,生稻芽15g。上药服14剂,患儿纳食明显增加,面色好转,睡眠较前安稳,但上课仍不能认真听讲,精神不集中。上方加五味子6g,麦冬8g,取生脉散之意,养心敛气;加珍珠母15g以镇心安神。再进30剂,家长反映患儿上课能坚持听课,回家后主动完成作业,经查校对试验水平已在正常

范围。[宋祚民, 朱莉娜, 李建.中医临床证治系列讲座（第16讲）.小儿多动症.中医医刊, 1997, 32（4）：55]

案四

某7岁男孩, 以神思涣散伴多动1年来诊。注意力不集中, 记忆力差, 神疲乏力, 自汗出, 言语冒失, 上课接语, 影响课堂纪律, 偏食纳呆, 但智力正常, 多动而不暴躁。查体：形体虚胖, 面黄乏华, 舌淡嫩, 苔薄白, 脉弱。医师认为该证属儿童多动综合征, 为心脾气虚所致, 其本仍与先天肾不足有关, 治先以养心健脾、益气安神之法, 内服汤剂, 方用当归15g, 远志15g, 黄芪15g, 太子参5g, 白术5g, 五味子5g, 白芍15g, 徐长卿15g, 丹参15g, 合欢皮15g, 龟甲10g, 鳖甲10g, 石菖蒲15g。水煎服, 每日1剂, 每日3服。配合耳针法, 取穴：心、脑干、神门、交感等, 12d后症状明显改善, 继续服用1个月, 病情稳定, 改服石菖蒲15g, 桑椹15g, 何首乌15g, 熟地黄15g, 山药15g, 牡蛎15g, 仙茅15g。服用20d, 用以益肾促进脑发育, 扶正固本巩固疗效。

按：本证属心脾气虚, 心主神明, 脾主思, 心脾两虚, 故思想不集中, 神思涣散, 记忆力差, 语言冒失; 脾虚肝旺则多动; 脾虚失运则偏食纳呆, 虚胖, 自汗出; 脾虚生化乏源则面黄乏华, 舌淡嫩, 苔薄白。方用当归、远志调神主安; 黄芪、太子参、白术健脾益气主集; 五味子、丹参养血安神主静; 徐长卿、合欢皮解郁和血则宁; 白芍、鳖甲平肝潜阳求稳; 龟甲、石菖蒲补肾开窍利脑。配合耳针共奏其效。（据长春中医学院2003级研究生安雪松等报道王烈医案摘编）

【辨治按语】

心脾气虚证, 可见于各种疾病中, 但临床表现各有不同。儿童多动症之心脾气虚证, 以神思涣散、注意力不集中, 多动不安, 尤以小动作为多, 言语冒失等为主症。多因后天调护失宜, 或情志受损致脾失调, 气血不足而心神失养, 思维减弱。辨证时须注意本证的多动, 不同于肝肾阴亏、肝阳上亢的多动难静, 冲动难抑, 急躁易怒, 而是神思飞扬不定为主, 虽多动而不暴戾, 或小动作过多, 多语而不声亢; 亦有的能静坐却心不在焉, 动作拖拉, 思维缓慢, 但智力正常。本证常伴有神疲乏力, 面色少华, 食少偏瘦, 舌淡苔薄, 脉细虚弱等。由于本证非脾气虚衰, 心血日亏, 化源乏继, 故临床无明显惊悸怔忡, 头晕目眩, 也无脾不统血之出血见证。

本证是由心脾气虚而引发神思变异, 治疗应以补益心脾为本, 合宁心安神之品, 如酸枣仁、首乌藤等标本同治。必须指出, 由于小儿脏腑娇嫩, 阴常不足, 阳常有余, 脾肾不足, 心肝常有余, 而儿童多动症病程较长, 在治疗过程中可因药物、其他疾病或饮食的影

响, 脏腑阴阳的失衡, 致其各个证候之间互相影响或转化。如心脾两虚可兼见痰浊内阻, 甚或转化为痰火扰心之证, 临证必须明察。

【文献选录】

《灵枢·本神》："脾气虚则四肢不用, 五脏不安。"

《医宗金鉴》："意者, 心神之机, 动而未行之谓也。志者, 意所专注也。思者, 志之变动也, 虑者以思谋远之谓也, 智者以虑处物之谓也, 此皆失神变化之用也。"

《济生方·惊悸怔忡健忘门》："盖脾主意与思, 心亦主思, 思虑过度, 意舍不精, 神宫不职, 使人健忘。"

《杂病源流犀烛·心病源流》："心为身之主, 通领血海, 故心血少则神不定, 寝不安, 百病集作。"

《笔花医镜·心部》："心体属火, 位南方, 色现赤……得血以养之, 方能运慧思, 用才智。"

《证治汇补·惊悸怔忡》："人之所生者心, 心之所养者血, 心血一虚, 神气失守。"

第四节　心肾气虚证

本证多由小儿先天不足, 肾元亏虚, 或由于后天久病及肾, 损伤肾气, 或在胎孕或产期, 遭受意外不利因素影响, 致心气受损; 或为后天调护失宜, 久病或汗下太过等耗伤心气, 因而日后形成以神思涣散、注意力不能集中、多动, 同时伴有倦怠乏力、气短、记忆力差、眩晕或耳鸣或遗尿等为主要表现的儿童多动症的临床证候类型。

【临床表现】

主症：①神思涣散, 注意力不能集中, 或能集中注意力的时间非常短暂; ②记忆力差, 恍惚错谬, 忽忽喜忘; ③自控能力差; 或无明显多动, 动作迟缓, 笨拙。

次症：①时或头晕、心悸、耳鸣, 自汗; ②睡眠不宁, 多梦, 或有夜惊现象; ③面色萎黄, 或㿠白不华, 气短, 时或作喘; ④小便频数, 或遗尿。

典型舌脉：舌质淡, 苔少或薄白, 脉虚或细弱。

【辨证分析】

本证, 临床有心气虚与肾气虚并存之表现。

心主血脉而藏神, 为精神之所舍, 人的一切精神意识活动皆归之于心。肾为先天之本, 生髓充脑, 藏志, 舍精气, 出技巧, 与人的意志、毅力、思维、动作等密切相关。小儿若由各种先天或后天不利因素影响而伤损心肾之气, 人的意志力及思维力即薄弱, 因此神思涣散, 注意力不能集中; 或动作协调控制不良, 多动而动作迟缓、笨拙。心虚不能任物, 故虽常有所忆, 但忆

而不能存，是以恍惚错谬，忽忽喜忘。肾为气之根，肾虚，则周身之气均虚，气虚故见气短、精神倦怠，无力，动则气短，甚或作喘；肾虚不能上充髓脑，清窍失养，或心虚上气不足，清窍失资，而为眩晕或耳鸣；肾虚不能固摄下元，而小便频数；肾气虚，膵气不固，膀胱失约，见遗尿；行血者气，载气者血，心气虚损则必然使血行无力。血不营心，心失所养，则见心悸不宁；神不安舍，所以睡眠不宁而多梦，甚或出现夜惊。心者，其华在面，心气虚不能鼓动血液上荣其面，因此面色萎黄，或㿠白不华。汗乃心之液，心气虚不能敛藏，因而常自汗出。心肾气虚，气血不能上承于舌，故见舌淡，苔少或薄白，心气不足，血脉不充，脉象虚或细弱。

【疑似证鉴别】

与本证疑似而须做鉴别者主要有：心脾气虚证；心气阴两虚证；脾气不足，痰浊内阻证。以上诸证均见神思涣散，注意力集中困难，多动而又神疲气短，面色萎黄或㿠白不华。但在发病原因上，心肾气虚证多由于先天胎气受损，或后天调护失宜、久病、汗下等因素耗伤心肾之气所致；心气阴两虚证大多为外感热病后，或因其他内伤病证、久病气阴两伤所致。至于在临床表现上，其鉴别要点如下。

心脾气虚证：除有心气不足之临床表现外，尚有形体消瘦或虚胖，偏食纳少，腹胀，大便多溏等脾虚表现。

心气阴两虚证：除有神疲气短，肢软乏力，自汗等心气虚表现外，并可见颧红，盗汗，口咽干燥，五心烦热，舌红少津，苔花剥，脉细而数等心阴不足之象。

脾气不足，痰浊内阻证：除有上述脾虚证候外，尚有胸脘痞闷，恶心呕吐痰涎，苔腻等痰浊内阻征象。

【诊断要求】

1.具备主症①②或②③项。

2.兼见次症①②或③④项。

3.并见典型舌脉。

具备以上条件，即可确立本证候之诊断。

【论治法则】

补益心肾，益气宁神。

【方剂选要】

1.首选方剂——养心汤合补肾宁神汤　养心汤，用治心虚血少，惊惕不宁。方中党参、黄芪益气，当归、川芎养血，茯苓、茯神、柏子仁、酸枣仁、远志、五味子宁心安神，半夏、肉桂、甘草、生姜、大枣祛痰化浊，鼓舞心气，因而全方有养心益气，补血宁神功效，临床灵活加减化裁，以治儿童多动症之心气虚证，常获

良效。补肾宁神汤，方中核桃仁、杜仲补肾资清空于上，金樱子、桑螵蛸益肾固涩于下；芡实、益智、山药脾肾双补，使先天得后天之养；远志、五味子宁神，故全方有补肾宁神益智之功效。适用于儿童多动症肾气虚证，小便频数、遗尿之患儿尤宜。上述两方合用化裁，对心肾气虚证颇合。

养心汤，方出《证治准绳》，原方治心虚血少惊惕不宁。吴昆《医方考·惊悸怔忡门》叙曰："惊悸怔忡，心疾也。心为一身之主，万化之原，失而不治，则十二官次第而失职，所谓主不明，则十二官危也。"他为本方作解云："心血虚少，神气不宁，令人惊悸怔忡者，此方主之。心主血而藏神，故方寸灵台，名曰神室。神室血少而空虚，则邪气袭之，令人如有惊悸而怔忡不自宁也。"《内经》曰，阳气者，精则养神，故用人参、黄芪、茯神、茯苓、甘草以益气；又曰静则神藏，燥则消亡，故用当归、远志、柏子仁、酸枣仁、五味子以润燥，养气所以养神，润燥所以润血；若川芎者，所以调肝而益心之母；半夏曲所以醒脾而益心之子，辣桂辛热，从火化也，《易》曰"火就燥，故能引诸药直达心君而补之，经谓之从治是也。"

2.备用方剂

（1）参芪集神汤合右归饮：参芪集神汤，方中党参、黄芪、炙甘草益心气；远志、五味子、茯神宁心安神，桂枝通达心阳；小麦濡润养心，共奏养心、益气、宁神之功。

右归饮，方以肉桂、附子温肾；山茱萸、山药、枸杞子滋肾；杜仲补肾；重用熟地黄滋补肾阴以助肾中阳气生发；炙甘草调和诸药。张景岳谓："善补阳者，必于阴中求阳。"本方虽谓调补肾阳，但实为生发肾气而设。上述两方合之化裁，可用于儿童多动症心肾气虚证候。

右归饮，方出《景岳全书》。人肾有二，《难经》说左者为肾，右为命门。左肾属水主阴，右肾属火主阳。明代张景岳据此理论而创制左归丸、左归饮、右归丸、右归饮补肾名方。左归，与六味地黄丸功用相近，滋阴补肾，使阴精得归其原；右归，与金匮肾气丸功用相近，温阳补肾，使命门元阳得归其原。不同之处是六味地黄丸、肾气丸两方皆是"补"与"泻"相配，而左归、右归，左补肾阴，右补肾阳，且注重阳中求阴、阴中求阳，方中无"泻"。右归饮与右归丸主治相似，但右归饮较右归丸缺鹿角胶、菟丝子、当归三味，多炙甘草一味。

（2）菖蒲益智丸：方中人参、茯苓、远志补益心气，附子、肉桂、牛膝补肾气，合而补心肾之气。辅以石菖蒲开心窍、益心智。佐以桔梗一味，其用甚妙，《本

草经疏》云："诸补心药中，借其升上之力，以为舟楫胜载之用，此佐使之职也。"同时，桔梗除能升上，还可引补肾之剂下行达肾，即《重庆堂随笔》所云"升中有降者是矣"。儿童多动症辨证属心肾气虚，兼见记忆力欠佳，恍惚错谬，忽忽喜忘，时或头晕、耳鸣者，用之适宜。

菖蒲益智丸，方出《证治准绳·健忘》，原方治善忘恍惚，安神定志，聪明耳目。

【中成药选介】

1.柏子养心丸、还少丸同服

（1）柏子养心丸：即以养心汤原方去茯神、生姜、大枣，共研细末，蜜制为丸，朱砂为衣。方取党参、黄芪、当归、川芎益心气，养心血；柏子仁、酸枣仁、五味子、远志、朱砂安神定志；茯苓、半夏健脾助运；肉桂、甘草鼓舞心气，诸药相合而收养心安神之效。临床多用于儿童多动症心气虚证辅佐治疗用药，或用以巩固疗效，善后调理。

（2）还少丸：方中巴戟天、肉苁蓉、杜仲、牛膝温肾；熟地黄、山药、茯苓、大枣、山茱萸、枸杞子、楮实子滋肾健脾，以阴中求阳，培后天即补先天；石菖蒲、远志、五味子交通心肾，益智安神；合而起益肾开窍宁神功效。用于儿童多动症肾气虚证，有一定效果。上述两药同时服用，对心肾气虚证合宜。

2.斑龙丸、参芪膏同服

（1）斑龙丸：药用鹿角胶、鹿角霜温肾；补骨脂、菟丝子补肾；熟地黄、茯苓滋肾健脾；以使先天得后天之养而生生不息；加柏子仁安神；故全方有益肾宁神之功。而于儿童多动症肾气虚证甚为相宜。

（2）参芪膏：以党参、黄芪加冰糖适量配制而成。党参、黄芪合用益气之力倍增，能调补全身之气虚，从而对心气虚损之恢复起有益促进作用。服用方便，可作为儿童多动症心气虚证辅佐治疗用药，临床亦可以远志10g煎汤送服。上述两药同时服用，对心肾气虚证尤宜。

3.人参卫生丸 方以人参大补元气，并重用芡实补肾固摄胂气，为君药。辅以狗脊、续断、枸杞子、菟丝子、胡芦巴、锁阳、巴戟天、肉苁蓉、淫羊藿补肾气；山药、白术、楮实子、茯苓、党参、黄芪、甘草补脾气，秘精气、生气血，共为臣药。佐以当归、熟地黄、何首乌补肝肾；酸枣仁、石菖蒲宁心安神；泽泻泄肾浊，以防补肾助阳之偏。使以一味白豆蔻芳香醒脾之品，令全方虽补不滞。全方共呈补肾气，益脾气，宁心安神之功，对脾肾两虚兼见遗尿之患儿，用之尤宜。

据《人参卫生丸治疗虚损病临床研究报告》治疗脾肾气虚，胂气不固102例，愈显率为65.68%，总有效率91.20%，对遗尿的治疗疗效显著。[武智，等.中华临床医药杂志，2002，（1）：31-37]

【穴位贴敷疗法】

心肾双补膏（《理瀹骈文》）

（1）方药：菟丝子30g，牛膝、熟地黄、肉苁蓉、附子、鹿茸、党参、远志、茯神、黄芪、山药、当归、龙骨、五味子各10g，麻油熬，黄丹收，朱砂10g，搅匀。

（2）方义：党参、黄芪、山药、茯神、远志补益心气；鹿茸、附子、肉苁蓉、菟丝子、牛膝补肾气；熟地黄补肾阴，意在阴中求阳，且制附子温热之性；当归补肝血，龙骨固摄肾精，五味子酸收性温，补元气，宁心神。全方呈补心气、益肾气之剂。

贴膻中、脐中或气海。

（3）主治：心肾气虚证。如患儿有遗尿、尿频症状，可于方中加益智、覆盆子各15g，以固胂缩泉。

【针灸疗法】

（1）取穴一：心俞、大陵、神门。手法：以毫针刺之。心俞、神门各进针0.5寸，行捻转补法；大陵进针0.5寸，平补平泻。或用艾条灸，至皮肤发红而止。

方义：神门为手少阴心经原穴，用补法能安神定志，配心俞（心之背俞）以益心气；大陵为手厥阴心包原穴，运用平补法有调养心气作用。

（2）取穴二：肾俞、关元。手法：艾条灸5～10min，至局部皮肤发红而止。

方义：肾俞为足少阴肾经之背俞穴，用灸法可益肾气，配以关元穴，补益肾气之功更著，又肾主骨生髓，脑为髓海，故本法间接也有安神作用。

【推拿疗法】

取穴：补肾经、揉小天心、推三关、按揉脾胃肾俞、揉二马。

操作

（1）补肾经：用拇指向指根方向直推小指末节螺纹面300次。

（2）揉小天心：用拇指或中指螺纹面揉大小鱼际交接凹陷处200次。

（3）推三关：用示、中两指指腹自阳池穴直推至曲池穴200次。

（4）按揉脾、胃、肾俞：用拇指揉第11、12胸椎及第2腰椎棘突下旁开1.5寸处200次。

（5）揉二马：用拇指揉手背第4、5掌指关节后凹陷中100次。

方义：补肾经、推三关及按揉脾、胃、肾俞具有补肾益气之功；加揉小天心、揉二马具有补气安神、宁心之功。

【气功疗法】

1.静功　横向全身放松，采取吸-停-呼硬呼吸法。

2.动功　练习易筋行气法后6节（硬呼吸法），以古木盘根配合"吹"字诀、回身射虎配合"呵"字诀为主。

3.按摩　耳功、夹脊功、搓腰、和带脉、织布式。

具体方法见本书附录F气功疗法部分。

【饮食疗法】

针对心肾气虚证，饮食治疗一方面要补心肾之气，另一方面还要佐以补阴，以防补气太过而生热。

具有补肾作用的食物有：紫米、黑芝麻、黑豆、核桃、花生、枸杞子、骨头汤、牛奶、黑木耳、淡菜、猴头菇、虾仁、带鱼、乌鸡、子鸡、鹌鹑、乳鸽、动物肝脏和肾脏等。

具有补心作用的食物有：小麦、莲子、龙眼、百合、鲤鱼、鸡肉、鸡蛋、鸭肉、蜂蜜等。

此类患者常伴有明显的缺铁、缺钙，亦可伴有铅中毒。

含铁较多的食物有：动物肝脏、蛋黄、腐竹、油菜、大豆、芝麻、大枣、樱桃、草莓、黑木耳、黄花菜、动物血等。

含钙较多的食物有：豆制品、核桃、花生、骨头汤、牛奶、酥鱼、虾米、虾皮、蟹等。

能够促进排铅的食物有：菜花、油菜、猕猴桃、大枣、瘦肉、牛奶、大豆、木耳等。

推荐食谱

（1）党参15g，大枣10枚，枸杞子15g，鸡蛋2个。置砂锅内加水适量同煮，蛋熟后取出剥去蛋壳，再加入同煮片刻，即可吃蛋喝汤，每日1次，连服。

（2）莲子心、百合、龙眼肉、巴戟天、大枣各取适量，煨汤，做点心服，每日1次，连服。

（3）芡实莲子大枣羹：将芡实、莲子、大枣同煮，熟软即可服食。

（4）胡桃益智黄芪猪腰粥：将猪腰去臊洗净切小块，与洗净入包的黄芪、益智同煮20min，去黄芪、益智，加核桃仁和江米煮粥，适量加入调味品即可。

（5）萸肉鹿骨淮山猪肉粥：将洗净的山茱萸、淮山药、鹿骨、江米与切碎并调好味的猪肉碎末一起煮粥，适量加入调味品即可。

（6）油炒蚕蛹：将洗净的蚕蛹加盐腌制，再放入油锅内煸炒，颜色变黄即可。

（7）核桃大枣枸杞炖猪心：将切成小块的猪心与核桃仁20g，大枣20枚，枸杞子10g同炖，猪心熟时，加入适量调味品即可。

（8）柏子仁金樱子炖猪心：将猪心洗净，用竹片剖开，将柏子仁15g，金樱子10g放入猪心内，入砂锅，慢火炖，以猪心透烂为度。

（9）石菖蒲巴戟天炖猪心：将切片的猪心在猪油锅中煸炒变色后，加入切片的石菖蒲、巴戟天、龙眼肉，翻炒几下后加入清水适量，汁敛即可。

（10）猪脊骨山药枸杞炖藕：先将猪脊骨炖熟至离骨，剔出骨头，捅出骨髓，将山药、枸杞子、藕放入骨头汤中炖至熟而入味即可。

（11）狗肉枸杞炖黑豆：将狗肉洗净切块，与黑豆、枸杞子同炖，加盐等调味品，吃肉、豆，喝汤，隔日1次。

【音乐疗法】

心肾气虚患儿，多呈整体功能衰减的状态，多由先天不足或后天失养所致，此时需要一种心理支持，给予鼓舞和激励，也需要自身的努力与勃发。

推荐曲目

（1）《最美丽》（欢乐儿歌. 中华文艺音像出版社出版发行. 广东豪盛文化传播有限公司）：清脆的童声，欢快的旋律，昂扬的曲调，焕发出人的激情。

（2）《三峡的孩子爱三峡》（欢乐儿歌. 同上）：如波涛起伏的摇摆旋律，伴着溢满欢喜之情的童声合唱，使人的情绪也跟着摇摆起来，调动起来，随着"江水升高我长高"曲调的攀升，人的激情也达到高峰。本曲有利于调动儿童激情，对心肾气虚、体能低下的患儿有益。

（3）《飞跃北海（Flight Over North Rim）》[大峡谷（The Music of The Grand Canyon）.尼古拉斯·冈恩 Nicholas Gunn]：重鼓造就的磅礴气势背景下，悠扬的笛声代表自由飞翔的雄鹰，拨动的弦音和密鼓代表雄鹰有力的翅膀，在北海上，天海之间，朝着目标，坚定勇敢地飞跃北海。

（4）《双子爆布Entering（Twin Falls）》[大峡谷（The Music of The Grand Canyon）.尼古拉斯·冈恩（NicholasGunn）]：悠扬的笛声，表现了自由翱翔的雄鹰；音调错落的鼓点，表现了嶙峋的峡谷山石，还有哗哗的水声，面对广阔的天空和幽深的峡谷，鼓声、弦声所呈示的雄鹰翅膀有力的扑动，给人以力量和信心。注意力不易集中、神思涣散的患儿，多听有益。

【验案选萃】

案一

孙某，女，16岁。1984年8月14日初诊。其母代述，患儿自幼发育迟缓，身体孱弱。齿迟、行迟、语迟。入学前即发现做事、游戏时经常走神，不能持久，咬指甲，弄衣角，拆坏玩具。入学后注意力更加分散，上课不能专心注意听讲,注意力分散,一有动静便东张西望。咬弄铅笔,涂画课本。在家做作业不能静坐,并丢三落四。放学回家后自言劳累,喜卧易倦、易汗、遗尿、纳呆。学习困难,记忆力差,经查智商尚属正常,但各项生理发育均相当于11~12岁的女童。女性特征均未现,月经未至。

患儿瘦小,面暗少华,语言低微,精神涣散,舌淡苔薄白。脉沉细而弱。诊为肾气不足、发育迟缓之儿童多动症,宜补肾宁神。益智9g,补骨脂9g,核桃肉9g,山药9g,五味子6g,远志6g,桑螵蛸9g,杜仲6g,肉桂1.5g,水煎服,日服1剂。

服完12剂后复诊,其母述,服药后注意力稍集中,上课静坐听讲坚持时间较长,体力稍增,小动作仍较多,遗尿次数减少。上方去肉桂,加枸杞子6g。继服10剂后三诊,记忆明显增进,月经初至,但量较少。小动作未明显改变。上课、做作业,注意力明显集中。仍守前法稍事加减继服。共治疗1个月后,学习成绩明显提高,记忆力明显加强,学习成绩由治疗前主要课程常不及格转变为主要课程在80~90分。半年后随访,诸症痊愈。体重、身高均明显增进。女性特征与同年龄女孩无明显差异。[据太原市中医研究所(现名太原市中医医院)张永华治案摘编]

案二

武某,男,11岁,2007年5月12日来诊。家长代述:患儿注意力不能集中,不能认真听课,过度贪耍,情绪不稳定,冲动任性,询问有无办法治疗。并述该患儿从小就好动,手脚闲不住,凡是能碰到的东西总要用手碰,用脚踢一踢,上学后注意力不集中,坐在座位上扭来扭去,经常挨老师批评,在家中经常因为一些小事和家长争吵,喊叫,学习成绩时好时差,但对老师批评并不在意,丢三落四,家长亦经常被老师请去"谈话",很是苦恼。最后又出现努嘴、眨眼动作,才引起重视,特来就诊。根据症状标准,结合患儿舌质淡、边尖红、薄白苔,脉沉细弦的特点,诊为注意缺陷障碍伴多动,证属心脾肾阳虚肝火化风扰心兼痰型。处方:淡附片9g,桂枝10g,白芍10g,砂仁10g,山药30g,山茱萸30g,肉苁蓉20g,牡蛎30g,石决明20g,桑叶30g,钩藤10g,僵蚕10g,蜈蚣1条,龟甲10g,远志10g,酸枣仁20g。每日1剂,水煎服。服药1个月,面部肌肉抽动消失,去蜈蚣、远志,加淡附片至18g,继服,2个月后,家长反映多动、冲动均减少,守方再进2个月,患者自述上课时能安静听课,作业能按时完成,记忆力有所好转,家长、老师均反映该患儿变"懂事"了,做事认真了,脾气变好了。(据山西省山阴县中医院赵杰医案摘编)

案三

袁某,女,10岁,2005年12月10日就诊。其母述:女儿从上学就粗心大意,经常"走神",把"6"读成"9","b"和"d"搞混,老师和她说话也心不在焉,经常丢失一些学习用品,老师布置的家庭作业不是弄错就是忘记。曾于2005年11月底到北京某三甲医院就诊,诊为注意缺陷障碍,未服西药,特来就诊,并述平时纳差、睡眠少,诊察:舌质淡有齿痕,薄白苔,脉沉细。诊为心、脾、肾阳虚兼湿滞,给予温心、脾、肾三脏阳气兼燥湿。处方:桂枝10g,白芍10g,甘草10g,大枣10g,苍术30g,厚朴6g,陈皮10g,砂仁10g,淡附片9g,石菖蒲10g,酸枣仁20g,龙骨20g,牡蛎30g。每日1剂,水煎服。30剂。

二诊:1个月后,注意缺陷未有明显好转,但饮食、精神好转。食欲旺盛,睡眠较前好转,中午休息15~30min,夜间睡眠8~9h,继服上方,3个月后家长反映患儿病情有进步,写作业能独立完成,记忆力比原来提高,丢三落四现象少了。患儿也说上课能听进去老师讲课了,疗效比较满意,改为上方每周服3剂停4d继服。

本方以桂枝温心阳,使神明有主,同时通过温心阳火脏,以暖脾土,用山药、砂仁、苍术运脾,生化后天以补心肾。以附子(淡附片)取阴中求阳之法,温肾阳、暖命门以推动后天滋养心阳。心、脾、肾三脏阳气复,则神有所主,思有所依,志有所定。肝为木脏,在志为怒,肾阳不足,不能化生肾水,滋养肝木,造成肝经虚阳外越,风木动,人则多动,肝中虚阳外越化火则急躁易怒,化风则出现抽动,所以注意缺陷,多动障碍症状多缘于阳气不足。(据赵杰医案摘编)

案四

孙某,女,7岁。发病已有年余,其症上课坐立不安,喜做小动作,但动作迟缓笨拙,所学课程不能牢记,伴面色不华,眼神不充,夜有遗尿,舌质淡红、少苔,脉细弱。证属肾精亏虚,髓海失聪,治宜益肾填精,安神定志。处方:鹿角、龟甲、柏子仁、石菖蒲、远志各6g,龙骨(先煎)、牡蛎(先煎)各12g,熟地黄、山药、枸杞子、山茱萸各10g。服药10剂后,多动次数显著减少,上课较前专心,继以原方出入,调理1个月,多动完全消失。

按:肾藏精舍志,出技巧,主骨而生髓,通于脑。小儿肾常虚,其精气相对不足,精不足则髓海失充,从而导致神志不宁,出现多动现象,故治宜益肾填精,以充脑髓。方中山茱萸、山药、枸杞子、鹿角、龟甲之品峻补其肾而益精填髓,再取柏子仁、石菖蒲、远志、龙骨、牡蛎安神以定志,以俟肾精充裕,髓海得养则神自

宁而多动可愈。(据泰州市高港市第二人民医院秦仁生医案摘编)

【辨治按语】

(1)本证辨证要点在于精神涣散,注意力集中困难,其多动表现可不明显,但动作迟缓、笨拙、协调不良则较为突出,有些患儿伴有尿频或夜寐遗尿症状,则更有助于本证之诊断。其伴有多动表现者,辄见动而气短,时欲太息,或似闻喘息声,其气若不相续;不伴有多动症状者,甚至可外观若静,但其注意涣散,精神不能专直,似听非听,似见非见,为儿童多动症中注意缺陷,不伴多动,或少见多动的类型。

(2)有些患儿见明显面色㿠白、苔白、舌质淡者多为心气虚甚,常有活动稍多则感头晕、心悸等自觉症状,而一般患儿无明显头晕或心悸主诉。

(3)部分本证患儿兼见发育迟缓、落后体征,如身材矮小,幼年时立迟、行迟、语迟、齿迟等。亦为肾气虚亏明证,可为诊断参考。

【文献选录】

《灵枢·五味》:"心病者,宜食麦。"

《医学衷中参西录·论心病治法》:"有心中神明不得宁静,有若失其凭依,而常惊悸者……究其原因,实亦由心气虚弱所致,惟投以强心之剂,乃为根本之治法。当细查其脉,若数而兼滑者,当系心血虚而兼热,宜用龙眼肉、熟地黄诸药补其虚,生地黄、玄参诸药泻其热,再用生龙骨、牡蛎以保合其神明……其脉微弱无力者,当系心气虚而莫支,宜用参、术、芪诸药补其气,兼用生地黄、玄参诸滋阴药,以防其因补生热,更用酸枣仁、山萸肉以凝固其神明,收敛其化。"

《素问·上古天真论》:"女子七岁,肾气盛,齿更发长。二七而天癸至,任脉通,太冲脉盛,月事以时下……丈夫八岁,肾气实,发长齿更。二八肾气盛,天癸至,精气溢泻……"

《素问·灵兰秘典论》:"肾者作强之官,伎巧出焉。"

第五节　脾气不足,痰浊内阻证

本证系由小儿素体较弱,饮食所伤或病后失养,损伤脾气,以致脾虚失运,水湿内停,日久化痰浊,内扰心神而神思涣散、注意力不能集中、多动,同时并见神疲乏力,食少纳呆等为主要表现的儿童多动症证候类型。

据报道,四川省泸州市中医医院用中医药治疗儿童多动症200例,本证型计59例,占35.1%,与国内北方太原市中医研究所报告肾阴不足、肝阳偏旺证占较高比例有所不同。这可能与地域、气候、饮食习惯等因素有关。

【临床表现】

主症:①神思涣散,注意力不能集中,兴趣多变,做事有头无尾,意志不坚;②面色萎黄或少华,神疲倦怠;③多动但不暴戾,多语,好插话或静谧懒言,食少纳呆,脘腹胀满,大便溏或腹泻,形体消瘦或虚胖。

次症:①恶心、呕吐痰涎、胸脘痞闷;②睡眠不安,梦呓,多梦,记忆力差或头晕昏冒。

典型舌脉:舌质淡红或淡胖,苔白腻,脉滑或缓。

【辨证分析】

本证候病因主要起于脾,涉及心、脑、胃。脾主运而藏意,与胃相表里,为气血生化之源;心主血而藏神,二者与气血的生成及精神、意识、思维活动有密切的关系。凡饮食不节、情志不和,或禀赋不足,或病后失调等,均可致脾气不足、痰湿内生。脾气不足,运化失职,一方面可使气血化源不足,血不养心,"心为五脏六腑之大主",心血虚不能化精生髓,充养元神;另一方面脾气不足,水湿不运,聚湿生痰,痰浊内阻,扰及神明。这些因素都能导致患儿出现神思涣散、注意力不能集中、健忘等症状。气血为神志活动的物质基础,气血亏虚、心神失守、脾不藏意,故见多动、多语,或静谧懒言,兴趣多变,做事有头无尾,意志不坚,少寐多梦。脾与胃相表里,脾气不足,胃失受纳,不能腐熟水谷,故见食少纳呆,脘腹胀满,大便溏或腹泻。痰浊中阻,气机不利,升降失调,故见胸脘痞闷、恶心、呕吐痰涎。脾失健运,气血亏虚,不能上荣头面,故见面色萎黄或少华。脾主肌肉四肢,脾气不足,失于濡养,故形瘦或虚胖,神疲倦怠;痰浊上犯于头,故头晕昏冒。舌质淡红或淡胖,脉滑或缓,为脾气不足、痰湿内阻之象。综上所述,本证属于虚实夹杂之证,脾气不足为病之本,痰浊内阻为病之标。

【疑似证鉴别】

与本证候疑似之证,主要有心脾气虚证,痰火扰心证和瘀血内阻证。

心脾气虚证:因素体虚弱,饮食所伤,或病后失养而成。除有身疲乏力,纳差或偏食,面色萎黄,唇色淡白,脘腹胀满、便溏,形体消瘦或虚胖等脾气虚见症外,尚有心气虚的临床表现,如自汗、心悸气短、记忆力差等。心脾气虚证无胸脘痞闷、恶心、呕吐痰涎,以及苔腻、脉滑等痰湿内阻之实证的表现。故属于虚证，而本证则属于虚实夹杂证。

痰火扰心证：此证虽亦可有恶心、呕吐痰涎、胸脘痞闷等痰湿症状，但据烦急易怒、多语不避亲疏、多动难以制约、口臭、小便黄赤沾浊、舌质红、苔黄厚滑腻等痰火扰心之症，属于实证、热证，故可鉴别。

瘀血内阻证：因瘀血阻滞脉络，导致新血化生障碍，患者亦常伴气血不足、面色萎黄、神疲乏力，与本证同属于虚实夹杂之候。但该证有产伤或颅脑损伤史，或有瘀血内阻的一系列临床症状表现；本证为因脾气不足、水湿不运，有湿浊内阻指征，属因虚致实之证，可资鉴别。

【诊断要求】

1.具备主症①②或①②③。

2.兼见次症①②项。

3.并见典型舌脉者。

具备以上条件，即可确立本证候之诊断。

【论治法则】

1.首选方剂——健脾益智汤　本方为四川省泸州市中医医院侯平玺教授研制的治疗儿童多动症的科研方。方以泡参、茯苓健脾益气为君；法半夏、陈皮、枳壳化痰理气为臣；石菖蒲、远志、益智、生牡蛎开窍益智，宁心安神为佐；二芽（麦芽稻芽）健胃消食为使。诸药协同，共奏健脾化痰，宁神益智之效。治疗儿童多动症脾气不足、痰浊内阻证，临床观察效果颇佳。

2.备用方剂

（1）十味温胆汤去熟地方：方中人参、茯苓、陈皮、半夏、枳实健脾化痰为主，酸枣仁、远志、五味子养心安神为辅；生姜、大枣、炙甘草和中并调和诸药。去熟地黄之由，是因滋阴有碍化痰，故去之。诸药相合，共起健脾化痰安神之效。

十味温胆汤，方出《证治准绳》，原方治心胆虚怯，触事易惊，或梦寐不详，遂致心惊胆慑，气郁生涎泄与气搏变生诸证。或短气悸乏，或复自汗。饮食无味，心虚烦闷，坐卧不安。本方由《三因方》之温胆汤去竹茹，加人参、远志、酸枣仁、五味子、熟地黄而成。胆为清净之腑，与肝相表里，肝藏魂，夜卧则魂归于肝，罗东逸《古今名医方论》说："胆为中正之官，清净之府，喜宁谧，恶烦扰，喜柔和，不喜壅郁，盖东方木德，少阳温和之气也。若大病后，或久病，或寒热甫退，胸膈之余热未尽，必致伤少阳之和气，以故虚烦；惊悸者，中正之官，以熇蒸而不宁也；热呕吐苦者，清净之府，以郁炙而不谧也；痰气上逆者，土家湿热反乘，而木郁不得升也。"今脾虚失健，湿浊聚而生

痰，痰浊阻滞，致胆胃不和，胃不和则夜不安；胆胃不和，痰浊内阻，胆府壅郁，胆有邪，波及于肝，致夜卧魂难归于肝，故出现睡眠不安、梦呓、多梦。方名"温胆"，历来有诸多解释：认为胆属木，应春之气，主升发，喜温和，痰浊去，胆不为痰扰，恢复春之温和宁谧，故称"温胆"。十味温胆汤为在温胆汤基础上，治心胆虚怯，故方中加人参、茯苓补益心脾气之不足，除原方二陈化痰浊，更加酸枣仁、远志、五味子宁心安神。

（2）益脾宁神汤：方以黄芪、白术、党参健脾益气，陈皮、法半夏、远志化痰为主；茯神、石菖蒲、生牡蛎宁神益智为辅；生姜、炙甘草和中，协调诸药为佐使。全方奏益脾化痰宁神之功。

（3）开心散：人参健脾益气，石菖蒲、茯神、远志化痰开窍、益智宁神。

开心散，方出《证治准绳》，原方主治"好忘"。《证治准绳》说："人生气禀不同，得气之清，则心之知觉者明，得气之浊则心之知觉者昏，心之明者，无有限量，虽千百世已往之事，一过目则终身记而不忘，岂得忘其目前者乎？心之昏者，精神既短则目前不待于伤心而不能追忆其事矣。刘河间谓：水清明而火混浊，故上善若水，下愚若火，此禀质使之然也。设禀质清浊混者，则不耐于事物之扰，扰则失其灵而健忘也。"造成清不能升、浊不能降，清浊相混的原因，是由于脾失健运，不能升清降浊，故痰湿内生，以致痰迷心窍，出现健忘（记忆力差）、头晕昏瞀，甚则出现恶心、呕吐痰涎、胸脘痞闷等痰湿蕴阻中焦之症状。儿童多动症辨证属"脾气不足、痰浊内阻"证者，若见清浊相混，痰迷心窍，症情表现突出者，可用开心散，分清浊，开心窍，以改善患儿记忆，消除由于脾失健运所致痰浊内阻、清浊相混的一系列表现。

【中成药选介】

1.宁神定志丸　方以茯苓、党参健脾益气，石菖蒲、远志化痰、开窍，共具益气宁神定志之效。

2.健脾安神合剂　此药健脾渗湿化痰，宁心安神，由茯苓一味组成。脾虚、食欲不振，失眠，健忘的儿童多动症者可服用。

3.健脾八珍糕　用于小儿病后脾胃虚弱，面色萎黄，腹胀便溏。处方为党参、白术、山药、白扁豆、莲子、芡实、薏苡仁、陈皮、茯苓。

【穴位贴敷疗法】

健脾化痰膏

（1）方药：党参、苍术、白术、陈皮、厚朴、茯苓、胆南星、远志、石菖蒲、砂仁各等份，麻油熬，黄丹收。

（2）方义：党参、白术补脾气，苍术、厚朴、陈皮健脾燥湿，茯苓、胆南星、远志、石菖蒲化痰开窍，佐以砂仁醒脾和中。全方共呈补脾、健脾、燥湿、化痰之功。

贴神阙（脐中）、脾俞（双）。

（3）主治：健脾化痰，用于儿童多动症脾气不足、痰浊内阻证。

【针灸疗法】

（1）取穴：主穴选中脘、丰隆，配穴取内关。手法：中脘进针1寸，捻转补法；丰隆进针1寸，捻转泻法；内关进针1寸，捻转补泻。

（2）方义：中脘为任脉穴位，补法有健脾运湿之功；针丰隆穴，用泻法，有涤除痰浊之功；内关为手厥阴经穴，用泻针法，有宁心安神之效。间日针一次，10次为1个疗程，能起健脾涤痰宁神的效果。

【推拿疗法】

取穴：补脾经、清胃经、揉小天心、开天门、按揉足三里。

操作

（1）补脾经：用拇指向指根方向推拇指末端螺纹面300次。

（2）揉小天心：用拇指或中指螺纹面揉大小鱼际交接凹陷处200次。

（3）按揉足三里：用拇指按揉外膝眼下3寸、胫骨外侧约1横指处200次。

（4）直推膻中50次：医者拇指指腹直推两乳头连线的中点50次。

方义：补脾经、按揉足三里具有健脾化浊之效；推膻中能化痰顺气；揉小天心可宁心安神。

【气功疗法】

1. 静功　采用胸腹部横向开合放松法，配合吸-停-呼硬呼吸法。练习10min，意守丹田5min，每个功时1～3个循环。

2. 动功　练习易筋行气法后6节（硬呼吸法），又以托天按地、古木盘根、回身射虎为主。

3. 保健按摩　①吸气点按中脘穴18次；②顺时针揉腹36次；③逆时针揉腹100次；④口功：叩齿、运舌、咽津。

具体方法见本书附录F气功疗法部分。

【饮食疗法】

此类患儿的主要病机为脾气虚弱，运化无能，并有痰浊内阻；饮食治疗原则为：健运脾土，燥湿化痰。能健运脾胃，化湿祛痰的食物有：茴香、茼蒿、香菜、胡萝卜、白萝卜、莲子、栗子、赤小豆、豇豆、玉米、薏苡仁、麦片、煮鸡蛋、鲫鱼、鲤鱼、泥鳅、紫菜等。

推荐食谱

（1）人参3～6g，茯苓9g，莲子去心10枚，冰糖30g。将人参、茯苓、莲子放在碗内泡发，再加冰糖，放蒸锅内隔水炖1h。喝汤吃莲肉，剩下人参，次日再加莲子同法蒸炖，人参可连用3次，最后一并吃掉。每天1剂，10剂为1个疗程，可做辅助治疗。

（2）生甘草60g，甜桔梗30g，薏苡仁30g，陈皮20g，白糖200g。将甘草、桔梗、薏苡仁、陈皮先用冷水泡透，加水再煎，共煎3次。最后去渣合并煎液，再继续以小火煎煮浓缩至黏稠时为止，待冷后加入白糖，把药液吸净，混匀，晒干，装瓶备用。每次3～6g，以沸水冲化饮用。每日3次，10d为1个疗程，间隔3日，可再服用1个疗程。做辅助治疗。

（3）薏米莲子粥：薏苡仁30g，莲子肉（去皮芯）30g，茯苓30g，冰糖适量，桂花少许。先煮薏苡仁，继入莲子肉、茯苓，粥成加冰糖及桂花，做早餐食用，或不拘时食用。具健脾祛湿，养心安神之效。薏苡仁、茯苓甘淡祛湿健脾；莲子肉甘涩平，补益脾气，且能养心安神，故对脾气虚弱而夹湿痰者较为适宜。

（4）灯心花鲫鱼粥：灯心草4.5g，鲫鱼（重100g左右）1～2条，陈皮3g，白米30g。煮成稀粥服食。灯心草利尿除湿，陈皮化痰理气，鲫鱼温中下气、宁神益智，合用可达益气化痰集神之效。

（5）泥鳅炖豆腐汤：泥鳅500g，白萝卜250g，豆腐250g，加食盐少许，水适量。泥鳅补中气、祛湿邪，益智宁神，白萝卜健脾化痰理气，豆腐益气和中。用热水洗去泥鳅的黏液，剖腹去肠脏后，与白萝卜加水炖，将熟时，放入豆腐、盐少许，炖熟后食用。有一定的健脾化痰、宁神益智的作用。

（6）薏苡仁赤小豆汤：先将赤小豆50g浸泡4h，薏苡仁60g，共煮1h，再加红糖2匙，至食物酥烂即食。薏苡仁，功专健脾渗湿，湿祛、脾健，则生痰之源消。湿胜则土败，土胜则脾气复，痰浊除。本品用量须大，每次30～60g，少则难以奏功。

（7）茼蒿菜粥：茼蒿菜4两，粳米2两，冰糖2两。茼蒿菜洗净，切成碎段；粳米淘净，下锅加清水上火烧开，加茼蒿菜、冰糖，熬煮成粥。安心神，和脾胃，消痰。

茼蒿，又名菊花菜、蓬蒿，为菊科植物茼蒿的茎叶。其性味甘辛平。孙思邈在《千金方·食治菜类》中说它能"安心气，养脾胃，消痰饮，利肠胃"，对脾胃不和、记忆力减退及习惯性便秘者颇有神益。大便偏溏者，应忌用。（据张德生《食疗粥谱》摘编）

（8）牛肉萝卜丸子汤：精牛瘦肉200g，白萝卜500g，香菜200g，调味品若干。将牛肉剁馅，加葱、姜末、少许盐、酱油调好，再加入擦好去水的白萝卜丝，调匀，做成丸子，放入沸水汤锅中，丸子熟后加入香菜及少许盐、酱油即食。

牛肉甘温，入脾胃经，可补脾胃、益气血、强筋骨；白萝卜（熟）甘平，入脾、胃、肺、大肠经，可消食、下气、化痰；香菜辛温，入脾、肺、肝经。三味合用，即可以健脾补气、醒脾开胃、下气消痰，脾虚胃弱、痰湿内阻、食欲不振、胃纳不佳者尤宜。

【音乐疗法】

此类患者需要震撼的音场，伴有节奏感特别强劲的音乐跳动起来，冀以激发阳气，化除痰浊湿邪。

推荐曲目

（1）《快乐的六一》：波动起伏的旋律，明快的节奏，溢满喜悦之情的童声合唱："快乐的六一，我们欢迎你""你给我们带来了鲜花，你给我们带来了友谊，你把全世界的小朋友连在一起"，让人感到了温暖、支持、希望、向上。

（2）《天堂的征服（Conquest Of Paradise）》（红沙.环球唱片）：低沉的劲鼓，铿锵有力的音效合成，形成一种不可阻挡的气势，冲击着人们的身体和心灵；低沉有力的众人合声，也是一种支持，鼓舞人们抖擞精神。给人以勇气，给人以力量。

（3）《步步高》（红梅报春.方园电子音像出版社）：明快、流畅、渐升的古筝曲调，传达一种喜悦和积极向上的心态，不由得使人动起来；其铮铮弦音和密集的弦音，令人抖擞之后精神焕发。

（4）《飞跃北海Flight（Over North Rim）》[大峡谷（The Music of The Grand）.尼古拉斯·冈恩（NicholasGunn）]：劲鼓激荡表现了地势广阔，笛声悠扬，表现了雄鹰高翔；铮铮弦音表现了有力扑动的翅膀。人们随着雄鹰一起飞翔，有好奇，有希望，有力量，有信心。

（5）《奋进（elan）》[新世纪的曙光（Dawn Of A New Century）.环球唱片]：婉转的弦拨音后，流出快速蜿蜒行进的小提琴曲，充满活力，极富激情；弦、鼓节奏带来的力量，似乎用之不竭。整个音乐带给人一种激情，极富动能，令人不由自主地随着它的节奏抖动起来。

【验案选萃】

案一

患儿石某，男，9岁，小学二年级学生。患儿是第一胎，第一产，足月顺产。母孕期无病。3岁以前曾患佝偻病，高热惊厥等病。发现患童注意力不能集中已4年，且多动，多语，上课时不能静坐，学习困难，考试成绩差，食欲不振，脘腹胀满，大便时溏稀。查见面色萎黄，形体略瘦，舌质淡，苔白腻，脉缓。诊断：儿童多动症；脾气不足、痰浊内阻证。治法：健脾化痰、开窍益智。选方：健脾益智汤，每日1剂，水煎服。治疗1个月后复诊，上述诸症明显减轻，上课时能专心听讲，开始成绩明显提高，食量增加，大便成形。续按上方治疗1个月后痊愈。（据侯平玺、杨启源医案摘编）

案二

患儿，男，10岁，石家庄市某小学四年级学生，1989年5月就医。其母代述：患儿有厌食症和反复呼吸道感染病史。入学前家长发现患儿在做游戏、做事或谈话沟通时经常走神，性格孤僻，极不听话，不听指挥，并不多语，但常说谎话、翻箱倒柜、登高爬梯，看电视最具有吸引力的动画片也不能坚持。入学后，上课不专心听讲，神思涣散，小动作过多，记忆力差，从不主动完成作业，甚至考试也有上述现象。不能按要求答题，有时甚至逃学。患儿素体虚弱，食少纳呆，大便溏泄，形体消瘦，时有恶心、呕吐痰涎、胸闷、少寐多梦。查体：面色黄瘦、神疲乏力，听诊心肺未闻及异常，舌淡苔白腻，脉滑。共济试验（+），智商检测正常，脑电图所示正常脑电图。诊断：儿童多动症属脾气不足、痰浊内阻证。治法：健脾益气、开窍益智。处方：石菖蒲、远志、益智等开窍益智；太子参、砂仁、苍术、藿香、半夏、炙鸡内金、陈皮健脾益气、化湿祛痰。水煎服，日服1剂。服药15d后复诊，其母述服药后，上课听讲坚持时间延长，注意力较前集中，食欲大增，夜寐安，面色转润，大便正常。胸闷、恶心、吐痰基本消失，但注意力增进不太明显，仍不能像其他同学一样遵守课堂纪律，做事仍不能坚持到底。以上方去苍术、藿香，增加益智的用量，继服药15剂，记忆力明显增进，上课注意力集中，基本上能主动完成作业，做事能坚持到底，学习成绩明显提高。坚持服药3个月后，诸症消失。半年后随访，体重、身高增进明显，与正常儿童无明显差异。[据河北医科大学中医院（现名河北省中医院）张力、倪蔼然、芦剑锋医案摘编]

【辨治按语】

本证有脾虚和痰阻两方面的表现，但不必具咳嗽痰涎的症状。病史中可有婴幼儿时期患病或是嗜食肥甘生冷瓜果致脾气损伤，湿聚生痰的历史。在气候炎热潮湿的地区，因湿热蕴蒸弥漫，易致脾胃受损，湿聚痰生。故本证型发生较多。论治上要标本兼顾，既健运脾气，又化痰通窍、宁神益智。

【文献选录】

《丹溪心法·健忘》："健忘有精神短少者，亦有痰者。"

《证治要诀·不寐》："大抵惊悸、健忘、怔忡、失志、不寐、心风，皆是痰涎沃心，以致心气不足。若用凉心之剂太过，则心火愈微，痰涎愈盛，病愈不减，唯当以理痰气为第一要义。"

《赤水玄珠·中风》："津液生于脾胃，水谷所成，浊则为痰，故痰生于脾胃也。"

《医林绳墨·痰》："痰生于脾胃者，宜实脾以行湿。"

《锦囊秘录·痰饮大小总论》："治痰先补脾，脾复健运之常，而痰自化矣。"

第六节　心肝火旺证

小儿体属"纯阳"，"心常有余""肝常有余"，若过食辛辣厚味，或五志过极，六淫内郁，致心火内炽，肝火上炎，出现心肝火旺证。加之现在独生子女，家长溺爱，教育失当，则多见以性情急躁易怒，冲动任性，多动多语，难以静坐，注意力不集中为主要表现的儿童多动症心肝火旺证类型。

据临床观察，该证型也是南京地区儿童多动症临床上较多见的证型。

【临床表现】

主症：①多动多语，冲动任性，好惹扰人，常与人打闹；性情狂躁易怒，做事莽撞，易顶嘴，所欲不遂即发脾气；②注意力涣散。

次症：①面赤，胸中烦热，口舌生疮；②目赤，头痛口苦，大便秘结，小便黄赤。

典型舌脉：舌质红或舌尖红，舌苔黄。脉弦数或弦细数有力。

【辨证分析】

经云："心者君主之官，神明出焉""心藏神……肝藏魂"。小儿"心常有余"，则心火易亢；"肝常有余"，则木火易旺；六淫内郁，易从火化。此外，导致心肝火旺的主要原因还有：现代小儿饮食多喜荤厌蔬，喜食辛香之品，易生痰化火；或家长溺爱，教育失当，心理失和，情志不悦，久郁化火，躁扰神明；或环境污染，有害物质暗损于肝，肝失疏泄，五志过极化火。经云："阳盛则四肢实，实者则能登高也……阳盛则使人妄言骂詈，不避亲疏。"故儿童多动症患儿多表现为一派阳热躁动之象，临床上也以心肝火旺证较多见。《证治准绳》说："火入于心则烦，入于肾则燥，皆心火为之。"心火亢则热扰心神，神失所藏，表现为注意力涣散，胸中烦热，口舌生疮，面赤。肝火旺则表现为多动不安，冲动任性，性情狂躁易怒，头痛、目赤、口苦，大便秘结，小便黄赤，舌质红，均是一派阳热之象。所以，《内经》病机十九条说："诸躁狂越皆属于火。"本

证型主要病位在心肝，其主要病机为心火内炽上炎，肝经火热内盛，心肝实火交织。

【疑似证鉴别】

与本证候疑似之证主要有肾阴不足、肝阳偏旺证，痰火扰心证，心气阴两虚证。以上三证均可见不同程度的注意力不集中、多动多语、烦躁。但在发病原因上，"肾阴不足，肝阳偏旺证"多由于先天不足，主要肾阴不足，或后天耗伤肝肾之阴，水不涵木所致；痰火扰心证多由于平素嗜食肥甘厚腻之品，或偏食辛辣香燥之物，导致痰火内生，扰动心神所致；心气阴两虚证多由于外感热病或患病后汗下太过损伤心之气阴所致。在病程和病性上，本证和痰火扰心证，病程较短，多在疾病早期，病理性质多属实证或实多虚少证，且都属于热证；"肾阴不足，肝阳偏旺证"与心气阴两虚证病程较长，多在疾病后期，病理性质多属虚证或虚多实少证，多属于虚热证，且一般热象不著。临证表现鉴别要点如下。

肾阴不足、肝阳偏旺证：本证与心肝火旺证均有"热"象表现，但本证阴虚生内热，如口干咽燥，盗汗，舌红少苔，脉细数等，为虚热；而心肝火旺证之热是实火，如面赤、目赤、口舌生疮、大便秘结、小便黄赤、舌红苔黄、脉弦数，一派实热之证。此外，"肾阴不足，肝阳偏旺证"无心经实火表现，如口舌生疮、小便黄赤、舌尖红等症状。从病机上讲，肝阳偏亢是因肾阴不足，水不涵木，阴虚无以制阳，以至肝阳升腾，是阴虚于下，阳张于上；而肝火上炎，为七情过极，五志化火所致。

痰火扰心证：心肝火旺证与痰火扰心证最大的区别就是：前者是心火亢盛与肝火亢盛合而为病，而后者无肝火亢盛表现，如目赤、口苦、脉弦数等；且心火亢盛与痰火扰心，虽皆为实证，但心火亢盛多为里热化火，或郁而化热所致，病变部位在心，临床以口舌生疮、舌红、脉数为特征。痰火扰心证，多因情志抑郁，痰与火结，上扰心神所致，临床以狂躁、易惊、甚则哭笑无常、胡言乱语、舌苔黄腻、脉滑数为特点。

心气阴两虚证：以神思涣散，注意力不集中，多语为主，多动不太明显，常有自汗盗汗，神疲乏力，气短，易惊惕，虚烦少寐，咽干口渴，舌嫩红，少津，苔少或花剥、脉细无力或细数。

【诊断要求】

1.具备主症。

2.兼见次症某项。

3.并见典型舌脉者。

具备以上条件，即可确立本证之诊断。

【论治法则】

清心泻肝,安神定志。

【方剂选要】

1.首选方剂——安神定志灵 该方为江苏省中医院针对儿童多动症心肝火旺证这一主要证型而研制的,方中黄芩、连翘苦寒清泻心火;决明子、醋柴胡、广郁金疏解肝郁之热,清肝火;合而清心泻肝,为方中主药。全当归滋肝养阴、缓肝之急,以防肝火过盛耗伤肝阴;钩藤止痉息风;佐以益智聪脑、远志、天竺黄、石菖蒲清热开窍,宁心安神。诸药合用,可使心火得清,肝火得泻,且可防止心肝火盛耗伤肝阴、动风狂躁,以治多动不安。儿童多动症心肝火旺证,用之颇宜。

2.备用方剂——羚角钩藤汤加减 羚角钩藤汤是针对邪入厥阴,阳热亢盛,热盛动风而设立的,具有凉肝息风功效。方中羚羊角、钩藤、桑叶、菊花清热泻肝,息风解痉;生地黄、白芍、甘草凉血养肝,缓解挛急;贝母、竹茹化痰通络;茯神宁心安神,共奏凉肝息风,化痰通络之效。临床用于儿童多动症心肝火旺证时,可减去桑叶、贝母,加连翘、竹叶、天竺黄、石菖蒲加重清心化痰之力,使心肝火去、风息痰化,多动症可愈。

羚角钩藤汤,方出《重订通俗伤寒论》,该方主要用于热病,肝经热盛,热极动风证,表现为烦闷躁扰,手足搐动,痉厥,甚则神昏,舌绛而干,或舌焦起刺,脉象弦数。方以羚羊角、钩藤、桑叶、菊花为君药,息风定痉;以川贝母、茯神为臣药,化痰宁神;芍药、甘草、鲜生地黄酸甘化阴,缓肝之急,为佐药;竹茹清热化痰为使。总之,本方主要用于热性疾病,邪热鸱张,热甚蒸液为痰,上扰心神,发为痉厥动风之证。儿童多动症心肝火旺证,临床虽也可出现狂躁易怒、面赤、烦热、目赤、尿赤、口舌生疮等热象,但并无高热痉厥、神识昏冒等高热急症表现,临床可减去羚羊角不用。方中君药钩藤、桑叶、菊花三味。钩藤入心、肝二经,《本草纲目》说它是"手、足厥阴药",足厥阴主风,手厥阴主火,皆肝风相火之病,"钩藤通心包于肝木,风静火熄,则诸症自除"。《本草正义》说钩藤"气本轻清而性甘寒,最合于幼儿稚阴未充,稚阳易旺之体质",方中桑叶、菊花之配伍,易在协助钩藤清热息风,非同桑菊饮中疏散上焦风热。桑叶以经霜或凌冬采摘者最佳,以去燥性。桑叶甘寒护阴,能敛汗,以之代茶可治盗汗。菊花甘凉微苦,益肝补阴,清代慈禧以之为长寿要药天天必用之品。白者凉肝益阴,黄者养血。《本草正义》说:"凡花皆主宣扬疏泄,独菊花则摄纳下降,能平肝火,熄内风,抑木气之横逆。"菊花可

治肝肾阴亏之迎风泪下,《本草正义》说:"泪下亦阴虚于下,肝火上扬,真阴无摄纳之权,而风阳以疏泄为用,则迎风而泪下,此皆肝肾阴亏,而浮阳上亢为虐,惟菊花之清苦泄降,能收摄虚阳而纳归于下,故为目科要药。"小儿为稚阴稚阳之体,清泻肝热,必用兼保肝阴之品,桑叶、菊花、钩藤之配,绝妙无伦。

【中成药选介】

1.泻肝安神丸 适用于心肝热盛,心烦不安,性情急躁易怒等症。方中龙胆、车前子、黄芩、栀子清泻心肝实火;珍珠母、龙骨、牡蛎平肝潜阳重镇安神;白蒺藜祛风疏肝平肝;生地黄、麦冬、当归、柏子仁、酸枣仁滋阴养血宁心安神;远志化痰安神;甘草调和诸药,全方共奏泻火平肝、宁心安神之功。可用于儿童多动症心肝火旺证之肝火偏亢者。

2.朱砂安神丸 本方是临床常用的清心安神剂。方中朱砂清心安神,黄连清心火除烦热,生地黄、当归滋阴补血活血,甘草和中,诸药合用,清心安神、滋阴补血。亦可用于儿童多动症心肝火旺证以心火偏亢者。

【穴位贴敷疗法】

犀羚三黄膏(《理瀹骈文》)

(1)方药:大黄、当归、生地黄各20g,黄柏、黄连、黄芩、川芎、柴胡、葛根、薄荷、连翘、赤芍、栀子、知母、牵牛子各10g,犀角片(代)、羚羊角片(代)各3g,麻油熬,黄丹收,滑石、石膏各4g,搅,或加生甘草6g。

备注:犀角片、羚羊角片可用水牛角片6g代之,滑石、石膏、牵牛子可用龙胆8g代之,使治一切实火之膏方变为清心肝经实火之方。尤切合于心肝火旺证之治疗。

(2)方义:水牛角片、黄连、黄芩、大黄、连翘、赤芍、知母清心经实火而滋心阴;柴胡、龙胆、栀子、大黄、黄芩清肝经实火;当归、生地黄、黄柏、知母养肝血、滋肾阴,滋肾水涵肝木;佐以血中气药川芎,散郁火之葛根;全方共呈清心火、泻肝热之剂,且清泻而护阴,无伤阴之虑。

贴胸口。用于心肝火旺证。火清即停,不可久用。贴膻中、肝俞。肝俞穴,位于背部第9胸椎棘突下旁开1.5寸处。

【针灸疗法】

1.体针

取穴:神门、太冲、风池、心俞、肝俞、肾俞、四神聪。每周6次,周一至周六,每日1次,周日休息。连用3周为1个疗程。

方义:神门为手少阴心经原穴。位于腕横纹尺侧

端，尺侧腕屈肌腱的桡侧凹陷中，直刺神门用泻法，能泻心火、除心烦、止多动；太冲为足厥阴肝经原穴，位于足背，第1、2跖骨结合部之前的凹陷中，直刺太冲用泻法，能泻肝火、平肝阳、息肝风；风池为足少阳胆经与阳维脉交会穴，位于胸锁乳突肌与斜方肌之间凹陷中，平风府穴处，向鼻尖方向斜刺用泻法，能清热息风；心俞为心的背俞穴，位于第5胸椎棘突下，旁开1.5寸处，斜刺心俞用泻法，能清心宁神；肝俞为肝的背俞穴，位于第9胸椎棘突下，旁开1.5寸处，斜刺肝俞用泻法，能清肝泻火息风；肾俞为肾的背俞穴，位于第2腰椎棘突下，旁开1.5寸处，直刺肾俞用补法，能滋补肾阴、填精益肾定志。上述穴位均用毫针刺，不留针。四神聪为头部奇穴，位于百会穴前后左右各1寸处，平刺四神聪用补法，留针20min，能补髓健脑，宁神益智。本处方诸穴合用，有清心平肝，息风止痉，补肾健脑，宁神益智之效，有助于纠正脏腑功能不足、阴阳平衡失调的状态，促使疾病向愈发展，从而达到"阴平阳秘"的生理平衡状态。

2.耳针　取穴：心、神门、交感、脑点。每周6次，周一至周六，每日1次，周日休息。连用3周为1个疗程。

亦可用王不留行压耳穴，取穴同上。方法是将橡皮膏剪成6mm×6mm方块，上面放一粒王不留行，备用。使用时，在所选穴位上，贴上准备好的王不留行胶布膏。贴好后，用手指按压王不留行，感到疼痛即可。嘱家长每天在穴位上用示指（即食指）、拇指前后相对按压王不留行，每次1~2min，每日3~4次。一般3d换一次王不留行。

【推拿疗法】

取穴：清心经、清肝经、揉小天心、清天河水。

操作

（1）清心经：用示、中两指向指尖方向直推中指末节螺纹面200次。

（2）清肝经：用示、中两指向指尖方向直推示指末节螺纹面200次。

（3）揉小天心：用拇指或中指螺纹面揉大小鱼际交接凹陷处200次。

（4）清天河水：用示、中两指自腕横纹直推至肘横纹100次。

方义：清天河水清心降火，安神镇惊；清心、肝经能镇惊除烦；揉小天心，可宁心安神。

【气功疗法】

1.静功　整体升降放松法，注意由上向下放松时，从四肢松散降泻出去。

2.动功　练习易筋行气法前6节（软呼吸法），又以升清降浊、气贯长虹、逆水行舟为主，配合吐"嘘"字诀

和"呵"字诀，必要时"吐"字诀发音练习。

3.保健按摩　①叩齿、运舌、咽津；②搓涌泉100次；③摩耳轮，鸣天鼓；④织布式。

具体方法见本书附录F气功疗法部分。

【饮食疗法】

针对心肝火旺证特点，饮食治疗主要清泻心肝经火热，适当养心安神。

具有清泻心肝火作用的食物有：菠菜、油菜、苦瓜、黄瓜、竹笋、鲜藕、芹菜、茼蒿、黄花菜、梨、绿豆、海带、海藻、海蜇、鱿鱼等。

推荐食谱

（1）酸枣仁清心粥：酸枣仁（打碎）30g，灯心草6g，淡竹叶3g，以上三味浓煎取汁，再加粳米100g，同煮成粥。酸枣仁《雷公炮制药性解》云："入心、脾、肝、胆四经"，其功养肝、宁心、安神、敛汗。酸枣仁性收敛，性味平淡，清心肝火、除烦热，须配灯心草、竹叶，方见显功。

（2）白菊决明茶：白菊花10g，决明子3~6g，用开水浸泡20~30min，加适量白糖调味，可平时作为饮料食用。

白菊花清肝火，黄菊花养肝血。白菊，以杭白菊质地为优，也称白茶菊，霜降前，花正盛开时采收。白菊主产地为安徽亳州，河南产者称怀菊，河北祁菊、四川的川菊，皆称白菊。气清香、花朵完整、色鲜艳者，质地为佳。《本草正义》说："凡花皆主宣扬疏泄，独菊花则摄纳下降，能平肝火，熄内风，抑木气之横逆。"

决明子，入肝、肾经，苦甘微寒无毒，清肝泻热通便，《本草正义》说它还有"滋溢肝肾""潜镇补阴"之功。与白菊相配，对心肝火旺，以狂躁易怒、胸中烦热、口苦、目赤、头痛、大便秘结者，尤为相宜。

（3）凉拌苦瓜：将洗净的苦瓜200g，焯一下，加入适量的盐、糖、醋和香油即可。

苦瓜清脆，食之降火。原产地，有云为中南半岛、印度、欧美等说法。最初仅作观赏植物，约在宋元时期传入我国，明代《救荒本草》始见记载，称"锦荔枝"或"癞葡萄"，民间也称凉瓜。《随息居饮食谱》说："青则涤热，熟则养血滋肝，润脾补肾。"心肝火旺者，食用凉拌苦瓜，若在夏季，不仅可清心火、降肝火，还可清暑涤热，除热解烦。近年来，其已成为糖尿病患者必食的佳肴。

（4）西芹百合：先将干百合泡好，炝好花椒油后，先后放入西芹和百合，翻炒几下后，放入盐和蒜末，最后浇汁即可。

（5）海带菠菜汤：海带50g，菠菜叶50g，香菜10g。将洗净切成细丝的海带与菠菜放入已沸水中，再开时加入香菜即可关火。加入食盐、味精、酱油、香油，调味即成。

海带亦名昆布，咸寒，入肝、胃、肾经，功可化痰软坚清热利尿；菠菜甘平，入肝、胃、大肠、小肠经，可养血止血、平肝、润燥。海带配菠菜，一煮即软，有效成分容易析出，清肝平肝、化痰利湿，配以少量辛温香散入肝脾的香菜，可醒脾开胃舒肝以防郁遏。

（6）芹菜炒猪心：将切成小片的猪心100g，先在锅中煸炒熟后，再放入切成斜片的芹菜150g和适量调味品，芹菜变成鲜嫩色即可。

（7）芹菜香菇炒鱿鱼：将发好的鱿鱼50g，切成花刀片，煸炒后，放入香菇50g，味出后，再放芹菜100g，加入适量调味品即可。

（8）菊花桂鱼：将调理好的桂鱼，加入黄酒、葱、姜、适量鲜汤，上笼蒸30min，取出葱、姜，将鱼扣入碗中。用原汤加入白菊花10g做成汁，浇在鱼上即可。

【音乐疗法】

本证型患儿，情绪特征为易急易怒，情绪激动，宜选择清心、悠扬、舒展心情，平静舒缓的音乐，以疏达情志，减弱和消化怒火。

推荐曲目

（1）《每当我走过老师的窗前》（欢乐儿歌. 中华文艺音像出版社出版发行. 广东豪盛文化传播有限公司）：柔和舒缓的曲调，配合女生轻声合唱："每当我轻轻走过你窗前，明亮的灯光照耀我心房，啊，每当我想起你，敬爱的好老师，一阵阵暖流心中激荡"营造出一种受呵护，被爱抚的感受，使情绪归于和缓，心情归于平静。常听对易怒易急患儿有益。

（2）《放学歌》（欢乐儿歌. 同上）：平和的童声演唱，和缓的节奏，提示作用的哨音，歌词的描述"功课完毕太阳西，收拾书包回家去，看见父母敬个礼，父母对我笑嘻嘻"，都是讲礼貌、讲规矩、引导自我约束，自我规范的教育，对冲动任性、易急易怒、多动多语患儿有益。

（3）《巴格达的星星Star（Of Baghdad）》[仙境（Wonderland）.金革唱片]：清脆的弦拨音乐，拨开了心扉，拨散了郁火，流畅悠扬的小提琴与弦拨音合成的旋律，升中有降，盘旋下降，趋于平和，令涌动的烦急心情渐渐平息，躁动的情绪渐渐平静。易急易怒，多动冲动患儿多听有益。

（4）《寂静境界（Layers of Tranquility）》[道禅（Zen Breakfast.Real Music）]：清脆的铃声之后，舒缓的风笛悠悠而出，营造一种空灵、平静、安宁的气氛，虽有昂起的弦拨音，但随即归于平缓，偶尔涌起的弦拨音也被风笛的沉稳所覆盖，最终归于平静，可使烦急心情，迅速平静下来。

【验案选萃】

案一

患儿田某，男，9岁，小学三年级学生。系独生子，足月顺产，其母孕期无病。从小好动任性，近两年来尤其明显，上课难以静坐，不注意听讲，老师反映上课经常做小动作，乱讲话，干扰同学，甚至与同学打架，常不遵守纪律，作业粗心，成绩下降。平时性情急躁，好发脾气，冲动任性，常与父母顶嘴，所有玩具无一完好，看电视动画片也不能静坐，做事有头无尾。形体较胖，喜食"肯德基"等荤性食品，不吃蔬菜，爱喝可乐，大便干结难解，3～4d一行，小便色黄，舌红，苔薄黄微腻，脉弦。注意力测试、划销测试、静坐试验、平衡试验、翻手试验、指鼻试验均为阳性。辨证为儿童多动症心肝火旺证，治拟清心泻肝，安神定志，方选安神定志灵加减。安神定志灵去益智，加炒山栀、制大黄、羚羊角粉（另冲）以增强清心平肝泻火之力。服药2周后，诸症明显改善，上课小动作明显减少，注意力较前集中，性情急躁、冲动任性明显好转，大便已转正常。改用安神定志灵原方续服4周，以巩固疗效。共治疗10周，诸症痊愈，软神经征检查均恢复阴性。家长反映与以前判若两人，老师反映已能遵守纪律，安心听讲，认真做作业，成绩明显提高。随访6个月，病情未复发，成绩良好，被选为小组长。（江苏省中医院韩新民医案）

案二

刘某，男，8岁。2007年7月16日初诊。多动不安1年余。平时注意力难以集中，上课常做小动作，成绩较差，完成功课较慢，喜欢打架，脾气急躁，喉中偶有痰鸣，纳谷尚可，夜寐汗出较多，大便偏干，2～3日一行，小便正常，舌红苔黄腻，脉弦数。划销测试、静坐试验、平衡试验、翻手试验、指鼻试验均为阳性，校对试验水平差，脑电图无异常。诊断为儿童多动症；辨证属心肝火旺，痰热内扰；治法清心平肝，豁痰开窍。安神定志灵加减。处方：醋柴胡6g，淡黄芩10g，决明子10g，菊花10g，炒山栀6g，夏枯草10g，煅龙骨、煅牡蛎各30g（先煎），石菖蒲10g，广郁金10g，益智10g，天竺黄10g，炙远志6g。14剂，水煎服。

2周后复诊：上述症状皆有缓解，仍较任性，脾气急，原方去炒山栀，加制龟甲20g（先煎），白芍10g。继服14剂。

4周后三诊：经上治疗，诸症大减，原方去醋柴胡、淡黄芩、炒山栀、夏枯草,加制龟甲20g（先煎）,白芍10g,玄参10g,枸杞子10g。继服14剂。

随后继续以原方加减制为粉剂或蜜水调服或装胶囊,巩固治疗2个月。6个月后随访,家长诉诸症皆消,未复发,成绩有进步。

韩师强调早期以清心平肝豁痰祛邪为主,方中药物淡黄芩、菊花苦寒清心泻火;醋柴胡、广郁金疏散肝郁之热;山栀子、夏枯草、决明子清肝火,平肝阳,决明子兼泄热通便;天竺黄清解无形之痰,石菖蒲豁痰开窍,远志清心化痰,三者配广郁金以解郁豁痰开窍,四药常联合用于化无形之痰;益智补肾以启心智;龙骨、牡蛎平肝潜阳、镇心安神。诸药合用清心平肝,豁痰开窍,可使心火得清、肝阳得平、痰邪得祛、阴阳得调,多动不安、注意力不集中等症得以消除。后期以滋阴补益肝肾为主,加龟甲、玄参、白芍、枸杞子等滋补肝肾,以抑肝亢。上述方药在临证时亦可根据症状作适当加减;如烦躁不安明显者加珍珠母、龙胆;大便干结者加大黄;阴虚火旺者加玄参、生地黄;纳谷不香者加焦山楂、炒谷麦芽;喉间痰鸣加白僵蚕、陈皮、半夏、胆南星等。

由于小儿脏腑娇嫩,易虚易实,韩师还特别强调在用药治疗过程中应注意滋阴而不伤脾,泻火勿过于苦寒,祛邪而不伤正,滋补而不壅滞。在剂型方面,韩师强调病程早期以汤剂为佳,急清其火,速祛其邪,火熄邪去,证势得缓;后期则改为粉剂或丸药续服,以缓图收功。除用药外,还应特别注意患儿心理方面的治疗,合理营养膳食,保证充足睡眠,加强体育锻炼,合理安排作息时间,创造良好的学习生活环境,训练协调动作及注意力集中等。（据南京中医药大学殷春霞报道之韩新民教授医案摘编）

案三

某男,9岁,2005年7月13日初诊。患儿于两年前出现多动不安,伴注意力不集中,上课时常做小动作,看动画片时不能静坐,平时性情急躁,好发脾气,冲动任性,偏食煎炸品,不吃蔬菜,大便干结,小便淡黄,舌尖红,苔薄黄腻,脉弦。划销测试、静坐试验、平衡试验、翻手试验、指鼻试验均为阳性,校对试验水平差,脑电图异常。诊断为儿童多动症。辨证属心肝火旺证,治以清心平肝、豁痰开窍、安神定志。处方:生地黄12g,玄参10g,钩藤10g（后下）,当归10g,白术10g,法半夏10g,陈皮6g,珍珠母30g（先煎）,天竺黄10g,广郁金10g,石菖蒲10g,白蒺藜10g,炙远志6g。并同时给予心理疏导和躯体训练治疗。服上方14剂后,患儿多动症状减轻,纳可,但作业拖拉。上方去珍珠母、白术、法半夏、陈皮,加煅龙骨、煅牡蛎各20g。服20余

剂后,患儿多动症状消失,上课时小动作已除,能主动完成作业,成绩有明显提高。守上方加减治疗3个月,症状完全消失,复查脑电图正常,校对试验亦在正常范围。遂改为丸剂巩固治疗2个月,随访1年症状未复发。

本病除药物治疗外,韩师同时注重加用基础治疗。据目前临床观察,本病患儿独生子女占大多数,平时家长大多过分溺爱,小儿所欲不遂,易发脾气,或管教过严,教育方法失当,作业负担过重,缺少娱乐活动,患儿心理失和、情志不悦、肝气失于条达,而疾病由生。所以在药物治疗的同时,韩师重视家长、老师和医生共同配合给予患儿以基础治疗。基础治疗主要包括心理疏导和躯体训练两个方面。心理疏导首先要建立良好的医患关系,尤其对年长儿童必须解除心理负担,使其信任医师,为其制订切实可行的作息时间和可能达到的学习目标。指导家教:经常向家长介绍防治本病的知识,帮助分析其家庭环境中的不利因素,促使其建立和谐的关系。要求父母多关心患儿服药后的情况,帮助患儿克服自卑自弃的逆反心理。躯体训练:根据具体情况,要求患儿每天进行0.5～1.0h跑步、球类或游戏等体育活动。一方面可以减轻某些患儿的厌学情绪,另一方面能够增强患儿体质和躯体的协调能力。

据临床观察,本病患儿饮食上的喜荤厌蔬。过食肉类食物易生痰化火,痰火胶结,扰动心肝,而使疾病缠绵难愈。韩师嘱家长在保证患儿营养的同时。尽量给予食清淡易消化之品,以减少生痰化火之源,宜常吃含锌、铁丰富的食物,如蛋类、肝脏、豆类、花生、禽血等。锌与人体的生长发育密切相关,缺锌常使儿童食欲不振、发育迟缓、智力减退;而铁是造血的基本原料,缺铁会使大脑的功能紊乱,影响儿童的情绪,加重多动症状。应少食含铅、铝的食物,如皮蛋、油条等,因为体内铅含量增加,干扰了中枢神经系统中的神经递质乙酰胆碱和儿茶酚胺的正常代谢,导致了脑功能紊乱,使孩子视觉运动、记忆感觉、形象思维、行为等发生改变,导致多动。另外,在日常生活中应尽量给患儿创造和谐稳定的家庭环境,减少导致多动症的不良刺激或精神紧张因素。（据南京中医药大学刘成全报道之韩新民医案摘编）

案四

患者,男,5岁,2001年6月15日就诊。家长诉:患儿注意力不集中,好动不停,好喊叫,时有打人毁物,不听话,不能连续看完一个动画片电视节目,上课爱骚扰别人,不爱说话,语言欠流利,学习成绩下游,纳可,便干、尿黄、舌尖红、苔薄黄,脉滑。诊断为多动

症——心经积热,方用黄连导赤散加减。处方:生地黄、白芍各15g,竹叶、牡丹皮各10g,木通、黄连各5g,栀子、远志各6g,龙骨、牡蛎各20g,酸枣仁12g,服药10剂。2001年7月12日再诊,家长诉患儿注意力不集中,手足躁动稍有好转,余症同前,舌质红、苔薄黄稍腻,脉滑。给予前方加郁金、青皮、香附各10g。连服10剂。2001年9月28日再诊,家长诉患儿注意力较集中,躁动减少,打人毁物现象明显减少,能完整的看完一个动画片电视节目,学习成绩中等。但仍不听话,不爱说话,寐不佳,舌质淡红、苔薄白,脉滑。处方:炒酸枣仁、郁金、白芍各15g,远志、川芎各10g,茯神、知母各12g,龙骨、牡蛎各30g,石菖蒲、甘草各6g。继服10剂。(据成都中医药大学韦衮政等报道胡天成医案摘编)

【辨治按语】

辨识本证主要从以下方面。

(1)躁动之病火为患:本证之多动多语、冲动任性、打闹,都是一种躁动现象,《河间六书》说"躁扰躁动,烦热扰动不宁,火之体也,热甚于外则肢体躁扰,热甚于内则神志躁动懊恼烦心",皆火热之患。临床有实火、虚火之分;虚火为无根之火,如肾阴不足、虚阳上亢;本证为实火,病位在心、肝。

(2)从病因上辨:①现代多独生子女,家长溺爱,小儿所欲不遂,易发脾气,性情多暴躁;或管教过严,教育方法不当,作业过多,学习时间过长,娱乐、体育活动少,身心得不到放松,最终导致怨气在心,郁怒于肝,肝木失于条达,郁而化火,疾病由生,正如张从正《儒门事亲·卷一·过爱小儿反害小儿说》:"富家之子,得纵其欲,稍不如意则怒多,怒多则肝病多矣!"②目前,人们生活水平较高,本证患儿体质多壮,形体多胖,且多喜荤厌蔬,肉类食物易生痰化火,痰火胶结,扰动心肝,使疾病缠绵难愈。③城市环境污染较严重,有害物质或从口鼻而进,或从皮毛而入,皆可暗损于肝,久则肝失疏泄,疾病乃生。加之,小儿特点,体属"纯阳","心常有余""肝常有余",邪易从热化,所以,目前儿童多动症以心肝火旺证较为多见。

(3)从症状上辨:本证患儿除有多动不安,注意力不能集中外,更明显特点是性情急躁易怒,好发脾气,做事莽撞,冲动任性,大便秘结难行,一般多动不安比注意力不集中程度重,舌质红,脉弦,一派心肝火旺、内热重之象。

治疗本证,安神定志灵早期运用以汤剂为佳,汤者荡也,急清其火,速祛其邪,火熄邪去,病去其半,证势得缓。病势缓时,安神定志灵可改为成药缓图

收功。

【文献选录】

《素问·病机十九条》:"诸躁狂越皆属于火。"

《素问·灵兰秘典论》:"心者君主之官,神明出焉……肝者将军之官,谋虑出焉。"

《素问·逆调论》:"肝一阳也,心二阳也,肾孤脏也。一水不能胜二火,故不冻栗。"

《素问·邪客》:"心者五脏六腑之大主也,精神之所舍也。"

《素问·本神》:"所以任物者谓之心。"

《河间六书》:"躁扰躁动,烦热扰动不宁,火之体也,热甚于外则肢体躁扰,热甚于内则神志躁动懊恼烦心。"

《证治准绳》:"火入于心则烦,火入肾则躁,皆心火为之。"

第七节 痰火扰心证

痰火扰心证系指因情绪异常,五志化火,火旺灼炼津液为痰,痰与火结,上扰心神;或因恣食肥甘厚味,蕴生湿热,化为痰火,上扰心神而致。临床表现为多语多动,烦躁不宁,面赤痰黄;或心烦多梦,冲动任性,狂躁妄动,溲黄便干等。

【临床表现】

主症:①狂妄躁动,甚则哭笑无常,呼号怒骂,胡言乱语,打人毁物;②面赤痰黄。

次症:①心烦多梦,头脑不清醒;②小便黄赤,大便干结。

典型舌脉:舌红,苔黄腻,脉滑数。

【辨证分析】

本病的病因为后天调护失宜、精神过度刺激等。小儿为纯阳之体,阴常不足,感受外邪易于化热,火热内郁,炼津成痰,痰火互结,易于扰乱心神;或因抑郁、愤怒、狂喜等情绪异常,气郁化火,火旺灼炼津液为痰,痰与火结;或恣食肥甘厚味,蕴生湿热,化为痰火,均可上扰心神而出现狂妄躁动、呼号怒骂、面赤、痰黄等症。

本病的主要病理因素是"痰"与"火",《证治汇补·痰证》说:"有因热而生痰者,有因痰而生热者,故痰即有形之火,火即无形之痰。""痰"是体内津液停聚所形成的稠浊而黏滞的病理产物。既是病理产物,又是危害极广的致病因素。《杂病源流犀烛》云:"故其为害,上至巅顶,下至涌泉,随气升降,周身内外皆到,五脏六腑俱有。"痰邪常因外感,或内伤(七情、饮食)等因素而致病。痰邪易阻滞气机,壅

塞经络,使气血运行受阻,或内扰心神,导致神志异常。痰邪常与其他病邪结合,致病缠绵难愈,故有"百病多由痰作祟"之说。《素问·至真要大论》说:"诸躁狂越,皆属于火。"说明躁动、狂越之病与火有着密不可分的关系。

李东垣曰:"气有余,便是火。"火旺灼炼津液为痰,痰与火结,痰火扰心,心失所主,轻者烦躁不宁,注意力不能集中,心烦多梦,易惊;重则狂躁妄动,冲动任性,多语多动,难以制约。津为热灼,痰热搏结,则痰黄而稠,面赤口干。心与小肠相表里,小肠泌别清浊,心热下移小肠,故小便黄赤,大便干结。舌红,苔黄腻,脉滑数,皆为痰火内盛之象。

【疑似证鉴别】

1.肾阴不足,肝阳偏旺证 本证与痰火扰心证临床表现都有烦躁、多动多语。不同点是肾阴不足、肝阳偏旺证多伴有口干咽燥、五心烦热、舌苔薄少津或苔花剥,脉细数无力等阴虚症状,而痰火扰心证伴面赤痰黄、舌红、苔黄腻、脉滑数等。

2.心脾气虚证 本证与痰火扰心证临床表现都有注意力不能集中。不同点是心脾气虚证多语多动而不烦躁,并且伴面色萎黄、倦怠乏力、纳少便溏、舌淡、脉缓等心脾气虚表现,二者虚实有别。

【诊断要求】

1.具备主症。

2.兼见次症中一项。

3.具备典型舌脉。

具备以上条件,可以确立本证诊断。

【论治法则】

清热泻火,化痰宁心。

【方剂选要】

1.首选方剂——礞石滚痰丸 源于《丹溪心法·附余》,由大黄、黄芩、礞石、沉香等组成。方中礞石制以火硝,其性疏快,利痰定惊之功甚速,故为方中主药;重用黄芩清上焦心肺火热,大黄荡热结、除痰实,以开痰火下行之路,二药同用有"澄火清源"之意;沉香降气降逆,使痰随气降。诸药同伍共奏清热泻火,降气消痰之功。本方主治实热老痰,宜于痰火盛者,体虚者不宜。

礞石滚痰丸,原名滚痰丸,方出《丹溪心法·附余》引王隐君方,用治膈热太盛作痫或痰热攻心,癫狂唱哭。方中礞石性寒下降,乃治惊利痰之圣药,只可暂用,不宜久服;大黄,阴中之阴药,推陈致新,有形之邪方可用之荡涤,与礞石相伍,荡涤热痰;《医旨绪余》说:"治痰当察其源。倘以二陈统治诸痰,因于湿者固宜,使无湿则何以当之?如因于火,则当治火,火

降金清,秋令乃行,水无壅遏,痰安丛生?"丹溪朱氏曰"黄芩治痰,假其下火"正谓此也。黄芩与大黄相合,清痰火。古有治痰先治气,善治痰者不治痰而治气之说,故用沉香治气。治气何以用沉香?古有"脾为生痰之源""肾为生痰之源"两说并存,《景岳全书》谓"其本在肾,其标在脾""在肾者,以水不归原,水泛为痰也;在脾者,以食饮不化,土不制水也"。沉香不是一般的治气药,《本草通玄》赞誉它说:"温而不燥,行而不泄,扶脾而运行不倦,达肾而导火归元,有降气之功,无破气之害,洵为良品。"《药品化义》说它:"纯阳而升,体重而降,味辛走散,气雄横行,故有通天彻地之功……以此佐攻痰药,能降气神,疏通经络,痰随气转,无不悉愈。"足见本方,青礞石化顽疾,大黄、黄芩清涤痰火,尤妙在佐沉香治行又通脾达肾兼调方之寒热,故为名方。

2.备用方剂

(1)泻火涤痰方:源于刘河间方,由黄连、黄芩、黄柏、栀子、半夏、姜汁、竹沥组成。方中黄连、栀子清心火;半夏燥湿化痰,竹沥、黄芩清热涤痰,三焦痰涎一去,则元神不受其蔽;黄柏滋肾水降心火,性寒润降,去火最速,且无伤阴之虑;佐姜汁一味,协和半夏,制约芩、连、柏、栀苦寒太过,伤及中焦脾胃,诸药共奏泻火逐痰之功效。此方出自刘河间之手,原无方名,因其体现泻火涤痰方法,后世医家以其治法命名。

(2)黄连温胆汤:以唐代孙思邈《千金要方》中温胆汤为基础逐渐演变发展而来,由陈皮、法半夏、茯苓、甘草、竹茹、胆南星、瓜蒌、枳实、黄连等组成。方中黄连苦寒擅清心火为君,陈皮、法半夏、竹茹化痰降逆为臣,佐以瓜蒌、枳实、胆南星开胸降痰,茯苓健脾利湿,甘草调和诸药。诸药共奏清热化痰,宁心安神之功。若痰多者,加天竺黄;记忆力差者,加石菖蒲、远志。

(3)蜀漆大黄汤:源于《金匮翼》,由蜀漆、煅龙骨、煅牡蛎、黄连、生大黄组成。方中大黄、蜀漆为主药,一擅釜底抽薪、凉泻心经之热,一擅逐痰泄浊,使痰去热消,神明不为所扰;辅以黄连增强泻火之效,龙牡重镇安神。诸药共奏泻火涤痰之效,主治痰火扰心之证。

蜀漆为常山的幼苗,功用与常山相同。蜀漆,如漆叶,蓝青相似;生江林山川谷及蜀汉中,因而得名蜀漆。五月采叶,阴干,色青白者堪用,若黑烂郁坏者不能入药用。《金匮要略》蜀漆散由蜀漆(洗去腥)、云母(烧二日夜)、龙骨各等份组成,用治寒多之牝疟。《得配本草》云:"蜀漆,其气升散,其性飞腾,能

开阴伏之气，能劫蓄结之痰，破血行水，消痞截疟。甘草拌蒸。生用性升，炒炭稍缓。"《药征续编》记载了仲景治胸腹脐下悸动之三活法："凡仲景之治动也，其活法有三：有胸腹之动，则以牡蛎治之；有脐下之动，则以龙骨治之；有胸腹脐下之动剧，则以蜀漆治之。此为仲景治动之三活法矣。故仲景之方，有以蜀漆配之牡蛎者，或有配之龙骨者，或有配之龙骨、牡蛎者，是又仲景用蜀漆之法也……晋、唐以来，无有知蜀漆之功者。"

【中成药选介】

1.礞石滚痰丸 组成：金礞石（锻）、熟大黄、黄芩、沉香。功效：降火涤痰，散结通便。主治：痰火扰心证。用法：剂型为水泛丸。年长儿每次3～6g，学龄前儿童每次3g，每日1～2次。注意：久用伤气伤血，不宜久服。

2.竹沥达痰丸 组成：黄芩、制半夏、酒大黄、橘红、甘草、沉香、鲜竹沥、青礞石、硝石、生姜。功效：豁痰，清热，顺气。主治：痰热上壅，顽痰交结。用法：丸剂口服，年长儿每次3～4g，学龄前儿童每次2～3g，每日2次。注意：用量过大可出现消化道症状，体虚患者慎用。

【穴位贴敷疗法】

养心膏（《理瀹骈文》）

（1）方药：黄连15g，栀子15g，瓜蒌30g，生地黄15g，白芍15g，当归10g，川芎10g，党参6g，白术6g，茯苓15g，甘草10g，沉香10g，朱砂3g。麻油熬，黄丹收。

（2）方义：黄连、栀子、瓜蒌、茯苓、甘草，清心火，化痰热，为方中主药；白芍、当归、川芎养心血，生地黄凉血清心经火热，合为臣药；佐以沉香摄纳肾气、交心肾，党参、白术健脾运，以杜生痰之源；使以朱砂清镇少阴君火，安定神明。全方共奏清热泻火、化痰宁心之功。

贴膻中。膻中位两乳间，前正中线上，平第4肋间。

（3）主治：清降痰火，宁心安神。治痰火扰心证。

【针灸疗法】

（1）取穴：大椎、内关、丰隆。

（2）手法：大椎、丰隆进针0.5～1寸，捻转泻法；内关进针0.5寸，捻转补法。

（3）方义：大椎为督脉穴位，泻法可泻热，以清泄阳邪，且督脉主一身之阳，故使用本穴尚有安神之功；内关、丰隆一补一泻以健脾和胃、涤除痰浊。

【推拿疗法】

取穴：清心经、清肝经、清天河水、推脾经。

操作

（1）清心经：用示、中两指向指尖方向直推中指末节螺纹面200次。

（2）清肝经：用示、中两指向指尖方向直推示指末节螺纹面200次。

（3）清天河水：用示、中两指自腕横纹直推至肘横纹100次。

（4）推脾经：用拇指来回推拇指末节螺纹面300次。

方义：清心经、清肝经、清天河水及推脾经，四经合用有清心泻火、健脾化痰之效。

【气功疗法】

1.静功 整体开降法，在优美、舒缓的音乐旋律中练习，体会从上到下放松的感觉，意想清泉甘露之水由头顶流下，遍及全身直至足底，浊气、火气消除降散。配合吐"嘘""呵""呼"字诀。另和中脘聚散法选择配合练习，练习10min，意守丹田5min为一个循环，每次练习1～3个循环。

2.动功 升清降浊（嘘），气贯长虹（呵），托天按地（呼），回身射虎。其中又以托天按地为主，多练之。

3.保健按摩 ①吸气点按中脘穴18次；②叩齿、运舌、咽津；③顺时针揉腹100次；④搓腰、和带脉；⑤搓尾闾；⑥织布式。

具体方法见本书附录F气功疗法部分。

【饮食疗法】

此类患儿的主要病机为痰火内扰。饮食应避免辛辣油腻之品，如葱、姜、蒜，忌浓茶、咖啡等。能够健运脾胃，并能清火祛痰的食物有：茼蒿、芹菜、香菜、胡萝卜、白萝卜、大枣、莲子、豆腐、赤小豆、豇豆、玉米、薏苡仁、炒芝麻、麦片、精瘦肉、紫菜、海带、海藻等。

具有清泻心火作用的食物有：菠菜、油菜、苦瓜、黄瓜、竹笋、鲜藕、芹菜、黄花菜、梨、绿豆、海藻等。

推荐食谱

（1）川贝薏苡仁粥：用川贝母、薏苡仁、大米熬粥，粥将好时，放入腌好（不要太咸）的萝卜条稍煮即食。

川贝母之性苦甘凉，《长沙药解》说："贝母苦寒之性，泄热凉金，降浊消痰，其力非小，然清金而不败胃气，甚可嘉焉。"《药品化义》也说："贝母，味苦能下降，微辛能散郁，气味俱清，故用入心肺，主治郁痰、虚痰、热痰。"

薏苡仁，健脾渗湿，以杜生痰之源。与川贝母合用，标本兼治，对痰火旺者，合宜。

（2）竹茹赤小豆粥：先将赤小豆浸泡4h；竹茹煎水，用竹茹水与薏苡仁、赤小豆、大米熬粥。竹茹，性甘凉，清热化痰，《药品化义》说："竹茹，轻可去实，凉能去热，苦能降下，专清热痰，为宁神开郁佳品……心烦躁乱，睡卧不宁，此皆胆胃热痰之症，悉能奏效。"

赤小豆，入心、小肠经，性甘酸平，清利降水湿，导热从小便而出，与竹茹相伍，清降痰火。薏苡仁渗湿健脾，以撤痰湿化生之源。

（3）苦瓜丸子汤：将猪瘦肉调馅做成丸子汤，快好时放入切成丝的苦瓜、盐、味精即可。

（4）竹笋荸荠饮：竹笋15g，荸荠9g，红糖适量水煎饮汤，每日1次。

（5）海藻冬瓜汤：冬瓜、海藻适量，做汤，加调料。清化痰火、排铅。

冬瓜（《本草经集注》），性甘淡凉，清热，消痰，解毒（解鱼毒、酒毒）。治小儿惊风；《本草再新》云："清心火，泻脾火，利湿去风，消肿止渴，解暑化热。"

海藻（《本经》），性苦咸寒，软坚，消痰，利水，泄热。近有研究用海藻胶囊（每粒0.33g）治疗儿童多动症高铅症者，方法：选择经机体铅水平筛查血铅高于100μg/L的高铅症儿童101例，按年龄、性别、血铅水平随机分成两组，其中对照组51例，试验组50例。试验组每日服用海藻胶囊2次，每次2～4粒，服用时间为1个月；对照组设为空白。结果：试验组试验后临床症状积分与试验前比较，差异有显著性（$P<0.01$）；与对照组比较，差异也有显著性（$P<0.01$）。试验组试验后平均血铅含量显著低于实验前（$P<0.01$）；与对照组比较，差异也有显著性（$P<0.01$）。试验组治愈12例，好转29例，无效9例，总有效率82.00%；对照组治愈0例，好转4例，无效47例，总有效率7.84%，两组比较有显著性差异（$P<0.01$）。结论：中药海藻胶囊确有很好的排铅效果，可作为防治铅中毒的新药。［王丽英，等.海藻胶囊治疗儿童高铅症50例临床观察.浙江中医杂志，2009，44（6）：466-467］

（6）芹菜炒腐竹：将泡好的腐竹放入油锅中煸炒，再加芹菜，加入适量盐和味精即可。

（7）凉拌海带丝：焯好的海带丝和少许菠菜，加上盐、醋、味精、香油，调匀即食。

（8）凉拌白菜心：将白菜心切丝，加入盐、醋腌制，闷30min后加入香油、味精即食。

（9）炝拌黄瓜条：将黄瓜切成条，加入盐、少许醋腌30min后，炝点花椒油调匀即食。

（10）芹菜猪肉水饺：用芹菜与猪瘦肉做焰包水饺，注意要肉少菜多。

【音乐疗法】

此类患儿多心烦、躁动、头脑不清醒，可采用意韵悠远、清灵舒缓的大自然音乐，来舒缓情绪或开阔心胸，使之狂躁趋于平静。

推荐曲目

（1）《最好的朋友（The Best Friends）》（仙境Wonderland.金革唱片）：吉他的弦拨节奏、音调，由高低错落趋于平和，梳理着心绪；柔和抒情的笛声，舒展心胸；轻盈流畅的旋律，放飞着心情。整个音乐，会使心情平和，心境明朗。

（2）《碧涧流泉》（琴骚.广东金凯盛文化发展有限公司）：古琴有力的弦拨音，表示绿野山涧的溪水泉流顺山而下，时而缓慢流淌，时而欢快湍急；时而受阻盘旋而下，时而跳跃前行；时而平静无声，时而叮咚作响。弦拨的音调，可理平心境。易烦、易急患儿可以选用。

（3）《双鹤听泉》（琴骚.广东金凯盛文化发展有限公司）：缓慢而有力的古筝弦音，拨理着心绪，制造着一种宁静；错落有致的弦音，描绘着泉水的跳跃流淌，形成一种动中之静。心烦易急，注意力不集中患儿，可以选听。

【验案选萃】

案一

王某，男，8岁。其母代述，患儿神思涣散，尤其上课学习时，注意力分散，难以制约，烦躁易怒，多语不避亲疏。其母因担心服哌甲酯西药有不良反应，来我科诊治。患儿多动多语，神志不宁，口秽，喉中有痰，腹胀不适，小便色黄，舌苔黄腻，质红起刺，脉滑。诊断为儿童多动症。

中医辨证属痰火扰心。治以清热化痰，宁神定志。药用黄连5g，竹茹、石菖蒲各9g，生栀子3g，琥珀（冲）2g，陈皮6g，半夏10g，胆南星4g，远志6g，枳实6g，郁金6g，生甘草4g，钩藤（后下）6g，7剂，水煎服，日服3次。另用朱砂20g，黄连60g，胆南星30g，碾末用醋调和，外敷两足涌泉穴。复诊，患儿上课注意力分散有所好转，情绪平稳，多语叫喊减少，舌苔薄腻。嘱连服原方30剂。再诊，患儿病情大为好转，学习成绩有所提高。（摘录于《辽宁中医杂志》，但处方剂量有所调整）

案二

患儿王某，男，9岁，小学三年级学生。系独子，从小任性好动，从2岁起翻箱倒柜，手足不停。7岁起上学，上课不能静坐听讲，做鬼脸，做小动作，乱说乱动，干扰他人，甚至离开坐位，下课冲出教室，放学后不能按时回家。在家乱翻东西，破坏玩具，做作业尤不安心，冲动任性，急躁易怒，心烦口渴，胸闷纳差，每天饮食四两左右，大便干燥，小便黄，舌红苔黄腻，脉滑数。辨证为儿童多动症属湿热内蕴痰火扰心证候，采取清热利湿，化痰宁心法，以黄连温胆汤加减（陈皮

9g, 法半夏6g, 茯苓15g, 瓜蒌9g, 枳实9g, 竹茹6g, 胆南星6g, 石菖蒲9g, 黄连3g, 远志3g, 珍珠母15g), 每日1剂, 水煎服。服药6d后, 排出蛔虫3条, 口渴心烦好转; 服药12d后, 烦躁不宁, 多语多动, 冲动任性, 胸闷纳差等症明显好转, 听课及做作业可坚持30min以上; 服药24d后, 诸症基本消失, 舌脉正常。经随访, 暑假在家能坚持复习功课和完成作业。(据河南省中医院侯江红医案)

案三

李某, 男, 9岁。出现多动症半年余, 前医曾从滋补心肾、清心养阴、镇静安神等法施治, 效果不显而来就诊。患儿挤眉弄眼, 抬肩耸背, 上课时思想不集中, 小动作特多, 伴便干溲赤, 食欲时强时弱, 睡眠不深易醒, 舌质红、苔黄微腻, 脉滑数。证属心神失养, 肝旺无制, 痰热内扰。治宜抑肝养心, 蠲痰开窍。处方: 石菖蒲12g, 百合、龙骨(先煎)、牡蛎(先煎)各15g, 生地黄、远志、郁金各9g, 制胆南星6g, 淮小麦30g, 生甘草5g, 大枣6枚。服药15天, 基本控制了多动现象, 后以原方稍事增减, 继服15d以资巩固, 经观察1年, 未再复发。

按: 本例患儿, 据其特征, 结合古人"怪病多痰"之论, 此候非心肝阳亢之一端, 而与痰浊作祟相关。盖阴虚阳亢亦易炼液成痰, 痰浊内蕴, 扰乱心神, 出现多动, 治必在抑心肝之阳的同时, 重视蠲痰开窍庶克有济。本例之治既以百合地黄汤合甘麦大枣汤清心养阴, 疏肝调神, 又用远志、郁金、胆南星、龙骨、牡蛎豁痰开窍, 宁心益智, 由于药中病机, 故获良效。(据泰州市高港第二人民医院秦仁生医案摘编)

【辨治按语】

小儿先天禀赋不足, 后天感受外邪、情绪异常或恣食肥甘厚味, 产生"痰"与"火"等病理因素, 痰火二邪为殃, 火从少阳三焦上扰心神, 君主不明不静, 而致多语多动, 烦躁不宁, 面赤痰黄等证候。本证病机以实证为主, 治以清热泻火, 化痰宁心。痰火是以少阳三焦为其进犯之路, 故清逐三焦痰火尤为重要, 临床治疗应注意痰火之偏重, 小儿虚实之程度, 随证遣方用药。

【文献选录】

《素问·至真要大论》: "诸躁狂越, 皆属于火。"

《医宗必读·痰饮》: "在心经者, 名曰热痰, 脉洪、面赤、烦热心痛, 口干唇燥, 时多喜笑, 其痰坚而成块, 小黄丸、大黄汤。"

《徐灵胎医书全集》: "小儿体属纯阳, 其热必重, 日食乳汁, 其痰必多, 故治法当以清热化痰为主。"

《证治汇补·痰证》: "有因热而生痰者, 有因痰而生热者, 故痰即有形之火, 火即无形之痰。"

《七松岩集·痰饮》: "火痰者, 金为火制, 津液结而为痰, 大便闭结, 烦渴喉干, 以清润之剂主治。"

《红炉点雪》: "火为痰之本, 痰为火之标, 而其阴虚, 则又为致痰之本矣。"

第八节 瘀血内阻证

本证是指因产伤、颅脑损伤, 幼儿时跌仆受损或因气滞、气虚、血热等多种因素, 而致血行不畅、瘀血凝滞心窍、脑海失养、神动智变、心神不宁而引起的以注意力不能集中, 神思涣散, 认知障碍, 活动过多, 学习困难, 伴面青唇紫、毛发不荣等为主要表现的儿童多动症证候类型。

引起瘀血的原因甚多。血液之所以能正常循行, 除与心、肝、脾等脏腑及血脉的情况密切相关外, 还与正气及阴津有关。所以, 当各种原因损及脏腑、血脉和气、津时, 就会影响血液的正常运行, 致血行不畅, 甚至瘀滞而成瘀血。瘀血凝滞神窍、脑脉, 使脑海失养, 神动智变。中医学中有"久病成瘀"的说法, 叶天士的"初病在气, 久病在血"是对"久病成瘀"的最好解释。除了由颅脑损伤直接造成的瘀血内阻之外, 患儿病久也可由其他证型而兼见本证。

在临床上, 单纯的"瘀血"证型较少见, 而其他各证型兼见瘀血者, 却十分普遍。在文献中, 瘀血内阻证也很少作为一个单独的证型来报道。

【临床表现】

主症: ①注意力不能集中, 认知障碍, 神思涣散, 学习困难; ②多动不安, 坐立不安, 冲动任性, 神情恍惚; ③有产伤或颅脑损伤史。

次症: ①毛发不荣, 青筋显露; ②巩膜有青灰色瘀斑, 甚则面色青紫, 眼周晦暗或发青; ③热盛血瘀者, 可见烦躁不宁, 脾气暴躁, 口渴等; 阴虚血瘀者, 可见咽干口燥, 手足心热, 两目干涩, 消瘦乏力等。

典型舌脉: 舌质偏暗有瘀点, 舌下脉络瘀阻, 脉象多为沉涩或细涩、结代。

【辨证分析】

脑为精明元神之府, 由髓汇集而成, 主管人体精神意识和思维活动, 而脑与脏腑关系甚为密切。脑之功能活动需脏腑的精微气血作为物质基础, 正如《灵枢·平人绝谷篇》说: "五脏安定, 血脉和利, 精神乃居。"肾藏精, 主骨生髓充脑。若产伤、颅脑受损或跌仆损伤, 以及罹患疾病等多种因素而致血行不畅, 甚至停滞凝聚；或离经之血积于体内，影响气血运行，以致新血不生，髓海不足，神智失聪，而出现注意力不集中、学习困难等。又因人体精神情志活动的正常维持，须赖阴阳的平衡与协调，即《素问·生气通天论》所云："阴平阳秘，精神乃治。"阳主动，阴主静，两者充盛和谐，动静结合，相辅相成，使情志动静正常而不病。若瘀血内阻，新血不生，阴血不足，阳气无所附，虚阳因之外浮而动，以致出现多动不安，冲动任性等症。病久入络，血脉瘀结，气滞不行，出现巩膜青灰色瘀斑，青筋显露等现象。血脉凝滞、气血不荣，故神情恍惚，毛发干枯，甚则面青唇紫。若热盛致瘀，则因热伤灼津血，扰乱心神，可兼见口渴，烦躁不宁，脾气暴躁等症；若气虚致瘀，则因气虚推动无力，无以养心神，可兼见身倦乏力，心悸气短等症。舌质青紫、或有瘀点，舌下静脉瘀阻，脉沉涩或细涩、结代等均为瘀血内阻，气血不畅之征。

【疑似证鉴别】

与该证候疑似之证，主要有肾阴不足、肝阳偏旺证，心肾气虚证，心气阴两虚证及心脾气虚证。

1.肾阴不足、肝阳偏旺证 因先天不足或后天体弱所致。除见神思涣散、急躁易怒、多动等症外，尚有口干、咽燥、喜冷饮、盗汗。舌质偏红，少苔或无苔，脉细数或弦数，亦是阴虚有热之象。

2.心肾气虚证 可因先天禀赋薄弱，后天调护失宜所致。除见神思涣散，注意力不能集中，多动但不暴戾的表现外，尚有自汗、睡眠不宁、多梦夜惊、语迟、头晕、记忆力差、遗尿或小便清长，舌质淡白，脉细弱等心肾气不足之征。

3.心气阴两虚证 多因素体较弱，加之病后失养而发生。可见神疲乏力，少气懒言，食欲不振，口干咽燥，潮热盗汗，五心烦热，舌红少苔，脉细数无力。

4.心脾气虚证 由于小儿素体虚弱，饮食所伤或病后失养，损伤心脾之气所致。可见心悸气短，精神倦怠，善忘，形体消瘦或虚胖，偏食纳少。

以上诸证，均可表现出不同程度的注意力涣散，抑制力差，多动多语或烦躁等症状，但多无产伤或颅脑损伤史，也缺乏瘀血指征，从而可与单纯的瘀血内阻证相鉴别。但阴虚、气虚都可兼见血瘀，临床须注意捕捉瘀血的证据，如有产伤、颅脑损伤史、青筋暴露、巩膜见青灰色瘀斑、舌有瘀点、舌下脉络瘀阻、脉有涩象等，即可判断阴虚血瘀或气虚血瘀或气滞血瘀，分别论治。

【诊断要求】

1.具备主症①③或②③项。

2.兼见次症某项。

3.并见典型舌脉者。

具备以上条件，即可确立本证之诊断。

【论治法则】

活血化瘀，养血生精，宁神益智。

【方剂选要】

1.首选方剂——祛瘀静神汤 方以桃仁、红花、川芎、赤芍活血化瘀；鸡血藤养血活血；葱白温通经络；石菖蒲开窍宁神；益智、酸枣仁、生龙骨、生牡蛎益智安神；熟地黄养血填精益髓。合用以达活血化瘀、养血生精、静神益智之功。

2.备用方剂

（1）足卫和荣汤：方中黄芪、白术、党参健脾益气，使气行则血畅，且新血化生有源；当归养血和血；桃仁、红花活血化瘀；酸枣仁宁神益智；白芍养阴柔肝；甘草调和诸药。全方合用，共奏益气养血、活血化瘀、宁神定志之效。瘀血内阻兼气血不足之患儿，可用本方。

（2）加味补阳还五汤：本方重用黄芪补气，气行则血行；当归尾、赤芍、川芎、桃仁、红花活血化瘀；地龙通经活络；石菖蒲、生龙骨、远志宁神益智。合用而起补气活血、逐瘀通络、安神益智的作用。瘀血内阻伴气虚症状明显的患儿可以选用。

（3）化瘀养阴宁神汤：该方以丹参、赤芍、桃仁、当归活血化瘀；配玄参、生地黄、龟甲滋阴潜阳；茯苓、石菖蒲、生牡蛎宁心安神，开窍益智；枳壳、牛膝理气祛瘀，引瘀血及逆气下行；山楂开胃，防滋腻药碍食，并兼消瘀之功。诸药配合，以收活血化瘀、养阴潜阳、宁神益智之效果。本方用于瘀血内阻证兼阴虚阳亢者。

（4）黄芪赤风汤：本方是清·王清任《医林改错》的处方，方中黄芪健脾益气，使新血化生有源；赤芍活血化瘀；防风疏风通络，王氏谓有"气通活血"之功。若心气虚可酌加远志、石菖蒲、五味子、酸枣仁、朱砂等；脾胃气弱配合四君子汤同服；肝肾俱虚的配伍地黄丸，并可用河车大造丸以善其后，临床试用有一定的效果。瘀血内阻伴气虚之患儿可以选用。

（5）通窍活血汤：本方以川芎、当归、桃仁、红花活血化瘀，祛瘀通络；麝香、老葱等辛香走窜，开窍醒脑，共奏开窍通阳、宁神定志之功；黄酒辛窜，以助血行；大枣甘温益气，缓和药性，配合活血化瘀，通阳散结开窍之品，以防耗伤气血。可酌加用远志、石菖蒲、益智等宁神益智之品。本方用于有外伤或产伤史的，由颅内瘀血，或血滞心窍所致瘀血内阻者。

【中成药选介】

1.血府逐瘀丸 方以桃仁、红花、川芎、赤芍活血祛瘀,配合当归、生地黄活血养血,使既祛瘀血又不伤新血;柴胡、枳壳疏肝理气,气行则血行;牛膝破瘀通经,引瘀血下行,桔梗载药上行,使药力在心胸发挥作用,二药相伍,一升一降,可恢复气机之正常升降;甘草和中缓急,通百脉以调和诸药。全方合用,有活血化瘀,行气通络之功效。

2.生化丸 本方重用当归养血活血,温经通脉,化瘀生新;伍用桃仁、川芎活血化瘀;炮姜温经通络暖脾,使脾气得以健旺,生化得以无穷;甘草协调诸药。瘀血得去,新血则生,脑海得充,心神则宁。瘀血内阻证之儿童多动症患童可获痊愈。

【穴位贴敷疗法】

消行膏(《理瀹骈文》)

(1)方药:当归20g,川芎10g,桃仁、姜炭、甘草、红花、延胡索、肉桂、五灵脂、香附各5g,麻油熬,黄丹收。备注:无腹痛者,可去姜炭、五灵脂、香附;无头痛、胁痛去延胡索,加赤芍、柴胡、枳壳、桔梗。

(2)方义:本贴敷膏,原为主治产后诸病,消积行瘀,系生化汤与膈下逐瘀汤(《医林改错》)两方加减化裁而来,全方祛瘀偏温,因产后宜温之故。用治儿童多动症瘀血内阻证,可去姜炭、五灵脂、香附,加赤芍8g,柴胡、枳壳、桔梗各5g。本方加减之后,实则由生化汤与膈下逐瘀汤之祛瘀偏温,演化而成血府逐瘀汤;方意祛瘀偏清,小儿偏热故也。瘀血内阻,阻碍气机,气郁不舒,肝失其柔顺条达之性,故急躁易怒,多动不安,冲动任性;气郁可化热,瘀热上扰心神,可见烦躁不宁,脾气暴躁或神情恍惚;瘀血既久,新血不生,肌肤失于濡养,可见唇暗、面色青紫、眼周晦暗或发青,舌暗或有瘀点,一派血瘀气滞之征。故方以川芎、桃仁、红花、当归、赤芍活血化瘀,其中当归养血,令祛瘀不伤新血;赤芍凉血祛血分瘀热;柴胡疏肝解郁,升达清阳,配枳壳、桔梗开胸行气。盖血之运行,有赖肺气之敷布,肝气的疏泄,即所谓气行则血行,以加强活血祛瘀之力;桔梗与枳壳同用,一升一降,气机和畅;肉桂引火归原,甘草调和诸药。全方祛瘀血,行气滞,祛瘀生新。

贴丹田,即膻中穴。祛瘀血,疏气郁。适用于儿童多动症瘀血内阻证,或其他各证型,兼见有瘀血表现者,可作为辅助用药。

【针灸疗法】

1.体针

(1)取穴一:主穴选太冲、内关;配穴选神门、百会。手法:太冲穴用毫针浅刺泻法;内关进针1寸,捻转泻法;神门穴进针八分,捻转泻法;百会穴用灸法。

方义:太冲为足厥阴肝经原穴,以刺泻法可有行气活血之效;内关是手厥阴心包络经穴,神门是手少阴心经穴,用泻法均可收宁心安神之目的;百会为督脉穴,"督脉属脑络肾",并"总督一身之阳经",灸百会穴可达补脑益智,生精填髓之效。针灸疗法可隔日1次,10次为1个疗程。间歇3d,再续用1个疗程。

(2)取穴二:双侧血海、百会、三阴交。中强刺激留针20min,每日1次或隔日1次,10次为1个疗程。

方义:血海属足太阴脾经,针刺血海穴具有活血化瘀的作用。近年研究亦证实针刺血海可改善血瘀证患者舌象,血流变、凝血指标;调节血管活性因子的释放,使血瘀证家兔模型的微循环加快,脑组织的病理状态得到改善。配以百会、三阴交阴阳交会之穴,能收调和阴阳之功效。

2.耳穴

(1)取穴:皮质下、交感、心、肝、肾、神门。用法:用王不留行贴压每个耳穴,每天点压刺激一回,每个穴位以每次每秒按2次的频率点压27次,每2天换贴1次,两耳轮流贴压,10次为1个疗程,休息10d,继续以下疗程治疗,连续2~3个疗程。

(2)方义:具有调节心、肝、肾、脑神经功能之作用。

【推拿疗法】

取穴:补脾经、运八卦、四横纹、五指节穴。

操作

(1)补脾经:用拇指向指根方向推拇指末端螺纹面300次。

(2)运八卦:用拇指腹在从掌心至中指根横纹约2/3处为半径的圆圈上推运300次。

(3)四横纹:用拇指直推手掌面第2~5指根横纹处300次。

(4)五指节穴:用拇、示两指相对掐手指各关节处3~5次。

方义:补脾经以补气行血,运八卦以行气活血,两穴合用能使气行血行,血脉通畅;四横纹、五指节穴可调和气血、开窍镇惊。

【气功疗法】

1.静功 整体开合法,软呼吸法,吸气由丹田向外打开,呼气由外向丹田合,练习10min,意守丹田5min。

2.动功 易筋行气法十二节整套练习,配合吐"嘘""呵""呼"字诀,以"呵"字诀为主。

3.保健按摩 目功、耳功、舌功、搓腰、和带脉、织布式。

具体方法见本书附录F气功疗法部分。

【饮食疗法】

针对患儿瘀血内阻的主要病机,治疗宜活血祛瘀,行气通络。具有行气活血作用的食物有:芹菜、香菜、茴香、茼蒿、山楂、鳝鱼、地龙、藕等。

推荐食谱

(1)山楂汁:将山楂500g洗净去核切成碎块,加水适量,用豆浆机制作,取浆汁加白糖适量,即得。每饮50ml,每日1～2次。

山楂,分南北,北山楂质地最佳。酸甘微温,其消肉积、化瘀血,皆用于实证,虚体慎用。虚体当与补药同施,脾胃虚弱者慎服,《得配本草》云:"气虚便溏,脾虚不食,二者禁用。服人参者忌之。"《随息居饮食谱》说:"多食耗气,损齿,易饥,空腹及羸弱人或虚病后忌之。"有龋齿的孩子尤不宜,《纲目》说:"生食多,令人嘈烦易饥,损齿。"朱丹溪云:"山楂,大能克化饮食。若胃中无食积,脾虚不能运化,不思食者,多服之,反克伐脾胃生发之气也。"所以,世俗所谓"十儿九积",山楂"儿科用之最宜"之语,须细分辨之,不可虚证用攻实之剂,虚其虚也。《医学衷中参西录》说:"山楂,若以甘药佐之,化瘀血而不伤新血,开郁气而不伤正气,其性尤和平也。"

(2)三七脑髓汤:每次可用鲜猪脑或羊脑1具,三七粉3g,加少许食盐、葱、姜等调味品,隔水炖熟当菜吃。三七活血化瘀,葱姜等调料可增加其通经活络之功;猪脑或羊脑含丰富的蛋白质及钙、磷、铁等维持脑功能的营养物质,有生髓益智之效。常服本汤,能起一定的活血化瘀、生髓益智的作用。

猪脑,性甘寒,有"补骨髓,益虚劳"(《四川中药志》)之功;羊脑,性甘温(《随息居饮食谱》),《千金方》有"治四肢骨碎,筋伤蹉跌"的记载;三七,性甘微苦温,《医学衷中参西录》云:"三七,诸家多言性温,然单服其末数钱,未有觉温者。善化瘀血,又善止血妄行。"其与猪脑、羊脑相伍,《本草新编》云"加入于补血补气药中则更神,盖此药得补而无沸腾之患,补药得此而有安静之体也"。

(3)归芍炖甲鱼:以当归10g,赤芍10g,甲鱼1只。先用热水烫甲鱼,使其排尿后,切开洗净其肠,然后将甲鱼肉连壳一起与当归、赤芍放砂锅内,加水适量,炖熟服用。当归、赤芍活血通络;甲鱼含丰富的蛋白质、脂肪,维生素A、维生素D、维生素B$_1$及钙、磷、铁等营养物质,供大脑功能活动之需要。

甲鱼(《随息居饮食谱》),即中华鳖,也称团鱼(《纲目》)。鳖肉(《别录》),性甘平,滋阴凉血,治骨蒸劳热,故能补虚、祛血热,脾胃阳虚者及孕妇忌食。鳖头(《唐本草》),善治脱肛、产后子宫下垂,小儿劳瘦。鳖血(《纲目》),治虚劳,小儿疳劳潮热。鳖卵(《本草蒙筌》),治阴虚,久泻久痢。鳖胆(《纲目》),治痔痔漏。鳖脂(《纲目》),又称鳖膏、鳖油,为滋养强壮药。鳖甲胶(《卫生宝鉴》),为中华鳖的背甲煎熬而成的胶块,有滋阴、补血、退虚热、消瘀之功。

当归(《本经》),甘辛温,《别录》称其"辛,大温,无毒。"《医学启源》《主治秘诀》云:"当归,其用有三:心经本药一也;和血二也;治诸病夜甚三也。治上、治外,须以酒浸,可以溃坚,凡血受病须用之。"李东垣云:"当归头,止血而上行;身养血而中守;稍破血而下流;全活血而不走。"《汤液本草》云:"头能破血,身能养血,尾能行血,用者不分,不如不使。"《韩氏医通》说,川当归力刚可攻,秦当归力柔宜补。

赤芍药(《本草经集注》),酸、苦、凉。行瘀、凉血、消肿,破坚积,善行血中之滞。

(4)当归排骨炖藕:排骨500g,藕500g,当归尾15g,调味品。将洗净切成小块的排骨先煮去沫捞出,重新放水,加入排骨、洗净切好的藕块,当归与其他调味料(如花椒、大料、桂皮)洗净放入纱布袋中,加葱、姜、盐,放入高压锅中炖30min即好。

藕甘寒,入心肝脾胃,凉血散瘀;当归甘辛温,入心、肝、脾经,可行气活血补血,猪排甘咸微寒,入肾、脾、胃经,可健脾补肾、补益精血。诸味相加,活血散瘀而不致伤正。

(5)川芎煲鸡蛋:每次可用川芎6～9g,鸡蛋2个,加水同煮,鸡蛋熟后去壳取蛋再煮片刻,吃蛋饮汤。川芎活血行气,能除宿血,养新血;鸡蛋安五脏,生精血。经常服用,可起养血生精,活血通经之作用。

【音乐疗法】

此类患儿的特点是神思涣散,注意力不易集中,冲动任性,多动不安。

可选择音场震撼的音乐,通过其磅礴的、势不可挡的气势,激发机体自身的功能,使气血涌动,冲破一切阻力,顺畅前行。血热血瘀与阴虚血瘀者,亦可选择音调婉转流畅并且节奏明快的曲目,让患儿伴着节奏,有敲打动作或者手足肢体舞动起来,并能够陶醉其中,体内的气血也随之会流畅起来。

推荐曲目

(1)《飞向东方》(欢乐儿歌. 中华文艺音像出版社出版发行. 广东豪盛文化传播有限公司):反复提升、旋转而上、蜿蜒而行的曲调,欢快而富有活力的节奏,配合坚定的童声合唱,随着最后激昂的女声,把激情和活力推到极至。

（2）《我们是一群快乐的海燕》（欢乐儿歌. 同上）：节奏明快，起伏不断提升的曲调，与"飞吧，飞吧，快乐的海燕""飞向未来，飞向明天"激情洋溢的童声合唱，给人以激情，给人以活力。

（3）《新世纪的曙光（Dawn Of A New Century）》[新世纪的曙光Dawn Of A New Century.环球唱片]：催人振奋、令人激昂的音乐和众人合声，非常富有感染力，使人的身心都振作起来。

（4）《飞跃（Elan）》[新世纪的曙光（Dawn Of A New Century）.环球唱片]：激情流畅的曲调，催发得肢体随之扭动，人体气血也快速流畅起来。

（5）《土耳其进行曲》（轻音乐精选2.可可西音乐）：节奏明快的木琴、口琴旋律，催人振作，不禁手舞足蹈，气血随之涌动，可激发心气。

（6）《西班牙斗牛士进行曲》（轻音乐精选2.可可西音乐）：坚定有力的鼓点，充满激情的小号，与诸多乐器合成节奏明快，激情洋溢的曲调，焕发人的热情、鼓舞精神，使全身气血充盈、血流加速。

（7）《重鼓（the Rap）》[神秘园之歌（Song From a Secret Garden）.环球唱片]：坚定有力的鼓声，能够吸引注意，打起精神，镇定情绪；回旋激烈的小提琴曲调形成一种冲击的力量，蜿蜒前行，通达流畅。

（8）《平静的歌（Even song）》[新世纪的曙光（Dawn Of A New Century）.环球唱片]：快速的弦拨音乐，迅速流转的小提琴曲调，密集鼓点的衬托，形成一股激流的涌动，具有冲破阻碍、畅达前行之动能，呼唤人们随着旋律扭动起来，唤发激能，流畅气血。

【验案选萃】

案一

韩某，男，10岁。1987年6月6日就诊。患儿出生时曾有产伤史，且轻度窒息。自上小学以来，家长及老师发现患童注意力涣散，一年前加重，上课及做作业时尤甚，难以静坐，冲动任性，心烦易怒，形瘦发枯，时感头痛、头晕。舌质较暗，舌下筋脉瘀阻，脉弦涩。诊断：儿童多动症。辨证：瘀血内阻，精血不足，神志失养。治以活血通络，填精益血，安神宁志为主。方选祛瘀静神汤加减。处方：生地黄6g，桃仁6g，红花3g，赤芍10g，枳壳10g，甘草3g，柴胡10g，川芎6g，熟地黄10g，何首乌10g，石菖蒲10g，生龙骨10g。服法：浓煎成300ml，每次服50ml，一日服3次。配合每周做2次推脊、捏脊，按揉百会穴等推拿手法。经上综合治疗1个月后，病情渐趋好转，偶仍有注意力涣散。继续上法治疗2个月后，形体较为丰润，面色转红，毛发较前润泽，注意力涣散基本消失。3个月后随访，情况稳定。（据侯平玺、曾静治案摘编）

案二

兰某，男，9岁。因上学成绩差，于2001年8月6日来诊。患儿从小就动作过多，除了睡觉就无一刻停止活动，对周围的事物兴趣短暂，经常打破碗碟，不太合群，但语言表达尚可，反应能力一般，家长并未在意。7岁开始上学，因不听老师讲课，课堂小动作多，干扰旁坐同学，以恶作剧为荣，成绩不良，夜眠有汗，睡眠不安，胃纳较差，才引起家长重视。曾在多家医院诊治，获效甚微。患儿系第1胎足月产道娩出，有脐带绕颈2周，羊水Ⅲ度浑浊，产后因中度窒息复苏后、蛛膜下腔出血、缺血缺氧性脑病住院治疗15d。诊见患儿形体较瘦小，面色不荣，皮肤干燥粗黑，舌质偏暗，脉结代。诊断为小儿多动症。辨证为瘀血内阻，脏腑失养，脑髓失充，阴阳不调。治法：活血化瘀，调和阴阳，宁神益智。方选血府逐瘀汤合桂枝加龙牡汤化裁。处方：当归100g，川芎50g，赤芍100g，白芍200g，桃仁100g，红花60g，牛膝100g，枸杞子100g，白术100g，柴胡50g，桔梗50g，制半夏100g，枳壳80g，生地黄100g，生龙骨200g，生牡蛎200g，蝉蜕50g，僵蚕80g，桂枝100g，茯苓100g，陈皮60g，甘草50g。研末为丸，每丸5g，每次服3丸，每日早、晚各服1次，第2个月后减量至每次2丸，第3个月后减量至每次服1丸，每日2次。配合耳穴贴压法3个疗程，以及饮食疗法。经以上治疗1个月后进食量增加，多动症状好转，面色转红润，2个月后多动症状消失2/3，体重明显增加，长高速率加快，3个月后多动症状基本得到控制，能集中注意力听老师讲课，学习成绩明显提高。此后每日服以上药丸巩固治疗3个月后停药。一年后随访，未复发。（据梁文旺医案摘编）

案三

郭某，男，10岁，1995年10月初诊，主诉3年来注意力不集中，上课做小动作，听不进课，成绩下降，喜与人争吵，经他院治疗，诊断为多动症，给服哌甲酯等药物，久治乏效。经查符合注意力障碍多动综合征表现，测得发铅为14.5×10^{-6}，发锰为1.0×10^{-6}。临床表现：睡眠不良，说梦话，磨牙，夜睡惊叫和梦游，脑电图示弥漫性节律障碍，辨为气虚血瘀证。口服益气活血排铅安神方：生黄芪20g，党参20g，丹参10g，当归10g，川芎6g，桃仁12g，红花6g，金钱草10g，土茯苓10g，首乌藤10g，甘草6g。每日1剂，水煎服，煎煮2次，将药汁混合分3次1日服完，每周服6剂。未服用西药哌甲酯、匹莫林，2个月后症状显著改善，至3个月时，诸症消失，读书用功而专心，成绩提高，脾气变好。复查发铅已降至6.3×10^{-6}，发锰升至3.0×10^{-6}。

按语：近年来，上海地区小儿多动症发病呈升高趋势,可能与环境污染,空气中含铅物质增高、患儿饮食平衡失调有关。我们检测多例病儿有发铅增高,发中锰、锌、铜含量偏低。近年上海小儿喜吃油炸高脂肪食品,少吃蔬菜和含纤维食品,是营养不平衡的重要原因。国外报道此症小儿脑的生理解剖与正常儿童不同,患儿的右前侧大脑较正常儿为小,且小于左前侧大脑,恰与正常儿童相反。同时还发现脑的前叶、纹状体、尾核及脑室周围区域的血流量明显低于正常小儿。我们使用益气活血化瘀法作为主要治则,可以改善脑血供及提高组织细胞的葡萄糖代谢率,加上配合有降铅补充锌锰铜铁的功能食品聪宁灵,使脑功能获得改善而趋于正常,从而使临床症状得以改善或消失。(据上海市中医院孟仲法等病案摘编,见第三届全国儿童多动症专题学术会议《中华临床医药杂志》第11期15页"益气活血降铅法为主治疗小儿注意力障碍多动综合征临床观察"一文)

【辨治按语】

(1)瘀血阻络可以是引起本病证的主要病因病机,亦可以兼见于引起本病证的其它病因病机之中,成为次要矛盾,临证时须辨清标本、主次、缓急、轻重,既要重视对瘀血本身的干预,亦要注意对瘀血成因,以及由于瘀血阻滞而引起其他新的病变的治疗,这样才能使病体从根本上转变正常。另外,瘀血阻络与其他病因的因果转化极其复杂,一旦瘀血形成,常能说明脏腑功能失调进一步发展的结果,久病、顽疾、怪病、重病多存在着瘀血阻络的病理机制,临床上未必都有症状表现,为医者不可不辨,一旦明确瘀血的存在,当必分清主症兼症对待,治疗要循序渐进,细致耐心,方获效验。

(2)形成瘀血的原因很多,一是外伤、跌仆及其他原因造成的体内出血,离经之血未能及时排出或消散,蓄积而为瘀血;二是气滞而血行不畅,或是气虚而推运血行无力,以至血脉瘀滞,形成瘀血;三是血寒而致血脉凝滞,或是血热而使血行壅聚或血液受煎熬,以及湿热、痰火阻遏,脉络不通,导致血液运行不畅而形成瘀血。故治疗因瘀血造成的儿童多动症,必须要分辨是何原因造成瘀血,然后再分证论治,方能取效。

(3)儿童多动症单纯瘀血证者,临床罕见,常在其他各证型中兼见瘀血表现,特别是"痰""瘀"交阻,更为常见。只有掌握瘀血的临床表现和辨证治疗方法,不管在何证型中出现瘀血,皆可识别出来,并加以正确治疗,往往是提高临床疗效的关键。

(4)瘀血内阻证虽为实证,但由于瘀血阻滞脉络,至新血化生障碍,患童常伴有气血不荣之现象,此

为因实致虚之故。治法上虽以活血化瘀为主,但常须配以养血填精药物,以促进患童病情的康复。同时患儿一般病程较久,瘀血亦顽固难去,故治疗上一般均须坚持服药3个月以上。配合小儿推拿手法,则效果更好。

(5)患童虽未有明显外伤瘀血之因,但两耳闷塞如堵,鼓腮,臂动,足踢不宁,舌暗紫,边尖有瘀血斑点,乃为心气不足,推动无力所致瘀血内阻、血运不畅、窍络不通所为,可以太子参、茯神补心益智,镇静安神,使心气旺盛,推动有力,血运正常而治其本;辅以赤芍、当归尾活血行瘀治其标;佐以石菖蒲、远志、益智化痰开窍醒神,并配以心理、饮食、推拿等疗法可增强疗效。临证验之,每多获效。

【文献选录】

《素问·缪刺论》:"人有所堕坠,恶血留内。"

《灵枢·经脉篇》:"手少阴气绝则脉不通,脉不通则血不流。"

《圣济总录·伤折门》:"脉者,血之府。血行脉中,贯于肉理,环周一身。若因伤折内动经络,血行之道不得宣通,瘀积不散则为肿为痛。治宜除去恶瘀。"

《圣济总录·伤寒统论》:"毒热内瘀,则变为瘀血。"

《重订广温热论·清凉法》:"因伏火郁蒸血液,血被煎熬而成瘀。"

《景岳全书·胁痛》:"凡人之气血犹源泉也,盛则流畅,少则壅滞。故气血不虚不滞,虚则无有不滞者。"

《读医随笔·自啮狂走是气血热极而非祟也》:"夫人身之血,如胭脂然,有色有质,可粉可焯。人血亦可粉可焯者也。其焯者,津液为之合和也。津液为火灼竭,则血行愈滞。"

《读医随笔·承制生化论》:"气虚不足以推血,则血必有瘀。"

《医彻·蓄血》:"其人或劳倦,或跌仆,或闪挫,或郁怒,皆足以阻其血而停蓄成瘀。"

第九节 肝气郁结,脾气虚弱证

本证系指由于小儿情志不遂,肝气郁结,肝气乘脾,脾失健运,出现肝脾不调、不和,故"肝气郁结,脾气虚弱"证,也称肝脾不调证或肝脾不和证、肝气犯脾证(肝气乘脾证),又称肝郁脾虚证。多因抑郁、恼怒伤肝,饮食不节,损伤脾气所致。表现为注意力涣散,小动作多,行为多动异常,爱生气,情绪不稳,学习成绩下降。既有肝气郁结的症状表现,还有脾虚失于健运的表现。

【临床表现】

主症:①神思涣散,注意力不集中,小动作多,冲动任性,烦躁易怒;②神疲乏力,脘腹胀满,食少纳呆。

次症:①性情不开朗,抑郁,善太息;②面色不华,形体消瘦,手足不温,大便不调,或秘或溏。

典型舌脉:舌苔白腻,脉弦缓。

【辨证分析】

肝主谋虑司疏泄,《灵枢·本神》云:"肝气虚则恐,实则怒。"指出精神情志变化与肝的功能关系甚为密切。"肝气郁结,脾气虚弱证"是指由于情绪抑郁或恼怒而致肝气郁结,肝气横逆,侵犯中焦脾胃所致。肝气郁结,失于条达,气失疏泄,脾不健运或脾虚肝乘之而致的肝脾同病证候。本证患儿大多情绪变化急剧或冲动任性,暴躁易怒,当属肝的疏泄太过;部分孩子神情淡漠,抑郁寡欢,反应迟钝,当属肝的疏泄不及,以上两种精神表现似相反,而本质上"怒"与"郁"均属肝气疏泄失调。肝失疏泄条达,影响脾气运化功能,运化失司则产生神疲乏力,形体消瘦,食少纳呆,腹胀,大便不调等症状。脾主四肢,脾气不足则手足不温。

肝为刚脏,在志为怒,在五行属木,主动,主升,若肝气郁结,升发太过,即可出现阳气升腾而上,心情易于急躁,稍有刺激,即易于发怒,轻则小动作多,重则冲动任性;肝郁除表现为肝升太过,也可出现肝的疏泄不及,影响气机调畅,心情抑郁不开朗,善太息等症状。肝气乘脾,可出现脾气虚弱、脾失健运。脾在志为思,主宰人的精神意识思维活动,若脾气虚弱则神思涣散,注意力难以集中;脾失健运则食少纳呆,脘腹胀满,大便不调。故产生肝脾同病的儿童多动症肝郁脾虚证候类型。

【疑似证鉴别】

须与本证相鉴别的证候主要有心脾气虚证,肾阴不足、肝阳偏旺证,心肝火旺证。前二者一为气虚、二为阴虚,皆属虚证;心肝火旺证为实证;肝郁脾虚为虚实夹杂证。"肾阴不足,肝阳偏旺"证与心肝火旺证,均有"热"象,前者为虚热,后者为实火。

心脾气虚证:心脾气虚证与肝郁脾虚证临床上均有脾虚的表现,但心脾气虚证多因小儿素体虚弱,饮食所伤或病后失养,损伤心脾之气所致。而肝郁脾虚证是由于肝气郁结,失于疏泄,横逆犯脾,或饮食劳倦伤脾,脾虚失运,土虚木亢而成。二者主要临床表现均有神思涣散,注意力不能集中,活动过度,面色少华,食少纳呆,腹胀等脾虚症状外,心脾气虚还可见睡眠不实,记忆力差,善忘,心悸,自汗多的表现;而肝郁脾虚证则伴有冲动任性,情绪急躁易激惹,多言或抑郁等肝气郁结失于疏泄的症状;二者病因病机表现同中有异,不难区别。

肾阴不足,肝阳偏旺证:肝阳偏亢与肝气郁结,虽均可出现急躁易怒,冲动任性,难以自抑,多动多语等病位在肝的症状,但无肾阴不足的少寐多梦,梦游梦呓,口干咽燥,盗汗,舌红少苔,脉细数等肾阴虚表现。

心肝火旺证:为实热证,有心火亢盛的面赤,胸中烦热,口舌生疮,小便黄赤,和肝火上炎的头痛,目赤,口苦等肝经实火表现;而肝郁脾虚证为肝气郁滞的实证与脾为肝乘的虚实兼见证,均无实热表现,临床须注意证候的动态演变及趋势。

【诊断要求】

1.具备主症。

2.兼见次证中某项。

3.并见典型舌脉。

具备以上条件,即可确立本证候诊断。

【论治法则】

疏肝健脾。

【方剂选要】

1.首选方剂——逍遥散　方中柴胡疏肝解郁,使肝气得以条达为君药。白芍酸苦微寒,养血敛阴,柔肝缓急;当归甘辛苦温,养血和血,且气香可理气,为血中气药;归、芍与柴胡同用,补肝体而助肝用,使血和则肝和,血充则肝柔,共为臣药。木郁则土衰,肝病易于传脾,故以白术、茯苓、甘草健脾益气,非但实土以抑木,且使营血生化有源,其为佐药。用法中加薄荷少许,疏散郁遏之气,透达肝经郁热;生姜降逆和中,且能辛散达郁,亦为佐药。柴胡为肝经引经药,又兼能使药之用。合而成方,深合《素问·藏气法时论》"肝苦急,急食甘以缓之""脾欲缓,急食甘以缓之""肝欲散,急食辛以散之"之旨,可使肝郁得疏,血虚得养,脾弱得复,气血兼顾,肝脾同调,立法周全,组方严谨,治疗儿童多动症肝气郁结、脾气虚弱证候切合病机。

逍遥散,方出《太平惠民和剂局方》,原方主治血虚劳倦,五心烦热,肢体疼痛,头目昏重,心松颊赤,口燥咽干,发热盗汗,减食嗜卧,月水不调,脐腹胀痛,寒热如疟,又疗室女血弱阴虚,荣卫不和,痰嗽潮热,肌体羸瘦,渐成骨蒸。历来,妇科应用本方最广,有病无病服逍遥,调肝舒情运脾,保妇平安良药。

关于方名逍遥的历来解释:《医宗金鉴》说"木郁则达之,遂其曲直之性,故名曰逍遥"。《绛雪园古方选注》说:"逍遥,《说文》与逍遥通。《庄子·逍遥游》注云：如阳动冰消，虽耗不竭其本，舟行水摇，虽动不伤其内。譬之于医，消散其气郁，摇动其血郁，皆无伤乎正气也。盖郁为情志之病，丹溪虽论六郁，然忧思怒致郁者多。思则气结于心伤于脾，忧则神志不遂，精气消凉，心脾日以耗损，含怒未发，肝气内郁，乘胜于脾。治以柴胡，肝欲散也；佐以甘草，肝苦急也；当归以辛补之，白芍以酸泻之。治以白术、茯苓，脾苦湿也；佐以甘草，脾欲缓，用苦泻之，甘补之也。治以白芍，心苦缓，以酸收之；佐以甘草，心欲软，以甘泻之也。加薄荷、生姜入煎即滤，统取辛香散郁也。"

本方，《校注妇人良方》加牡丹皮泻血中伏火、栀子降泄三焦火热，用治肝郁血虚、化火生热，称八味逍遥散，亦称加味逍遥散、丹栀逍遥散。《医略六书·女科指要》加地黄，用于逍遥散证而血虚较重者，血虚生内热者用生地黄，血虚偏重者用熟地黄，方名为黑逍遥散。

2.备用方剂——四逆散 本方为调和肝脾之代表性方剂。肝气郁结，影响脾胃运化及阳气运行，方中柴胡疏肝解郁，为主药，与白芍配伍能缓肝之急，且可防柴胡升散耗阴；与枳实配伍，能调肝之升降，升清降浊；与甘草配伍，能疏肝之郁，补脾之虚，是为方中主将。白芍柔肝、平肝、养肝血，肝血充沛以制约肝的阳气升腾，勿使过亢，以维护肝的疏泄功能，使之冲和调达；入肝、脾二经，是抑肝和脾的必用之药。枳实与枳壳，系一物二种，枳实性烈，枳壳性缓，消积除痞导滞通便，多用枳实，理气除胀常用枳壳，如与白术配伍同用，历史名方为"枳术丸"，对脾虚所致脘腹胀满、食少纳呆等，有较好疗效。甘草补脾之虚，制肝之亢，且能调和诸药，谐和共济。全方用于儿童多动症肝郁脾虚、肝脾不调，精神情志抑郁、善太息、食少纳呆、脘腹胀满、大便不调、或烦躁易怒、神思涣散者，合宜。情志抑郁不欢者加合欢皮；食少纳呆者加生谷、麦芽，升发胃气；腹痛即泻者加陈皮、防风、白术，取痛泻要方义。

四逆散，方出《伤寒论》，它与四逆汤（附子、干姜、甘草）均治手足逆冷，四逆汤治阴邪寒厥，四逆散治阳邪热厥。《医宗金鉴·订正仲景全书·伤寒论注》云："热厥者，三阳传厥阴合病也。太阳厥阴，麻黄升麻汤、甘草干姜汤证也；阳明厥阴，白虎汤、大承气汤证也。此则少阳厥阴，故君柴胡以疏肝之阳，臣芍药以泻肝之阴，佐甘草以缓肝之气，使枳实以破肝之逆。三物得柴胡，能外走少阳之阳，内走厥阴之阴，则肝胆疏泄之性遂，而厥可通也。"四逆汤主治的手足逆冷，为表里内外一派阴寒内盛的手足逆冷，属寒厥。四逆散主

治的手足逆冷，为热郁于内而不达于四末，属热厥，热深则厥益重。《伤寒论·337条》云："凡厥者，阴阳气不相顺接，便为厥。厥者，手足厥冷者是也。"凡是厥逆，无论寒厥、热厥，均是由于阴气与阳气不能互相承接，所以发厥。所为厥，就是手足发冷、四末不温的症状表现。尤在泾曰："经脉足之三阴三阳，相接于足十指；手之三阴三阳，相接于手十指，故阴之与阳，常相顺接者也。若阳邪内入，阴不能与之相接，而反出于外则厥；阴邪外盛，阳不能与之相接，而反伏于中，亦厥。是二者，虽有阴阳之分，其为手足逆冷一也。"黄坤载曰："平人阳降而交阴，阴升而交阳，两相顺接，乃不厥冷；阳上而不下，阴下而不上，不相顺接，则生逆冷。不顺而逆，故曰厥逆。足三阳以下行为顺，足三阴以上行为顺，顺行则接，逆行则阴阳离析，而不相接。其所以逆行而不接者，中气之不运也。足之三阳随阳明而下降，足之三阴随太阴而上升，中气转运，胃降脾升，则阴阳顺接，中气不运，胃逆脾陷，此阴阳不接之源也。中气之所以不转运者，阴盛而阳虚也。四肢秉气与脾胃，脾胃阳旺，行气于四肢，则四肢暖而手足温，所谓阳盛而四肢实也。缘土旺于四季，故阳受气于四末，四末温暖，是之为顺。水盛火负，阳虚土败，脾胃寒湿不能温养四肢，是以厥冷。四肢阳盛之地，而阴反居之，变温为冷，是反顺而为逆也，因名厥逆。"以上，尤在泾、黄坤载所论，皆以寒厥为出发点，阐述厥证阴阳不相顺接之理，但热厥手足厥逆发生之理之论述稍显不足。四逆散，从《伤寒论》开始，至今1800年间，屡经临床实践，其适应证范围，不断扩宽，主要用于：①热厥轻证，传经之邪入里，阳气内郁，不达四末，手足逆冷。②肝脾不调，肝强脾弱，腹痛即泻；或肝胃不和，木郁乘土，所致胸胁痛、胃脘痛。近年来，临床用治肝炎后综合征（两胁不适，胃纳欠佳，或见大便不调等）有确切疗效。③肝脾不调，精神抑郁。④肝郁脾虚，妇女月经不调。⑤肝气郁结，脾气虚弱，患儿表现为性情不开朗，抑郁，善太息，或烦躁易怒，冲动任性，伴见神思涣散、形体消瘦、手足不温等，儿童多动症肝郁脾虚证。

【中成药选介】

1.逍遥口服液 本方系逍遥丸方改口服液，便于儿童服用。为治疗肝郁脾虚失运而设。方中以柴胡疏肝解郁为主药，以薄荷之辛凉升散，芳香开窍，作为辅佐。当归、白芍、甘草养血柔肝而缓急，白术、云茯苓、生姜健脾和胃以滋化源。适用于肝郁脾虚型之儿童多动症患者。

2.柴枳四逆散 即四逆散方，由柴胡、白芍、枳壳、甘草组成。用于儿童多动症肝脾不调证。

3.柴芍六君丸 柴胡、白芍疏解肝郁，缓肝之急；党参、白术、茯苓、甘草四君子补脾气之虚；陈皮、半夏和胃消滞，治脘腹痞闷不舒。用于儿童多动症肝郁脾虚证。

4.越鞠丸 方出《丹溪心法》，行气解郁，通治气、血、火、痰、湿、食六郁。郁证多因饮食不节，喜怒无常，忧思过度，致气机失常。方以香附行气解郁，治气郁；川芎活血行气，治血郁；栀子清热除烦，治火郁；苍术燥湿健脾，治湿郁；神曲消食和中，治食郁。气、血、火、痰、湿、食六郁得解，痰郁可除，故方仅五味，能统治六郁。本方可用于儿童多动症肝气乘脾、脾失健运之证，表现为精神抑郁，情绪不稳，胸脘痞闷，腹胀纳呆，或有呕恶，舌苔白腻或白黄腻者。

5.疏肝颗粒 本方为丹栀逍遥丸加醋香附而组成。原方用以疏肝理气，散郁调经，兼治因肝气郁滞所致面部黧黑斑（黄褐斑）。可用于儿童多动症肝郁脾虚证。本品，含糖型每袋10g，低糖型每袋3g，每袋皆相当于原药材10g。儿童服用，须区别不同年龄而定。

【穴位贴敷疗法】

疏肝健脾膏

（1）方药：柴胡、郁金、枳壳、川芎、苍术、香附、栀子、党参、白术、茯苓、甘草各等份。麻油熬，黄丹收。

（2）方义：柴胡、郁金疏解肝郁；党参、白术、茯苓、甘草补益脾气；川芎除血郁，苍术治湿郁，香附行气郁，栀子清热郁，枳壳配柴胡调节肝的气机升降，全方共呈疏肝解郁，补脾健脾之功。肝郁脾虚证用之甚合。

贴膻中、肝俞、脾俞。

（3）主治：肝郁脾虚证。

【针灸疗法】

1.体针

处方：神庭、百会、神门、后溪、脾俞、肝俞、足三里、太冲。每周6次，周一至周六，每日1次，周日休息。连用3周为1个疗程。

方义：神庭位于前发际正中直上0.5寸，百会穴位于后发际正中直上7寸，神庭和百会均为奇经八脉之督脉穴，督脉属肾，上入于脑，平刺两穴能益气宁神；神门为手少阴心经原穴，位于腕横纹尺侧端，尺侧腕屈肌腱的桡侧凹陷中，直刺神门能泻心火、除心烦、止多动；后溪位于手掌尺侧缘，第5掌骨小头后下方，握拳时掌横纹头是穴，后溪为手太阳小肠之俞穴，手太阳小肠经与手少阴心经相为表里，故直刺本穴有调治

心肾，通理脑脊之功；脾俞为脾的背俞穴，位于第11胸椎棘突下，旁开1.5寸处，斜刺脾俞能健脾益气，扶土抑木；肝俞为肝的背俞穴，位于第9胸椎棘突下，旁开1.5寸处，斜刺肝俞能清肝泻火息风；足三里位于小腿胫骨前嵴外侧一横指，外膝眼下四横指处，此穴是儿童强壮保健之要穴，直刺该穴有助于纠治阴阳的失衡状态；太冲为足厥阴肝经原穴，位于足背，第1、2跖骨结合部之前的凹陷中，直刺太冲能泻肝火、平肝阳、息肝风；上述穴位均用毫针刺，留针20min，本处方诸穴合用能扶土抑木，理气宁神，健脑益智。有助于纠正脏腑功能不足、阴阳平衡失调的状态，促使疾病向愈发展。

2.耳针 处方：心、肝、脾、神门、交感。每周6次，周一至周六，每日1次，周日休息。连用3周为1个疗程。

亦可用王不留行压耳穴，取穴同上。方法是将橡皮膏剪成6mm×6mm方块，上面放一粒王不留行，备用。使用时，在所选穴位上，贴上准备好的王不留行胶布膏。贴好后，用手指按压王不留行，感到疼痛即可。嘱家长每天在穴位上用示指、拇指前后相对按压王不留行，每次1～2min，每日3～4次。一般3d换1次王不留行。

【推拿疗法】

取穴：补脾经、清肝经、运八卦、捏脊。

操作

（1）补脾经：用拇指向指根方向直推小指末节螺纹面300次。

（2）清肝经：用示、中两指向指尖方向直推示指（即食指）末节螺纹面200次。

（3）运八卦：用拇指腹在从掌心至中指根横纹约2/3处为半径的圆圈上推运300次。

（4）捏脊：用示指与中指的指面自上而下推捏50次；自下而上捏脊3遍，每捏3次将皮提一下（捏三提一法）。一般在捏脊前先在背部轻轻按摩几遍，使肌肉放松。

方义：补脾经补益中气，清肝经和运八卦共用能疏肝解郁、理气宽胸；捏脊有补中气、调阴阳，理气血、和脏腑，通经络，开窍益智之功。

【气功疗法】

1.静功 整体聚散法，选用软呼吸法，即吸-呼-停，吸气由外向内聚于中脘，呼气由内向外松散开，练习10min，意守丹田5min，可重复练习3遍。

2.动功 升清降浊，吐"嘘"字诀；托天按地，硬呼吸法，吐"呼"字诀。

3.保健按摩 ①叩齿、运舌、咽津；②擦面；③擦

丹田，顺逆时针各100次；④和带脉、搓腰。

具体方法见本书附录F气功功法选录部分。

【饮食疗法】

针对脾虚肝郁的病机特点，饮食治疗一方面要健脾补虚，另一方面还要疏肝解郁。

具有补脾运湿作用的食物有：粳米、薏苡仁、大枣、白扁豆、豌豆、花生、胡萝卜、南瓜、各种蘑菇、鸡肉、鹌鹑、猪胃、羊肉、牛肉、鹌鹑蛋、牛奶、鲫鱼、桂鱼、红糖、蜂蜜。

具有调肝疏肝作用的药物有香橼、佛手、玳玳花、玫瑰花、青皮等。

此类患者常伴有明显的缺铁、缺钙，亦常伴有铅中毒。

含铁较多的食物：动物肝脏、蛋黄、腐竹、油菜、菠菜、大豆、芝麻、大枣、草莓、黑木耳、蘑菇、黄花菜、海藻、紫菜、动物血、红糖等。

含钙较多的食物有：核桃、花生、骨头汤、咸鸡蛋、芝麻酱、牛奶、酥鱼、虾米、蟹、紫菜、海带等。

能够促进排铅的食物有：青椒、菜花、小白菜、油菜、猕猴桃、大枣、瘦肉、牛奶、大豆、木耳等。

推荐食谱

（1）佛手郁金粥：将佛手6g、郁金6g水煎取液500ml；再将粳米适量放入高压锅内煮，突气后小火20min即可。食用时可加红糖。

佛手（《中馈录》），即佛手柑的果实，辛苦酸温，无毒。理气化痰，悦脾疏肝，宽胸解郁，疏气开胃进食，能解酒毒。《随息居饮食谱》说："醒胃豁痰，辟恶，解酲，消食止痛。"以佛手为原料制得的蒸馏液，称佛手露，《金氏药帖》云："专治气膈，解郁，大能宽胸。"

郁金（《药性论》），黄郁金为姜黄的块根，黑郁金（温郁金）为郁金的块根，绿丝郁金为莪术的块根。辛苦凉，行气解郁，凉血破瘀。为血分之气药，《本草汇言》说："郁金，清气化痰，散瘀血之药也。其性轻扬，能散郁滞，顺逆气，上达高巅，善行下焦，心肺肝胃气血火痰郁遏不行者最验……此药能降气，气降则火降，而痰与血，亦各循其所安之处而归原矣。"

（2）太子青皮炖鲫鱼：稍大鲫鱼1条，青皮10g，太子参6g，调味料若干。将剖腹洗净的鲫鱼腹中，放入青皮、太子参、葱段、姜片，与切成小块的胡萝卜同煮，先加入食盐，沸后小火30min加入少许香菜、香油、味精即可食用。

鲫鱼（《别录》），性味甘平，健脾利湿消肿，《食医心镜》用治脾胃气冷，不能下食，虚弱无力。《医林纂要》云："鲫鱼性和缓，能行水而不燥，能补脾而不

濡，所以可贵耳。"

青皮（《珍珠囊》），苦辛微温，入肝胆经。疏肝破气，散结消痰，破积结，行气滞。《纲目》说："青橘皮，其色青气烈，味苦而辛，治之以醋，所谓肝欲散，急食辛以散之，以酸泄之，以苦降之也。陈皮浮而升，入脾肺气分，青皮沉而降，入肝胆气分，一体二用，物理自然也。小儿消积，多用青皮，最能发汗，有汗者不可用，说出杨仁斋《直指方》，人罕知之"。《本草经疏》云："青皮，性最酷烈，削坚破滞是其所长，然误服之，立损人真气，为害不浅。凡欲施用，必与人参、术、芍药等补脾药同用，庶免遗患，不可单行也。"

太子参（《本草从新》），又称孩儿参、童参，甘苦微温，健脾气，益肺气，《本草从新》说其能"大补元气"，补脾肺元气，治小儿虚汗，脾虚腹泻，食少，精神疲乏等。

（3）花生芝麻粥：粳米、花生、黑芝麻。将炒熟的花生去皮擀碎，黑芝麻炒熟炒香，备用。将粳米放入高压锅中，加适量水熬粥，粥好后洒入花生渣、黑芝麻即可食用。欲甜味可加入适量红糖。

（4）软炸香菇：将洗净切块的香菇加入盐，腌10min，将小麦面粉加鸡蛋、水调成糊，香菇挂糊后，入油锅炸至金黄即可出锅，撒上胡椒粉，即可食用。

（5）香菇炒肉片：先炒好猪里脊肉片，再加入切成小块的香菇及盐、味精，待香溢汁敛即可。

（6）生花生配大枣：每日晚饭前，空腹食用生花生仁15粒和大枣5枚。可以养血柔肝健脾。

【音乐疗法】

此类患儿的表现特征是抑郁、性情不开朗、冲动、易怒，注意力不易集中。针对这种情况，宜选用通达、流畅且音质单纯、节奏明快的曲目，疏解其郁闷的情绪，并吸引其注意力，随着音乐顺利地想象、思考，从而延长其注意力集中的时间。

推荐曲目

（1）《百鸟朝凤》（雨打芭蕉.方园电子音像出版社）：唢呐所模仿的一声长长的鸟鸣之后，又有婉转的呼叫，似乎在提醒诸鸟们注意，嘎嘎如笑的鸟叫在传递着一种快乐和喜悦。接着，百灵呼叫，叽叽喳喳的麻雀争相转告，莺歌燕语，鸡对鸭说，公鸡与母鸡的趣味对话，幼鸟学说的直调与尴尬……百鸟聚集，场景热闹，传达了欢快喜悦的心情。抑郁、性情不开朗、注意力不易集中患儿，常听有益。

（2）《忘忧（Remember To Forget）》[道禅（Zen Breakfast Real Music）]：舒缓流畅的旋律，梳理着郁闷的情绪，铮铮的弦拨音，力拨着困扰，使郁闷心情得

以疏解。

（3）《乌夜啼》（琴骚.广东金凯盛文化发展有限公司）：昂然的铮铮琴音，立即使心境明朗起来。缓和平静的弦音，在试着理清人们的思绪，明快的弦音，旋转波动的音调，缓慢而低沉的拨动，以及旋即的排拨音，营造一种清朗、随意、振奋的心境。对抑郁、冲动易怒、注意不集中患儿，听之有益。

【验案选萃】

张某，男，7岁，1999年8月6日初诊。患儿自幼活泼多动，入学后顽皮多动，上课注意力不集中，不能认真听讲，很少能坚持听课10min以上，学习成绩不佳，前来就诊。就诊患儿顽皮多动，情绪躁扰，不能自已，形体消瘦，食少纳呆，面色少华，腹胀，大便偏干，舌红苔白，脉弦。经专科检查符合多动症诊断标准，辨证分析其病位在肝、脾二经，属肝有余而脾不足，为肝气郁结，而脾气虚弱，失于运化所致。治宜两调肝脾，疏肝健脾佐以化痰开窍为法。处方：柴胡、白芍、天麻、钩藤、陈皮、白术、云茯苓、甘草、牡丹皮、黑山栀、石菖蒲、胆南星、丹参。每日1剂，连续服用2个月，主要临床症状消失，学习成绩显著提高，DSM-Ⅲ-R行为评分明显降低，继续服药1个月，巩固疗效，随访1年未见复发。（据天津中医学院第一附属医院李宝珍、王崇治案摘编）

【辨治按语】

本证的辨证要点是，既有肝郁又有脾虚的表现，病位在肝脾两经，但病本在肝，为肝气郁结，疏泄失调。所以在精神症状上，即可表现为冲动任性，烦躁易怒，多言，也可表现为抑郁寡欢少言。同时肝失疏泄条达，影响脾气运化，则产生神疲乏力，形体消瘦，食少纳呆等证。治疗重心在于"木郁达之，火郁发之"，以疏肝、柔肝为要，兼以健脾为治。

本证，情志过极，损伤肝气是主因，疏泄不及则郁，疏泄太过则逆；郁则神情淡漠，抑郁不欢，反应迟钝；逆则冲动任性，暴躁易怒。故除药物治疗外，心理治疗，调畅情志，也十分重要。

【文献选录】

《素问·六元正纪大论》："木郁达之，火郁发之。"
《素问·灵兰秘典论》："肝为将军之官，谋虑出焉。"
《景岳全书·郁证》："实邪在肝，多见气满腹胀，所当平也。及其怒后而逆气已去，惟中气受伤矣……而成为倦怠，成为少食，此以木郁克土，损在脾矣。"
《张氏医通·诸气门》："怒气所致为呕血，为飧泄，为煎厥，为薄厥，为阳厥，为胸满胁痛，怒则气逆而不下，为喘渴烦心，为消瘅……"
《类证治裁·肝气》："肝木性升散，不受遏郁，郁则经气逆，为嗳，为胀，为暴怒胁痛，为胸满不食，为飧泄，皆肝气横决也。"

第十节　心肝肾失调证

本证是指因心、肝、肾三脏气血升降失调，阴阳水火失衡所致学龄儿童自控能力差，表现为注意力涣散，小动作多，行为异常，学习成绩下降的一种儿童多动症的证候类型。这是一种最为常见的证候。

根据上海中医药大学多年来专科门诊所见，在653例儿童多动症中，心、肝、肾三脏的功能失调，以肾阴不足，心肝火扰；心肾气虚或心肝血虚时肝气抑郁者为多见。

【临床表现】

主症：①注意力涣散，思想不集中；②小动作多，多言；③好惹扰人，冲动任性。

次症：①渴喜冷饮，或大便偏干，隔数日一行；②鼻衄；③少睡，夜眠不安；④汗多。

典型舌脉：舌质偏红，或舌尖红；舌苔薄白或无苔；脉偏细数，或稍弦。

其属于心肾气虚或心肝血虚而有肝气抑郁表现者，其主症有：①注意力涣散，思想不集中；②性情执拗，或不开朗，抑郁，沉默寡言；③懒散，动作迟缓。次症有：①面色不华；②遗尿；③胃纳较差等。典型舌脉为舌质偏淡，舌苔薄白，脉偏细或兼沉等。

【辨证分析】

据临床观察，本证最突出的是注意力不集中，据统计，96.9%属于极严重和较严重者。归根到底由于自我控制能力太差，属于神的失调。人之神与五脏功能有关，其中尤以心、肝、肾三脏功能失调为主。

心主神明，人的思维、意识、神志、智慧、理智等精神活动，都由心所主宰。《灵枢·本神》云："所以任物者谓之心，心有所忆谓之意，意之所存谓之志，因志而存变谓之思，因思而远慕谓之虑，因虑而处物谓之智。"原文论述了人对事物从感性认识到理性认识的两个阶段。细致的描绘了外界事物通过感觉器官形成感知，到产生印象，产生记忆，抽象思维，分析推理，乃至判断决策的全过程。指出这一系列思维活动，都属于心的功能。多动症的孩子表现为心神不宁，不善于思考，缺乏应有的理智，对集中注意力和克制小动作的意志极为薄弱等，都反映了心神功能的失调。

肝主谋虑，司疏泄。《灵枢·本神》云："肝气虚则恐,实则怒。"指出精神情志变化与肝的功能关系甚为密切。本证患者大多数情绪变化急剧,或冲动任性,暴躁易怒,当属肝的疏泄太过。部分孩子神情淡漠,抑郁不欢,反应迟钝,当属肝的疏泄不及。以上两种精神表现,似乎截然相反,而实质上"怒"与"郁"均属于肝气疏泄失调。

肾藏精,精舍志,出技巧。由于儿童的肾脏精气尚未充盈,或相对地显得不足,于是出现意志神情方面的控制缺损和失调现象。待至十三四岁,肾脏精气旺盛,进入青春期发育阶段,多动症的临床表现大多能自然减轻或痊愈。此外,儿童多动症的发生,似乎与遗传有一定关系。肾既为先天之本,与先天遗传有关的情况,当与肾的功能相关。

可见多动症的异常表现,主要由于心、肝、肾三脏功能失调所致。三者之中,肾藏精气是基础,心主神明是主宰,肝主疏泄是枢纽。三脏功能又交互作用,彼此影响。如心与肾有心肾相交,阴阳升降,火水既济的关系。肾与肝有肾主闭藏,肝主疏泄,相反相成;肾阴能潜肝阳,肾水能涵肝木,乙癸同源的关系。心与肝,心为君火,肝为相火,木火同气;肝藏血与心主血的关系。一旦这些关系失调,便出现上述种种症状。

【疑似证鉴别】

与本证疑似者主要有肾阴不足,肝阳偏亢证;痰火扰心证;心脾气虚证;瘀血内阻证。

肾阴不足,肝阳偏亢证:两者都有肾阴虚,肝阳肝火症状,而本证尤多表现在心神方面,自我控制能力特别差,终日心神不宁,对老师与家长的教导,似听非听,心不在焉,入睡困难,夜眠不宁。

痰火扰心证:可见一些湿热痰火的症状如,舌苔黄厚腻,胸闷痰多,胃纳较差,小便色黄等,而本证多见舌质偏红。

心脾气虚证:应与本病的心肝血虚、心肾气虚、肝气郁结者相鉴别。虽都有面色不华、较沉默、懒散,但心脾气虚证以脾虚症状较为突出,如饮食衰少,消化不良,容易腹泻或大便偏软,形体消瘦等,而本证有时表现为委屈情绪,执拗,抑郁寡欢等。有肾气虚者,则有时可见遗尿。

瘀血内阻证:首先考虑病史,多有出生时窒息或跌扑等。脉多沉细或带涩象,眼中巩膜上有时可见浅青带灰的色斑(俗称伤斑或瘀斑)。

【诊断要求】

1.具备主症①②或①③项。

2.兼见次症3项。

3.并见典型舌脉者。

具备以上条件,即可确立本证之诊断。

【论治法则】

滋肾阴,益肾气,开心窍,通心气,补血,疏肝,择宜而用。

【方剂选要】

调神1号方、调神2号方

两方均为上海中医药大学凌耀星临床经验方。

1号方用于心肾气虚、肝气郁结证。2号方用于肾阴不足、心肝火扰证。针对本证最突出的心神不宁症状,调治心神采用"开通"与"和养"相结合的原则。"开通"是开心窍,通心气以益心智,首选入心肝两经的石菖蒲。《神农本草经》载石菖蒲能"开心孔,补五脏,通九窍……不忘,不迷惑"。《重庆堂随笔》指出:"石菖蒲,舒心气,畅心神,怡心情,益心志,妙药也。"这些主治功能,与本病最为切合,故作为主药。"和养"即益心气,养心阴,缓急迫以调心神。选用甘草、小麦、大枣。

心肝气郁与心肝火扰常互为因果,故仿李东垣益气聪明汤意,取升麻、葛根合柴胡,以升清阳,疏肝气,散郁热,利清窍。细辛入肾,川芎入肝,均为辛香走窜之品,一入气分,一入血分,上达于头,有提神醒脑,活血利窍之功,有助于加强自控能力。仙灵脾、制首乌,补益肾气、肾精,前者助阳而不伤阴,后者益阴而不损阳,且可得精气互生之妙。偏阳虚者,加巴戟肉,以协同淫羊藿补益肾气,偏肾阴虚者,如热象明显,有鼻衄者,去川芎、细辛,加赤芍、生地黄,入肝经以清血热。大便不利,加制大黄以通泄,使浊阴降而清阳升。加牡蛎,入肝肾二经,以潜阳敛汗,并能配合升麻、柴胡升散之性,有相反相成之效。陈皮芳香利气,能开胃进食。

【中成药选介】

1.益气聪明丸 《素问·脉要精微论》云:"头为精明之府,头倾视深,精神将夺矣。"《灵枢·邪气脏腑病形》云:"十二经脉,三百六十五络,其血气皆上于面而走空窍。"可见人的精明精神,聪明灵性,需要气血供养,作为其物质基础。本丸药以党参、黄芪,益气健脾,以生血养心。升麻、葛根、蔓荆子,能升发清阳,使血气上行头面。白芍、甘草,柔肝和阴而缓急迫。黄柏一味,入肾坚阴而清相火。故本药不但能增强体质,且能提高多动症儿童的自我控制能力,使冲动易怒,懒散疲沓等症状得以改善,还可作为本证辅助用药。本方为《医方集解》引李东垣方。

2.丹栀逍遥丸 本方系逍遥散加牡丹皮、栀子而成,为治心肝血虚,肝郁化热而设。方中以柴胡疏肝解郁为主药。以薄荷之辛凉升散，芳香开窍，作为辅佐。牡丹皮、栀子，清心肝之郁热。乃遵《素问·六元正纪大论》："木郁达之，火郁发之"之旨，使郁解而热散。当归、白芍、甘草，养血柔肝而缓急。白术、茯苓健脾开胃滋化源。故本药可治冲动任性，烦躁易怒，而兼血少纳差者。

【穴位贴敷疗法】

心肝肾失调膏

（1）方药：石菖蒲、甘草、小麦、大枣、升麻、葛根、柴胡、细辛、川芎、淫羊藿、何首乌、巴戟天、赤芍、生地黄、大黄、牡蛎、陈皮。麻油熬，黄丹收。

（2）方义：石菖蒲舒心气，畅心神；甘麦大枣汤益心之气阴；升麻、葛根、柴胡升清阳，散郁热，利清窍；细辛、川芎提神醒脑，活血利窍；淫羊藿、何首乌、巴戟天补益肾气；赤芍、生地黄入肝清血热；大黄活血清热降浊；牡蛎潜肝阳，升麻、柴胡、陈皮升举清阳，芳香理气。全方对心、肝、肾失调，有综合调治之功。

贴膻中、肝俞、肾俞。

（3）主治：心肝肾失调证。

【针灸疗法】

1.体针

（1）处方配穴：①后溪、华佗夹脊第5椎旁。②合谷、华佗夹脊第7椎旁。③足三里、华佗夹脊第9椎旁。以上均取双侧穴位。隔日针治1次，三组轮换，12次为1个疗程。

（2）方义：华佗夹脊为经外奇穴。在脊椎棘突下旁开5分处，傍于督脉。第5椎旁治心，第7椎旁治肝，第9椎旁治肾。故为本证调治心、肝、肾三脏失调之主穴。后溪在手掌尺侧缘，第5掌骨小头后下方，握拳时掌横纹头是穴。后溪为手太阳小肠经之输穴，手太阳小肠经与手少阴心经相为表里，又是灵龟八法八脉交会穴之一，通督脉。（《针灸大成》卷五）督脉属肾，上入于脑。故本穴有调治心肾，通理脑脊之功。合谷为手阳明大肠经之原穴，在手背第1、2掌骨间近第2掌骨之中点。合谷通头面诸窍，调整阴阳的常用要穴，兼治多汗。足三里是足阳明胃经之合穴，位于小腿胫骨前崤外侧一横指，外膝眼下四横指处。足三里是儿童强壮保健之要穴，有助于纠治阴阳的失衡状态，使之复归于相对的动态的生理平衡。

（3）针法：后溪、合谷、足三里均直刺。华佗夹脊针体呈45°斜向脊椎。诸穴深度均以得气为度，不留针。

2.耳穴贴子

（1）处方配穴：①心、肝、肾上腺；②肾、神门、皮质下；③脑点、心、兴奋点。以上三组，轮流使用，均取双侧。3d轮换1次，1个月为1个疗程。

（2）材料及工具：油菜籽或王不留行，橡皮膏，剪刀，钝圆探针。

（3）方法：将橡皮膏剪成5～6mm见方的小块，上面放一粒菜籽，呈"⊡"状，备用。将探针在所选用的穴位附近轻轻点按，找到压痛点，见图4-1。用探针头在压痛点（穴位）上重压一下，使该处出现凹形圆点。以橡皮膏上的油菜籽对准此凹点，贴上，用手指压按菜籽，感到疼痛即可。嘱家长每天在穴位上用示指、拇指前后相对按压菜籽，每日3～4次，每次2min。

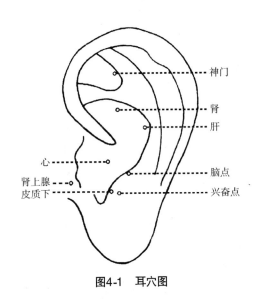

图4-1 耳穴图

耳穴贴籽，是利用菜籽在穴位上物理性压迫，作为刺激，具有类似耳针的作用。由于不破皮肤，不会造成感染，故较安全。

3.腕踝针

（1）取穴：双侧"上$_1$"。部位在前臂掌侧面，尺骨缘与尺侧腕屈肌腱之间，距腕横纹二横指处。相当于手少阴心经灵道穴上5分（同身寸）处。见图4-2、图4-3。

（2）方义：上$_1$是手少阴心经流注之处，是腕踝针中治疗各种精神、情志疾病的主要部位。通过调治心经以治五脏之神。

（3）针法：用30号1.5寸毫针，消毒备用。医师手指及施针部位消毒，患者双手仰掌平放，手臂伸直。医师左手拇指示指将取穴部的皮肤捏住，稍微提起，右手持针，针尖朝肩部方向，与手臂平行，针体与皮肤呈30°，在"上$_1$"部位快速刺入，进针后，放松持针手指，使针体自然卧倒，然后将针体沿皮下缓缓推入，使针体与皮肤平行，进针1.4寸，留针30min，起针，隔天1

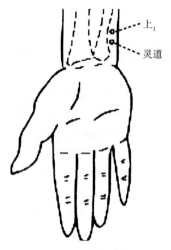

图4-2　上₁右手掌侧

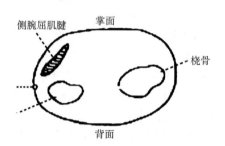

图4-3　上₁右手腕部横断面

次，10次为1个疗程。

（4）注意点：①进针要快，可以减轻痛苦，因针尖刺入时可引起疼痛，当刺入后，针尖推进的阻力就减小，且不感到疼痛。②卧针部位要在皮下，不可过深，针体与皮肤表面平行，针柄紧贴在皮肤上。推针要慢，要求不引起任何酸、麻、重、胀的感觉。如果患者诉说有这种感觉，说明进针过深，应将针体缓缓退至距针尖2mm处，然后再平卧针体，慢慢推入。③留针时应保持安静，手臂位置不能变动，以免弯针，造成损伤。亦可考虑用橡皮膏固定针柄。

4.灸法

（1）取穴：大椎、百会，轮流使用，隔日1次，20次为1个疗程。

（2）方义：大椎、百会，均为督脉经穴。大椎为手足六阳经之会；百会为足厥阴肝经与督脉交会之处。督脉贯脊属肾入脑，两穴有益肾健脑，平肝宁神之功效。

（3）方法：用雀啄灸法。取艾条1支，点燃后，在大椎穴（在第7颈椎与第1胸椎棘突之间）或百会穴（在头顶，前后正中线与两耳尖连线之交点）如雀啄食状，一起一落进行熏灸，艾火与皮肤之距离为0.5～1寸，灸5～10min，皮肤上略有红晕为止。此疗法可教会家长，自行操作，注意不可烫伤。

【气功疗法】

1.心肾气虚、肝气郁结者

（1）静功：放松功中的纵向全身放松法。

内养功中的硬呼吸法，即吸-停-呼的呼吸方法，采取仰卧式、右侧卧式或平坐式均可。

（2）动功：升清降浊，配合吐"嘻"字诀和"嘘"字诀。内运乾坤，回身射虎，古木盘根。

（3）保健按摩：耳功、目功、舌功、搓腰、和

带脉。

2.肾阴不足、心肝火旺者

（1）静功：放松功中的纵向全身放松法。

内养功中的软呼吸法，即吸-呼-停的呼吸法，采取仰卧式、右侧卧式或坐式均可。

（2）动功：升清降浊，配合吐"嘘"字诀和"呵"字诀。卧望星辰，牵拉天柱，回身射虎。

（3）保健按摩：搓两足涌泉各100次。耳功、搓腰、和带脉、目功、叩齿、运舌、咽津。

具体方法见本书附录F气功功法选录部分。

【饮食疗法】

此类患儿适宜甘缓平和、清淡的饮食，不宜辛辣刺激，也不宜肥甘厚味。

（1）鱼鳞膏：将青鱼、草鱼或其他较大鳞片之鱼鳞，洗净，清水一饭碗（3～4斤大的鱼，如鱼小则酌减）煮沸15～20min，去鱼鳞，鱼鳞汤冷却后即结成膏状。食时可稍加酱油、麻油凉拌；亦可加糖，放入冰箱中片刻，作为冷饮。鱼鳞一般都丢弃不用，殊为可惜，其营养价值较高，能补脑强身。

（2）甘枣麦片粥：枸杞子12g，甘草6g，大枣15g，煎煮20min，滤汁，留大枣，加麦片20～30g，煮成粥，做早餐，可以常食。此粥仿甘麦大枣汤意，加枸杞子，养心补肝，可作本证辅助治疗。

（3）芡莲大枣汤：莲子肉20g，芡实15g，大枣12g，同煮酥，加少许白糖，做早餐或点心。此汤有补肾养心之效，用于本证有睡眠不安，遗尿者。

（4）宁心补血汤：熟地黄15g，竹叶12g，莲子心3g，三味放在布袋中与猪肝50g同煮30min，取出布袋，加青盐少许，食肝，喝汤。竹叶、莲子心清心火；熟地黄、猪肝，入肝、肾二脏，补血补阴。用于心肝血虚，睡眠不安，小便短少者。

【音乐疗法】

此类患儿的情绪、心理特征，阴虚火扰者以烦急不静为主，气血不足兼郁者以涣散、抑郁为主。前者宜舒缓、下行、宁静的音乐，后者以有力的渐升、舒缓音乐为主。

推荐曲目

（1）《我们的田野》（欢乐儿歌. 中华文艺音像出版社出版. 广东豪盛文化传播有限公司）：清脆错落的鸟语、舒缓悠长的曲调，饱含深情的童声，描绘出一幅和谐的自然画面。由美丽的田野到碧绿的河水，再到无边的稻田，由平静的湖水到荷花、鲤鱼、芦苇、野鸭，由森林到群山、野鹿、山羊、宝藏，由天空到雄鹰，最后回到"守卫辽阔美丽的土地"这一主题。神思涣散，注意力不易集中，小动作多者，常听有益。

（2）《少年少年祖国的春天》（欢乐儿歌. 同上）：坚定有力的鼓点，节奏鲜明，吸引着注意力，镇定着心情神；舒缓微扬的旋律，升中有降，降中有升，调理着心情；朝气蓬勃的童声合唱，配合着低沉的鼓点节奏，蕴含着无尽的潜能。本曲可令心情舒展而镇定。

（3）《夜曲（Nocturne）》[神秘园之歌（Song From a Secret Garden）.环球唱片（Decca唱片）]：饱含深情的女声之后，小提琴柔肠百转，反复回旋的激情不断被疏理引导下来，诸音烘托的激情表达之后，复归于和缓。这种对情绪的不断激发、引导、调理，有助于思想涣散、多动扰人、任性患儿的心理调整。

（4）《变幻之风（The Wind of Change）》[仙境（Wonderland）.金革唱片]：风的呼啸、清晰的弦拨音、干净细碎的铃声，伴随悠扬的笛声，舒缓、流畅，此起彼伏，互相衬托，和而不乱，营造出一种自然和谐的意境。

（5）《帘动荷风》（乱红. 箫和钢琴. 中国唱片总公司）：朴素悠扬的箫声传达着木管特有的沉思与了悟，钢琴虽多是在低音区零落地弹奏，却表现出一种宽阔的襟怀，包容着箫声，同时还蓄积着能量，代表了一种疏理和调整。易冲动、易烦急、注意力不易集中患儿常听有益。

（6）《高山流水》（高山流水古筝传说. 广东新时代影音公司）：有力的弦音给人以稳固的鼓舞和支持，跳跃的拨音似水流沿溪而下，使人感到一种活力；有阻碍、有盘桓、有激发、有力量，山自巍峨、水自流淌，高山与流水构成一幅和谐的自然图景。多动、易冲动、睡眠不安患儿可选用。

（7）《求索（Way of the Winding Valley）》[道禅（Zen Breakfast.RealMusic）]：和缓而清丽的钢琴键音，平和的旋律，远处细碎的风铃声，形成一种平静祥和的心境，悠长的风笛声带给人深深的思索，回味无穷。易烦易急、注意力不易集中患儿常听有益。

【验案选萃】

案一

沙某，男，8岁，二年级，门诊专卡133号。1986年4月16日初诊。

自幼有多动现象。思想不集中，上课时小动作多，坐立不安，做事有始无终，丝毫不考虑后果，成绩不稳定。胃纳正常，易怒，喜冷饮，汗多，脉细，寸部脉沉，手背皮肤红而湿润，舌无异常。本病主要为心、肝、肾三脏失调。心肾不足，肝气不伸，血不调，故络脉闭塞，气不和则失控易怒。"血气者，人之神"，血气不和累及心神，发为本病本证。治宜养心肾，疏肝气，调气活血。处方：石菖蒲12g，柴胡9g，川芎9g，甘草9g，淮小麦30g，制首乌9g，大枣7枚，藿香9g，丹参12g，辰灯心一扎。方中甘麦大枣汤养心缓急，合石菖蒲、辰灯心以开心窍，宁心神。川芎入肝，活血行气，外散走窜，配柴胡以升清阳，上达于头。丹参入心，通窍活血安神，兼清血分郁热。何首乌补肝肾，益精血，滋而不腻，合为心、肝、肾调摄之剂。

二诊：上药14剂后，老师反映情况大有好转，上课能遵守纪律，作业亦较前认真。由于搬家，有些波动，上课又不专心。处方：原方加升麻9g，以助升清之力。

三诊至七诊：情况尚稳定。处方：原方去辰灯芯，加陈皮，芳香开胃。

八诊：9月24日，开学已半个多月，在家长会上，班主任、数学老师等反映，上课时基本能集中思想，很少开小差，作业也清楚多了。唯一不足之处是发言不积极。原方加细辛3g，以鼓舞肾气，加强调神之功。

九诊：作业经常出现100分加五角星，学习和纪律稳定，已养成较好的学习习惯。一放学便自觉做作业，并注意质量。原方续服。

十诊：一切良好，老师对他也提高要求。得到积极发言的小奖状。上进心一天比一天强，面色红润，胃口好，大小便、睡眠均正常。1986年11月10日，行为评分自18分降至5分。停药。

按：本例见效迅速。前后服药近7个月而告痊愈（表4-1），情况稳定，精神体质全面提高，学习成绩提高，反映了自控能力增强。显示了中医药治疗本病的优越性。

案二

孙某，男，9岁，学生，2002年12月10日就诊。其父母代述：近半年来，患儿注意力不集中，多动少静，情绪

表4-1　儿童行为量表

行为临床表现	1986-04-16	1986-11-10
1.上课时坐立不安	2	1
2.上课时不断讲话	1	0
3.上课时小动作多	3	1
4.发言不举手，随便叫喊	0	0
5.听课时不专心，东张西望，易被各种声音所吸引	2	0
6.情绪变化快，易与人争吵	0	1
7.常惹人，或干扰他人活动	0	0
8.集体活动或游戏时要占上风，不能平心静气地玩	2	0
9.做事凭心血来潮，想做什么，就做什么，往往有始无终	3	1
10.什么事都做出来，不顾后果如何	3	1
11.随便拿父母钞票或在外偷窃	0	0
12.说谎，骂人或打架	1	0
13.学习成绩差	1	0
14.逃学或缺课	0	0
总计	18	5

注：此表根据上海市MBD科研协作组制订的儿童行为量表而制订，凡评分≥10分为阳性（据凌耀星医案摘编）

不稳定。上学时听课不专心，爱搞小动作。老师经常批评教育，均无济于事。家长亦无计可施。故来咨询、就诊。查发育良好，颜面发红，舌红，苔少，脉细数。方选桂枝加龙骨牡蛎汤加减治疗。处方：桂枝10g，甘草5g，芍药15g，生姜3片，龙骨20g，牡蛎20g，大枣10g，酸枣仁10g，莲子心10g，百合10g，佛手10g。此方意在调和营卫，养心安神，佐以疏肝法。每日1剂，水煎服。5剂后复诊，病情明显改善，但饮食一般，大便略干。考虑与龙骨、牡蛎用量较大有关，故二者减为10g，并加入生地黄、莱菔子各10g，又服10剂，诸症悉除，基本正常上学、生活，精神渐佳。恐其复发，又以后方制作丸剂，每日2次口服，治疗3个月痊愈。2年后，偶遇其母，述孩子身体健康，学习成绩佳。（据吉林省中医中药研究院刘新瑞等医案摘编）

案三

杨某，男，9岁。从幼儿起整日动个不停，乱爬、乱跳、不能静坐片刻；上学后表现，上课时注意力不集中，在座位上不停扭动，做小动作，或东张西望，甚至离开座位叫喊，影响课堂秩序，学习成绩差，经常考试不及格；在家不能按时完成作业，平时易冲动，脾气暴躁，食纳不佳，夜间时有遗尿，就诊时在诊室东奔西跑，抢医师的笔、手电筒等。查体见形体偏瘦，面色无华，眼眶黧黑，舌体瘦小，舌质偏红，少苔，脉弦细。诊断儿童多动症，中医辨证为脾肾两虚，肝阳亢盛。拟方：熟地黄15g，龟甲12g，太子参10g，茯苓15g，白芍10g，龙骨15g，珍珠母20g，石菖蒲8g，生龙齿15g，远志

6g，牡丹皮6g，麦芽15g，炙甘草5g。配合中成药益智宁神口服液口服，治疗1周，易冲动、脾气暴躁减轻，余症无明显好转。原方去龙骨、珍珠母，加酸枣仁10g，牡蛎20g，并指导其教育方法和饮食调理。6周后，家长反映患儿情绪稳定，多动、注意力不集中症状明显好转，学习成绩有所提高，停用中药汤剂，继续服益智宁神口服液。6个月后多动症状基本消失，上课已基本可以坚持听讲，学习成绩明显提高，面色好转，眼眶黧黑、遗尿消失，嘱间断口服益智宁神口服液，追踪1年无复发。（据广东省中医院杨丽新等报道罗笑容医案摘编）

案四

患儿，男，8岁。初诊日期：2006年12月6日。主诉：注意力不集中，动作过多反复3年余。现病史：3年前经常注意力不集中，自我控制力差，动作过多，上学后学习比较困难，经常发脾气，冲动任性，而来我院门诊。检查：经Conners量表检测，在品行问题、学习问题、人身障碍、冲动多动、焦虑方面评分，符合儿童多动症的诊断，多动指数为1.7。

治疗方法

1.腹针穴取中脘、下脘、气海、关元、滑肉门、外陵、大横。操作：选用0.22mm×30mm毫针，常规皮肤消毒，避开血管、毛孔，对准穴位直刺，一般只捻转不提插，视腹壁厚度，针刺3~8mm，留针15min。每日1次，10次为1个疗程，疗程间隔时间为1周，治疗6个月后，统计疗效。

2.中药方剂组成为熟地黄10g，益智10g，枸杞子

10g, 桑椹10g, 五味子5g, 柏子仁10g, 首乌藤10g, 茯苓10g, 太子参10g, 大枣10g, 莲子15g, 竹叶10g, 天竺黄10g, 钩藤10g, 牡蛎15g (先煎), 龙骨15g (先煎), 甘草5g。

经上述方法腹针结合中药治疗, 每日1次, 10d为1个疗程, 疗程间隔时间为1周, 治疗6个月后, 以上症状减轻, 学习较治疗前明显进步, 多动指数为1.1。随访6个月, 未复发。

按: 本病之病因主要是先天禀赋不足或后天调摄不当、情志失调、肝阳心火偏亢等, 主要病位在肾、脾、肝、心。笔者在总结前人经验的基础上, 确立了从调理肾、脾、肝、心四脏入手, 以补肾、益脾、平肝、宁心为法, 腹针结合中药治疗本病。

腹针疗法是薄智云医师创始的, 在腹部进行针刺调节脏腑、经络以治疗全身疾病, 特别是治疗慢性病、疑难病的一种新的无痛针灸法。腹针取穴以中脘、下脘、气海、关元为主穴, 中脘、下脘均属胃脘, 两穴合用有理中焦调升降的作用, 且手太阴肺经起于中焦, 故兼有主肺气肃降的功能, 气海为气之海, 关元培肾固本, 肾又主先天元气, 因此, 四穴合用有 "以后天养先天" 之意, 故名引气归原。滑肉门、外陵左右共四穴为腹四关, 该四穴可通调气血, 疏理经气使之上输下达肢体末端, 是引脏腑之气向全身布散的妙穴, 配合大横以加强健脾和胃之功。故诸穴合用, 起到治心肺、调脾胃、补肝肾的作用。

中药熟地黄、益智、枸杞子、桑椹、五味子, 补肾生髓益智养心, 取心肾相交则宁之意; 五味子、柏子仁、首乌藤、茯苓, 养心安神; 竹叶、天竺黄清心化痰; 茯苓、太子参、大枣、莲子、甘草, 健脾和胃, 调和心脾; 钩藤、牡蛎、龙骨, 平肝潜阳息风。诸药配伍应用, 切中病机。

此外, 中药的口感、服用是否方便、用针是否疼痛等是患儿能否坚持治疗、最终取效的一个重要因素。本法中处方味甘微苦微酸, 口感佳, 药性平和; 腹针安全、无痛、简便易行, 患儿易于接受。故针药并用, 取得良效。(据柳州市中医院黄玲医案摘编)

案五

某男孩5岁, 诊前一年无明显诱因出现动作行为与一般儿童不同。家长陈述, 患儿自晨起到晚睡的全部时间内, 很少有老实的时候, 起床后即舞衣取闹, 至吃饭时仍坐不住, 平时喜弄闹表、半导体, 出入门过猛, 甚至常在墙上、书上划道, 任性冲动, 性格暴躁, 不避危险, 善喜爬墙, 智力正常, 但注意力不集中, 学习成绩低于同龄儿。家长仅认为是孩子淘气, 所以不以为疾。进入幼儿园后, 发现因其多动安为影响集体生活而来就诊。检查时, 患儿喜弄听诊器, 多动不安, 脑电图正常。服镇静药无明显疗效。本例属儿童多动症, 乃先天肾不足, 肝、心之气有余, 故见诸症。治以平肝、心之气, 以缓多动, 稳定心神, 此为治标; 尔后重益肾, 壮其脑髓, 增强大脑功能, 从而促使阴阳调和。治疗: 外治用耳针法, 取穴脑干、肾、肝、心, 每日1次, 留针20min, 10d为1个疗程。内服汤剂。方用当归10g, 远志10g, 郁金10g, 白芍10g, 牡蛎10g, 龟甲10g, 地龙10g, 珍珠母10g, 生地黄10g, 紫贝齿10g。水煎服, 每日1剂, 每天3次。10d后病情好转, 活动减少; 继续服用1个月, 病情基本稳定。再调方药如下: 石菖蒲10g, 桑椹10g, 何首乌10g, 熟地黄10g, 山药10g, 牡蛎10g, 仙茅10g。服用20d, 用以益肾促进脑髓发育, 扶正固本巩固疗效。

按: 本例, 与肾、肝、心三脏有关, 夫肾者主脑髓, 肝者司筋, 三脏失调即可导致脑功能障碍, 出现多动安为、注意力不集中、情绪不稳定等症状。王老以上述方法治疗本证多可收效。方中当归、远志调神主静; 白芍、郁金、生地黄平肝求稳; 牡蛎、珍珠母、紫贝齿益肾利脑。配合耳针共奏其功。辅方诸品, 皆补肾充脑之品, 久服亦有神益。[据长春中医学院附属医院 (现名长春中医药大学附属医院) 冯晓纯等报道王烈医案摘编]

【辨治按语】

(1) 诊断方面: 本病主要是心神方面的偏移、失控, 临床表现以行为异常最为突出, 其他症状和体征较少或较轻, 这是本病的一个非常重要的特点。许多症状和体征, 都是相对而言的。但当这些症状与突出的行为异常同时出现的时候, 在辨别证型, 指导施治方面, 就有其重要意义。

对于本病的诊断, 尤其在辨别证型方面, 尚须进一步摸索其规律, 我们发现, 心、肝、肾失调证548例做了翻手试验, 阳性446例, 占81.4%, 其中绝大部分属于肾阴不足, 心肝火扰的病例。而阴性84例, 可疑18例, 则较多见于肝气抑郁, 心肝血虚及心肾气虚的患儿。其中原因, 尚待进一步研究。

(2) 治疗方面: 针对心、肝、肾失调的特点, 治疗原则着重在一个 "调" 字。补其不足, 泻其有余。鉴于多动症儿童大多属于正常健康者, 他们在阴阳、水火、气血、升降等方面的偏颇, 一般都较为轻浅, 对他们进行纠治, 只须轻清透达, 调其失调, 便可拨乱反正。任何大补、大泻、大寒、大热之品, 都不宜应用。

本证肾元不足有两种情况, 即肾阴不足与肾气不足。治疗应根据不同病机, 来滋肾阴或益肾气, 以补其不足。由于精气两者有互根关系, 治疗时也可以补精以化气，益气以生精。但必须注意滋阴不可碍阳，补阳不可损阴。

心肝有余，亦有两种情况，即气郁与火热。气郁者宜疏解，治疗原则是通心气，疏肝气，开心窍。火热者宜清解，但本证之火扰现象与其他疾病所见燔炽上炎的心肝之火，截然不同。因此治疗时不宜用大剂苦寒直折。这种心肝火扰之证，一方面由于肾阴不足，另一方面与心肝气郁亦有不可分割的关系。气郁可以化火，火扰又可以影响气机。治疗除了滋肾水以潜心火，涵肝木之外，应根据《内经》"火郁发之""木郁达之"的原则，用芳香，辛散，清透的方法，顺其炎上、条达之性，以达到调气、调神之目的。在心肝有余的同时，亦可兼见心气不足，心肝血虚的证候，则宜适当配以补心气及补血活血之剂。

不论中药还是针灸等治疗本证，都有一定疗效，但一般见效较慢，而一旦见效后，则多比较持久而稳定。也有部分病例于停药后，经数月，又有反复现象。这种病例如果继续服药，常仍然有效。

中药、针灸等治疗本证，主要是调治心、肝、肾三脏之间的阴阳、水火，气血升降，都关系到整体的调整。除患儿思想涣散等多动症表现明显好转外，其全身情况，亦多得到改善，主要表现在食欲增进，体质增强，发育良好，原有的某些疾病如遗尿、鼻衄、容易感冒等，亦得治愈，服药期间没有明显的不良反应。

中药、针灸等治疗，重在调神。为了提高和巩固疗效，也十分需要家长和老师的配合默契。首先家长自己要提高自身修养，克制粗暴态度。对孩子应心平气和地耐心说理，因势利导，以表扬为主，鼓励他的自尊心和上进心，并持之以恒，对改善该证，恢复健康，有重要意义。

【文献选录】

《素问·灵兰秘典论》："心者君主之官，神明出焉……肝者将军之官，谋虑出焉……肾者作强之官，伎巧出焉。"

《素问·逆调论》："肝一阳也，心二阳也，肾孤脏也，一水不能胜二火，故不冻慄。"

《辨证录》："心肾交而智慧生，心肾离而智慧失。"

《格致余论》："主闭藏者肾也，司疏泄者肝也，二脏皆有相火，而其系上属于心。"

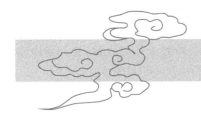

第五部分

儿童多动症临床路径研究

第一节　关于临床路径研究

一、临床路径定义

临床路径（clinical pathway, CP）是指针对某一疾病建立一套标准化医疗模式与治疗程序，包括诊断、治疗、康复、护理、教育、结果评价等过程，以及完成这些工作的进度表和路线图，是一种以循证医学证据和临床实践指南为指导，以住院（或工作）日为单位来组织医疗活动和管理疾病的方法。

目前公认的定义是：临床路径（clinical pathway, CP）是指医院里的一组人员，包括行政管理、医生、护士等专业人员，针对某种疾病共同研究制订诊断、治疗、护理的标准化方案及与时间相对应的实施程序，并对其效果进行评估和动态观察，使服务对象获得最佳医疗服务。因其具有规范诊疗行为、控制医疗费用、降低平均住院日、提高医疗服务质量等作用而逐渐被广泛接受并应用。不同学者对临床路径的定义不尽相同，但一般都包括以下4个关键的要素：一是其对象是针对一种特定疾病的诊断或操作，可以是某个ICD编码对应的病种或手术；二是临床路径的制订是综合多学科医学知识的过程，这些学科包括临床、护理、药剂、检验、麻醉、营养、康复、心理及医院管理等；三是路径的设计要依据住院（或工作）时间流程，结合治疗过程中的效果，对检查治疗的项目、顺序和时限进行规定；四是其结果是建立一套标准化的治疗模式，最终实现规范医疗行为、减少变异、降低成本、提高质量。

二、临床路径的起源与发展

"关键路径法"，是美国杜邦公司在1957年为新建一所化工厂而提出的用网络图判定计划的一种管理技术，其后又结合企业界"持续品质改善"的理论，将患者从住院到出院视为一个独立的作业流程，通过建立和完善"治疗流程"及"监控流程"（即临床路径），对治疗与出现变异的结果进行持续不断地修正，以保证医疗质量提升及医疗资源的有效利用。

1985年，美国波士顿新英格兰医疗中心率先实施临床路径，是目前公认的首家采用临床路径概念和做法的医院。该中心的研究表明：低劣质量的医疗服务往往与不合理、不规范的临床治疗行为有关，推行了当时取名为关键路径（critical pathway）的标准化医疗服务模式后，明显改进了医疗效果。人们将这种既能贯彻持续质量改进、节约资源，又能达到单病种质量管理的诊疗标准化模式，称为临床路径。1990年，该医疗中心报道了实施临床路径的经验，以临床路径代替医疗计划和作为医护人员治疗患者的参考依据。临床路径由此受到重视，现在美国约有60%的医院已在应用此法。自20世纪90年代以来，临床路径得到了很大的发展。相继传入日本、英国、新加坡、澳大利亚、韩国等国家。然而在发展中国家和亚洲国家及地区中临床路径还只是零星开展。临床路径已成为20世纪以来的一种崭新的医疗模式，它主要应用于住院患者，因考虑到疾病的复杂性，允许有25%的病例不进入路径。

三、临床路径在我国的研究情况

我国的台湾地区由于推行了健康保险制度，从

1995年开始引入临床路径，至今已经制订了50多个病种或手术的临床路径，以外科、妇产科的常见病为主。

2002年北京大学第三医院首先引用临床路径，随后相继在四川大学华西医院、青岛医学院附属医院（现名青岛大学附属医院），以及湖南、河北、广东等一些医院实施应用。目前，已开展临床路径的多数为大型综合性医院，进入临床路径的病种以外科手术疾病为主，涉及内科、妇科及慢性病等。但临床路径在国内的应用研究大部分处于各自为战的自发研究，缺少多中心大样本研究的报道，处于实践探索的初步阶段。2009年10月卫生部印发了《临床路径管理指导原则（试行）》，2010年11月国家中医药管理局发布了第一批中医临床路径后，公布了《22个专业95个病种中医临床路径》。2011年1月下发了《中医临床路径试点工作实施方案》，开始了中医临床路径试点工作。2011年12月又公布了《24个专业105个病种中医临床路径》。其中儿科病种第一批7个（小儿紫癜、肺炎喘嗽、小儿反复呼吸道感染、小儿哮喘、小儿泄泻、脑性瘫痪、小儿肌性斜颈），第二批9个（胎黄、小儿痫病、儿童抽动障碍、小儿便秘、解颅、小儿急性咳嗽、儿童多动症、小儿慢性咳嗽、性早熟）。目前，这些临床路径正在分析研究总结阶段，还未真正在临床上广泛推广使用。

四、中医临床路径制订的基本原则

制订中医临床路径目的是为了提高中医临床疗效，体现中医优势，规范中医诊疗行为，发挥中医特色。中医学是以整体观、辨证观为基本特点的医学，强调辨证论治，注重个体化治疗，临床疗效评价以症状改善为主。因此，中医临床路径的制订必须遵循中医诊疗疾病的基本思维，坚持"能中不西、先中后西、中西并重"的原则，充分体现中医诊疗的特色和优势，为临床提供最佳的中医诊疗方案，切实解决中医临床的难题，缩短住院时间，降低医疗费用，真正体现"以病人为中心"的思想。

临床路径的制订和实施，其主体应是医疗机构，针对的主要是医务人员和患者。因此，对于具体的医疗机构而言，制订临床路径主要考虑的原则如下。

（一）选择病种

1.专科临床的常见病、多发病，中医药治疗有优势特色的病种，作为制订中医临床路径的切入点。国家中医药管理局在"十一五"末期，投入大量的精力进行了中医重点专科建设，对各地中医院在长期临床诊疗中总结的一些优势特色疾病进行了系统地梳理

和临床验证，从而形成了一批中医治疗方案明确、特色优势明显、疗效显著的病种，进入中医临床路径研究。

2.以重点专科优化的疾病诊疗方案为开发基础。这些疾病的诊疗方案相对明确，体现了中医辨证论治的基本原则，其诊疗技术相对成熟，诊疗费用相对稳定，疾病诊疗过程中变异相对较少。

3.结合本机构的实际，优先考虑卫生行政部门已经制订的临床路径推荐参考文本的病种，如国家中医药管理局目前已公布的200个病种。

（二）确定诊疗项目

包括医嘱类项目和非医嘱类项目。医嘱类医疗服务项目应遵循循证医学原则和证据基础，同时按照行政主管部门正式发布的法规（如标准、指南），参考相关学会/协会制订的疾病诊疗常规和技术操作规范，包括饮食、护理、检验、检查、处置、用药、手术等。非医嘱类服务项目包括健康教育指导和心理支持等，以及确定完成临床路径标准诊疗流程需要的时间，包括总时间和主要诊疗阶段的时间等项目。

（三）查找并筛选相关临床研究证据

在制订临床路径之前，首先应该系统地检索相关病种的已有临床路径及临床研究文献，吸取国内外临床路径制订的方法，借鉴可以利用的部分内容。此外，还应当参考已有的临床实践指南、系统评价、临床研究成果和政策法规性文件等。随着网络技术和医学信息学的发展，查询证据的手段和资源也越来越多。通常会根据提出的临床问题制订相应的文献检索策略，包括所需查询的资料库、检索词、检索时间段和是否增加手工检索等。对于临床研究来说，英文的网络数据库包括美国医学图书馆在线生物医学数据库PubMed（www.nlm.nih.gov）、国际Cochrane图书馆临床试验中心注册库及欧洲最大的生物医学数据库EMBASE。中文的数据库包括中国生物医学文献数据库（CBMdisc）、中国知网数据资源（CNKI）、万方数据资源（WanfangData）、维普资讯数据库（VIP）、中国中医药数据库（www.cintcm.com，TCMonline）。将这些查找的资料数据，按照干预措施的证据分级标准进行证据分级，这类证据是由随机对照试验（Ⅰ级）、队列研究（Ⅱ级）、病例对照研究（Ⅲ级）、系列病例研究（Ⅳ级）、病例报告、传统综述、专家观点或经验（Ⅴ级）构成。证据是循证医学的基础，通过检索国内外医学文献中报道的医疗、护理、检查、用药等最新进展，为科学制订临床路径提供依据。

（四）制订临床路径文本

医疗机构应根据循证医学提供的证据，结合本机构实际情况，制订符合中医学特点的临床路径。临床路径的制订过程就是设计一个以时间为序的表格式诊疗计划，依据"过程管理"思想，将住院流程划分为若干时间段，制订出各阶段住院日目标，要求医务人员在相应的时间内完成相应的服务内容。

五、临床路径制订的一般方法

（一）组成研制小组

选定负责医师，由医师、护士、行政人员和相关科室人员及循证医学专业人员组成研制小组，进行学习研讨，并做出文献研究报告。必要时可请专家指导。

（二）选定临床路径执行科室

从病历记录及日常医疗经验中选出基本且重要的医疗项目，以及相关资料，如住院日、费用等，结合文献分析，确定基本标准，制订临床路径草案，提供科室讨论。

（三）召开研讨会

征询专业小组以外的相关医疗科室和非医疗人员的意见，修改临床路径方案。同时，向临床路径实际工作相关科室人员说明临床路径的内容及执行中的注意事项，根据反馈，进一步修订、完善临床路径，并达成共识。

（四）培训试行

对相关的一线人员进行培训，包括记录的方法、变异（违背路径事项）的处置等。然后开始试行，并在试行中收集、分析变异，不断改进临床路径。

第二节　儿童多动症中医临床路径的研制

一、制订临床路径的背景

国家中医药管理局自2008年起相继开展了重点病种的中医诊疗规范及中医临床路径的制订工作。为探索建立适合中医药的临床路径管理制度、工作模式、运行机制，以及质量评估和持续改进体系，国家中

医药管理局决定先行在重点专科协作组成员单位开展中医临床路径管理试点工作。

同时，作为国家中医药管理局重点学科，南京中医药大学儿科牵头并完成了《中医儿科常见病诊疗指南》的制订工作，为临床路径工作提供了前期研究基础。

儿童多动症（注意缺陷多动障碍）是国家中医药管理局确定的儿科第二批研究的优势病种，其负责研究单位是江苏省中医院（南京中医药大学附属医院）儿科。江苏省中医院儿科是首批卫生部国家临床研究重点专科。

二、临床路径的制订

（一）组建研制小组

儿童多动症临床路径的制订为江苏省中医院儿科牵头，共有江苏省中医院儿科、河南中医学院（现名河南中医药大学）第一附属医院儿科、山东中医药大学附属医院儿科、上海市中医医院儿科、复旦大学附属儿科医院中医科、江苏省江阴市中医医院儿科、佳木斯大学附属第三医院儿科、黑龙江大庆市中医医院儿科、湖北省中医院儿科9家单位共同组成协作组。由韩新民为组长，各参加单位儿童多动症病种负责人为副组长，各单位治疗多动症的专家为成员组成研制领导小组。在儿童多动症临床路径制订过程中，江苏省中医院的领导给予了大力的支持，由医院主管医疗的副院长担任组长，医务处领导担任副组长，各相关科室主任参加，组成儿童多动症临床路径实施领导小组，领导管理、落实儿童多动症临床路径的研制和实施。

（二）制订临床路径

在路径的制订过程中，研制小组分析了目前在中医院患儿就诊的实际情况，多动症儿童绝大多数是不需要住院治疗的，只是门诊治疗，故我们制订的是儿童多动症的门诊临床路径。

采用方法，包括专家制订法、循证法和数据分析法。

构建儿童多动症中医临床路径以中医的辨证和西医的辨病相结合作为基础，以病为纲，以证为目，纲举目张。中西医的诊疗体系各有其特点，由于儿童多动症西医的病因病机至今尚未明确，缺少诊断的客观金指标，临床上是以量表、症状评分等来评价的，故其诊断标准不易掌握；中医则需要对本病诊治有一定临床经验的医师来评判；治疗上，中医强调辨证论治，可

从多个角度分析患者的整体情况,因人因地因时的治疗,其方法灵活多变;而西医的治疗药物相对较少,对于治疗方案效果不好或无效的患者往往束手无策。因此,我们在建立儿童多动症临床路径时以中医为主,中西医互补。

1.病名 中医用儿童多动症,西医用注意缺陷多动障碍(attention deficit hyperactivity disorder, ADHD)。

2.诊断 中医诊断标准参照1994年发布的中华人民共和国中医药行业标准《中医病证诊断疗效标准·中医儿科病证诊断疗效标准·多动症》(ZY/T001.1~001.9-94)制订。西医诊断标准采用中华医学会《中国精神障碍分类与诊断标准》第3版(CCMD-3)儿童注意缺陷多动障碍的诊断标准。

3.证候 关于儿童多动症证候分类至今尚未统一,《中医儿科学》教材上一般分3个证候。冷方南等主编的《儿童多动症临床治疗学》分为10个证候。现代中医文献研究显示多数医家一般把本病分为3~5个证候论治。经过本病协作组专家调查,结合国家中医药管理局颁布的《中医病证诊断疗效标准·中医儿科病证诊断疗效标准》及前期的《中医儿科常见病诊疗指南》,我们把本病分为5个常见证候(心肝火旺证、痰火扰心证、肝肾阴虚证、心脾两虚证、肝郁脾虚证)进行研究。

4.治疗方案 参照国家中医药管理局重点专科协作组《儿童多动症(注意缺陷多动障碍)中医诊疗方案(试行)》。根据国家中医药管理局重点专科办公室的意见,本路径以中药汤剂为主进行治疗,可以使用中药颗粒剂及中成药,针灸等其他疗法酌情使用。

(1)辨证论治(表5-1)。

表5-1 儿童多动症辨证论治

证候	治法	代表方剂	中成药
心肝火旺证	清心平肝,安神定志	安神定志灵加减	朱砂安神丸、龙胆泻肝丸
痰火扰心证	清热泻火,化痰宁心	黄连温胆汤加减	礞石滚痰丸
肝肾阴虚证	滋阴潜阳,宁神益智	杞菊地黄丸加减	静灵口服液、小儿智力糖浆、杞菊地黄丸
心脾两虚证	养心安神,健脾益气	归脾汤合甘麦大枣汤加减	归脾丸
肝郁脾虚证	疏肝健脾,益气解郁	逍遥散加减	逍遥散、柴胡疏肝散

(2)针灸疗法

①体针:主穴取内关、太冲、大椎、曲池。注意力不集中配百会、四神聪、大陵;多动配定神、安眠、心俞;烦躁配神庭、膻中、照海。捻转进针,用泻法,不留针。每日1次。

②耳针:取心、肝、肾、神门、交感、脑点。浅刺不留针,每日1次。或用王不留行压穴,取穴同上。

(3)其他疗法:包括认知行为疗法,感觉统合训练,脑电生物反馈等治疗。

5.标准治疗时间 确定标准治疗时间非常重要,基于循证医学理论,我们从以下几个方面考虑:一是我们医院十多年来儿童多动症平均临床治愈时间,这一点可以通过对以往病例的回顾性分析得到答案;二是了解国内同类医院本病的平均临床治愈时间,通过检索文献并做统计分析得到结果;三是参考西医治疗本病的疗程;四是通过专家问卷调查。在充分考虑以上四个方面基础上,确定临床路径的标准治疗时间。本病临床路径标准治疗时间(90±2)d。

6.进入路径标准

(1)第一诊断必须符合儿童多动症(注意缺陷多动障碍)诊断的患儿。

(2)患儿同时具有其他疾病,但在治疗期间无须特殊处理也不影响第一诊断的临床路径流程实施时,可以进入本路径。

(3)出现合并症,如对立违抗障碍、品行障碍、焦虑障碍、心境障碍、学习障碍、抽动障碍、广泛性发育障碍等患者,不进入本路径。

7.中医证候学观察 根据本病的临床表现及中医证候学分类,结合中医文献资料的研究得出,需要观察不同证候的主症、次症、舌、脉等,在观察中要注意证候的动态变化。(附:《儿童多动症中医临床路径病例观察表》)

8.门诊检查项目 检查项目要根据病种而定。儿童多动症由于至今没有客观检查的金指标,主要根据量表进行评分,结合医师的经验而定,故目前一般只做脑电图、微量元素检查。考虑到要在全国二级以上的医院推广使用,故我们分为必需的、可选择的检查项目两类。

(1)必需的检查项目:脑电图、血常规。

(2)可选择的检查项目:根据病情需要而定,如智力测验、微量元素、头颅影像学检查(CT或MRI)、视频脑电图、肝功能、肾功能、染色体、视觉、听力、尿常规、甲状腺功能、心电图等。

9.完成路径标准

(1)注意缺陷与多动障碍症状减轻或消失。

（2）脑电图等检查改善。

10.有无变异及原因分析

（1）在治疗期内，病情加重，或经一个疗程治疗无效，退出本路径。

（2）治疗期间患儿出现其他意外情况须进一步明确诊断时，退出本路径。

（3）因患儿及其家属意愿而影响本路径执行时，退出本路径。

临床路径变异记录及原因分析，是用于记录和分析临床路径实施过程中的差异情况的表单，其内容将作为分析路径实施效果的重要参考依据。差异记录的格式可以依据实际需要自行设计。

（三）制订病例观察表和管理工作实施方案

儿童多动症病例观察表的制订为客观记录观察本病提供了依据，为临床工作的研究提供了便利，为课题的总结提供了有效和系统的证据。

为配合儿童多动症临床路径的实施，还应制订《儿童多动症中医临床路径管理工作实施方案》，在方案中，明确了协作组之间的职责与任务，明确儿童多动症的诊断和治疗，明确儿童多动症研究的阶段任务和观察项目。

（四）召开路径实施培训会

在初步制订了儿童多动症临床路径、中医诊疗方案、病例观察表、管理工作实施方案的基础上，于2012年4月10日在江苏省中医院儿科召开了"儿童多动症中医临床路径实施方案启动会"，所有协作组主要负责人和秘书参加了本次会议。启动会即是培训会，同时也是专家征询会。会议由本项目负责人韩新民主持，并对儿童多动症临床路径、治疗方案、病例观察表的制订过程进行了报告，并做了逐条的解读。同时，专家根据实际情况提出自己的意见和建议，对路径、方案、观察表进行了修改，使其更符合临床实际，更具有科学性和可行性。

三、小结

临床路径管理是一种新的单病种管理模式，在规范诊疗行为，合理用药，降低诊疗费用，提高患者满意度方面，具有一定的先进性，刚开始实施时，可能受到病种的限制，但随着经验的积累，可以扩大应用到较复杂的病种中去。

临床路径的实施有助于提高医疗质量，确保医疗安全，改善医患关系；有利于进一步促进医疗行为规范化和程序化；有利于促进医疗队伍专业化；有利于医患关系透明化。它是改革医疗服务管理机制的重要手段，是精细化、效率化全程质量管理的主要抓手。

对于临床路径的实施，应建立好监督和反馈机制。根据各地的实际情况及时对临床路径进行评价。临床路径的目标是为患者提供最佳的服务，因此，临床路径要求定期地根据其实施过程中出现的问题及国内最新进展，结合自身医院的实际情况，及时加以修改、补充和完善。

在临床路径的制订过程中，应注意体现中医药优势特色。中医药历来有"简、便、廉"的特点，为广大群众所接受。临床路径的制订和实施，就是要使中医药的优势客观化、更有效率地为广大群众服务。因而，临床路径的制订，也是对传统中医药的再次筛选和优化，加强中医药服务优势。

参考文献

刘建平.传统医学证据体的构成及证据分级的建议.中国中西医结合杂志, 2007, 27（12）: 1061-1063

薛军, 刘振显, 黄先涛.临床路径概述.医学临床研究, 2008, 25（9）: 1698

鱼敏.关键路径法在美国医院中的应用.国外医学医院管理分册, 1996, 13（2）: 61-63

张帆, 刘本禄.临床路径在我国医院管理中应用的现状与展望.中华医院管理杂志, 2004, 20（7）: 410-413

张奋勇, 常逢娟.临床路径实施效果分析与体会.甘肃医药, 2012, 31（3）: 228-229

张宏雁, 董军, 秦银河, 等.临床路径制订与住院诊疗质量实时控制中的应用.中华医院管理杂志, 2002, 18（6）: 336-338

赵亮, 张颖, 胡牧, 等.临床路径实施与应用效果探讨.中华医院管理杂志, 2010, 26（7）: 497-500

Matthews D.What is a clinical Pathway.Am Coll Dent, 2005, 72（4）: 32-36

Merino Muoz R, Martin Vega A, Garcia Caballero J, et al.Evaluation of a clinical pathway for septic arthritis.An Pediatric（Bart）, 2007, 67（1）: 22-29

O lsen CA.Building critical pathways for a hospitalbased home care program.Outreach, 1993, 14（3）: 1-3

第三节　儿童多动症中医临床路径（试行）

路径说明：本路径适用于中医诊断为儿童多动症的门诊患儿。

一、儿童多动症中医临床路径标准门诊流程

（一）适用对象

中医诊断：第一诊断为儿童多动症。

西医诊断：第一诊断为注意缺陷多动障碍。

（二）诊断依据

1.疾病诊断

（1）中医诊断：参照国家中医药管理局重点专科协作组《儿童多动症（注意缺陷多动障碍）中医诊疗方案（试行）》。

（2）西医诊断：《中国精神障碍分类与诊断标准》第3版（CCMD-3）儿童注意缺陷多动障碍的诊断标准。

2.证候诊断　参照国家中医药管理局重点专科协作组《儿童多动症（注意缺陷多动障碍）中医诊疗方案（试行）》。

儿童多动症（注意缺陷多动障碍）临床常见证候：①心肝火旺证；②痰火扰心证；③肝肾阴虚证；④心脾两虚证；⑤肝郁脾虚证。

（三）治疗方案的选择

参照国家中医药管理局重点专科协作组《儿童多动症（注意缺陷多动障碍）中医诊疗方案（试行）》。

1.诊断明确，第一诊断为儿童多动症。

2.患儿适合并接受中医治疗，且其家长或监护人同意者。

（四）标准治疗时间

标准治疗时间为（90±2）d。

（五）进入路径标准

1.第一诊断必须符合儿童多动症（注意缺陷多动障碍）诊断的患儿。

2.患儿同时具有其他疾病，但在治疗期间无须特殊处理也不影响第一诊断的临床路径流程实施时，可

以进入本路径。

3.出现合并症，如对立违抗障碍、品行障碍、焦虑障碍、心境障碍、学习障碍、抽动障碍、广泛性发育障碍等患者，不进入本路径。

（六）中医证候学观察

四诊合参，收集该病种不同证候的主症、次症、舌、脉特点。注意证候的动态变化。

（七）门诊检查项目

1.必需的检查项目

（1）脑电图。

（2）血常规。

2.可选择的检查项目　根据病情需要而定，如智力测验、微量元素、头颅影像学检查（CT或MRI）、视频脑电图、肝功能、肾功能、染色体、视觉、听力、尿常规、甲状腺功能、心电图等。

（八）治疗方法

1.辨证选择口服中药汤剂、颗粒剂或中成药。

（1）心肝火旺证：清心平肝，安神定志。

（2）痰火扰心证：清热泻火，化痰宁心。

（3）肝肾阴虚证：滋阴潜阳，宁神益智。

（4）心脾两虚证：养心安神，健脾益气。

（5）肝郁脾虚证：疏肝健脾，益气解郁。

2.针灸疗法。

3.其他疗法。

（九）完成路径标准

1.注意缺陷与多动障碍症状减轻或消失。

2.脑电图等检查改善。

（十）有无变异及原因分析

1.在治疗期内，病情加重，或经一个疗程治疗无效，退出本路径。

2.治疗期间患儿出现其他意外情况须进一步明确诊断时，退出本路径。

3.因患儿及其家属意愿而影响本路径执行时，退出本路径。

二、儿童多动症中医临床路径门诊表单

适用对象：第一诊断为儿童多动症（注意缺陷多动障碍）

患者姓名：_____性别：____年龄：____身高：____cm（脱鞋）体重：____kg

门诊号：_____

进入路径时间：____年__月__日完成路径时间：____年__月__日

标准治疗时间（90±2）d，实际治疗时间：_____天

时间	年 月 日（第1天）	年 月 日（第2～28天）	年 月 日（第29～90天）
主要诊疗工作	□询问病史、体格检查 □中医四诊信息采集 □软神经征检查及注意力测试 □进行必要的辅助检查 □脑电图 □血常规 □其他检查 □完成初步诊断 □中医辨证 □确定治疗方案 □辨证口服中药汤药/颗粒剂 □中成药 □针灸疗法 □其他疗法 □完成首诊门诊病历 □向家长交代病情和注意事项	□完成复诊记录 □根据检查结果给予相应处理 □注意病情变化 □一般2周复诊1次 □根据病情，调整治疗方案	□完成复诊记录 □疗程结束时复查软神经征检查及注意力测试 □复查异常检查项目 □完成疗效评定 □根据病情，制订进一步治疗方案 □制订随访计划
病情变异记录	□无 □有 原因：	□无 □有 原因：	□无 □有 原因：
医师签名			

附一 儿童多动症中医诊疗方案（试行）

一、诊断

（一）疾病诊断

1.中医诊断：参照1994年发布的中华人民共和国中医药行业标准《中医病证诊断疗效标准·中医儿科病证诊断疗效标准·多动症》（ZY/T001.1～001.9-94）制订。

（1）注意力涣散，上课时思想不集中，常做小动作，作业不能按时完成，学习成绩差，但智力正常。

（2）多动不安，活动过度，不能安静地参加各种活动。

（3）情绪不稳，冲动任性，常与人打斗。

（4）体格检查动作不协调，翻手试验、对指试验、指鼻试验、指指试验常呈阳性。

（5）通常于7岁前起病，其表现与发育水平不相称，病程持续6个月以上。

2.西医诊断：采用中华医学会《中国精神障碍分类与诊断标准》第3版（CCMD-3）儿童注意缺陷多动障碍的诊断标准。

［症状标准］

（1）注意障碍，至少有下列中的4项

①学习时容易分心，听见任何外界声音都要探望。

②上课不专心听讲，常东张西望或发呆。

③做作业拖拉，边做边玩，作业又脏又乱，常少做或做错。

④不注意细节，在作业或其他活动中常出现粗心大意的错误。

⑤丢失或特别不爱惜东西（如常把衣服、书本等弄得很脏乱）。

⑥难以始终遵守指令完成家庭作业或家务劳动等。

⑦做事难以持久，常一件事没做完，又去干别的事。

⑧与他说话时，常心不在焉，似听非听。

⑨在日常活动中常丢三落四。

（2）多动冲动，至少有下列中的4项

①需要静坐的场合难于静坐或在座位上扭来扭去。

②上课时常做小动作、或玩小东西、或与同学讲悄

悄话。

③话多，好插嘴，别人问话未完就抢着回答。

④十分喧闹，不能安静地玩耍。

⑤难以遵守集体活动的秩序和纪律，如游戏时抢着上场，不能等待。

⑥干扰他人的活动。

⑦好与小朋友打逗，易与同学发生纠纷，不受同伴欢迎。

⑧容易兴奋和冲动，有一些过火行为。

⑨在不适当的场合奔跑或爬高梯，好冒险，易出事故。

[严重标准]

对社会功能（如学业成绩、人际关系等）产生不良影响。

[病程标准]

起病于7岁以前（多在3岁左右），符合症状标准和严重标准至少已6个月。

[排除标准]

排除精神发育迟缓、广泛发育障碍、情绪障碍等。

（二）证候诊断

1.心肝火旺证 多动多语，冲动任性，急躁易怒，做事莽撞，好惹扰人，注意力不集中；面赤口渴，容易出汗，大便秘结，小便色黄，舌质红或舌尖红，舌苔薄黄，脉弦或弦数。

2.痰火扰心证 狂躁不宁，冲动任性，多语难静，兴趣多变；胸中烦热，难以入睡，纳谷不香，便秘尿赤，舌质红，舌苔黄腻，脉滑数。

3.肝肾阴虚证 多动难静，急躁易怒，冲动任性，记忆力差，成绩低下；五心烦热，盗汗，腰酸乏力，大便秘结，舌红或暗红，苔薄或苔少，脉细弦。

4.心脾两虚证 神思涣散，多动而不暴躁，记忆力差，神疲乏力；形体消瘦或形体虚胖，睡眠不实，自汗盗汗，偏食纳少，面色无华，舌质淡，舌苔薄白，脉虚弱。

5.肝郁脾虚证 神思涣散，注意力不能集中，小动作多，冲动任性，烦躁恼怒；神疲乏力，脘腹胀满，食少纳呆，面色不华，形体消瘦，手足不温，大便不调，舌淡红，苔白腻，脉弦缓。

二、治疗方案

（一）辨证选择口服中药汤剂或颗粒剂或中成药

1.心肝火旺证

治法：清心平肝，安神定志。

推荐方药：安神定志灵加减。醋柴胡、黄芩、决明子、连翘、天竺黄、石菖蒲、郁金、当归、益智、炙远志。

加减：急躁易怒加钩藤、龙胆、珍珠母；冲动任性、烦躁不安加栀子、夏枯草、生龙骨；大便干结、数日一行加生大黄、枳实、槟榔；口舌生疮加西瓜霜喷搽溃疡处。

中成药：朱砂安神丸，龙胆泻肝丸等。

2.痰火扰心证

治法：清热泻火，化痰宁心。

推荐方药：黄连温胆汤加减。黄连、陈皮、法半夏、胆南星、天竺黄、全瓜蒌、枳实、石菖蒲、茯苓、珍珠母。

加减：烦躁易怒加钩藤、夏枯草、石决明；大便秘结加决明子、生大黄；纳谷不香加莱菔子、槟榔、谷芽；狂躁不宁加礞石滚痰丸。

中成药：礞石滚痰丸等。

3.肝肾阴虚证

治法：滋阴潜阳，宁神益智。

推荐方药：杞菊地黄丸加减。枸杞子、熟地黄、山茱萸、山药、茯苓、菊花、牡丹皮、泽泻、龙齿、龟甲。

加减：急躁易怒加石决明、白芍；夜寐不安加酸枣仁、五味子；盗汗加浮小麦、煅龙骨、煅牡蛎；大便秘结加火麻仁、当归。

中成药：静灵口服液，小儿智力糖浆，杞菊地黄丸等。

4.心脾两虚证

治法：养心安神，健脾益气。

推荐方药：归脾汤合甘麦大枣汤加减。党参、黄芪、白术、大枣、炙甘草、茯神、远志、酸枣仁、龙眼肉、当归、浮小麦。

加减：注意力不集中加益智、龙骨；睡眠不实加五味子、首乌藤；动作笨拙，记忆力差，舌苔腻者，加半夏、陈皮、石菖蒲。

中成药：归脾丸等。

5.肝郁脾虚证

治法：疏肝健脾，益气解郁。

推荐方药：逍遥散加减。柴胡、白芍、当归、郁金、枳壳、陈皮、白术、茯苓、焦山楂、甘草。

加减：情志抑郁不欢加香附、青皮、合欢皮；食少纳呆加谷芽、麦芽；大便溏加苍术、煨木香；大便秘加决明子、柏子仁；手足不温加党参、桂枝、鸡血藤。

中成药：逍遥散，柴胡疏肝散等。

（二）针灸疗法

1.体针 主穴取内关、太冲、大椎、曲池。注意力不集中配百会、四神聪、大陵；多动配定神、安眠、心俞；烦躁配神庭、膻中、照海。捻转进针，用泻法，不留针。1d1次。

2.耳针　取心、肝、肾、神门、交感、脑点。浅刺不留针，1d1次。或用王不留行压穴，取穴同上。

（三）其他疗法

1.行为治疗　包括阳性强化法、消退法、厌恶疗法、暂时隔离法。

2.认知行为疗法　包括识别负性自动思维、列举认知歪曲、盘诘和检验假设、积极的自我对话、认知治疗日记。

3.感觉统合训练　主要是加强触觉学习、增强前庭-本体感觉、手足及身体协调、触觉学习-身体协调相结合、增强运动企划能力、整体感觉统合功能。

4.脑电生物反馈治疗　基本理论是通过反馈、调整和训练以脑电频率为基础的大脑调节机制，使脑功能达到最佳状态。

（四）护理

1.关心体谅患儿，对其行为及学习进行耐心的帮助与训练，要循序渐进。

2.加强教育，配合心理疏导，对动作笨拙的儿童进行感觉统合训练，培养有规律的生活。

3.注意管理，防止攻击性、破坏性及危险性行为发生。

4.保证患儿合理营养，避免食用有兴奋性和刺激性的饮料和食物。

三、疗效评价

（一）评价标准

1.痊愈　主要临床症状消失，社会适应能力恢复正常，学习成绩显著提高，基本达到同年龄儿童水平，停药后3～6个月疗效巩固。

2.显效　主要临床症状大多消失，社会适应能力基本恢复，学习成绩有较明显提高。

3.有效　主要临床症状部分消失，学习成绩有改善，但不够稳定。

4.无效　主要临床症状无明显变化，学习成绩无明显改善。

（二）评价方法

1.疗效评价人员应是高年资专业医师，最好由专人进行疗效评价。

2.疗效评价人员应进行培训。

3.疗效观察时间至少在一个疗程以上。

附二　儿童多动症中医临床路径的应用分析

儿童多动症是国家中医药管理局确定的儿科第二批中医临床路径研究的优势病种，2011年12月由江苏省中医院儿科牵头，共有江苏省中医院儿科、河南中医学院第一附属医院儿科、山东中医药大学附属医院儿科、上海市中医医院儿科、复旦大学附属儿科医院中医科、江苏省江阴市中医院儿科、佳木斯大学附属第三医院儿科、黑龙江大庆市中医医院儿科、湖北省中医院儿科9家医院组成协作组，制订了儿童多动症诊疗方案与临床路径，完成了270例儿童多动症中医临床路径的研究任务，现将临床路径实施情况报告如下。

一、临床资料

1.一般资料　该研究纳入的270例观察病例均来源于2011年12月～2012年12月在9家协作组医院儿科门诊就诊的患儿，均符合路径方案的纳入标准并经患儿家属知情同意，愿意接受儿童多动症的中医临床路径治疗。

2.诊断标准　中医诊断标准参照《中医病证诊断疗效标准·中医儿科病证诊断疗效标准·多动症》及《中医儿科常见病诊疗指南》制订，该路径将儿童多动症分为心肝火旺、痰火扰心、肝肾阴虚、心脾两虚、肝郁脾虚5个证型。西医诊断标准采用中华医学会《中国精神障碍分类与诊断标准》第3版（CCMD-3）儿童注意缺陷多动障碍的诊断标准。

二、研究方法

本研究采用自身治疗前后对照的方法，按照路径方案，对270例门诊患儿进行入径后辨证施治，治疗方法以中药汤剂为主，可以使用相应的中药颗粒剂或中成药，可酌情使用针灸、行为疗法等辅助疗法，疗程为3个月，统计研究病历基本情况，对临床疗效进行分析。疾病疗效标准参照《儿童多动症临床治疗学》制订。中医证候疗效标准参照《中医病证诊断疗效标准》。该研究所有统计分析均用SPSS19.0进行，当$P \leqslant 0.05$时差异有统计学意义，当$P \leqslant 0.01$时差异有显著的统计学意义。

三、结果

1.一般资料　本研究共纳入病例270例，其中男孩206例（76.3%），女孩64例（23.7%），最小年龄6岁，最大者为15岁，平均年龄在（9±5.28）岁。6～8岁组患儿有162例，9～12岁组有93例，13～15岁组15例。初中生21

例（7.78%），小学生249例（92.22%）。病程在6个月至1年有26例，1～2年有81例，2～3年有69例，3～4年有35例，4～5年有25例，5年以上有34例。可以看出，270例入径患儿中，病程在1～4年的患儿较为多见，共185例，约占总病例数的68.5%。因此为方便临床统计，在其病程与临床疗效的分析中将病程分为6个月至1年、1～4年及4年以上三组。270例患儿学习成绩情况统计显示：成绩优秀者为5例，成绩良好者为50例，成绩一般者为132例，成绩较差者为83例。完成作业情况统计，232例患儿做作业时拖拉，仅有38例能够及时完成作业。

2.临床疗效 270例进入路径的患儿，其中15例病例因失访、出现合并症等原因退出本路径，实际完成者共255例。

（1）疾病疗效评价（附表2-1至附表2-3）：255例完成路径患儿中，治疗后多动、注意力不集中等临床表现均有不同程度改善，根据疾病疗效判定标准，达到临床痊愈37例，显效77例，有效110例，无效31例，总有效率为87.8%。

附表2-1 疾病总体疗效评价

	治疗前	治疗后	Z	P
疾病总评分	58.79±14.932	25.47±18.647	−13.762	0.000

由附表2-1可以看出，治疗后疾病总评分明显低于治疗前，治疗前后疾病总评分比较，采用秩和检验，得$P=0.000<0.01$，治疗前后比较差异有统计学意义，说明路径治疗方案能有效改善儿童多动症的临床症状。

附表2-2 注意缺陷与多动障碍量表评价

	治疗前	治疗后	Z	P
注意缺陷与多动障碍评分	37.12±10.410	15.85±12.619	−13.736	0.000

由附表2-2可以看出，治疗后患儿注意缺陷与多动障碍评分明显降低，经统计学分析，治疗前后该量表评分有显著差异（$P=0.000<0.01$），表明本路径在改善患儿注意缺陷与多动障碍方面有显著疗效。

附表2-3 行为量表评价

	治疗前	治疗后	Z	P
多动指数	2.17±5.916	0.96±6.677	−13.684	0.000

由附表2-3可以看出，治疗后多动指数明显降低，经统计学分析，治疗前后患儿多动指数有显著差异（$P=0.000<0.01$），表明本路径治疗方案对患儿多动、冲动、注意力不集中等行为有显著的改善作用。

（2）中医证候疗效评价（附表2-4，附表2-5）：根据中医证候疗效判定标准，255例完成路径患儿中临床痊愈36例，显效77例，有效110例，无效32例，总有效率为87.5%。

附表2-4 中医证候疗效评价

	治疗前	治疗后	Z	P
中医证候总评分	33.38±6.968	13.00±9.303	−13.763	0.000

由附表2-4可以看出，治疗后中医证候总评分明显低于治疗前，采用秩和检验，治疗前后中医证候总评分比较差异有统计学意义（$P=0.000<0.01$），表明该路径治疗方案对改善儿童多动症中医临床症状有显著作用。

附表2-5 中医主要症状评价

	治疗前	治疗后	Z	P
中医主要症状评分	22.94±5.087	9.49±7.344	−13.665	0.000

由附表2-5可以看出，治疗后中医主要症状评分明显低于治疗前，采用秩和检验，治疗前后中医主要症状评分比较有统计学差异（$P=0.000<0.01$），表明本路径治疗方案对儿童多动症注意力不集中、多动、冲动等主要症状方面有显著改善作用。

（3）临床疗效与性别、年龄及病程的关系评价（附表2-6至附表2-8）。

附表2-6 性别与临床疗效关系统计

性别	例数	临床治愈	显效	有效	无效	总有效率（%）	P
		n	n	n	n		
男	204	29	67	81	27	86.8	0.103
女	51	8	10	29	4	92.2	

两组不同性别患儿的临床疗效进行比较，采用卡方检验，得$\chi^2=6.188$，$P=0.103>0.05$，男孩、女孩的临床疗效无统计学差异，表明性别的不同不影响该路径的临床疗效。

附表2-7　年龄与临床疗效关系统计

年龄	例数	临床治愈	显效	有效	无效	总有效率(%)	P
		n	n	n	n		
6~8岁	152	16	40	72	24	84.2	0.098
9~12岁	88	18	28	36	6	93.2	
13~15岁	15	3	9	2	1	93.3	

三组不同年龄段患儿的临床疗效进行比较,采用卡方检验,得$\chi^2=4.650$,$P=0.098>0.05$,三组不同年龄段的临床疗效无统计学差异,说明年龄的差异不影响该路径的临床疗效。

附表2-8　病程与临床疗效关系统计

病程	例数	临床治愈	显效	有效	无效	总有效率(%)	P
		n	n	n	n		
6个月至1年	24	5	2	16	1	95.9	0.051
1~4年	175	28	52	72	23	86.9	
4年以上	56	4	23	22	7	87.5	

三组不同病程患儿的临床疗效比较,采用卡方检验,得$\chi^2=5.942$,$P=0.051>0.05$,三组不同的病程,总体临床疗效无统计学差异,说明病程的长短不影响本路径的临床疗效。

四、讨论

1.一般资料分析　本研究显示儿童多动症发病以男孩多见,男女比为3.2:1,反映本病发病有性别差异。从就诊情况看,6~8岁年龄段及小学生为多,初中生相对少见,提示本病小学生多发,这也是本病的一个特点。儿童多动症患儿往往是入学后因难以遵守纪律、异于其他正常儿童等去医院就诊。学习情况显示,绝大部分患儿均伴有做作业拖拉,学习成绩低下,儿童多动症以"多动、冲动、注意力不集中"为主要临床表现,正由于这些表现导致患儿无法集中精力,影响患儿学习功能,不能正常完成学习任务,导致学习成绩低下,这也是大部分患儿就诊的原因。

2.治疗方案疗效分析　提供具有显著疗效的治疗方案是临床路径实施的主要目标之一。通过对儿童多动症中医临床路径实施的效果分析可以看出:①按照疾病疗效评价标准,治疗后疾病总评分、注意力缺陷与多动障碍量表评分及多动指数较治疗前均有明显下降,统计学分析均有显著差异($P<0.01$),说明该路径治疗方案对于儿童多动症症状、体征方面都有显著的疗效。②按照

中医证候评价标准,治疗后中医证候总积分、中医主要证候积分较治疗前均有显著下降,统计学分析有显著差异($P<0.01$),说明该路径治疗方案能改善患儿中医临床症状与体征,符合临床实际,疗效显著。③临床疗效与性别、年龄、病程的相关性统计分析,本研究表明本路径的临床疗效不受性别、年龄及病程长短的影响,疗效显著。④在路径实施中发现,患儿所表现出的相应次要症状随着本病主要症状的改善,都基本消失,体现了儿童多动症中医临床路径治疗方案的合理与有效,也突出了中医治病的整体调节作用。⑤儿童多动症作为临床慢性病,在3个月的治疗时间内,临床症状得到明显改善,体现了中医药的确切疗效和辨证论治的特色优势。⑥中医药治疗儿童多动症优势明显已被广泛认可,本次入径病例270例,退出的有15例,完成路径病例255例。不难看出,应用该路径治疗儿童多动症依从性好,临床变异少,患者容易接受。⑦在完成路径的255例病例中,无一例出现不良反应,安全性高,避免了西药的不良反应。

3.本临床路径研究的特色与不足　本研究主要从临床资料分析了儿童多动症的一般情况及其中医临床路径的有效性,初步完成了协作组的儿童多动症中医临床路径试点工作,本次中医临床路径研究的特色包括:①本研究为多中心,大样本的研究,试点遍布全国,减少了因地区差异、样本量小所致的论证不足。②本研究从不同方面验证了儿童多动症中医临床路径的可操作性和有效性,体现了中医特色治疗优势。③本研究反映了儿童多动症的发病规律、临床特点,肯定了本病的一般规律。④本路径的实施未产生不良反应,保证了医疗安全的实施。⑤为进一步完善临床路径,提高医疗服务质量,使临床路径管理模式不断发展,临床推广应用积累经验,提供实践依据。与此同时,本研究在实施过程中也发现其中的不足之处:①本次研究采取的是自身前后对照,未设立相应的对照组,虽对研究中患儿治疗前后的症状等进行了比较分析,但不能很好地体现出本临床路径较以往治疗方案的优势所在,因此,本研究只能论证本临床路径治疗方案的有效性。②本研究对医疗费用、满意度等方面未进行相关统计,且由于无对照组,无法体现临床路径较传统治疗在提高满意度,减少医患矛盾及费用等方面的优势。③由于客观条件的限制,本路径未进行远期疗效的观察,本研究设计的访视时间仅限于标准治疗时间,未进行6个月以上长期的访视,远期疗效的结果和优、缺点未发现。

总体来说,临床路径作为一种以患者为中心的管理方法,能有效减少资源的消耗,提高患者的满意度,因而在美国、日本及英国等国家得到迅速推广、发展。我国于

21世纪初开始引进，现已在多数大型综合性医院得到部分应用，中医临床路径的研究相对较少，但正在悄然兴起。儿童多动症是儿童时期常见的慢性精神神经系统疾病，严重影响儿童的健康成长，且发病率有日益增高趋势，因此，儿童多动症中医临床路径的建立与实施不可或缺，对优化治疗方案、提高疗效及医疗卫生事业的发展有重要意义。本研究结果表明：儿童多动症中医临床路径能够显著改善患儿的临床症状，安全有效，临床变异少，可在临床推广应用。

（韩新民）

【参考文献】

国家中医药管理局.ZY/T001.1～001.9-94中医病证诊断疗效标准.南京：南京大学出版社，1994：89

冷方南，凌耀星，彭国忱，等.儿童多动症临床治疗学.北京：人民军医出版社，2010：254

中华医学会精神科分会.中国精神障碍分类方案与诊断标准.3版.济南：山东科学技术出版社，2001：151

中华中医药学会.ZYYXH/T247～286-2012中医儿科常见病诊疗指南.北京：中国中医药出版社，2012：69

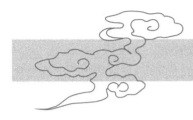

第六部分

共患病辨证治疗

第一节　孤独症谱系障碍辨证治疗

孤独症谱系障碍（ASD）是一组以社会交流障碍和行为异常为特征的神经发育性疾病。西方国家也称自闭症。1943年美国儿童精神病医师Leo Kanner首次报道了该病，他命名为"情感接触的孤独性混乱"，此后，孤独症这一病名一直保留至今。1980年，美国精神病学会《精神障碍诊断与统计手册》第3版（DSM-3）将婴儿孤独症归为"广泛性发育障碍"；1994年DSM-4明确将孤独症定义为小儿"广泛性发育障碍"；2013年DSM-5已将孤独症统称为孤独症谱系障碍（ASD）。

新的孤独症谱系障碍，是根据典型孤独症的核心症状进行扩展定义的。广泛意义上的孤独症，既包括了典型孤独症，也包括了不典型孤独症，又包括了阿斯伯格综合征、孤独症边缘、孤独症疑似、孤独症倾向、发育迟缓症状等。它是一种较为严重的广泛性发展障碍性疾病，与后天家庭教养无关。

典型的孤独症，其核心症状就是所谓的"三联症"，主要体现在社会性和交流能力、语言能力、仪式化刻板行为三个方面，同时都具有本质的缺损。其主要症状如下。①社会交流障碍：表现为与他人交往困难或不愿交往，严重者与父母缺乏亲情依恋等；②语言交流障碍：完全无语言，语言发育落后，或者语言能力倒退，或者鹦鹉学舌式重复；③重复刻板行为：兴趣狭窄，异常动作频繁、性格固执不愿接受改变。

不典型孤独症，则在前述三个方面不全具有缺陷，只具有其中之一或之二。

提出孤独症谱系障碍的概念，主要根据是在临床上逐渐发现，很多患者未必在三个方面都有明显的缺陷（比如未必有刻板的行为），够不上典型孤独症的诊断标准，但是在社会性和交流能力方面还是有比较明显的缺陷，难以用一个特定的"标签"来命名，所以引入"孤独症谱系障碍"这个概念，把孤独的相关行为表现看成是一个谱系，程度由低到高，低端的就是"典型孤独症"，高端的就逐渐接近普通人群。引入"谱系"概念之后，就可以说，所谓的孤独症，只要具备了"三联症"特征的一部分，就没有"是与不是"的概念，更确切的是"在谱系内的缺损程度有多深"。

孤独症谱系障碍，除了在核心症状上的表现外还有一些外围症状，如消化系统、免疫系统、感觉系统等方面的问题，这些问题对人的感官干扰很大，造成孤独症患者各种各样的怪异行为。往往有感、知觉异常，表现为痛觉迟顿、对某些声音或图像特别恐惧或喜好等；存在便秘、尿频或小便失控，消化不良和营养偏差、皮肤易生湿疹、易感冒、睡眠障碍等；其他常见行为包括眼睛不看人、叫名字无应答、自言自语、玩手看手、转圈、不听指令、迷恋电视广告、天气预报、多动、注意力分散、发脾气、攻击、自伤等。

新的自闭症谱系障碍诊断标准将更强调对个体社会性发展能力的评估，以及与支持服务，特别是早期干预的衔接。这不仅体现了当前自闭症理论及实践领域的研究结果，同时也为研究的进一步开展指明了方向。

患病率由于诊断标准不尽一致，使用的调查工具和框架人口的年龄互不相同，世界各地有关孤独症患病率的研究结果存在很大差别。目前，世界范围内ASD患病率估计为60/万～70/万，随着研究的深入与发展,患病率在升高已是不争的事实。本病男性患儿明显多于女性患儿;有些研究发现女性患儿的病情程度较男性严重,平均智商低于男性。

目前ASD的病因未明,各种证据支持的孤独症是由多种生物学因素所致的一种神经精神发育综合征。目前认为遗传因素可能是其主要影响因素,病毒感染、免疫系统缺陷、神经系统疾病及母孕期不良因素也起到部分作用,其结果是造成脑结构、神经传导异常及脑组织改变,导致脑功能受损。

主要临床表现(症状特征)

ASD核心症状为社会交往障碍、重复/刻板行为两大领域。

(1)社交障碍表现为缺乏自发性社会或情感交流动机和行为,如喜欢独自玩耍,缺乏亲子依恋,共享行为及利他行为缺乏;不听从指令,我行我素;多种非语言交流行为存在显著缺损,如缺乏目光对视和面部表情,较少运用肢体语言;不能准确判断情境等。

语言障碍多表现为语言发育落后或语言倒退,部分患儿表现为语言过多,但缺乏交流性质,如重复刻板语言、自言自语和"鹦鹉语言"等。高功能ASD儿童虽有正常的词汇量及基本沟通能力,但其语用能力较差,表现为说话技巧的机械性,如音量、语调及语速单一,较少使用口语或俗语,不能理解双关语、讽刺、幽默等复杂的语言表达。

(2)狭隘的兴趣和刻板行为是ASD儿童的另一个核心症状,易沉溺于某些特殊兴趣中,固执地执行某些仪式行为和刻板动作,这些特殊兴趣和刻板行为并非一成不变。典型孤独症儿童的兴趣点集中在无意义的事物上,而Asperger综合征(简称AS,为ASD的一个类型)患儿则可能有"特殊的才能"。

过去认为70%左右的孤独症儿童智力落后,目前随着诊断标准的放宽,智力正常或超常的孤独症儿童明显增加。高功能ASD儿童的总体智力则基本属于正常范围,但具有特殊的智力结构。研究显示,这类儿童的手足协调及心理运作速度和准确度能力较差,而机械记忆力较有优势。可伴有动作笨拙、固执行为,拘泥形式,对新环境的适应能力较差;而对某些数字、符号和图形等记忆力超群。

大多数孤独症儿童存在感觉异常,表现为对某些声音、视觉图像或场景的特殊恐惧;或是喜欢用特殊方式注视某些物品;很多患儿不喜欢被拥抱;常见痛觉迟钝现象;特殊的本体感觉,如喜欢长时间坐车或摇晃、特别喜欢或惧怕乘坐电梯等。

ASD症状的发育性变化特征使得早期临床诊断不易,尤其2岁前儿童由家人照顾,并无太多社会交往的

要求。

诊断:根据美国精神病学会2013年正式发布的《精神障碍诊断与统计手册》第5版(DSM-5)必须符合以下五点标准。

(1)社会交往及交流有缺陷不能用发育异常迟缓等原因解释,须符合以下3项。

①非语言交流能力有缺损,轻者表现为交流整合困难,中度表现为眼神目光交流、面部表情、肢体语言存在异常或缺陷,重度存在严重的语言和非语言交流缺陷,如完全缺乏肢体语言、面部表情、情感淡漠。

②情感互动缺乏,对事物缺乏兴趣或持冷漠感,缺少与他人分享的快乐或机会,社会活动显著减少,社交及感情的相互关系明显有缺陷。

③建立或维持与其发育水平相符合的人际关系有障碍,缺乏各种自发的假扮或社交性游戏活动,难以调整自身行为以适应不同环境,对他人缺乏兴趣感。

(2)行为方式重复刻板、有限狭隘,兴趣缺如、活动减少必须符合以下至少2项。

①感觉出现异常对周围刺激感觉过度或感觉低下。

②沉湎于一种或几种刻板的兴趣活动,其关注度及其强度也是异乎寻常。

③过分坚持或固执于一种没有实际价值意义的常规行为或仪式动作,如重复提问,坚持走重复路线对一些细节感到痛苦难受。

④语言、动作、行为重复刻板或者重复刻板的装相行为,如手指不停的转动,复杂全身动作,发出怪异的声音,说奇怪的话等。

(3)临床症状早期就有所表现,且损害了日常的生活及学习,社会功能受到损害。排除Rett综合征或瓦解性精神障碍。

(4)这些症状导致社交、职业或目前其他重要功能方面的有临床意义的损害。

(5)这些症状不能用智力障碍或全面发育迟缓来更好地解释。

此外,一些量表,如孤独症诊断观察量表(ADOS-G)、孤独症诊断访谈量表修订版(ADI-R)均是国外目前比较常用的诊断工具,我国还尚未引入,无论如何任何一种量表的诊断均不能代替临床医师的决策,仅作为一种参考的依据。

DSM-V版,ASD诊断标准较DSM-4有了较大变化:①将以往的广泛性发育障碍(Pervasive Developmental Disorders, PDD)统一称为ASD,取消了在PDD之下的AS和PDD-NOS等名称;②缩减了ASD症状特征,将三个核心症状减少至两个。将社会互动障

碍、语言沟通障碍合并为社会交流障碍。语言发育水平不再作为标准之一，感知觉异常（包括感觉过敏、迟钝和痴迷某些感觉刺激）归类到刻板行为中；在第4版中被诊断者需要在社会交往、语言/交流中的12项中达到至少6项。在第5版中被诊断者需满足社会交流障碍中的全部3项，在限制性兴趣/重复行为中至少满足2项（共4项）。在限制性兴趣/重复行为中新的一项包括对感观方面"过多"或者"过低"的反应（包括疼痛、温度、声音及触感等）。③基于社会交往和刻板/重复性行为的障碍程度，将病情划分为三级：需要支持（Ⅰ级）、需要较多支持（Ⅱ级）、需要极大支持（Ⅲ级）。④发病年龄标准亦有放宽，由36个月前改为更为宽泛的婴幼儿时期，尽管社交困难的表现可能到较大年龄时才出现。症状体现在年幼时就有体现（或者随着年龄增长，在社会要求高于个人能力时体现出症状）。⑤新增了一种诊断名词为"社交（语用）交流障碍［Social（Pragmatic）Communication Disorder］"，针对于存在社会交往障碍而未表现出刻板/重复性行为的儿童。⑥除了诊断之外，对每一位被诊断者都会有关于基因情况（如脆性X染色体综合征、Rett综合征）、语言水平、其他智力残疾、医疗情况（如癫痫、焦虑症、忧郁症及肠胃问题等）的描述。

本病总体上为慢性病程，随年龄增长，有些呈进行行恶化，有的渐向好的方向转变，少数成人后可自食其力地独立生活。ASD通常导致较高的终身致残率，成为目前对这类儿童生存与发展构成巨大危害的公共卫生问题。

根据孤独症谱系障碍之临床表现，其当属中医学"五迟""癫狂""痴呆""脏躁"等范畴。通过近30多年临床研究，多数学者认为本病病位在脑髓，涉及心、肝、脾、肾四脏，临床多见虚实错杂之证。先天禀赋不足，气血不能上荣脑髓；后天失养，心、肝、脾、肾脏腑功能失调，阴阳失衡，痰、瘀、火等病理因素互结，上扰脑窍，神机失用而发病。

父母经血亏虚，母孕期调摄失宜或患病有损胎气使得胎儿先天禀赋异常，加之产时缺氧、窒息等因素所致脑损伤，使得精明之府充氧不足，脏气不平，稍有感触则气机逆乱，阴阳失衡，神机失常。《医林改错·脑髓说》"脑为元神之府，灵机记性在脑不在心"，脑为髓海；肾为先天之本，主骨生髓，小儿肾气未充，精髓充养不足，髓海空虚，神失所依，则见反应迟钝，双目乏神，动作迟缓。《灵枢·邪客》"心者，五脏六腑之大主也，精神之所舍"，言出于心；脾为后天之本，气血生化之源，小儿脾常不足，因于后天失养，脾之气血不能上荣于心，则精神不舍，言语发育落后。脾气不足易

生湿生痰，痰气上蒙清窍则呆；痰浊内阻化热，痰热互结，扰乱心神则狂。肝为刚脏，肝气主升主动，小儿肝常有余，肾常虚，肾水不能涵木，肝阳偏亢，则见脾气急躁，冲动任性，打人毁物；小儿心常有余，心火易亢，肾水不能上济心火，则心神不安，见烦躁、易怒、寐少。病久多见瘀为患，痰热瘀结，凝滞脑络，痹阻心窍，久而不愈。

中医辨证治疗和针灸治疗积累了一定临床经验，在自闭症患者语言功能和认知功能恢复上取得了较好疗效，但对社会交往障碍方面研究较少且未追踪远期疗效。头针对提高患儿智力、改善情感障碍、注意障碍、行为异常等方面均有确实疗效。

一、辨证治疗

（一）肾精亏虚证

1.临床表现 消瘦，营养发育不良，行为孤僻，目光呆滞，语言迟缓，刻板动作，发育迟缓，身材矮小，筋骨痿软，动作迟缓，囟门迟闭，骨骼痿软，智力低下，精神呆钝，舌质淡，苔薄白，脉细弱。

2.辨证分析 肾为先天之本，藏精生髓，脑由髓汇集而成。《灵枢·海论》说："脑为髓之海"。若先天肾精不足，肾精亏虚不能化髓充脑，则神明用之不足，元神不得滋养，发为精神活动异常。孤独症儿童多见于母孕期间跌扑损伤，精神刺激，误服药物，损伤胎元；或父亲房劳伤肾，健康不佳，孕母素体虚，高龄妊娠，导致胎儿禀赋不足。上述诸因皆可使先天肾精不足，胎儿脑失所养。精亏髓少，骨骼失养，则发育缓慢，骨骼痿软，身材矮小，囟门迟闭。脑髓不充则智力低下、语言迟缓。

3.论治法则 滋养肝肾，填精补髓。

4.方剂选要 六味地黄丸合左归丸化裁。方中熟地填骨髓，生精血；山茱萸酸温滋肾益肝；山药健脾，宁神安心；泽泻、牡丹皮清泻肝肾之火；龟、鹿二胶沟通任督二脉，填精补髓；枸杞子滋肾补肝，益精明目；若智力障碍，加石菖蒲通九窍、出音声，远志安神益智。

（二）肾阴不足，肝阳偏亢证

1.临床表现 四肢摇动，坐立不安，口中时有秽语，目不视人，语言障碍，行为异常，脾气暴躁，打人，夜间较兴奋，少寐不安，口干喜饮，舌质干红，苔薄黄，脉细弦数。

2.辨证分析 肝肾阴液相互资生，肝阴充足则下藏于肾，肾阴充足则上滋肝木；先天禀赋不足，肾阴

亏损，或肝郁化火，煎耗肾阴，致肝肾阴亏，水不涵木，虚风内动，王旭高在《西溪书屋夜话录》中说："肝风一证，虽多上冒巅顶，亦能旁走四肢，上冒者阳亢居多，旁走者血虚为多。"故出现四肢摇动，坐立不安，行为异常，脾气暴躁、打人，夜间较兴奋。

3.论治法则　滋肾阴，平肝阳，息风止痉。

4.方剂选要　六味地黄汤、四物汤、天麻钩藤饮合方化裁。六味地黄汤滋肾阴，四物汤补肝血荣筋脉，天麻钩藤饮平肝息风、补益肝肾、清热活血，《内经》云："风胜则动""风气通于肝""诸风掉眩皆属于肝"，补肝阴、肝血则风息筋荣，肝阴充沛则下藏于肾，肾阴得滋则能涵养肝木。

（三）脾肾气虚，痰浊蒙窍证

1.临床表现　面色苍白，营养发育欠佳，语言发育差（2~3岁仍不会说话，只能说简单语言，语言单调，自言自语），智力比同龄儿童差，表情淡漠，对医师和父母指令充耳不闻，独自摆弄玩具，对父母缺乏热情和依恋，行为怪异，注意力不集中，喜欢独自玩耍，不爱与小朋友交往，食欲差或厌食，舌质淡，舌苔白。

2.辨证分析　本证属先天禀赋不足，后天失养，故患儿出现营养发育欠佳、食欲差或厌食、面色苍白表现。先天肾精不足，脑神失养则智力比同龄儿童差，注意力不集中。先天肾精不足，肾精亏虚不能化髓充脑，元神不得滋养，发为精神活动异常。脾虚湿聚，痰浊内生，上蒙清窍，扰乱心神，则自言自语；脾肾亏虚，心气不足，则语言发育差。

3.论治法则　健脾补肾，化痰开窍。

4.方剂选要　益智9g，补骨脂10g，肉苁蓉10g，枸杞子10g，石菖蒲10g，川贝母6g，半夏6g，胆南星5g，白术9g，党参10g，黄芪12g，郁金9g，茯苓9g，天竺黄6g。汤剂中用补骨脂、益智、枸杞子、肉苁蓉补肾生精；党参、黄芪、白术、茯苓健脾益气；川贝母、半夏、胆南星、天竺黄豁痰化浊；石菖蒲、郁金化浊开窍。也可改用散剂，酌加熟地黄、山茱萸等药加强补肾益精之功。

5.辨治按语　《内经》"肾苦燥，急食辛以润之"，后人遂以附子味辛，用之可以泽肾燥。殊不知"以辛润之"，是指菟丝子、巴戟天等柔药，非指附子、干姜等刚剂。辛味药有辛润辛燥之分，辛润柔药，可作养阳之用；辛燥刚剂，并无滋养之效。肾苦燥而复投燥热，则愈劫脂羔，反致肾精枯涸，害不可言，故《直指方》云："劳倦之疾，百脉空虚，非滋润粘腻之物以养之，不能实也。"孤独症脾肾精亏，补肾精可用补骨脂、枸杞子、肉苁蓉之润剂，不可用辛燥刚剂附子、干姜之属，即或有肾阳虚明确证据，也可施以辛燥，只能

施用辛润之菟丝子、巴戟天之类。

（四）心脾气虚证

1.临床表现　患儿主要证候为行为孤僻，反应迟钝，不认亲疏，表情淡漠，不喜交际，听而不闻，语言迟缓、重复、难以理解，刻板动作，行为怪异，兴趣狭窄，面色少华，神疲乏力，肢冷或有自汗，夜寐不安，纳差，胆怯，舌淡，苔薄，脉细弱。

2.辨证分析　后天不足，气血亏虚不能上奉于脑，心脾亏虚，血不养心，神不守舍所致。心主神志，心藏神。人体生命活动的外在表现，以及人的精神、意识、思维活动都是"神"的具体表现。所以《素问·灵兰秘典论》说："心者，君主之官也，神明出焉。"《灵枢·邪客》说："心者，五脏六腑之大主也，精神之所舍也。"这一切都强调了心在主管神志，思维活动方面的重要性。如心神失养，神不守舍，则表现为神志不宁，反应迟钝，不认亲疏，表情淡漠，不喜交际，行为孤僻，精神萎靡，胆怯等。另《素问·阴阳应象大论》说"心主舌"，心开窍于舌，又称"舌为心之苗"。《灵枢·忧恚无言》"舌者，声音之机也。"心气通于舌，舌才能柔软灵活，语言流利。《灵枢·经脉》说："手少阴之别……循经进入心中，系舌本。"《阎氏小儿方论》："心气不足，五六岁不能言。"若心神失养，经脉不通，则舌强语塞或失语等，表现为少语、错语、无语、发音不清等症状。

3.论治法则　健脾益气，养心安神，醒脑开窍，聪脑益智。

4.方剂选要　归脾汤合养心汤加减化裁。人参补五脏，安精神，开心益智；白术、黄芪补气健脾；远志补不足，益智慧，耳目聪明；酸枣仁养心安神；茯神、龙眼肉补心益脾，安神定志；当归补血行血，益神志；丹参补心定志，安神宁心；石菖蒲醒脑开窍；益智充脑益智；若不寐较重，可酌加首乌藤、龙骨、牡蛎镇静安神。

（五）心肝火旺，痰蒙清窍证

1.临床表现　孤独症患儿临床呈现急躁易怒，任性固执，举止失常，听而不闻，不易管教，胆怯易惊，坐卧不安，高声叫喊，跑跳无常，面红目赤，狂躁，烦而不眠，梦寐异惑，夜不成寐，便秘溲黄，口干，舌尖红绛，苔黄，脉弦数。

2.辨证分析　本证多因情志不遂，七情郁结，气郁化火，或火热之邪内侵，或偏嗜肥腻厚味，久而化热生火。心主神明，火热内扰心神则烦而不眠，甚则狂躁；心开窍于舌，心火亢盛，火热循经上炎则舌尖红绛。火性炎上，肝火循经上攻头目，则面红目赤；肝

失条达柔顺之性则急躁易怒、狂躁、高声叫喊、跑跳无常；心肝之火内扰，神魂不安，则梦寐异惑，胆怯易惊，坐卧不宁。肝失条达，气郁生痰，痰浊上蒙清窍则言语不清、举止失常。热盛耗津则便秘溲黄；舌红、苔黄、脉弦数为心肝之火热盛之征。

肝开窍于目，肝之经脉上系于目系，肝之功能反应于眼的活动状态，孤独症儿童目不视人，缺少目光对视，主动回避眼神，亦是肝失疏泄、生发不利的表现。长期的肝气郁结，生发不利，势必造成儿童生长发育迟缓，内心及行为上的内向、孤独，最终导致自我封闭的状态。

3.论治法则　清心平肝，安神定志，化痰开窍。

4.方剂选要　龙胆泻肝汤（《太平惠民和剂局方》）合黄连阿胶汤（《伤寒论》）合温胆汤（《三因极一病证方论》）加减化裁。龙胆泻肝汤中取龙胆、栀子、黄芩清泻肝火；当归、生地黄养血滋阴，使邪去阴血不伤；火郁易使肝气逆，用柴胡疏肝解郁。黄连阿胶汤中取黄芩、黄连清心火；阿胶滋养阴血，白芍和血敛阴，防芩、连苦寒伤阴血。温胆汤中取半夏化痰降逆和胃，竹茹清胆和胃，陈皮、枳实理气行滞，加石菖蒲芳香开窍，合则清胆和胃化痰开窍。心肝火旺，胆气热，木郁不达，失其决断之职，故而胆怯易惊，坐卧不宁；痰热内扰，胆胃不和，致烦而不眠，梦寐异惑。另加磁石、远志、酸枣仁安神定志。全方呈清心平肝，安神定志，化痰开窍之剂。

二、针灸治疗

（一）吴晖等

儿童孤独症大多语言发育障碍伴智力低下，根据中医理论"百脉皆归于头，脑为髓之海，头为诸阳之气"等理论。我们大多采用头部穴位为主，通过经络作用于脑组织，西医学认为大脑额叶与情感智力有关，颞叶与学习记忆关系密切，通过针刺益智穴、开窍穴、定神穴等经外奇穴，提高患儿的智力，改善运动功能，另外，还有些患儿大小便不能自控，通过针刺关元、中极，改善患儿大小便自控能力。

（二）赵宁侠等

针刺治疗

主穴：百会、四神针、定神针。配穴：第1组，智三针、手智针、涌泉、太溪、肾俞；第2组，言语一、二、三区、运用区、足智针、风池、肝俞。两组穴位每周交替使用。语言不利、发音困难、吐字不清加舌三针；多动明显加申脉、照海。

操作方法：患儿取合适体位，定好针刺穴位，常规消毒。选用规格为0.3mm×25mm的针灸针，头穴针与头皮呈15°～30°夹角快速进针于头皮下，达到帽状腱膜下层时，指下感到阻力减小，然后使针与头皮行继续捻转进针，根据不同穴区可刺入1～1.5寸。百会、智三针（神庭、本神）由前向后沿头皮刺入，四神针（百会前后左右旁开1.5寸）针尖向外平刺，紧贴骨膜行针，行强刺激，以针下有向内吸附感为度，定神针（第1针印堂穴上5分；第2针阳白穴上5分，左右各一）向下刺，头针留针1h，留针过程中行针3次，以捻转补法为主。余穴常规刺法，体穴强刺激不留针。头针留针期间坚持带针功能训练。每天治疗1次，每周6次，3个月为1个疗程。

头针根据大脑皮质相关的记忆、思维、语言等反射区进行针刺，能促进大脑发育，提高智力，改善语言、适应行为障碍等疗效。焦氏头针的语一、二、三区，对应于相应的语言皮质功能区，针刺可以改善语言障碍症状。针刺督脉之百会穴，可调节大脑功能；智三针、定神针位于前额部，局部取穴治疗情绪行为、智能障碍疾病，有醒脑开窍，安神定志之功效；四神针、手智针镇静益智，足智针开窍醒神；肝俞、肾俞补益肝肾，增精益髓；风池对语言、行为、睡眠具有调节作用。运用区是缘上回在大脑头皮上的反射区，可改善失用症，再配合舌三针局部取穴，可改善舌运动，且心开窍于舌，刺激此部位可增强开窍醒神、通利舌咽，治疗语言障碍。

（三）李慧敏

1.治疗方法

（1）针灸治疗：穴取百会、神庭、额三针、颞三针、内关、合谷、足三里。针刺方法：用1寸毫针与头皮成45°沿头皮刺，其余直刺，留针45min，期间采用捻转手法行针2次。

（2）感觉统合训练：包括滑板训练、滑板爬、独脚椅、平衡台。

（3）语言训练：包括发音训练、语言模仿、语言理解、行为矫正。以上3个月为1个疗程，1个疗程后统计疗效。

2.疗效评定标准

（1）治疗后临床症状的改善，主要包括：①社会交往障碍；②语言交流障碍，非语言交流障碍，语言发育迟缓或不发育，语言内容、形式的异常；③兴趣狭窄，坚持同一格式和仪式性强迫性行为，兴趣狭窄和不寻常的依恋行为，日常生活习惯不愿被改变，仪式性强迫性行为。

（2）克氏孤独症行为量表评分：行为表现为：

①不易与别人混在一起玩；②听而不见，好像聋子；③教他学什么，他强烈反对，如拒绝模仿，说话或做动作；④不顾危险；⑤不能接受日常习惯的变化；⑥以手势表达需要；⑦莫名其妙的笑；⑧不喜欢被人拥抱；⑨不停地动/坐不住/活动量过大；⑩不望对方的脸，避免视线的接触；⑪过度偏爱某些物品；⑫喜欢旋转的东西；⑬反复又反复的做些怪异的动作或玩耍；⑭对周围漠不关心。

根据患儿最近1个月的情况，以上述①～⑭行为的发生频率为评分标准计分，"从不"为0分，"偶尔"为1分，"经常"为2分，如各项相加总分≥14分可考虑儿童孤独症的可能。

3.讨论　儿童孤独症因先天禀赋不足，致脑髓空虚，阴阳不和，精髓空虚则不能主宰神明，即不能主宰精神思维活动。所以采用百会、神庭、颞三针、额三针、内关、合谷醒脑开窍，采用足三里以滋补肝肾，二者合用则生精补髓，安神开窍。

临床症状中，口语发育延迟占的比例最大，在就诊时多以语言问题为主，年龄多出现在2～4岁。其次为缺乏目光注视、缺乏伙伴关系和喜欢转圈、多动，临床遇到上述主诉时，应考虑孤独症的可能，争取早期诊治。通过1个疗程的治疗，缺乏伙伴关系、语调低或语速过快、过慢及听而不闻的症状改善明显，再次是代词用错，伤害自己和别人、攻击性行为的改善。多数患儿多动的症状改善之后，听指令的能力增强，这是孤独症儿童学习的开始，语言能力慢慢开始改善，1～3个月开始有发音或模仿发音。针刺前后的克氏孤独症行为量表包括了14项孤独症儿童的行为的测定，治疗前后的统计表明差异有非常显著性意义，说明以针刺为主治疗儿童孤独症可以改善患儿的症状。

电子计算机核素扫描（SPECT）检查结果主要是左侧大脑血流灌注降低，部位集中在颞叶、额叶和边缘系统（海马回、扣带回、岛叶等），这些部位的异常，可能是患儿社会交往障碍、语言交流障碍、刻板行为、智能障碍和行为障碍的原因。针刺头部的穴位可以改善脑部的回流，提高大脑的血流量，以改善患儿的临床症状。

（四）靳三针辨证治疗

1.临床基本症状　包括社会交往障碍（眼不视人，目光回避；不愿交际，孤僻独行，自我封闭；表情淡漠，精神抑郁；急躁易怒，情绪不宁；听而不闻），语言及言语发育障碍（无语、少语、独语、语言重复、发声怪异、吐字不清、言语难以理解），特殊行为表现（动作怪异、姿势奇特、动作刻板重复、兴趣狭窄、迷恋物品、行为定式、感觉迟钝），不同程度的智能障碍。

2.辨证分型　①肝郁气滞型：以抑郁不乐、孤僻行为为主要特征。②心肝火旺型：以急躁易怒，胡言乱语，夜不成寐为主要特征。③痰迷心窍型：以表情淡漠，神志痴呆，喃喃自语，口角流涎为主要特征。④肾精亏虚型：以发育迟缓，身材矮小，囟门迟闭，骨骼肌肉痿软，智力低下为主要特征。

3.治疗方法

（1）主穴及定位：四神针（百会穴前后左右各旁开1.5寸）、定神针（印堂、阳白各上5分），颞三针（耳尖直上发际2寸及同一水平前后各1寸，共3穴）、颞上三针（左耳尖直上入发际3寸及同一水平前后各1寸，共3穴）、脑三针（脑户、双脑空）、智三针（神庭、双本神）、醒神针（水沟、少商、隐白）、手智针（内关、神门、劳宫）、足智针（涌泉、泉中、泉中内）、舌三针（上廉泉、廉泉左、廉泉右）。

（2）随证配穴：肝郁气滞型加合谷、太冲；心肝火旺型加少府、行间；痰迷心窍型加丰隆、大陵；肾精亏虚型加太溪。

（3）针刺操作的技术标准、步骤与疗程：选用35号不锈钢1寸毫针，采用捻转进针法。四神针各向前后左右平刺0.5～0.8寸；颞三针、颞上三针均向下平刺0.5～0.8寸；智三针向后平刺0.5～0.8寸；定神针、脑三针均向下平刺0.5～0.8寸；醒神针各穴直刺0.2～0.3寸（速刺，不留针）；手智针的内关穴直刺0.5～0.8寸，神门穴直刺0.3寸，劳宫穴向合谷穴方向斜刺0.5寸；足智针的涌泉穴向太冲穴方向斜刺0.5～0.8寸，泉中穴、泉中内穴直刺0.5寸；舌三针向上（舌根部）直刺0.5～0.8寸。根据临床症状选择配穴，配穴刺法：合谷、太冲、少府、行间、丰隆、大陵穴用泻法；太溪穴用补法，均采用提插补泻手法。留针45min，每5～10min捻针1次，每天针刺1次，每周6次，治疗4个月为1个疗程。

讨论：综观古代医家的各种描述，儿童自闭症当属"童昏""语迟""清狂""无慧""胎弱""视无情""目无情"等范畴。病因病机为先天不足，肾精亏虚，心窍不通，神失所养，肝失条达，升发不利，其病位在脑，同心、肝、肾三脏有密切关系。根据多年的临床经验，结合八纲与脏腑辨证，将自闭症分为肝郁气滞、心肝火旺、痰迷心窍、肾精亏虚4型，其中，肝郁气滞与心肝火旺型最常见，说明自闭症多与"肝"的功能活动障碍相关。这与小儿的生理病理相关，一方面因为小儿"肝气未盛"，另一方面"肝常有余"，故小儿表现为肝的调节功能、对外周环境的认识角度与成年人不同，这是导致小儿产生精神行为障碍的主要病机。患儿与"肝"相关的临床表现为患儿急躁易怒，行为孤僻，不说话或胡言乱语，不听命令，好动，与家长无法交流，甚至攻击、自伤等。中医认为肝主疏泄、生发气机、肝藏魂的功能异常可导致情志障碍疾病。小儿的情志障碍可能与家长教育方式有关，而不良的教育方式，如溺爱、放任不管、打骂等，均可导致肝郁的形成。我们的临床观察结果证实，家庭环境不良与教育方式不当会诱发患儿情绪、行为障碍及品行障碍，使自闭症患儿的沟通与交往障碍更加突出。提示医师在诊治的同时，应对自闭症患儿的家长进行有关自闭症知识的宣传及家庭教育指导。

靳三针疗法与教育训练对不同中医证型自闭症疗效分析两组间疗效等级比较表明，治疗组对肝郁气滞、心肝火旺、痰迷心窍3型疗效明显优于对照组。肝郁气滞、痰迷心窍、心肝火旺3型属实证的范畴，而肾精亏虚型为虚证。我们在临床观察中发现，虚证治疗及好转都较实证慢，需要的疗程长，治疗量大。因此，第1个疗程完成后，两组在肾精亏虚型的疗效上无明显差异，这与临床实际情况相符合，与中医理论是一致的。中医认为实证采取利气疏导之泻法，则易治愈；肾精亏虚属虚证，虚证者病情多重，治疗宜扶正，治宜缓图，不可速胜，故而对虚证的治疗应将疗程延长。

不同中医证型的自闭症，经过1个疗程的治疗后，对于实证（包括肝郁气滞、痰迷心窍、心肝火旺），治疗组疗效优于对照组；对于虚证（肾精亏虚型），两组疗效无显著性差异。对于不同中医证型分别采取正确的补泻手法是得效的关键。对于不同中医证型的辨证论治，我们的经验是在头部穴组的基础上，肝郁气滞型可泻合谷、太冲穴，心肝火旺型泻少府、行间穴，痰迷心窍型泻丰隆、大陵穴；以身材发育迟缓为特征的肾精亏虚型宜补太溪穴。在临床研究中我们发现，不论是采用针刺疗法或干预训练疗法，患儿均须在治疗2～3个月后各项评分才有变化，所以我们通常以4个月作为1个观察周期。

4.讨论　"自闭十项"乃"靳三针疗法"，是治疗儿童自闭症的专方。"靳三针疗法"是一种特定配穴的针灸疗法，是靳瑞教授多年临床实践的总结，此法尤其重视头针的应用，故以取头部穴位为主。"四神针"位于头部之巅，当髓海之输；"脑三针"当太阳之冲，为联络脑系的门户和空窍；"颞三针"位居少阳，少阳居中在人身如门户之枢，转动由之，使营卫出入内外如常；"颞上三针"则是根据单光子发射计算机断层扫描（SPECT）发现的结果而制订的穴组（自闭患者颞叶、额叶、顶叶局部血流灌注减低，以左半球更为突出），用以加强左侧足少阳胆经的气血运行，改善自闭

症患者颞叶、额叶、顶叶局部血流。语言发育迟缓是自闭症患儿的主症之一，"舌三针"针刺舌根部，疏通舌部气血，以达通窍启语之功。此外针对行为障碍和智力低下的主症，采用"手智针""足智针""醒神针"强刺激以增加患儿对疼痛、声音的敏感性，以及增加患儿与外界沟通的能力。自闭症儿童对各种感觉刺激和刺激强度的感受不明显，刺激上述穴位，可能在一定程度上直接刺激了相应大脑皮质，从而达到改善临床症状的目的。

靳三针疗法对提高儿童自闭症患者的口语、视觉、感知觉及动作技能有较好的疗效，值得推广应用。而在以靳三针疗法为主导的治疗方法下，辅助运用综合性干预疗法，则可最大程度地提高儿童自闭症的治疗效果。

（五）头电针结合特殊教育

1.治疗方法

（1）治疗组：

1）头电针治疗。①第一组穴位：百会、四神针、神庭、本神；②第二组穴位：头维、上星、定神针、脑户、脑空。刺法：选择针具30号1.5寸（40mm），选好穴位平刺进针，沿皮刺入帽状腱膜下1～1.5寸。百会、神庭、本神由前向后沿头皮刺入，四神针针尖向外平刺，头维、上星向后上方沿头皮刺入，定神针由上向下刺入，脑户、脑空向下沿皮刺入。紧贴骨膜行针，针深近25mm，以抽气法行针10次，行强刺激，以针下有向内吸附感为度，留针2h，前30min百会、神庭、本神、头维、定神针穴给予电针（SDX-Ⅱ型电子诊疗仪）治疗，选用连续波，输出频率1～100Hz可调，输出电流≤50mA，电针30min后停止，继续留针期间坚持带针功能训练，行针3次。每天治疗1次，每周6次，3个月为1个疗程。两组穴位每次选择一组治疗，每日1次，隔周交替使用。

2）特殊教育。对异常行为矫治包括正负强化、系统脱敏、消退法、暂时隔离、惩罚法。正强化正确选择要强化行为，有效选择强化物，逐渐脱离强化程序；负强化应明确目标行为，选择适当厌恶刺激，选择警告刺激，尽量减少不良行为产生诱因。根据病情制订个体行为矫治方法，每周治疗6次，每次40min，3个月为1个疗程。

（2）对照组：仅接受上述特殊教育干预3个月。

2.讨论　以"醒脑开窍、安神定志"为治疗法则，经过多年的临床经验，将中医针灸与特殊教育相结合来改善孤独症患儿异常行为，提高生活自理及社会适应能力，取得了显著疗效。

孤独症原发于大脑皮质功能失调，尤其与人的情

感行为、智力活动、语言功能等关系紧密。而脑为人体生命中枢，主管人的各种精神意识及思维活动。头穴主要通过针刺头部大脑皮质功能定位相关的记忆、思维、语言等头皮相应反射区，可起到加快反射区域局部血液循环，迅速建立起脑血管的侧支循环，增加脑组织的血氧供应量，促进受损神经功能的恢复，从而促进大脑发育，提高智力，改善语言、适应行为障碍等疗效。其次，研究发现头皮穴位也是磁场的聚注点，针刺可以直接改变和影响生物的电磁特性，发挥调整中枢功能的平衡作用。针刺督脉之百会穴，脑的精气能输注于百会，并循督脉环转而敷布头盖，清代张志聪注释说"谓督脉之百会，督脉应天道之环转复盖"，可调节大脑功能；神庭为督脉脉气所发，为脑内元神所藏之处，主治与神志有关的病症。本神足少阳胆经脉气所发。《内经》说"胆气升，则十一脏皆升""胆为中正之官，主决断，五脏皆分主神志，故为神之本"。头维、上星、定神针位于前额部，而大脑额叶又是情感智力所在，局部取穴治疗情绪行为、智能障碍疾病，有醒脑开窍，安神定志之功效；四神针位于四神聪之外侧，其在脑的反射区域更宽广，针尖向外平刺，扩大刺激范围，镇静益智，提高疗效。脑户，督脉之经穴，交汇于足太阳。《难经》说："督脉者，起于下极之俞，并于脊里，上至风府，入属于脑。"本穴为督脉与足太阳膀胱经之经气出入脑中之门户。脑空为通脑之孔窍。此二穴为调整脑络之气的要穴。

针刺采取运气法靠指的暴发力向外速提，而针体不动，如此反复，强刺激能在较短时间内取得即时效应。其次，采用电针可调整人体生理功能，有促进气血循环等作用，以此选择连续波接近人体生物点的微量电流加强针灸对穴位的刺激。

临床试验资料表明，头电针治疗安全，无副作用。治疗期间均未发现明显不良反应，个别患儿进针时触及毛细血管，拔针未急按针孔，出现头皮血肿或出血，及时按压处理，未留有特殊不适，且未发现其他不良反应，证明头电针治疗安全有效。

特殊教育采取正负强化、系统脱敏、消退法、暂时隔离、惩罚法。环境的影响可改变神经元的大小、脑结构总体重量、个别突触的数目和结构，并增加神经元间的连接和神经通路。学习和训练可以改变神经元的反应性，这种现象在大脑皮质是普遍存在的。小儿异常行为的出现是生理学因素和环境质量相互作用决定的，前者不随主观意志转移，而后天环境和教育条件是可以改善和创造的。因此，正常适量的信息刺激和尽早的进行系统的常规训练是关键。早期教育和丰富环境为主的干预在促进儿童精神发育方面起着积极

作用。引导孤独症患儿参与课堂教学，变游离于课堂教学活动为积极参与课题教学活动；调动患儿的积极性，反复强化训练，按照"大脑可塑性"的理论，在皮质建立新的行为模式，改善功能。

通过医教结合综合干预使患儿发出怪声的次数减少，音量降低，有开心的表情，静坐的时间延长，开启学生的智慧，培养学生的创新思维及能力，发展患儿的潜能；利用孤独症孩子的视觉优势，在观察中学会比较、辨析，掌握识字方法；在非语言交流、言语交流、情感表现、与同伴交往、活动性等方面有所改善，减少不良行为的产生。

（六）耳穴贴压配合头针

1.方法 对照组进行常规头针治疗，依照标准头穴线划分法进行治疗，治疗智力活动、记忆能力、情感反应障碍等选择额中线；治疗语言功能障碍、学习记忆障碍等选择额前线；治疗视觉功能障碍选择枕上正中线及枕上旁线；治疗平衡功能障碍选择枕下旁线；治疗运动功能障碍、感觉功能障碍选择顶颞前斜线及顶颞后斜线。头针针刺的具体方法：选择大小为0.30mm×25.00mm的毫针作为头针治疗用针，在对其进行常规消毒后，使针体与皮肤呈15°夹角，并将其刺于帽状腱膜下，针刺深度保持在10～15mm，每根针要捻转10～20s。留针时间设定为30min。每隔1日进行1次针刺，以10次为1个治疗周期。

观察组在对照组的治疗基础上进行耳穴贴压治疗，具体治疗措施包括：①选取患儿的肝、肾、心、脑点。并依据患儿的具体症状进行配穴：对于主要临床症状表现为语言功能障碍的患儿要配合贴压口、舌；对于主要临床症状表现为行为刻板的患儿则要配合贴压内分泌、交感及神门等穴；对于主要临床症状表现为社交障碍的患儿则要配合贴压脑干；上述敏感点均以耳穴探测仪找出。②耳穴贴压方法。利用安尔碘对患儿耳穴进行消毒处理，之后将粘有磁珠的小方形胶布贴敷于患儿的耳穴上，并以拇指间歇按压磁珠。按压手法要由轻到重，促使患儿耳郭产生酸胀、灼热感，嘱咐患儿自行按压，对于年龄小或不能配合治疗的患儿则由家长代为按压，每日按压次数要不低于3次，每次贴压单耳，隔日两耳交替，以10d为1个治疗周期。

2.讨论 耳穴贴压联合头针治疗自闭症是近年来新式治疗方法，其已被证实具有填精益髓、开窍、宁心安神、刺激前额叶功能觉醒恢复、调整脑电活动能力、改善脑血流速度的功效。该种疗法相较于进行单纯常规头针的对照组患儿而言，观察组患儿的躯体运动功能评分、感知功能评分、语言功能评分、生活自理

能力评分及交往能力评分均具有明显优异性，且观察组患儿相较于治疗前评分结果的改善程度也明显高于对照组（$P<0.05$）。

应用耳穴贴压配合头针治疗法可有效改善自闭症儿童的交往能力、生活自理能力、语言沟通能力、感知能力及躯体运动能力，故具有临床深入研究及推广应用价值。

三、推拿、穴位按摩

（一）推拿治疗

头面部以开天门、分推额阴阳各1min，叩推语言一区、二区、三区各1min，对口周和面部穴位地仓、下关、颊车、承浆、哑门、大椎进行顺时针方向按揉、每穴按摩1min。四肢部施以清肝木、补肾水各1min。背部顺经推督脉5遍，点按心俞、肝俞、肾俞穴，每穴1min，叩击华佗夹脊1min，捏脊5遍。捏拿结束后，术者用双手拇指指腹，采用按揉并对肾俞穴揉按10min，结束。

推拿后背的华佗夹脊穴及督脉，可调阴阳、理气血、和脏腑、通经络、培元气，具有填精益髓，强身健体的功能。以上方法辨证施治，共同发挥补益肝肾之作用。

（二）穴位按摩结合语言训练

1.语言训练 ①对视训练：训练者和患儿相对而坐，取出患儿喜欢的食品或玩具放到他们的视线前，并呼唤患儿的名字，把其视线吸引到训练者的视线前。②注意力训练：使用电脑播放患儿喜欢的儿歌或动画片，让他们观看，播放时间从5min逐渐增加到20min。③配对训练：首先准备2份患儿喜欢的物品，将两种物品如玩具车和玩具小球放在桌面上，训练者将另一辆玩具车放在玩具车旁。示范3次后让患儿模仿。不能模仿者，训练者拿着患儿的手协助其模仿，然后慢慢减少协助。选择物品从2种增加到6种，从实物到照片。④动作及手势模仿：首先由训练者示范动作，患儿能模仿后，再示范手势。操作性的动作，如摆、推、拍和拉等；社交性的动作，如给我、拍手和再见等；生活自理能力，如穿衣、洗脸、刷牙、喝水、吃饭等，不能模仿的给予协助完成。⑤模仿口部肌肉运动和发音训练：采用吹肥皂泡和吹蜡烛的游戏训练呼吸；舔食物游戏训练舌头的灵活度；打嘴唇游戏训练唇部肌肉；通过实物演示进行拟声语练习，如学猫、狗、牛等动物的叫声或模仿火车、汽车的声音。发音从唇语，如b、p、m开始，顺序：单音节→双音节→

仿说词→仿说句子→自动说。如果患儿有口形无音时，让患儿一只手摸训练者的喉部体会发音时声带的振动，另一只手放在自己的喉部，感知后模仿着发音。⑥家庭的强化训练：指导家长在家里强化患儿学会的技能和技巧，并让其应用到生活中。

2.穴位按摩 穴位按摩组患儿在语言训练的基础上给予按摩治疗。①口唇按摩。上唇肌群：用拇指指腹顺时针方向揉按迎香、水沟、地仓穴，每穴100次左右，然后揉按上唇肌肉2～3min。下唇肌群：用双中指或示指按上述方法揉按下关、翳风、颊车、承浆穴，并以示指、中指腹缓慢揉按面颊部和下唇肌肉2～3min；按揉喉部廉泉穴，并以中、示指腹按揉颈部喉结旁及下颌部舌底肌肉。然后对捏上下唇肌肉，被动让两唇相碰；②头部按摩。按揉印堂、百会、脑户、风府、哑门、大椎等穴，每穴100次左右，按揉额区、两颞区、颞顶区。

3.讨论 有学者发现患儿社会交往障碍、语言交流障碍、刻板行为和智能障碍可能与左侧大脑血流灌注降低有关，尤其是颞叶、额叶和边缘系统。中医学认为孤独症是先天肝肾亏虚，后天失养，脑髓失充，窍闭神匿，致语迟智弱。督脉之通行贯脊入脑，该经气血充盈，脑髓得滋养，则神旺体健，气血溃乏，脑髓失养则体残，可见督脉和头脑之间的特殊联系。选取督脉循行线上印堂、百会、脑户、风府、哑门、大椎进行按摩，不仅起到调节情志，醒脑开窍，安神定志的功效。配合额区、颞区、颞顶区按摩，可使对应脑区的血流灌注增加，有利于局部组织的血氧和营养供应，从而改善脑功能，进而患儿的认知、社会交往等症状得到改善，促进患儿的语言能力的提高。地仓、承浆、廉泉和下关等穴位下分布有面神经、舌下神经、舌咽神经等神经及血管，通过对这些穴位的按摩，对患儿的神经系统、感觉系统等起到有效刺激作用，不仅能增强发音器官感知能力，改变触觉敏感，而且增加了对患儿皮肤抚触的机会，再加之按摩时用语言、眼神、动作与孩子交流，可以尽快使患儿熟悉陌生的环境及治疗师，从而直接或间接地对孤独症儿童的专注能力、感知能力、沟通能力等起到一定的促进作用。

自闭症患儿存在严重的注意障碍，"共同注意"是儿童获得语言的交互式社会互动的核心。共同注意力是模仿训练的基础，是社交沟通的基本条件，也是信息传递的桥梁，儿童对事物注意，才能引发反应与学习。兴趣是学习最好的老师，儿童对事物的兴趣越浓，注意力越长。因此，从兴趣点切入，利用强化物结合多媒体，给儿童直观、形象、生动的图像和语言刺激，训练他们的共同注意能力，引导并确认他们的注意力集中在训练的项目上,让患儿学会注意周围的声音,注视他人和物品,在共同注意的基础上,逐渐过渡到模仿训练,在模仿过程中采用听觉、视觉、触觉等感官结合的方法协助他们理解。将发声训练设计成游戏,既增加了训练的趣味性,又利用了多感官的刺激,从而降低了训练本身的枯燥乏味性,激发了学习的兴趣,让他们在"玩"中学习,在"玩"中理解,在"玩"中发现发声的乐趣。当他们的发音模仿能力出现时,鼓励他们边用手势边说话,特别是在他们有需求时,让他们说出来后才予以满足。经过3~6个月的训练,患儿已经能够和他人有较长时间的目光对视,有的超过20s,呼唤他们的名字时能马上有反应,当听到某个喜欢的声音时他们能主动的走向声源。患儿能听从80%~90%的指令,模仿力也有很大程度的提高,可模仿1步、2步,甚至连续动作,语言的理解能力、言语交流能力明显提高。

家庭是语言训练及初步交往能力训练的最好场所,父母起至关重要的作用。语言治疗是艰辛而漫长的,有赖于家长自身的认识水平、素质及自信心。家庭训练也能帮助患儿与父母建立良好的情感关系,加强社会情感沟通。我们指导家长在家庭中不断强化儿童学会的词语,并让其应用到生活中,使之把词的音义有机的结合,有利于患儿语言理解能力的发展,父母的重视也利于早发现、早诊断及早治疗,婴幼儿脑组织的可塑性大,代偿能力强,尽早给予治疗,能促进智力发育,提高交流能力,而且2~3岁是语言发育的关键期。

孤独症儿童的预后与患病的严重程度、早年言语发育状况、智商高低、病因及教育训练情况有关。应以家庭和社区为基础,进行系统、持续及有针对性的教育和训练,教育训练开始的年龄越小效果越好。对合并有听力障碍的孤独症患儿,还应配合必要的听力训练、药物治疗,以帮助改善症状。

四、饮食禁忌

(一)ASD患儿敏感食物和不耐受食物研究

ASD患儿大多存在偏食和胃肠功能紊乱症状,如慢性便秘、腹泻、腹痛、腹胀、胃肠反流性炎症等,推测胃肠紊乱与食物敏感及不耐受有关,干扰了肠内生态平衡,使肠内微生物群过度生长,消化大分子蛋白(谷蛋白、酪蛋白)的能力下降,产生神经毒性物质,改变神经功能而出现ASD。有学者指出:食物不耐受是机体免疫系统对特定食物或食物成分的一种复杂的变态反应,起病隐匿、常由多种食物引发,许多食物因缺乏相应的酶而无法被人体完全消化,被机体作为

外来物质识别,从而导致免疫反应的发生,产生IgG抗体,IgG抗体与食物分子结合形成免疫复合物,致使人体各系统产生一系列疾病,推测食物不耐受可能是孤独症患儿的病因之一。研究经过12个月的随访追踪,发现孤独症患儿忌食这些不耐受食物后,症状明显缓解,症状严重程度(语言发育障碍、社会交往障碍和行为刻板)均明显下降,儿童孤独症评定量表(CARS)评分显著提高,治疗前后评分差异有统计学意义。

研究发现在孤独症患者尿中存在不正常的肽段,是蛋白质未被彻底分解成氨基酸而形成的短肽段,这些肽段与类阿片活性肽氨基酸序列相似,而孤独症患者与阿片类物质成瘾者的行为类似,如成瘾者在中毒时表现为社交退缩、对疼痛反应迟钝;戒断时表现为对刺激过敏、焦虑,心情不定。据此,有学者提出孤独症阿片类物质假说。这些短肽段的主要成分是酪蛋白(主要来源于牛奶或奶制品)、谷蛋白(主要来源于谷类食品麸质)。研究检测阳性率排列在前几位的分别是鸡蛋、牛奶、虾、西红柿、小麦;敏感程度分别为鸡蛋>牛奶>虾>西红柿>小麦,与之基本吻合,推测这些食物不能彻底分解,形成的过量短肽段通过消化道进入血液,穿过血脑屏障进入大脑时,影响其中枢神经系统功能,同时也可能伴谷蛋白和(或)酪蛋白引起的自身免疫反应,最终导致大脑功能失调,出现儿童孤独症的表现。也有学者通过研究后提出:禁食过敏食物对患者的食物敏感和胃肠功能影响较小。这与有些学者的研究结论相左。

近年来的研究表明,ASD与饮食关系密切,饮食影响肠道微生物的数量和构成,而肠道微生物直接影响肠脑,通过肠脑到头脑的干预或将成为当前最安全和最基本的ASD治疗方法之一。

肠道里的神经细胞数量比脊髓里的还多,与大脑的神经细胞数量相当,细胞类型、神经递质及感受器都与大脑极其相似,肠道也被称为人的"第二大脑"或"肠脑",肠脑与大脑之间通过脑肠轴双向互通,影响中枢神经系统,对人的情感、认知和行为产生影响,ASD患者也可能受脑肠轴的影响。

人一生中肠道微生物是变化的,从婴儿出生后微生物开始定植,1岁左右才趋于稳定,到3岁左右才接近成年人,而ASD的发生也是在1岁以前出现症状,多在3岁以后发病,这与婴儿肠道菌群发育过程的时间节点相似。最近研究发现母体子宫中的胎盘内也可检测到微生物,可能婴儿在子宫里已经开始了与微生物相互影响,不同的出生方式(顺产、剖宫产)、喂养方式也会导致定植在肠道中的微生物不一样,而肠道微生物的异常可能引起ASD症状。所以,个体的发育不仅由自

身基因决定，还受体内的定植的肠道微生物影响。婴儿肠道早期定植的微生物出现异常可能会干扰大脑发育，继而引发ASD。

ASD受遗传和环境共同影响，饮食是其中重要的影响因素。饮食对ASD的影响是多方面的，食物中的某些物质可能引起ASD儿童出现食物不耐受或过敏，其中的某些添加剂和生物异源物质也可能对大脑造成伤害；另一方面，食物中的各种营养物质满足了ASD儿童生长发育必需的各种营养需求，并为大脑的发育提供了充足的能量和生物活性物质。此外，食物中的各种成分通过影响ASD儿童的免疫、能量和内分泌代谢等过程参与ASD的发病。食物还为肠道微生物提供了充足的营养和促生长物质，食物本身的微生物也能影响肠道微生物的组成，并通过脑肠轴影响大脑的正常工作和发育。

目前认为，下列食品应列为孤独症谱系障碍禁忌。

1.谷类食物　大麦、黑麦和燕麦等制成的食物，如黑面包、燕麦片、面食（馒头、包子、饼）。可食大米、土豆。

2.酪蛋白食物　奶和奶制品、鸡蛋、奶蛋糕、奶酪、冰淇淋、酸奶等富含酪蛋白的食物，因为自闭症的儿童的特殊性，他们无法彻底分解牛奶中的酪蛋白，造成消化道内带有阿片活性的短肽链增多，从而影响他们的症状。

3.含色素的食品　天然的和人工合成的色素食品，如巧克力、橘子汁、彩色泡泡糖等。因为这些食品在消化过程中需要大量硫酸盐参与，使肠道硫酸盐缺乏，令消化道通透性增加，使带着阿片活性的肽容易进入血液，自闭症儿童的症状也将变得恶化；在消化进程中，任何使用硫酸盐的食物，都不利于自闭症儿童的好转。硫酸盐虽然重要，它却很难在食物中被吸收；然而，硫酸盐能很好地通过皮肤被人体吸收，因此，家长们可以在自闭症儿童的洗澡水中加些硫酸镁，帮助儿童吸收。

4.水杨酸盐食物　橘子、橙、柚、柠檬、番茄等，药品阿司匹林等，因水杨酸可使消化道通透性增加。对自闭症患者有不良作用。

此外，患儿家长还可根据自己孩子对食物的不同来选择其他食物加以控制，例如有患儿食用牛肉和茄子后会有不良情绪和行为反应，那么就应对这些食物加以控制。

5.氨基酸和消化酶　研究发现自闭症儿童血液中谷氨酸水平较低，补充适量的谷氨酸对这类患儿有益，谷氨酸可促进消化壁绒毛生长，改善消化道的吸收功能。如果消化道内缺乏消化酶，就无法分解短肽

链。从凤梨中提取的酶对自闭症儿童治疗有效果。

（二）孤独症中医辨证不同"证候类型"的饮食禁忌

1.肾精亏虚，心肝火旺证　忌食温热性食品，如牛肉、鸡肉、羊肉、鹿肉、红糖、鳝鱼、鲢鱼、虾、鸡肝、羊乳、松子、猪肝、荔枝、樱桃、芥菜、葱白、洋葱、韭菜、生姜、香菜、大蒜、茴香、桂皮、金橘、狗肉、辣椒、胡椒等温热伤阴之食品。

2.脾肾气虚，心脾气虚证　忌食寒凉性食品，如小麦、大麦、绿豆、黄瓜、丝瓜、菠菜、茄子、白菜、豆腐、菱角、罗汉果、椰子、无花果、兔肉、蛙、鸭蛋、荠菜、羊肝、莴苣、茶叶、枸杞叶、粟米、西红柿、李子、柑子、杜果、柠檬、柚、枇杷、苹果、草莓、橙子、柿子、萝卜、芹菜、茭白、荸荠、甘蔗、西瓜、甜瓜、竹笋、蕨菜、藕、香蕉、梨、田螺、空心菜、牛奶、冬瓜、薏苡仁、百合、紫菜、蚌肉、猪肉、猕猴桃、荞麦、菠萝、马齿苋、鱼腥草、螃蟹、海带、苦瓜、魔芋等寒凉性食品。

（三）参考方

参茸健脑胶囊（西安·赵宁侠等）　补益肝肾，填精益髓，益气养血，强身健脑，用于自闭症肾精亏虚证。由炙黄芪、人参、鹿茸、茯苓、干姜、当归、盐制杜仲、桂枝、白芍、法半夏、酒制菟丝子、炙甘草组成。制成胶囊剂。

夏翔治自闭症基本方　该病脑髓不充，元神受损为其根本，脏腑气血功能紊乱，痰浊蒙蔽清窍，瘀血阻滞脉络为其标实；脏腑辨证则为肝木失调，郁热化风，心神失养，导致清窍混沌，神智不明。故治疗原则为养血柔肝，平肝潜阳，息风止痉，佐以涤痰开窍，凉血化瘀，活血通络，从而健脑醒神。夏老认为单纯补肾填精并不能从根本上改善症状，而是根据其病机特点，结合患儿症状，从肝论治，祛风为先，缓解症状，收效明显。治疗药方从天麻钩藤饮、柴胡疏肝散、犀角地黄汤等化裁加减。自拟的基本方：黄芪15g，生地黄15g，天麻9g，白蒺藜15g，柴胡9g，黄芩12g，白芍15g，徐长卿15g，苍耳子15g，辛夷15g，石菖蒲15g，石决明15g，羚羊角粉6g。同时配合琥珀粉每天6g于汤药中冲服。随证加减：狂躁易怒，肝火旺盛者，加夏枯草15g，知母12g，玄参12g；口干舌暗，瘀热明显者，加麦冬9g，牡丹皮12g，赤芍12g；舌苔白腻，痰浊壅盛者，加胆南星12g，天竺黄12g，象贝母12g；头晕乏力，经血亏虚者，加熟地黄12g，何首乌12g，葛根15g；失眠多梦，夜寐不安者，加首乌藤15g，合欢皮15g，酸枣仁9g。方中黄芪具有益气补虚、祛瘀散结之功效，在《神农本草经》中奉为上品。黄芪在补气基础

上尚有利水和"逐五脏间恶血"（《名医别录》），"通调血脉，流行经络"（《本草逢原》）的作用。生地黄甘寒，滋养肝肾阴血；黄芪甘温，补益肺脾阳气；生地黄配黄芪，一阴一阳，相辅相成，共奏滋阴凉血、益气培元之功。羚羊角、天麻、钩藤为平肝息风，定惊止痉之要药，均有镇静、抗惊厥、抗癫痫及对神经细胞损伤的保护作用，配合石决明、白蒺藜加强平肝潜阳、活血祛风之功效，五药合用，专治肝"用阳"之失调。柴胡、黄芩、白芍和解调肝，疏肝养血，柔肝敛阴，联合生地黄，共滋肝之"体阴"。苍耳子、辛夷是夏老喜用的祛风药对，《得配本草》言苍耳子能走督脉，可升阳气，而督脉上入脑髓；而辛夷能解肌下气，即善降浊。方中加入二药能升清降浊，通窍调气。故夏老常用其治疗各种疑难怪病，往往有出其不意的疗效。以为石菖蒲辛苦偏温，通心经而开窍醒神，益智护脑，入胃经而化湿豁痰，增强免疫。更有经验用药琥珀粉，取之琥珀多寐丸，琥珀入心肝而镇静安神，活血散瘀，亦走膀胱而利尿通淋泄热，用法不入煎剂而粉吞或冲服。诸药合用，活法圆机，能显著改善自闭症患儿的症状，提高生活质量。

自闭症除了中药的治疗，夏老强调平时的调护也很重要。嘱咐家长平素多陪伴患儿，多与其沟通交流。患儿忌服生冷、坚硬食物及提神兴奋之品，如含酒精饮料、巧克力、茶水、可乐等。

理中汤加味方　用于小儿自闭症，脾阳虚证。

基础方：干姜、生晒参、炙甘草各15g，白术30g，乌梅9g，五味子5g。根据患儿具体差异性，辨证分型酌情加熟地黄15g，或白芍15g，或吴茱萸3g。或酒大黄10g，或法半夏15g。每剂加水1000ml，文火煮1.5h，煮取150ml，饭后30min服。进行6个疗程行为教育治疗，由自闭症儿童特殊教育机构的专业人员对其进行行为教育疗法。每天1次，21次为1个疗程，休息9d后行下一疗程。

理中汤出自《伤寒杂病论》，方中干姜、白术、人参、炙甘草四药搭配可运土、温土、补土；乌梅花开于冬，果结于秋，独得先春之木味，禀冬令水阴之精，味酸涩，针对自闭症患儿易哭闹、烦躁、尖叫等相火离位，乌梅可将相火降归北方肾水，水生木，木生火，心神则明，言窍则开；五味子五色五味俱全，可纳五脏之气而归于肾，将脾土运化所生营养物质灌输于脑髓，从而滋养神窍。因此，理中汤加乌梅、五味子可达到健运中气，温养肾气，开窍养神的作用，从而改善自闭症患儿先天语言、社交障碍等症状。整体观指导下的中医药治疗同时令患儿的食欲、睡眠、体质等与中气、肾气密切相关方面均得到一定程度的提高。临床上，针对患儿体质偏颇辨证处方，阴精不足则加熟地黄，甲胆不降

则加白芍，下焦厥阴冰伏则加吴茱萸，阳明血分、气分存在伏热加酒大黄，中土燥湿不济加法半夏，屡屡取得佳效。

临床研究结果表明，理中汤加味中医药疗法配合行为教育疗法明显优于单纯的行为教育疗法。虽然经6个疗程治疗试验组对照组疗效相当，但试验组CARS评分的下降优于对照组，提示中医辨证治疗给予理中汤加味配合行为教育疗法可更迅速有效的改善自闭症患儿语言交流障碍、社会交往障碍、躯体应用能力、情感及眼神交流等单方面或多方面症状。

基于传统中医的整体治疗观念，经治疗试验组患儿的中气、肾气均得到一定程度的补益，患儿的整体体质及生活质量提高，也间接提高了患儿家属的生活质量，相对而言，对照组患儿体质远远不及试验组患儿。

由此可见，理中汤加味中医药疗法配合行为教育有助改善自闭症患儿的三大主症，令他们更好更快地适应社会交往，为自闭症的治疗提供新思路、新方法。

静灵口服液　滋肾阴，潜肝阳，宁神谧智。

由熟地黄、山药、茯苓、牡丹皮、泽泻、远志、龙骨、女贞子、黄柏、知母（盐）、五味子、石菖蒲组成。具有滋阴潜阳、宁神益智的作用。国内有较多关于其治疗儿童多动症、抽动症、精神发育迟滞等神经精神疾病的报道，疗效均较为理想，而且暂未发现有明显不良反应。本研究所采用的Conners量表不仅可以评价患者的多动、冲动、品行问题等症状有无缓解，也能判断其学习能力有无改善。通过该量表可以看出，静灵口服液联合利培酮的治疗效果优于单用利培酮，不仅对于儿童孤独症患者的各种症状有良好的疗效，而且可以改善其认知功能，具有促进智力发展的作用。另外研究还发现，静灵口服液能明显缓解利培酮所致的纳差、易激惹、入睡困难等不良反应，较好地增加患者的依从性，让患者及其家长可接受更长久有效的治疗。静灵口服液联合利培酮治疗儿童孤独症的有效率高于单用利培酮，而且联合用药的不良反应也显著降低。

加味温胆汤　配合教学训练矫治孤独症儿童异常行为。

甘草3g，竹茹2g，枳实5g，茯苓、制半夏各7g，橘红6g，党参7g，益智6g，生姜3片，石菖蒲6g。每日1剂，用水煎服，每日在中、晚饭后服用。脾虚便溏的患儿可以减少适量的枳实。另加入适量的山药、葛根、木香；焦躁不安的患儿可以适当加入钩藤和珍珠母；偏肝肾亏虚的患儿可以适当加入菟丝子、肉苁蓉和山茱萸；偏

脾虚的患儿可以加入适量的炒扁豆和白术；纳呆患儿加入适量的神曲和炒麦芽；多动较为严重的患儿根据情况加入龟甲；心神不宁的患儿加入白芍和煅龙骨、煅牡蛎和酸枣仁。所有患儿均接受1个月的治疗和康复训练。

使用ABA功能性行为干预训练和引导式教育进行治疗。每周进行5次行走治疗，每次30min，在行走过程中牵着患儿的手，要求患儿遵循要求进行行走，不得随意多动。每周进行5次患儿的注意力训练，每次30min，主要训练方式为观看书籍，要求患儿在30min内将注意力尽量集中在书籍当中。利用帮助睡眠的药物帮助患儿建立睡眠习惯，在患儿睡眠习惯已经建立之后，减轻或取消药物的使用。孤独症患儿饮食单一、挑食和偏食的现象较为严重，这一饮食现象也会导致患儿的水谷精微来源不足，形成一个恶性循环，严重影响儿童的正常发育。

加味温胆汤配合教学训练矫治孤独症儿童异常行为有显著的临床疗效，能够极大的提升孤独症患儿的治疗效果，尽快的帮助患儿恢复心理、生理健康。

【参考文献】

阿依努尔·吾买尔，刘兴盛.加味温胆汤配合教学训练矫治孤独症儿童异常行为21例.世界最新医学信息文摘，2015，15（48）：138

段云峰，吴晓丽，金峰.饮食对自闭症的影响研究进展.科学通报，2015，60（30）：2845-2861

高杰，邓艳春.孤独症临床诊治新进展.大家健康，2014，8（17）：322-323

耿香菊，吴丽，宋丽佳.孤独症患儿食物不耐受情况及忌食不耐受食物的治疗效果.实用儿科临床杂志，2010，25（7）：511-512

静进.孤独症谱系障碍诊疗现状与展望.中山大学学报（医学科学版），2015，36（4）：481-488

李慧敏.针刺为主治疗儿童孤独症临床研究.中国针灸，2004，24（5）：317-318

李素水，贾美香，孙志刚，等.禁食敏感食物对孤独症谱系障碍患者的临床疗效研究.国际精神病学杂志，2015，42（1）：23-26

李腾飞，赵燕，李虎星.耳穴贴压配合头针治疗儿童自闭症30例临床疗效观察.中国现代药物应用，2015，9（9）：263-264

刘刚，袁立霞.儿童孤独症中医病因病机及辨证分析浅析.辽宁中医杂志，2007，34（9）：1226-1227

欧阳军.自闭症儿童的饮食治疗.儿童与健康，2004（2）：48-49

樵成，党举，宋虎杰.中医辨证治疗孤独症心脾两虚证临床研究.中医学报，2015，30（6）：889-890

王敏健，张渝，魏华.静灵口服液联合利培酮治疗儿童孤独症的临床分析.成都药，2015，37（6）：1383-1385

王怡珍，马丙祥.马丙祥教授治疗儿童孤独症行为障碍经验.中国中西医结合儿科，2015，2（7）：164-165

吴晖，吴忠义."三位一体"中医疗法治疗孤独症.医药产业资讯，2006，11（3）：116-117

许毅，曹和欣，夏翔治疗儿童自闭症临床经验.辽宁中医杂志，2015，42（7）：1204-1206

余定辉.从痰论治小儿精神心理性疾病体会.中医杂志，2003，44（4）：258-259

袁青，吴至凤，汪睿超，等.靳三针治疗儿童自闭症不同中医证型疗效分析.广州中医药大学学报，2009，26（3）：241-244

赵宁侠，高峰，焦文涛，等.头电针结合特殊教育对孤独症患儿异常行为干预的临床研究.世界中西医结合杂志，2015，10（8）：1104-1106

赵宁侠，张宁勃，等.参茸健脑胶囊联合针推治疗肾精亏虚自闭症36例.陕西中医，2014，12（35）：1635-1636

周惠嫦，张盘德.穴位按摩结合语言训练对自闭症儿童语言交流障碍的疗效观察.中国实用医药，2008，3（23）：24-26

周念莹，李永春，江晓宇.理中汤加味治疗小儿自闭症临床观察.新中医，2015，47（6）：200-202

第二节　抽动障碍辨证治疗

抽动障碍（TD）是指身体某部分肌肉或肌群不随意、快速、重复的非节律运动或（和）无明显目的、突发性发声为特点的一种复杂的、慢性神经障碍，抽动具有不可克制的体验，可自我控制一段时间，且因紧张而加重，在睡眠时消失，常伴有强迫、冲动及多动等行为和情绪障碍。

抽动障碍首先由J.M.G.Itard（1825）和Georges Gilles de la Tourett（1885）描述。20世纪60年代以前一直视其为原因不明、罕见、可自愈性疾病。我国曾有"多动秽语综合征、习惯性痉挛"等描述。然而，近30余年来，抽动障碍的认识发生了戏剧性变化，特别是20世纪90年代以来，普遍认为抽动障碍非常多见，是一种由遗传缺陷和不良环境因素所致的神经精神发育障碍。症状从轻至重，复杂多变，不仅表现为抽动，而且有多种情绪和行为异常。但我国医学界对此病认识仍很混乱，把这些儿童的表现当成"坏毛病""沙眼""结膜炎""咽炎"等现象极为普遍；即使能识别者也常因持有"可自愈性"的观点而延误治疗。据调查，治疗延误或诊疗混乱者占75%，诊断延误时间平均为3年。不但延误了治疗，还给儿童心身带来严重伤害。所以，更新观念是当务之急。

抽动障碍以其临床表现属中医学"瘛疭""劄目""筋惕肉瞤""慢惊风""肝风""天钓"等范畴，历代医家对本病的病因大致概括为先天不足、情志失调、饮食不节、外感六淫等方面。病机主要有外风引动肝风；脾虚痰聚，挟风上扰；气郁生痰，化火生风；水不涵木，阴虚风动等。

小儿抽动障碍，症状多样，轻重不等，且患儿情绪不稳。除内服药物外，饮食、情志调摄甚为重要。患儿存在不同程度的心理困扰。父母对患儿应进行适当心理疏导，采取合适的家庭教育方式，避免高惩罚、严厉、高拒绝、否认和过分干涉。避冷水洗浴，水为阴物，冷水则寒，寒性吸引，筋脉挛急。患儿为图一时凉爽，常以冷水洗浴或游泳，致加重或诱发抽动症状。

此外，抽动及共患病的症状常在患儿紧张、压力、疲劳、外感等因素影响下加重或复发，所以在药物治疗的同时，还应结合对家长的指导和对患儿的心理调摄。总之，药物治疗与心理、生活指导相结合有助于提高临床疗效，改善预后。

总之，中医认为本病属"肝风"范畴。主脏在肝，而发于心、肺、脾、肾。发于心、脾者则人格思维障碍；发于肺，则喉闻异声；发于肾则运动障碍，在肝则抽动。病机以风（外风、内风）、火（肝火）、痰（无形之痰）、瘀（久病入络、产伤、外伤生瘀）、虚（肾阴虚、脾气虚）有关。病情虚实夹杂，以实为多，故治宜分型证治。

（一）外风引动内风证

【临床表现】

抽动障碍，多于外感后（包括咽炎、鼻炎、上呼吸道感染）出现眨眼、耸鼻、努嘴、扭脖、异声等症状，咽红，舌边尖红，苔薄黄，脉浮数。

【辨证分析】

《小儿药证直诀·肝有风甚》云："凡病或新或久，皆引肝风，风动而上于头目，目属肝，肝风入目，上下左右如风吹，不轻不重，儿不能任，故目连劄也。""或新"指新感外风，外风引动内风可使症情复发或加重。西医学研究证实巨细胞病毒感染、链球菌感染也是抽动障碍发病的重要原因，同中医学见解雷同。

【论治法则】

疏解外风，息风解痉。

【方剂选要】

（1）外感风热证：银翘散加蝉蜕、钩藤、僵蚕。银翘散疏解风热，蝉蜕、钩藤、僵蚕息风解痉。

（2）外感风寒证：加味香苏散（紫苏叶、荆芥、蔓荆子、防风、秦艽、陈皮、香附、炙甘草、川芎、生姜、大枣）加蜈蚣、全蝎。加味香苏散疏解风寒，蜈蚣、全蝎息风解痉。

（3）鼻渊，流浊涕，鼻塞，头痛：苍耳子散加全蝎、僵蚕。苍耳子散（苍耳子、辛夷、白芷、薄荷、清茶）祛风清热，通鼻窍；全蝎、僵蚕息风解痉，或从肺论治，方用苍耳子、辛夷、玄参、板蓝根、山豆根、半夏、钩藤等祛风通络，清肺豁痰。

（4）加减法：①抽动障碍患儿发生外感前的体质状态，如肾阴不足，心脾气虚，或有肝火、痰火、瘀血等情况，属原发病；新近外感属新病、标病，治疗时，当权衡急则治标兼顾原发病，或标本兼顾，而视情况灵活处置，不可固定模式，一成不变。②集近代医家经验，根据抽动发生的部位不同灵活辨证选用：如点头耸肩者加葛根、木瓜、伸筋草等解肌舒筋；眨眼明显者加谷精草、青葙子、密蒙花等疏风明目；鼻部抽动者加辛夷、苍耳子、白芷宣通鼻窍；清嗓异声者轻者加板蓝根、淡射干、山豆根、锦灯笼、藏青果等利咽，重者加珍珠母、金礞石等息火镇惊；四肢抽动者加鸡血藤、木瓜、伸筋草等舒筋活络；伴有注意力不集中、多动可加远志、石菖蒲、郁金、益智等豁痰益智，生地黄、山茱萸等补益肝肾。

【辨治按语】

（1）外风引动内风，肝肺失调：肺主降、肝主升，刚柔相济则阴阳协调，是调畅全身气机的中心环节。风为百病之长，常挟温、寒、湿诸邪，经口鼻入肺卫，若失治误治则内陷半表半里成为内风，伏藏体内。肺外合皮毛，开窍于鼻，上通喉咙；肝在体合筋，开窍于目，其声为呼，其脉循喉咙，上入鼻咽，连目系环唇内，故抽动障碍初起可见眨眼、吸鼻、咧嘴等上部抽动为主的症状，然后渐及颈项、躯干抽动。咽喉为清浊之气，水谷出入之窍道，位于少阳半表半里；外风内陷，邪伏窍道，故咽喉不爽而"吭吭"有声。风善行而数变，故症状反复、病位游移；病情渐深则内外风火相煽，劫耗阴津为痰，致使风痰互结，流窜经络可致抽动缠绵难愈。

因此，对于因外感六淫导致抽动障碍发病或使症状加重者，宜肝肺并调，一则宣肺肃降祛风痰，使邪有出路；二则疏肝通络息内风，使邪无所藏。药选辛夷、苍耳子、板蓝根、山豆根等祛外风利咽，天麻、钩藤、白芍、天冬、玄参、牡蛎、赭石、川楝子等平肝息风，临床疗效显著。考虑临床上多风痰相兼为患，需辅以化痰通络之药，如半夏、茯苓、胆南星、竹茹、制白附子、白蒺藜、全蝎、蜈蚣、蝉蜕、僵蚕等。

肝为刚脏，肺为娇脏，一刚一柔，一阴一阳，贵在坚守，刚柔相济，阴阳协调，待其内外之风平息，火清痰化，肺气肃清，筋脉通润，心静神宁，则病自缓解。

（2）儿童抽动障碍病情缠绵，正气亏耗，卫外薄弱，常因外邪来袭，引动内风，使抽搐加重或反复发作，伴鼻塞流涕、咳嗽、咽红肿痛、发热等上呼吸道感染诸症。治宜疏散宣肺，息风止痉。基本方药：钩藤、前胡、甘草、杏仁、防风、连翘、柴胡、薄荷、僵蚕、蝉蜕。方中柴胡轻清升散，宣透疏达；连翘升浮宣散，清热逐风；防风为风中润药，祛风解表；钩藤息风止痉，四味共为君药。薄荷、蝉蜕轻扬疏散，开宣肺气，合僵蚕祛外风，散风热，息风止痉为臣。杏仁、前胡宣肃肺气；甘草甘缓，调和诸药，是为佐使。喉间吭吭作声或伴秽语频频者，加木蝴蝶清肺热，利咽喉；肺热盛者，加毛冬青、蒲公英、鱼腥草清泄肺热以平肝风；外邪瘥减者，则应补肺益气以佐金平木。

小儿脏腑娇嫩，形气未充，"肺脏尤娇"肺气虚反复感冒，诱发或加重抽动者，多为本虚标实之证；组方遣药务求轻灵平和，盖质轻能入肺，解邪而不伤正，气灵善透邪，达表以息内风，药性平和，勿伤胃气。若不循小儿生理、病理特点，见外邪袭表，动辄辛散发汗易耗津劫阴，见肺热之征而滥投寒凉之品则益伤正气，每使抽动加重，病情反复，贻误病机。

（3）祛风止动方（辛夷10g，苍耳子6g，板蓝根10g，山豆根5g，半夏5g，黄连3g，天麻10g，钩藤10g，木瓜10g，伸筋草10g，全蝎5g，蜈蚣1g），根据病情的缓解情况，逐渐减少全蝎、蜈蚣用量，按常规中药煎煮方法，每日1剂，每次约100ml，每日2次，饭后服用，3个月为1个疗程，观察2个疗程。

近年来研究认为，A族溶血性链球菌感染后自身免疫反应与抽动障碍关系密切，链球菌感染后血清中抗链球菌抗体和抗神经元抗体滴度升高，推测链球菌抗原与脑组织神经细胞有交叉免疫反应，致使神经细胞受到免疫攻击，当再次接触链球菌或其他病原体时，记忆效应可引起抽动症状复发或加重。临床报道抽动秽语综合征（Giues de la Tourette syndrome,TS）患者链球菌抗体滴度与抽动症状严重程度呈正相关。有学者（Swedo）则明确提出了"与链球菌感染有关的儿童自主免疫神经精神障碍（PANDAS）"学说。因此，继发于链球菌感染的自身免疫过程是抽动障碍重要的发病机制，为西医和中医临床提供了新的治疗思路。

TS患儿常伴反复呼吸道感染史，或因发热、鼻塞流涕、咽部红肿等风邪侵袭肺卫证候而使症状加重，结合A族溶血性链球菌感染与TS发病的关系，认为链球菌感染过程相当于中医"外感风邪"，患儿初起多见于眼睛、嘴角、鼻翼等面部肌肉抽动，继之颈肩、躯干、四肢抽动，病情反复，病位游移，符合"伤与风者，上先受之""风胜则动""善行而数变"的特点；肺上通喉咙，开窍于鼻，肝在体合筋，开窍于目，其声为呼，其脉循喉咙，上入鼻咽，连目系环唇内；而且小儿神气未坚，肝胆之气未充，易受惊吓刺激。该病本源在肝，病发于肺；病机关键为外风引动内风，治疗宜肝肺同调，一则疏风通窍祛外风，二则平肝通络息内风。自拟祛风止动方，方中辛夷辛温入肺经，祛风散邪，通鼻窍；天麻能平肝镇静、养液息风，善治手足抽掣，主要成分天麻素具有镇静、抗惊厥，两者共为君药，疏外风息内风，防止外风引动内风。苍耳子味甘苦，归肺经，上通巅顶，下行足膝，外达皮肤，能发汗散风祛湿；钩藤息风止痉、清热平肝，两者共为臣药。全蝎走窜行散入肝经，主要含蝎毒、多种胺类及氨基酸等，有抗惊厥和抗癫痫作用；半夏、木瓜、伸筋草化痰湿、通经络；板蓝根、北豆根清热解毒利咽、祛邪护肺。方中全蝎、蜈蚣等虫类药主要对实风效果好，天麻、钩藤等草木类药主要适用于虚风内动。诸药合用，可疏风通窍、平肝息风、化痰通络，使经络之风痰得消，内蕴之痰热得清，故诸症自平。

TS患儿发病缓慢，病程缠绵，病情反复，宜早期诊断和治疗，患儿年龄越小、病程越短，疗效越好。由于患儿个体差异，故考虑基础治疗时间约为2个月，总治疗时间约为6个月。为稳定疗效，全蝎、蜈蚣等虫类药物宜逐渐减量，但过早减量会导致患儿病情反复或加重，最佳减药时间约为4个月，减药后仍可以控制抽动症状，根据患儿症状控制情况，每2周全蝎、蜈蚣等虫类药物用量递减。此外，TS患儿的综合治疗不容忽略，治疗过程中须患儿家庭配合进行心理调整，避免过多"关注"和焦虑，尽可能避免看刺激电影电视、玩游戏机，积极配合治疗。

（二）木火刑金，肺失清肃证

【临床表现】

发声性抽动障碍患儿表现为清嗓、咳嗽、吸痰、吸鼻、哼声、吠叫声等，或重复语言、模仿语言、秽语等异常发声，遇感冒等呼吸道感染诱发或加重抽动症状，伴有性急易怒，目赤口苦，咽干声哑，头痛，眨眼、耸鼻、歪嘴、摇头、提肩，甚至躯干四肢抽动，在睡眠中消失，在兴奋、紧张、长时间看电视等情况下加重。咽喉干燥，或见鼻燥，舌干红无苔，脉虚大而数。

【辨证分析】

五行中,肺属金,肝属木,肺与肝为相克关系,肝肺通过相互制约关系来维护气机平衡调畅。肝肺关系正常,则肝气不亢,金鸣正常,人体气机顺畅。若肝肺关系失常,则肝气亢逆,金鸣异常。肺主声,司喉咙,肺为娇脏,不耐寒热,易受邪侵。小儿阴常不足,阳常有余,火热之邪最易伤津,若小儿寒温失宜,外感热病,灼伤肺阴,或外感治疗不彻,余邪未尽,肺阴耗伤,不仅不能克制肝木,反被肝侮,肝木生风,肺金不利,发声抽动,表现为性情易怒,目赤口苦,清嗓、咳嗽、吸痰、吸鼻、哼声、吠叫声等,或重复语言、模仿语言、秽语等异常发声。肝"体阴用阳",其性刚烈,阳亢则阴伤,肝所主之筋膜失于濡养,易发抽动。小儿学习压力过大,五志过极,郁而化火,或嗜食辛香燥辣,生热助火,引动肝风,木火刑金,肺金失利,咽干声哑,发声抽动。木火刑金,肺阴更伤,复遇外感,抽动加重。咽燥、鼻燥、舌干红无苔、脉虚大数,皆属木火旺、肺阴亏虚之征。

【论治法则】

清肺润肺以养阴,清肝平肝以息风。

【方剂选要】

(1)泻白散(《小儿药证直决》)合黛蛤散(《医说》)加减。方中桑白皮、地骨皮清肺热;青黛、海蛤壳清肝泻肺;栀子清肝火,黄芩泻肺火;加全蝎、蜈蚣息风止痉。咽干声哑、清嗓加射干、青果;鼻燥、吸鼻加麦冬、沙参、辛夷。

(2)清燥救肺汤加减。基本方剂:生栀子、龙胆、北沙参、霜桑叶、天冬、麦冬、炙枇杷叶、杏仁、生石膏。方中霜桑叶入肺、肝二经,为"肺家肝药",不仅有清肺润肺之功,还有清肝热的作用,为君药。北沙参、天冬、麦冬性味甘寒,润肺清肺,肺阴得养,则不惧肝火克伐,肺金和利,发音正常;生栀子、龙胆性味苦寒入肝经,清肝泻火,使肝火不旺,无伐金之虞,以上五味共为臣药。生石膏辛甘大寒,清泄肺热以生津;杏仁、炙枇杷叶宣肺降气以止咳祛痰,三味为佐药。常用加减:频繁眨眼,加红花、蝉花、夏枯花、白菊花、密蒙花等清肝息风;耸鼻、歪嘴、抬肩、摇头等头颈部肌肉抽动,加琥珀末、珍珠母、白僵蚕、露蜂房、钩藤等开窍息风止痉;抽动症状严重者,合止痉散(全蝎、蜈蚣)加强止痉息风之效;喉中痰鸣者加黛蛤散、川贝母化痰止咳;伴睡眠不安,烦躁易怒者,加甘麦大枣汤,取其养心调肝、除烦安神之功。

注:蝉花,又名金蝉花,俗称大虫草,属于虫生真菌。《药性论》谓:"其脱壳,头上有一角,如冠状,谓之蝉花,最佳。味甘寒,无毒。主小儿天吊,惊、痫、瘛,

夜啼,心悸"。主产于四川、江苏、浙江、福建、安徽、云南等地。

(三)肝经实火证

【临床表现】

症见抽动剧烈,以四肢为主,脾气暴躁,易怒,打人骂人,面赤,咽红,异声,或吼叫、秽语,尿赤便秘,舌红苔黄,脉弦数。

【辨证分析】

肝为刚脏,体阴而用阳,属木主风,性喜条达主疏泄。小儿为纯阳之体,肝常有余,举凡惊吓、情绪紧张、学习压力等均可使情志不调,化火动风,上扰头目,横窜经络,出现摇头、耸肩、皱眉、眨眼、噘嘴,或肢体、躯干不自主抽动,频而有力,口中频发"嗯""哦"等声或秽语。情志不遂,肝郁化火,或素食辛辣,或热邪内犯,引致肝火内炽,均可引动肝风。火热耗津,尿赤便秘;舌红苔黄,脉弦数为肝火之征。

【论治法则】

清肝火,息内风。

【方剂选要】

龙胆泻肝汤加减。龙胆、焦栀子、炒柴胡、炒白芍、蝉蜕、木蝴蝶各6g,生地黄、夏枯草各10g,生石决明15g,薄荷5g。方中龙胆泻肝胆实火为君药;焦栀子清上导下,夏枯草、生石决明清肝平肝为臣药;肝乃藏血之脏,肝为实火所伤,阴血随之消耗,且方中龙胆、栀子苦寒有伤阴之虞,故配生地黄、白芍养血滋阴为佐药,使肝火去而阴不伤;火郁易使肝气逆,故用柴胡、薄荷疏肝解郁,又可引药入肝经;肝火引致内风,出现异声吼叫秽语,又加咽红,故用蝉蜕、木蝴蝶利咽喉。全方呈清肝火、息内风之效。

抽动频繁加全蝎、地龙、钩藤、僵蚕;头面抽动明显加葛根;眨眼明显加白蒺藜、密蒙花;四肢抽动明显加桑枝、鸡血藤。

(四)痰阻气道,蒙蔽清窍证

【临床表现】

抽动障碍患儿症见肌肉抽动,异声较多,秽语骂人,兼见头昏沉,夜卧不安,喉中有痰,吭吭作响,或喉中痰鸣,或神情呆滞,呆板,舌质红,苔白腻或黄腻,脉弦滑。

【辨证分析】

小儿脾常不足,若过食肥甘厚味,生冷伤脾,脾失运化,以致痰浊湿热内生,痰热互结,郁而化火,痰火上扰清窍则见秽语不由自主,异声较多。小儿肝常

有余,五志过极化火,则生痰动风,风痰鼓动则头昏沉、夜卧不安,喉中有痰,吭吭作响,或喉中痰鸣。风性善行数变,则见肌肉抽动,或有眨眼、伸颈扭脖、耸肩、抖腿等风动异常动作。神情呆滞、呆板、舌红苔腻、脉弦滑等皆为痰浊之征。

【论治法则】

清热涤痰,镇肝宁神开窍。

【方剂选要】

温胆汤合涤痰汤化裁。方用陈皮、法半夏、茯苓、枳实、竹茹、胆南星、石菖蒲、僵蚕、天竺黄、全蝎。方以陈皮、半夏、竹茹、天竺黄清热化痰;茯苓、胆南星、石菖蒲健脾化痰开窍;全蝎、僵蚕息风镇惊。加减:①食积者加炙鸡内金、焦楂曲、槟榔以消食导滞;②脾气急躁,肝火明显加夏枯草、焦山栀、青蒿,清肝经伏火;③抽动频繁加地龙、僵蚕、搜风;④头面抽动明显,重用天麻、钩藤、葛根。眨眼明显加桑叶、菊花,清热明目。耸鼻加辛夷、苍耳子,宣窍通闭。喉肌抽动、异声明显,重用蝉蜕加射干、木蝴蝶、生甘草、玄参、制僵蚕,清热利咽,消痰以利异声消除。颈部抽动,可重用葛根、威灵仙,缓痉止动。腹肌抽动可重用芍药、生甘草、木瓜,酸甘缓急。四肢抽动,可加用桑枝、鸡血藤以祛肢体之风;⑤夜眠不安者加朱茯神,远志。

(五)脾虚肝旺证

【临床表现】

双眼频频眨动,皱眉,耸鼻,努嘴,或喉中咯声,面黄纳差,饮食偏嗜,形瘦腹胀,睡间露睛,便溏,舌苔薄,脉弦细。

【辨证分析】

小儿脾弱胃强,肝常有余。常因饮食不节或饮食偏嗜,伤及脾胃而独旺于肝,致肝旺脾虚。肝主筋,脾主胞睑,故胞睑抽动、双眼频频眨动、皱眉、耸鼻、努嘴、喉中咯声。或因情志失常,肝失疏泄,肝气横逆犯脾,脾失健运,痰湿内生,土虚木亢,肝风内动,风痰阻络,扰犯于上则眨眼、皱眉、耸鼻、努嘴;上犯咽喉则喉中清嗓。脾虚则呈面黄纳差,腹胀,睡间露睛,便溏;舌苔薄,脉弦细为脾气虚,木郁克土之征。

【论治法则】

扶土抑木,息风止痉。

【方剂选要】

(1)七味白术散(《小儿药证直诀·卷下》)合四逆散(《伤寒论》)化裁。药用:人参、白茯苓、白术、藿香、木香、甘草、葛根、柴胡、白芍、枳实、甘草。方中人参、茯苓、白术、甘草益气健脾;藿香芳香化湿醒

脾,木香调气畅中,葛根生脾阳。四逆散解郁疏理肝脾。两方合用补脾气(扶土)疏肝郁(抑木),令肝脾和谐。再加全蝎、地龙息风解痉;桑枝、桂枝、鸡血藤以制四肢抽动。

(2)健脾息风法:脾属土,肝属木。小儿脾常不足,肝常有余,素体脾虚或久病脾弱不运,生化乏源,土不荣木,肝木之气遂亢旺而动风,症见抽动无力,时作时止,时重时轻,喉间或吭吭作响,伴神疲食少、形瘦性急,睡间露睛、大便或溏或泄,舌淡红,苔薄白,脉细弱或沉缓。治宜理脾缓肝、强土制木,方以四君子汤合半夏白术天麻汤加减:太子参、茯苓、白术、炙甘草、白芍、法半夏、钩藤、川木瓜、龙骨。以四君子汤健脾益气为君;白芍、钩藤平息肝风为臣;川木瓜疏筋脉,法半夏化痰浊,龙骨平肝潜阳,共为佐使。抽动频繁者,加天麻息风止痉。此方妙在用太子参一味,益脾气、养胃阴,补而不燥。诸药配伍,培土以荣木,木荣风自灭。

(3)三甲散加减。甲珠、鸡内金、鳖甲、胡黄连、芦荟、砂仁、槟榔、焦三仙、全蝎、蝉蜕。三甲散系河南名老中医郑颉云用治小儿疳证的儿科方。疳证的主要病机多为脾虚肝热、津液消亡,用此方加减治疗脾胃虚弱、饮食积滞、肝热抽动诸症,殊有效验。方中鸡内金、甲珠、焦三仙消积化滞,鳖甲、胡黄连养阴清热,砂仁、槟榔理气醒脾,蝉蜕、全蝎息风解痉,芦荟清肝杀虫。诸药合用,共奏健脾消积、清肝护阴、息风解痉之功。

(六)心脾气虚,神气怯弱证

【临床表现】

瞬目、眼涩、努嘴、耸眉,面色萎黄,唇淡,神怯善惊,食少纳差,腹胀,便溏,舌质淡,苔薄白。

【辨证分析】

小儿禀赋不足,病久失调,神气怯弱,或后天失养,化源不足,气血不充,胞睑为眼之肉轮,系"肌肉之精"故失于约束而抽动。脾为气血生化之源,脾气虚弱,生血不足,导致心血亏虚,心血不足,无以化气,则脾气亦虚。血虚肌肤失荣,所以面色萎黄唇淡;脾气不足,运化失健,则食少纳差,腹胀便溏;舌质淡为气血不足之征。

【论治法则】

益气健脾,宁心安神,息风止痉。

【方剂选要】

归脾汤合甘麦大枣汤加减。方由人参、远志、酸枣仁、白术、茯苓、当归、木香、黄芪、鸡内金、天麻、蝉蜕、淮小麦、大枣、甘草组成。方中以人参、黄芪、白

术、茯苓、甘草益气补脾；当归、酸枣仁、远志补血宁心安神；木香理气醒脾，以防益气补血药滋腻滞气，令之补而不滞；天麻、蝉蜕收息风解痉之效；甘麦大枣汤养心安神，和中缓急，亦补脾气；加鸡内金一味，消水谷，助胃纳，消腹胀。《金匮要略心典》曰："小麦为肝之谷，而善养心气；甘草、大枣甘润生阴，所以滋脏气而止其燥也。"全方呈益气健脾，宁心安神，息风止痉之功。

（七）肝阳上亢，虚风内动证

【临床表现】

眨眼、点头、清嗓、头痛且胀、面赤烘热、性情急躁、多动难静、睡眠不安、舌红、少苔、脉弦细数。

【辨证分析】

肝气郁结，郁久化火，营阴暗耗，或素体阴亏，阴不潜阳，肝阳亢逆无制，则头痛且胀、面赤烘热；肝性失柔，则性情急躁，多动难静；阴虚心神失养，则心烦失眠；肝阴虚，虚风内动，肝风上扰则出现眨眼、点头、清嗓等风动之征。舌红少苔、脉弦细数为肝阴不足、肝阳上亢表现。

【论治法则】

滋阴平肝潜阳，息内风。

【方剂选要】

（1）天麻钩藤饮（《中医内科杂病证治新义》）：方由天麻、钩藤（后下）、石决明（先煎）、栀子、黄芩、川牛膝、杜仲、益母草、桑寄生、首乌藤、朱茯神组成。方中天麻、钩藤平肝阳息内风，为君药；栀子、黄芩苦寒清热泻火，令肝热清而不亢；石决明平肝潜阳，与天麻、钩藤合用，加强平肝息风之功，以上三药合为臣药；益母草、川牛膝活血利血，药性下行，以利肝阳平降，合乎"治风先治血，血行风自灭"之理；杜仲、桑寄生补益肝肾，补阴配阳，有治本之意；首乌藤、朱茯神安神定志，以上合为佐药。全方平肝阳、息内风、益肝肾。眨眼加白蒺藜、密蒙花；清嗓加射干、木蝴蝶；烦热明显加地骨皮。

（2）清肝息风法：基本方药用钩藤、蝉蜕、夏枯草、珍珠母、柴胡、白芍、僵蚕、白蒺藜。方中钩藤善息肝风，清热平肝，为主药；配夏枯草清热泻火；珍珠母滋肝阴，清肝火，平肝潜阳为辅；柴胡升散，疏肝解郁，使肝得条达，以顺肝性；白芍柔肝缓急，解痉挛，兼防柴胡升散太过；白蒺藜疏肝解郁，祛风明目；蝉蜕、僵蚕息风止痉。诸药配伍，使肝热清，肝阳平，肝风息，肝气复条达之性而抽动可瘥。

（3）镇肝熄风汤（《医学衷中参西录》）化裁：方中重用怀牛膝引血下行扼止血气逆乱之势，并有补益肝肾之效，以为君药。重用赭石、龙骨、牡蛎潜降摄纳上亢之阳，为镇肝之用，是作臣药。龟甲、白芍、玄参、天冬滋阴清热，阴复热清则肝阳不亢，肝风自息，为佐药。茵陈、川楝子、麦芽条达肝气之郁，有利于肝阳之平降，亦为佐药。甘草调和诸药，为使药。再加钩藤、蜈蚣平息肝风。

（八）肾阴不足，肝失濡养证

【临床表现】

胞睑频频抽动，眨眼，皱眉，努嘴，耸鼻，兼见盗汗烦热，面赤颧红，发枯少泽，口燥咽干，躁动不安，大便秘结，舌红或绛，苔少，脉弦细数。

【辨证分析】

患儿由于先天不足，肾阴不充，或缘于后天失调，损及阴液，肝失濡养，致胞睑频频抽动、眨眼、皱眉、努嘴、耸鼻等阴虚风动之症；肾阴亏虚，虚热内生，故见盗汗烦热；肾阴虚，肝失濡养则发枯少泽；虚热上浮则面赤颧红；口燥咽干、大便秘结、舌红绛少苔、脉弦细数皆为肾阴不足、肝血虚亏之征。

【论治法则】

滋肾阴，养肝血，息风解痉。

【方剂选要】

（1）大定风珠加减：方用生白芍、生龟甲、生地黄、麦冬、阿胶、生牡蛎、生鳖甲、北五味、胡麻仁、天麻、蝉蜕、全蝎。方中阿胶、生地黄、麦冬滋阴养液为君，白芍柔肝、五味子敛阴，伍甘草酸甘化阴，龟甲、鳖甲、牡蛎滋阴潜阳，全蝎、天麻、蝉蜕解痉息风。诸药合用，共奏滋阴养液、柔肝息风之效。

（2）滋阴息风法：热病日久或他病迁延，阴津亏耗，水不涵木，虚风内动。症见挤眉眨眼，摇头耸肩，或手足抽动、肢体震颤，伴形体消瘦，手足心热，虚烦疲惫，夜间难寐，舌红少苔，脉弦细数等阴虚灼津之征，治宜滋水涵木、潜阳息风，仿三甲复脉汤方意：生地黄、山茱萸、怀山药、五味子、川木瓜、白芍、珍珠母、牡蛎、龟甲、甘草。方中生地黄味甘质润，养阴润燥，山茱萸滋肝肾，淮山药养脾阴，三药相协使阴复而阳潜；五味子、白芍、川木瓜、甘草酸甘化阴，缓急舒筋；配牡蛎、珍珠母、龟甲等介类药育阴潜阳，摄浮阳以息内风。药证合拍，阴津复，浮阳潜，虚风可平。

或曰：三甲复脉汤以"血肉有情之品"之阿胶与滋阴药相配，药宏力专，何以弃之？小儿脾胃之形质和功能均未臻成熟，无论保育或诊疗，务须时刻顾护胃气。故取六味地黄丸三补之意，用生地黄、山茱萸、怀山药三味配伍，滋肝肾，养脾阴，滋阴之力相得益彰而无腻滞碍胃之弊。

（九）瘀血内阻证

【临床表现】

抽动障碍日久不愈，或有头痛，或有面暗，多有产伤，外伤史，脉细涩。或有肌肤甲错，口唇爪甲紫暗，舌质紫暗或见瘀斑瘀点。

【辨证分析】

瘀血之产生，或因肝气郁结，气滞生瘀；或因气虚，无力推动血运，日久生瘀；或因产伤，或有外伤史，均可生瘀。瘀血内阻，气血运行不畅，肌肤失养，则面色黧黑，皮肤粗糙如鳞甲，甚则口唇爪甲紫暗。舌紫暗有瘀点，脉细涩，皆瘀血之征。

【论治法则】

活血祛瘀，平肝息风。

【方剂选要】

通窍活血汤加减。方由赤芍、川芎、桃仁、红花、全蝎、僵蚕、大葱、鲜姜、大枣组成，用黄酒1斤煎药，加入麝香0.1g。方中赤芍、川芎、红花、桃仁活血化瘀；大葱通阳；鲜姜、大枣调和营卫，谐和阴阳；全蝎、僵蚕平肝息风；黄酒通行十二经，助推活血化瘀。

【辨治按语】

或依据痰瘀同源理论，用血府逐瘀汤化裁（桃仁、桔梗、红花、甘草、川芎、当归、牛膝、南星、生地黄、柴胡、枳壳、半夏、灵芝）。

刘弼臣常根据临床表现灵活用药组方，常以辛夷、苍耳子宣窍通闭以治缩鼻；菊花、黄连清热明目以治眨眼；天麻、钩藤平肝息风以治摇头；木瓜、伸筋草舒筋活络以治肢体抽动；白芍、炙甘草酸甘化阴以治腹部挛急。重者则加用全蝎、蜈蚣，二药辛温燥烈，性猛走窜，行表达里，无所不至，最能搜剔风邪，开痰行滞，解毒散结，但用量不宜过大。蝉衣、僵蚕、玄参、板蓝根、北豆根共伍，即可清热利咽，也可控制异常发声；石菖蒲、半夏、郁金豁痰通窍可止秽语。

参考方

祛风止动方——宣肺肃降祛外风，平肝通络息内风，肝肺并调

天麻10g，钩藤10g，木瓜10g，伸筋草10g，全蝎5g，辛夷10g，板蓝根10g，水煎剂，采用自动煎药包装机煎煮包装药物，每剂药连续煎煮两次，将两次煎液合并浓缩成200ml分装备用，每次服100ml，每日2次。

TD患儿常有反复呼吸道感染史，或因发热、鼻塞流涕、咽部红肿等风邪侵袭肺卫而使抽动症状加重或复发。现代医学研究提出TD是"与链球菌感染有关的儿童自主免疫神经精神障碍（PANDAS）"的观点，因此，提出TD病机为"外风袭肺，金不克木，肝风内动"，外风引发内风。在师承名老中医刘弼臣"从肺论治"的基础上，提出TD以"肝肺并调"为主要治则，一则宣肺肃降祛外风，二则平肝通络息内风，根据祛除外风的苍耳子散和平肝息风的天麻钩藤饮化裁出祛风止动方。全方既搜外风，又息内风，既治病之因，又治病之本，肝肺同调，标本兼治，则诸症可除。

加味逍遥散

药物组成：当归10～15g，白芍10～15g，白术10～15g，茯苓10～15g，柴胡6～10g，薄荷6～10g，钩藤10～15g，蝉蜕6～10g，僵蚕6～15g，生姜2片，甘草6g。随证加减：眨眼加青葙子、菊花；搐鼻加辛夷、苍耳子；摇头加桂枝、葛根；腹部抽动者重用白芍、甘草；肢体抽动加鸡血藤、伸筋草；发音抽动加马勃、北豆根；多动易怒者加龙齿、珍珠母；抽动频繁者加全蝎、蜈蚣。用法：每日1剂，水煎分2～3次温服。

本证乃肝郁脾虚、血燥风动所致，故选疏肝健脾、和营息风之加味逍遥散。方中当归养血活血，白芍柔肝滋阴养血，共为君；白术、茯苓健脾益气，补气血生化之源，是为臣；柴胡疏肝解郁，薄荷清散肝热；钩藤、蝉蜕、僵蚕息风止痉；生姜、甘草温养胃气调和诸药；全方共奏清热疏肝健脾、和营息风之功效。菊花、青葙子清热明目止眨眼；辛夷、苍耳子疏风清热利鼻窍止搐鼻；桂枝、葛根舒缓筋脉止摇头；白芍、甘草酸甘养阴止腹部抽动；鸡血藤、伸筋草养血疏筋活络止肢体抽动；马勃、北豆根清热利咽控制异常发声；龙齿、珍珠母平肝潜阳、镇心安神；全蝎、蜈蚣通络息风。诸药相伍，可使肝木条达，脾土健运，阴足阳潜，其风自平。

抑肝调脾息风剂——培土抑木，息风安神，肝脾同治

基本药物组成：钩藤15g，蝉蜕10g，制僵蚕10g，天竺黄8g，羚羊角粉2g，炒当归8g，白芍12g，熟地黄10g，熟酸枣仁12g，木瓜10g，制苍术6g，白术10g，茯苓15g，炒陈皮5g，甘草5g。加味法：抽动甚者，加威灵仙12g、全蝎粉2g；纳差者，加炙鸡内金8g、山楂10g；脾虚著者，加党参10g、淮山药10g；阴虚甚者，酌选炙龟甲10g、炙鳖甲10g、山茱萸5g、黄精10g；肝热重者，加青蒿10g、夏枯草10g；肾虚明显者，酌选益智10g、菟丝子10g、淫羊藿10g、鹿角胶10g。用法：上方水煎服，每日1剂，分2次服用。

本方在《医宗金鉴》补肝汤基础上加用调脾健运、息风安神之品。方中当归、白芍、熟地黄、木瓜养血柔肝以息虚动之风；钩藤、羚羊角粉平肝抑肝以镇上扰之风；蝉蜕、僵蚕、天竺黄化痰息风；苍白术、茯苓、陈皮、甘草益气健脾而利生化之源；酸枣仁养心安神。诸药合用，共奏抑肝调脾、息风镇惊、养心安神之功。

息风涤痰制动汤——涤痰息风

处方：半夏、陈皮、僵蚕、天竺黄、浙贝母、柴胡各6g，茯苓、白芍、牡蛎各10g，蝉蜕4g，全蝎、甘草各3g。加减：肺热者加桑白皮12g，地骨皮、知母各8g；阴虚者加玄参、生地黄、沙参各10g；脾虚者加党参、白术各8g；睡眠障碍者加酸枣仁、远志各8g。每天1剂，水煎服。维思通，5～9岁 0.5mg，10～16岁 1mg，每天1次，口服。方以半夏、陈皮、茯苓、天竺黄、浙贝母、僵蚕、甘草涤痰除湿；柴胡、白芍疏肝柔肝；牡蛎平肝息风；蝉蜕、全蝎祛风息风。诸药合用，合奏涤痰息风之功。

息风豁痰方

基本方药物组成：生地黄10g，柴胡6g，钩藤（后下）10g，菊花6g，决明子10g，法半夏10g，胆南星10g，郁金10g，石菖蒲10g，远志6g。加减：颈部不适加葛根10g；易躁易怒加连翘10g、夏枯草6g；抽动明显加全蝎3g、蜈蚣1条；伴有过敏性鼻炎加辛夷6g、苍耳子10g；喉部发声加山豆根10g、蝉蜕5g。治疗期间，不得使用硫必利、氟哌啶醇等药，以及其他有关治疗本病的中西药物。治疗12周为1个疗程。

本病的病机主要是肾虚肝旺，风痰阻络。方中生地黄滋养肾阴，柴胡、钩藤、菊花、决明子平肝息风，法半夏、胆南星、郁金、石菖蒲、远志祛除风痰。诸药合用，共奏益肾平肝、息风豁痰之功效。

菖蒲郁金汤——清热化痰，平肝息风，止痉安神

处方：石菖蒲、郁金、天竺黄、川牛膝、天麻、僵蚕、蝉蜕、全蝎、远志、磁石、石决明、焦山楂。肝经实热型，加夏枯草、龙胆、栀子、泽泻等以清肝泻火；脾虚痰湿型，加黄芪、太子参、茯苓、白术、枳壳、陈皮、浙贝母等健脾化痰；阴虚动风型，加麦冬、白芍等滋阴息风；眨眼频繁者加菊花、木贼疏风清热；咽部发声不适者加桔梗、射干疏风利咽；搐鼻明显者加辛夷、白芷；肢体抽动者加葛根、木瓜、伸筋草舒筋通络；性情急躁者加柴胡、白芍疏肝解郁；心神不宁者加炙五味子、首乌藤等养心安神。水煎服，每日1剂，水煎2次，煎液混合，取汁200～300ml，分早、中、晚3次温服。

治疗1个月为1个疗程，连续治疗3个疗程后统计疗效。治疗期间，饮食以清淡为主，忌食鸡肉、牛肉、羊肉、海鲜、辛辣刺激之品，以免耗伤津液。

方中石菖蒲性温，味辛苦，归心、胃经，可化湿开胃、豁痰开窍、醒神益智；郁金性寒，味辛苦，归肝、心、肺经，可行气化瘀、清心解郁、凉血疏肝，二药相配，一温一寒，一开一清，相辅相成，共为君药。天

竺黄、天麻、僵蚕、蝉蜕、全蝎、远志、磁石、石决明可清热化痰、平肝息风、止痉安神，共为臣药。焦山楂健脾消食，可防重镇之品影响脾胃运化，为佐药。痰热互结，久必成瘀，川牛膝可活血祛瘀，并能引火下行，为佐使药。全方共奏清热化痰、平肝息风、止痉安神之功。

菖蒲郁金汤治疗小儿多发性抽动症起效快、复发率低，可明显改善运动性抽动和发声性抽动，治疗3个月，总有效率达93.33%，并可以明显改善患儿的情志。

抽动宁汤——健脾化痰，平肝息风

基本药物组成：柴胡15g，全蝎10g，白僵蚕10g，蜈蚣10g，钩藤10g，党参10g，茯苓10g，陈皮10g，半夏5g，远志10g，酸枣仁10g，浓缩煎剂。药物剂量视年龄大小而略有不同，2～4岁每次20ml，每日2次；5～7岁每次40ml，每日2次；8～15岁每次50ml，每日2次。1个月为1个疗程，连服2个疗程。方中党参、茯苓健脾助运为君；陈皮、半夏燥湿化痰，柴胡、钩藤和全蝎疏肝解郁、平肝息风共为臣；白僵蚕、蜈蚣平肝息风，远志、酸枣仁化痰宁心共为佐使，诸药合用，共奏健脾化痰，平肝息风之功。

钩藤郁金汤

钩藤15g（后入），郁金9g，天麻9g，生龙骨、生牡蛎各15g，白芍6g，菊花9g，甘草3g。每日1剂，水煎取汁分服。本研究从肝立论，拟方钩藤郁金汤治疗抽动秽语综合征，临床观察近期疗效与氟哌啶醇相当，远期疗效优于氟哌啶醇，未见不良反应。方中诸药除甘草外皆入肝经，其中钩藤清肝热，平肝阳，息肝风，舒筋脉，用以为君；肝喜调达恶抑郁，以郁金行气解郁，条达肝气之郁滞，以利于肝阳之平降镇潜，并能清心肝之火，为臣；天麻与生龙骨、生牡蛎相配，平肝潜阳，镇息肝风，菊花平肝泄热兼能益阴，白芍补肝血，养肝阴，柔肝平肝，甘草调和诸药，具为佐使。诸药共用，使肝气平，风动止，抽动症状消失，印证了抽动秽语综合征从肝论治的观点。

安舒汤——平肝息风，柔筋通脉法

全蝎6g，伸筋草15g，白芍10g，葛根10g，天麻6g，淡竹叶10g，甘草10g，以上中药均为免煎颗粒剂，每日1剂，开水泡服。组方以平肝柔筋为主，兼有清心安神之用。方中全蝎穿筋透骨、逐湿除风，可治疗多种原因引起的抽搐动风，中药药理示该药有抗惊厥及抗癫痫的作用。天麻息风定惊，主诸风湿痹、四肢拘挛，兼有强身益气之功，药理示其有抗小鼠药物惊厥的作用，且其作用依用药次数增多而增强，并能对抗电惊厥。以上两味药是"安舒汤"中主药，另有伸筋草、白芍、葛根柔筋通脉，缓解筋脉拘挛而止抽；淡竹叶清心安神，针对患儿情绪不稳；甘草健脾且调和药性，强健

脾胃,保证供养精微以荣养筋脉。

息风止痉汤——滋肾养阴,平肝息风

生龙骨30g,生牡蛎30g,山药15g,山茱萸10g,生地黄10g,牡丹皮10g,泽泻10g,茯苓10g,栀子3g,全蝎1g,蜈蚣1条,每日1剂,煎服。肾阴不足,肝风内动。方中山药、山茱萸、生地黄、牡丹皮、泽泻、滋肾阴为本,生地黄养阴清热。栀子清心泻火,平肝清热,龙骨、牡蛎、全蝎、蜈蚣平肝息风。全方滋肾养阴、平肝息风。

精苓口服液(中成药)

何首乌、栀子仁、龙眼肉、女贞子、桑椹、莲子、远志、茯苓、龙骨、百合、丹参等,口服,每日10～30ml,观察12周。

金童颗粒——滋阴补肾,平肝息风,化痰宁神

金童颗粒是治疗小儿抽动障碍的临床经验方,其处方组成为天麻、熟地黄、钩藤、龙胆、龙骨、青礞石、法半夏等,具有滋阴补肾、平肝息风、化痰宁神之功能。主治小儿抽动障碍,证属肾阴亏损、肝风内动型,症见头、颈、五官及躯干部肌肉时有不自主抽动,或喉中发出异常声音,神思涣散,注意力欠集中,小动作多,性情急躁等,舌红苔少,脉弦细。

方中熟地黄滋补肝肾之阴以治本,钩藤、天麻平肝息风,龙胆清肝以治标。由于肾生髓,脑为髓海,脑肾相通,肾阴不足,肝风上越,扰动脑神,因此,患儿常出现神不守舍,注意力不能集中,故用龙骨重镇安神。中医理论认为"怪病多痰",青礞石、法半夏可清化痰浊。诸药合用可起到滋补肝肾,镇肝息风,化痰宁神之功。

定抽颗粒——肾虚肝亢,风痰阻络证

胆南星6g,天麻12g,石菖蒲12g,柴胡6g,菊花6g,钩藤10g,郁金10g,炙远志6g,生地黄10g,炒白芍10g。方中以生地黄、天麻、钩藤为君药。生地黄滋养肾阴,"壮水之主以制阳光",滋水可涵木,从而抑制肝阳;天麻息风平肝,钩藤味甘凉,有清热平肝之效,二者均属肝经,共用可达平肝息风之效。柴胡、郁金为临床常用疏肝解郁之药,二者共用有助天麻、钩藤平肝之效,均为臣药。胆南星是制天南星的细粉与牛、羊或猪胆汁加工而成,或为生天南星细粉与牛、羊或猪胆汁经发酵加工而成,性苦寒,微辛,石菖蒲辛苦,性温,二药同用,有涤痰开窍之效。远志祛痰开窍,有助胆南星、石菖蒲涤痰之功;菊花可清肝平肝;白芍酸以敛阴,苦寒以平肝,有敛阴平肝之效,同时有调和诸药的作用。此外,本病患儿临床多见心神不宁,郁金、远志相配有清心安神之效。生地黄、白芍相配,即滋养肾阴,又敛虚越浮阳。诸药合用,使得肝肾之阴得以

养,肝之阳亢得以制,风痰得以祛,共奏滋肾平肝、息风涤痰之效。

制动方——平肝息风,柔筋通脉,清心安神

制动方选用免煎颗粒剂。组方:全蝎6g,伸筋草15g,白芍10g,葛根10g,天麻6g,淡竹叶10g,甘草3g,每日1剂,开水泡服。

方中全蝎穿筋透骨,逐湿除风,可治疗多种原因引起的抽搐动风,中药药理显示该药有抗惊厥及抗癫痫的作用;刘崇明等发现其能对抗药物引起的小鼠惊厥,并对药物引起的大鼠癫痫有对抗作用。天麻息风定惊,"主诸风湿痹,四肢拘挛",兼有强身益气之功,药理显示其有抗小鼠药物惊厥作用,且其作用随用药次数增多而增强,并能对抗电惊厥。以上两味药为制动方中主药,另有伸筋草、白芍、葛根柔筋通脉,缓解筋脉拘挛而止抽;淡竹叶清心安神,治疗患者情绪不稳;甘草强健脾胃,调和药性,荣养筋脉。少量氟哌啶醇合中药同用,临床疗效优于单用两类药。

止痉方——平肝息风,涤痰通络

石菖蒲3～10g,钩藤3～10g,全蝎0.5～2g,白芍3～10g,炙甘草1～3g。随症化裁。如皱眉、眨眼加白菊花、黄连;噘嘴、搐鼻加苍耳子、辛夷;点头、转颈、耸肩、甩手、跺脚加伸筋草、木瓜;发声秽语加半夏、郁金。每日1剂,水煎3遍,合150ml,分3次口服。

方中石菖蒲、钩藤豁痰息风;芍药、甘草酸甘化阴;全蝎走窜性猛,行表达里,无所不至,剔风止痉,开痰行滞。诸药合用,达到内外之风平息,痰化火清,肺气肃清,筋脉通润,心静神宁,病自安康。

益脑止痉汤——滋肾水,益真阴,补气血而达到平肝潜阳,镇静安神,化痰止痉

药用:熟地黄15g,天麻6g,清半夏5g,生龙骨10g,伸筋草、龙骨、白芍、钩藤、葛根各15g,陈皮6g,鳖甲9g,上方随症加减。

滋阴平肝汤——滋阴平肝,息风化痰

主方:龙骨、熟地黄、山药、茯神、酸枣仁、麦冬各10g,生牡蛎15g,白芍、泽泻各5g。上述药量为平均用量,年龄小者酌减,年龄大者酌加。随症加减:食欲不振者加焦山楂、鸡内金、炒麦芽运脾开胃;性情急躁者加远志、生石决明、栀子化痰平肝;异常发声严重者加磁石、石菖蒲、桔梗。水煎服,1剂分3次,每日2次。疗程均为2个月。方中龙骨与生牡蛎分别入心、肝和肝、肾经,镇惊安神、敛阴潜阳;熟地黄与山药分别入心、肝、肾和肺、脾、肾经,有滋阴养血、固肾益精;茯神与酸枣仁分别入心、脾和心、脾、肝、胆经,宁心安神;麦冬与泽泻有清心除烦、利水泄热;白芍入肝、脾经,具有养血柔肝的作用。

【参考文献】

艾小文, 赵玉屏.中西药治疗儿童抽动秽语综合征疗效比较.中华中医药杂志, 2005, 20(12): 746-747

艾小文, 赵玉屏.中西医结合治疗慢性抽动60例临床观察.中医杂志, 2006, 47(1): 36-37

曹向东, 刘辛, 马传贞, 等.抽动宁汤治疗小儿抽动-秽语综合征临床观察.中国初级卫生保健, 2015, 29(4): 110

陈红雁, 邵荣波, 金莲花.精苓口服液结合心理治疗与氟哌啶醇治疗儿童抽动障碍67例临床观察.中国妇幼保健, 2007, 22(30): 4265-4266

陈列红, 虞琳.中药抑肝调脾息风剂治疗儿童抽动障碍31例临床观察.江苏中医药, 2003, 24(12): 29-30

高烁烁.李宜瑞治疗儿童抽动障碍六法.上海中医药杂志, 2010, 44(3): 26-27

李炜.益脑止痉汤治疗抽动障碍35例分析.中医药学刊, 2005, 23(10): 1903-1904

李小珊, 闵晓雪, 田苏艳, 等.维生素B12和叶酸联合息风止痉汤对抽动障碍的疗效评价.昆明医学院学报, 2009, 30(3): 126-128

李玉霞, 史玉刚, 赵彬元.菖蒲郁金汤加减治疗小儿多发性抽动症60例临床观察.中医儿科杂志, 2015, 11(3): 27-30

林炳胜.中西医结合治疗儿童抽动障碍30例.新中医, 2009, 41(1): 76-77

刘昌艺.刘弼臣教授治疗抽动-秽语综合征的经验.山西中医, 1997, 13(6): 9

刘靖宇, 寇耀时.中西医结合治疗儿童抽动障碍35例临床分析.中医儿科杂志, 2007, 3(5): 39-40

马融, 胡思源, 魏小维, 等.金童颗粒治疗小儿抽动障碍的临床研究.环球中医药, 2010, 3(1): 31-34

齐放.自拟滋阴平肝汤配合对症治疗抽动障碍疗效观察.中国中西医结合儿科学, 2015, 7(1): 33-34

王红利.加味逍遥散治疗儿童多发性抽动症临床观察.光明中医, 2015, 30(4): 787-788

吴敏, 路薇薇, 张建明.中药治疗儿童抽动秽语综合征临床疗效分析.中国中医药信息杂志, 2006, 13(11): 68-69

吴敏, 肖光华, 张建明, 等.祛风止动方治疗儿童抽动障碍31例临床研究.中医杂志, 2009, 50(5): 408-412

夏桂选, 左加成, 徐荣谦.徐荣谦教授治疗儿童抽动障碍的经验.中国中西医结合儿科学, 2014, 6(6): 500-502

肖挹, 冯春丽.养阴息风治疗儿童发声性抽动障碍.实用医院临床杂志, 2007, 4(6): 93-94

姚力.宣桂祺治疗小儿抽动障碍经验.浙江中医学院学报, 2005, 29(3): 46-47

姚力.中医辨证分型治疗小儿抽动障碍28例临床观察.浙江中医杂志, 2010, 45(6): 439-440

张莹莹, 白晓玲, 许波, 等.抽动秽语综合征从肝论治疗效观察.中国中医急症, 2008, 17(12): 1690-1724

张玉龙, 易礼兵.小儿抽动症的辨证施治.四川中医, 2006, 24(9): 31-32

郑毅.抽动障碍新观念及诊疗进展.中国儿童保健杂志, 2006, 14(2): 111-112

周亚兵, 吴敏, 虞坚尔.儿童抽动障碍的临床辨治.上海中医药杂志, 2009, 43(5): 44-45

朱先康, 韩新民, 张永春.息风豁痰法治疗小儿多发性抽动症30例.河北中医, 2005, 27(2): 96-97

朱先康, 解莹晶, 赵艳.定抽颗粒对抽动障碍模型小鼠行为学及氨基酸类神经递质的影响.江苏中医药, 2015, 47(7): 80-82

附录篇

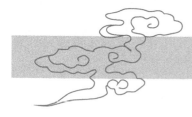

附录A

儿童行为量表

附表A-1　Achenbach儿童行为量表

（家长用，适用于4～6岁儿童）

第一部分：一般项目

儿童姓名：＿＿＿＿＿＿＿＿

性别：男□　女□

年龄：　出生日期：　年　月　日

年级：　　种族：

父母职业（请填具体）

父亲职业：＿＿＿＿＿＿＿＿

母亲职业：＿＿＿＿＿＿＿＿

填者者：父□，母□，其他人□

填表日期：　年　月　日

第二部分：社会能力

Ⅰ.(1)请列出你孩子最爱好的体育运动项目（例如游泳，棒球等）：

无爱好□

爱好：a.＿＿＿＿＿＿＿

　　　b.＿＿＿＿＿＿＿

　　　c.＿＿＿＿＿＿＿

(2)与同龄儿童相比，他（她）在这些项目上花去时间多少？

不知道　较少　一般较多

　□　　　□　　□　　□

(3)与同龄儿童相比，他（她）的运动水平如何？

不知道　较低　一般　较高

　□　　　□　　□　　□

Ⅱ.(1)请列出你孩子除体育运动以外的爱好（例如集邮、看书、弹琴等，不包括看电视）：

无爱好□

爱好：a.＿＿＿＿＿＿＿

　　　b.＿＿＿＿＿＿＿

　　　c.＿＿＿＿＿＿＿

(2)与同龄儿童相比，他（她）花在这些爱好上的时间多少？

不知道　较低　一般　较高

　□　　　□　　□　　□

(3)与同龄儿童相比，他（她）的爱好水平如何？

不知道　较低　一般　较高

　□　　　□　　□　　□

Ⅲ.(1)请列出你孩子参加的组织、俱乐部、团体或小组的名称：

未参加□

参加 a.＿＿＿＿＿＿＿

　　　b.＿＿＿＿＿＿＿

　　　c.＿＿＿＿＿＿＿

(2)与同龄的参赛者相比，他（她）在这些组织中的活跃程度如何？

不知道　较低　一般　较高

　□　　　□　　□　　□

Ⅳ.(1)请列出你孩子有无干活或打零工的情况（例如送报、帮人照顾小孩、帮人搞卫生等）：

没有□

有：a.＿＿＿＿＿＿＿

　　b.＿＿＿＿＿＿＿

　　c.＿＿＿＿＿＿＿

(2)与同龄者相比，他（她）工作质量如何？

不知道　较差　一般　较好

　□　　　□　　□　　□

Ⅴ.(1)你孩子有几个要好的朋友？

无　　1个　2～3个　4个及以上

□　　□　　　□　　　□

(2)你孩子与这些朋友每周大概在一起几次？

不到一次　1～2次　3次以上

　□　　　　□　　　□

Ⅵ.与同龄儿童相比，你孩子在下列方面表现如何？

	较差	差不多	较好
a.与兄弟姐妹相处	□	□	□
b.与其他儿童相处	□	□	□
c.对父母的行为	□	□	□
d.自己工作和游戏	□	□	□

Ⅶ.(1)当前学习成绩（对6岁以上儿童而言）：

未上学□

	不及格	中等以下	中等	中等以上
a.阅读课	□	□	□	□
b.写作课	□	□	□	□
c.算术课	□	□	□	□
d.拼音课	□	□	□	□

其他课（如历史、地理、常识、外语等）

e._____ □ □ □ □
f._____ □ □ □ □
g._____ □ □ □ □

(2) 你孩子是否在特殊班级?
　　不是 □
　　是　□,什么性质?
(3) 你孩子是否留级?
　　没有 □
　　留过 □,几年级留级?
(4) 你孩子在学校里有无学习或其他问题(不包括上面3个问题)
　　没有　□
　　有问题 □,问题内容:
　　问题何时开始:
　　问题是否已解决?
　　未解决 □
　　已解决 □,何时解决:

第三部分: 行为问题

Ⅷ.以下是描述你孩子的项目。只根据最近半年内的情况描述。每一项目后都有3个数字(0, 1, 2),如你孩子偶有此表现,圈1;明显有或经常有此项表现,圈2;如无此表现,圈0

1.行为幼稚与其年龄不符　0 1 2
2.过敏性症状(填具体表现)　0 1 2
3.喜欢争论　0 1 2
4.哮喘病　0 1 2
5.举动像异性　0 1 2
6.随地大便　0 1 2
7.喜欢吹牛或自夸　0 1 2
8.精神不能集中,注意力不能持久　0 1 2
9.老是想某些事情不能摆脱,强迫观念(说明内容)　0 1 2
10.坐立不安活动过多　0 1 2
11.喜欢纠缠着大人或过分依赖　0 1 2
12.常说感到寂寞　0 1 2
13.糊里糊涂,如在云里雾里　0 1 2
14.常常哭叫　0 1 2
15.虐待动物　0 1 2
16.虐待、欺侮别人或吝啬　0 1 2
17.好做白日梦或呆想　0 1 2
18.故意伤害自己或企图自杀　0 1 2
19.需要别人经常注意自己　0 1 2
20.破坏自己的东西　0 1 2
21.破坏家里或其他儿童的东西　0 1 2
22.在家不听话　0 1 2
23.在校不听话　0 1 2
24.不肯好好吃饭　0 1 2
25.不与其他儿童相处　0 1 2
26.有不良行为后不感到内疚　0 1 2
27.易嫉妒　0 1 2
28.吃喝不能作为食物的东西(说明内容)　0 1 2
29.除怕上学外,还害怕某些动物、处境或地方(说明内容)　0 1 2
30.怕上学　0 1 2
31.怕自己想坏念头或做坏事　0 1 2
32.觉得自己必须十全十美　0 1 2
33.觉得或抱怨没有人喜欢自己　0 1 2
34.觉得别人存心捉弄自己　0 1 2

35.觉得自己无用或有自卑感　0 1 2
36.身体经常弄伤,容易出事故　0 1 2
37.经常打架　0 1 2
38.常被人戏弄　0 1 2
39.爱和出麻烦的儿童在一起　0 1 2
40.听到某些实际上没有的声音(说明内容)　0 1 2
41.冲动或行为粗暴　0 1 2
42.喜欢孤独　0 1 2
43.撒谎或欺骗　0 1 2
44.咬指甲　0 1 2
45.神经过敏,容易激动或紧张　0 1 2
46.动作紧张或带有抽动性(说明内容)　0 1 2
47.做噩梦　0 1 2
48.不被其他儿童喜欢　0 1 2
49.便秘　0 1 2
50.过度恐惧或担心　0 1 2
51.感到头晕　0 1 2
52.过分内疚　0 1 2
53.吃得过多　0 1 2
54.过分疲劳　0 1 2
55.身体过重　0 1 2
56.找不出原因的躯体症状　0 1 2
　　a.疼痛　0 1 2
　　b.头痛　0 1 2
　　c.恶心呕吐　0 1 2
　　d.眼睛有问题(说明原因。译注:不包括近视及器质性眼病)　0 1 2
　　e.发疹或其他皮肤病　0 1 2
　　f.腹部疼痛或绞痛　0 1 2
　　g.呕吐　0 1 2
　　h.其他(说明内容)　0 1 2
57.对别人身体进行攻击　0 1 2
58.挖鼻孔、皮肤或身体其他部分(说明内容)　0 1 2
59.公开玩弄自己的生殖器　0 1 2
60.过多玩弄自己的生殖器　0 1 2
61.功课差　0 1 2
62.动作不灵活　0 1 2
63.喜欢和年龄较大的儿童在一起　0 1 2
64.喜欢和年龄较小的儿童在一起　0 1 2
65.不肯说话　0 1 2
66.不断重复某些动作,强迫行为(说明内容)　0 1 2
67.离家出走　0 1 2
68.经常尖叫　0 1 2
69.守口如瓶　0 1 2
70.看到某些实际上没有的东西(说明内容)　0 1 2
71.感到不自然或容易发窘　0 1 2
72.玩火(包括玩火柴或打火机等)　0 1 2
73.性方面的问题(说明内容)　0 1 2
74.夸耀自己或胡闹　0 1 2
75.害羞或胆小　0 1 2
76.比大多数孩子睡得少　0 1 2
77.比大多数孩子睡得多(说明多少。译注:不包括赖床)　0 1 2
78.玩弄粪便　0 1 2
79.言语问题(说明内容。译注:例如口齿不清)　0 1 2
80.茫然凝视　0 1 2
81.在家偷东西　0 1 2
82.在外偷东西　0 1 2
83.收藏自己不需要的东西(说明内容。译注:不包括集邮等爱好)　0 1 2

续表

84.怪异行为（说明内容。译注：不包括其他条已提及者）	0 1 2	102.不够活跃，动作迟钝或精力不足	0 1 2
85.怪异想法（说明内容。译注：不包括其他条已提及者）	0 1 2	103.闷闷不乐，悲伤或抑郁	0 1 2
86.固执、绷着脸或容易激怒	0 1 2	104.说话声音特别大	0 1 2
87.情绪突然变化	0 1 2	105.喝酒或使用成瘾药	0 1 2
88.常常生气	0 1 2	106.损坏公物	0 1 2
89.多疑	0 1 2	107.白天遗尿	0 1 2
90.咒骂或讲粗话	0 1 2	108.夜间遗尿	0 1 2
91.声言要自杀	0 1 2	109.爱哭诉	0 1 2
92.说梦话或有梦游（说明内容）	0 1 2	110.希望成为异性	0 1 2
93.话太多	0 1 2	111.孤独、不合群	0 1 2
94.常戏弄他人	0 1 2	112.忧虑重重	0 1 2
95.乱发脾气或脾气暴躁	0 1 2	113.请写出你孩子存在的但上面未提及的其他问题：	
96.对性的问题想的太多	0 1 2		0 1 2
97.威胁他人	0 1 2		0 1 2
98.吮吸大拇指	0 1 2		0 1 2
99.过分要求整齐清洁	0 1 2	一、请检查一下是否每条都已填好	
100.睡眠不好（说明内容）	0 1 2	二、请在你最关心的条目下画线	
101.逃学	0 1 2		

附表A-2　Conners父母用量表

指导语　（1）Conners父母用量表［父母症状问卷（PSO），1978］：包括48个条目，最后评定为6个因子。每个因子的正常范围一般按统计学原则以平均值加/减两个标准差（$\bar{x}\pm2s$）来划定的。在临床评估时最常用的多动指数如果超过1.5则认为该患儿存在多动行为。（2）请在每个项目右边按不同程度打勾，请填齐全部项目

儿童姓名：______ 性别：____ 年龄：____ 填表日期：__________ 填表者：__________

项目	程度				项目	程度			
	0	1	2	3		0	1	2	3
1.某个小动作（如咬指甲、吸手指、拉头发、拉衣服上的布毛）					26.感情易受损害				
2.对大人粗鲁无礼					27.欺凌别人				
3.在交友或保持友谊上存在的问题					28.不能停止重复性活动				
4.易兴奋，易冲动					29.残忍				
5.爱指手划脚					30.稚气或不成熟（自己会的事要人帮忙，依缠别人，常需别人鼓励、支持）				
6.吸吮或咬嚼（拇指、衣服、毯子）					31.容易分心或注意力不集中成为一个问题				
7.容易或经常哭叫					32.头痛				
8.脾气很大					33.情绪变化迅速剧烈				
9.白日梦					34.不喜欢或在遵守纪律或约束				
10.学习困难					35.经常打架				
11.扭动不安					36.与兄弟姊妹不能很好相处				
12.惧怕（新环境、陌生人、陌生地方、上学）					37.在努力中容易泄气				
13.坐立不定，经常“忙碌”					38.妨害其他儿童				
14.破坏性					39.基本上是一个不愉快的小孩				
15.撒谎或捏造情节					40.有饮食问题（食欲不佳、进食中常跑开）				
16.怕羞					41.胃痛				
17.造成的麻烦比同龄孩子多					42.有睡眠问题（不能入睡、早醒、夜间起床）				
18.说话与同龄儿童不同（像婴儿说话、口吃、别人不易听懂）					43.其他疼痛				
19.抵赖错误或归罪他人					44.呕吐恶心				
20.好争吵					45.感到在家庭圈子中被欺骗				
21.噘嘴和生气					46.自夸或吹牛				
22.偷盗					47.让自己受别人欺骗				
23.不服从或勉强服从					48.有大便问题（腹泻、排便不规则、便秘）				
24.忧虑比别人多（忧虑孤独、疾病、死亡）									
25.做事有始无终									

注：“程度”相的积分法：无——0分；稍有——1分；相当多——2分；很多——3分

附表A-3　**Conners父母用症状问卷因子常模**

年龄（岁）	性别	样本数	因子I		因子II		因子III		因子IV		因子V		多动指数	
			$\bar{x}$	s	$\bar{x}$	s	$\bar{x}$	s	$\bar{x}$	s	$\bar{x}$	s	$\bar{x}$	s
3～5	男	45	0.53	0.39	0.50	0.33	0.07	0.15	1.01	0.65	0.6	0.61	0.72	0.40
	女	29	0.49	0.35	0.62	0.57	0.10	0.17	1.15	0.77	0.51	0.59	0.78	0.56
6～8	男	76	0.50	0.40	0.64	0.45	0.13	0.23	0.92	0.60	0.51	0.51	0.69	0.46
	女	57	0.41	0.28	0.45	0.38	0.19	0.27	0.95	0.59	0.57	0.66	0.59	0.35
9～11	男	73	0.53	0.38	0.54	0.52	0.18	0.26	0.92	0.60	0.42	0.47	0.66	0.44
	女	55	0.40	0.36	0.43	0.38	0.17	0.28	0.80	0.59	0.49	0.57	0.52	0.34
12～14	男	59	0.49	0.41	0.66	0.57	0.22	0.44	0.82	0.54	0.58	0.59	0.62	0.45
	女	63	0.39	0.40	0.44	0.45	0.23	0.28	0.72	0.55	0.54	0.53	0.49	0.34
15～17	男	38	0.47	0.44	0.62	0.55	0.13	0.26	0.70	0.51	0.59	0.58	0.51	0.41
	女	34	0.37	0.33	0.35	0.38	0.19	0.25	0.60	0.55	0.51	0.53	0.42	0.34

注：因子I品性问题，包括2, 8, 14, 19, 20, 21, 22, 23, 27, 33, 34, 39
　　因子II学习问题，包括10, 25, 31, 37
　　因子III心身障碍，包括32, 41, 43, 44, 48
　　因子IV冲动-多动，包括4, 5, 11, 13
　　因子V焦虑，包括12, 16, 24, 47
　　多动指数：包括项目4, 7, 11, 13, 14, 25, 31, 33, 37, 38

附表A-4　**Conners教师用评定量表**

指导语　Conners教师用评定量表（TRS）：包括28个条目，最后评定出4个因子，因子分的计算的方法用PSQ因子计算方法

项目	程度				项目	程度			
	0	1	2	3		0	1	2	3
1.扭动不停					15.易兴奋，易冲动				
2.在不应出声的场合制造噪声					16.过分要求教师的注意				
3.提出要求必须立即得到满足					17.好像不被集体被接受				
4.动作粗鲁（唐突无礼）					18.好像容易被其他小孩领导				
5.暴怒及不能预料的行为					19.缺少公平合理竞赛的意识				
6.对批评过分敏感					20.好像缺乏领导能力				
7.容易分心或注意力不集中成为问题					21.做事有始无终				
8.妨害其他儿童					22.稚气和不成熟				
9.白日梦					23.抵赖错误或归罪他人				
10.噘嘴或生气					24.不能与其他儿童相处				
11.情绪变化迅速和激烈					25.与同学不合作				
12.好争吵					26.在努力中容易泄气（灰心丧气）				
13.能顺从权威					27.与教师不合作				
14.坐立不定，经常"忙绿"					28.学习困难				

注："程度"相的积分法：无——0分；稍有——1分；相当多——2分；很多——3分

附表A-5　Conners教师用评定量表因子常模

年龄（岁）	性别	样本数	因子I		因子II		因子III		多动指数	
			$\bar{x}$	s	$\bar{x}$	s	$\bar{x}$	s	$\bar{x}$	s
3～5岁	男	13	0.45	0.80	0.79	0.89	0.92	1.00	0.81	0.96
	女	11	0.53	0.68	0.69	0.56	0.72	0.71	0.74	0.46
6～8岁	男	60	0.32	0.43	0.60	0.65	0.76	0.74	0.58	0.61
	女	42	0.28	0.37	0.28	0.38	0.47	0.64	0.36	0.45
9～11岁	男	59	0.50	0.66	0.70	0.78	0.85	0.73	0.67	0.65
	女	49	0.28	0.49	0.38	0.51	0.49	0.53	0.38	0.48
12～14岁	男	46	0.23	0.38	0.41	0.49	0.71	0.63	0.44	0.43
	女	48	0.15	0.23	0.19	0.27	0.32	0.42	0.18	0.24
15～17岁	男	30	0.22	0.37	0.34	0.44	0.68	0.67	0.41	0.45
	女	25	0.33	0.68	0.32	0.63	0.45	0.47	0.36	0.62

注：因子I品性问题，包括4，5，6，10，11，12，23，27
　　因子II多动，包括1，2，3，8，14，15，16
　　因子III不注意-被动，包括7，9，18，20，21，22，26，28
　　多动指数包括1，5，7，8，10，11，14，15，21，26

附表A-6　Conners教师用量表（简化版）

项目	程度			
	无	稍有	相当多	很多
1.活动过多，一刻不停				
2.兴奋激动，容易冲动				
3.惹恼其他儿童				
4.做事不能有始有终				
5.坐立不安				
6.注意力不集中，容易分心				
7.必须立即满足其要求，否则容易灰心丧气				
8.容易哭泣、喊叫				
9.情绪变化迅速剧烈				
10.勃然大怒，或出现意料不到的行为				

附表A-7　Conners简明症状问卷（ASQ）

指导语　Conners简明症状问卷（ASQ）：包括10个条目，这10个条目是PSQ中关于多动方面的常见症状，一般称ASQ为泛指的多动指数。家长、教师和研究者均可使用ASQ，如果ASQ总分>15分，即认为有多动障碍的可能性。其特点是方便、快捷，能在短时间内对儿童行为问题进行评估。临床上常用于追踪观察多动障碍的疗效，研究中常用于筛选多动儿童

项目	程度			
	无	稍有	相当多	很多
1.不安宁或活动过多				
2.易激怒，好冲动				
3.打扰其他儿童				
4.难以完成已开始的工作，注意力短暂				
5.经常坐立不安				
6.注意力不集中，易于分心				
7.要求必须即刻得到满足，易受挫折				
8.常容易哭，好大声喊叫				
9.情绪变化迅速，激烈				
10.易发脾气，出现暴躁和不可预测的行为				

注："程度"相的积分法：无——0分；稍有——1分；相当多——2分；很多——3分

附表A-8　Rutter儿童行为问卷（父母问卷项目）

指导语　请根据您孩子的最近1年情况按0、1、2三级评分填到括号内

（一）有关健康问题（1~8）
0=从来没有
1=有时出现，不是每周1次
2=至少每周1次

1.头痛 ………………………………………（　）
N 2.肚子痛或呕吐 …………………………（　）
3.支气管哮喘或哮喘发作 …………………（　）
4.尿床或尿裤子 ……………………………（　）
5.大便排在床上或排在裤子里 ……………（　）
6.发脾气（伴随叫喊或发怒动作）…………（　）
N 7.到学校就哭或拒绝上学 ………………（　）
8.逃学 ………………………………………（　）

（二）其他行为问题（9~26）
0=从来没有
1=轻微或有时有
2=严重或经常出现

9.非常不安，难以长期静坐 ………………（　）
10.动作多，乱动，坐立不安 ………………（　）
A 11.经常破坏自己或别人的东西 …………（　）
12.经常与别的儿童打架，或争吵 …………（　）
13.别的孩子不喜欢他（她）………………（　）
N 14.经常烦恼，对许多事都心烦 …………（　）
15.经常一个人呆着 ………………………（　）
16.易激怒或勃然大怒 ……………………（　）
17.经常表现出痛苦，不愉快流泪或忧伤 …（　）
18.面部或肢体抽动和作态 ………………（　）
19.经常吸吮拇指指甲或手指 ……………（　）
20.经常咬指甲或手指 ……………………（　）
A 21.经常不听管教 ………………………（　）
22.做事拿不定主意 ………………………（　）
N 23.害怕新事物和新环境 ………………（　）
24.神经质或过分特殊 ……………………（　）
A 25.时常说谎 ……………………………（　）

A 26.欺负别的孩子 ………………………（　）

（三）日常生活中的某些习惯问题（27~31）
0=从来没有
1=轻微或有时有
2=程度严重或经常出现

27.有没有口吃（说话结巴）………………（　）
28.有没有言语困难，而不是口吃（如表达自己转述别人的话困难）………………………………（　）
如果有请描述其困难程度＿＿＿＿＿＿＿＿＿＿＿
＿＿＿＿＿＿＿＿＿＿＿

29.是否偷过东西 ……………………………（　）
偷过一
①不严重，偷小东西，如钢笔、糖、玩具，少量
②偷大东西
③上述两类全偷
偷过二
①在家里偷
②在外边偷
③在家里及外边都偷
偷过三
①自己一个人偷
②与别人一起偷
③有时自己，有时与别人一起偷
30.有没有进食的不正常
如果有，是：①偏食；②进食少；③进食过多
其他，请描述＿＿＿＿＿＿＿＿＿
N 31.有没有睡眠困难 ………………………（　）
如果有，是：①入睡困难；②早晨早醒；③夜间惊醒。其他，请描述＿＿＿＿＿
29、30、31，三项各有①②③请在"是"的项目前画勾

问卷总分：＿＿＿＿　A：＿＿＿＿　N：＿＿＿＿
调查者：＿＿＿＿　日期：＿＿＿＿

附表A-9　Rutter儿童行为-教师问卷

指导语　有关健康和行为问题：0=从来没有；1=a.有时出现，不是每周1次，b.症状轻微；2=a.至少每周1次，b.症状严重或经常出现
请根据您孩子的最近1年情况按0、1、2三级评分填到"□"内

N 1.头痛或腹痛	□	15.经常一个人呆着	□
2.尿裤子或排大便在裤子里	□	16.易激怒或勃然大怒	□
3.口吃	□	N 17.经常表现痛苦，不愉快，流泪或忧伤	□
4.言语困难	□	18.面部或肢体抽动和作态	□
5.有轻微理由就不上课	□	19.经常吸吮拇指或手指	□
N 6.到学校就哭，或拒绝上学	□	20.经常咬指甲或手指	□
7.逃学	□	A 21.经常不听管教	□
8.注意力不集中或短暂	□	N 22.偷东西	□
9.非常不安，难于长时间静坐	□	N 23.害怕新事物和新环境	□
10.动作多，乱动，坐立不安	□	24.神经质或过分特殊	□
A 11.经常破坏自己或别人的东西	□	A 25.时常说谎	□
12.经常与别的儿童打架或争吵	□	A 26.欺负别的小孩	□
13.别的孩子不喜欢他	□		
N 14.经常引起烦恼，对许多事情心烦	□	总分：＿＿＿＿　A：＿＿＿＿　N：＿＿＿＿	

注：A行为，即违纪行为或称反社会行为；N行为，即神经症行为

附表A-10 汉密顿抑郁量表（HRSD）

项目	程度						项目	程度					
1.抑郁情绪	0	1	2	3	4		14.性症状	0	1	2			
2.有罪感	0	1	2	3	4		15.疑病	0	1	2	3	4	
3.自杀	0	1	2	3	4		16.体重减轻	0	1	2			
4.入睡困难	0	1	2				17.自知力	0	1	2			
5.睡眠不深	0	1					18.日夜变化A.早	0	1	2			
6.早醒	0	1	2				B.晚	0	1	2			
7.工作和兴趣	0	1	2	3	4		19.人格或现实解体	0	1	2	3	4	
8.迟缓	0	1	2	3	4		20.偏执症状	0	1	2	3	4	
9.激越	0	1	2	3	4		21.强迫症状	0	1	2			
10.精神性焦虑	0	1	2	3	4		22.能力减退感	0	1	2	3	4	
11.躯体性焦虑	0	1	2	3	4		23.绝望感	0	1	2	3	4	
12.胃肠道症状	0	1	2				24.自卑感	0	1	2	3	4	
13.全身症状	0	1	2										

注：圈出最适合患者情况的分数

附表A-11 抑郁自评量表（SDS）

项目	偶无	有时	经常	持续
1.我感到情绪沮丧,郁闷	1	2	3	4
2.我感到早晨心情最好	4	3	2	1
3.我要哭或想哭	1	2	3	4
4.我夜间睡眠不好	1	2	3	4
5.我吃饭像平时一样多	4	3	2	1
6.我的性功能正常	4	3	2	1
7.我感到体重减轻	1	2	3	4
8.我为便秘烦恼	1	2	3	4
9.我的心跳比平时快	1	2	3	4
10.我无故感到疲劳	1	2	3	4
11.我的头脑像往常一样清楚	4	3	2	1
12.我做事情像平时一样不感到困难	4	3	2	1
13.我坐卧不安,难以保持平静	1	2	3	4
14.我对未来感到有希望	4	3	2	1
15.我比平时更容易激怒	1	2	3	4
16.我觉得决定什么事很容易	4	3	2	1
17.我感到自己是有用的和不可缺少的人	4	3	2	1
18.我的生活很有意义	4	3	2	1
19.假若我死了别人会过得更好	1	2	3	4
20.我仍旧喜爱自己平时喜爱的东西	4	3	2	1

附表A-12 抑郁状态问卷（DSI）

项目	偶无	有时	经常	持续
1.你感到情绪沮丧,郁闷吗	1	2	3	4
2.你要哭或想哭吗	1	2	3	4
3.你感到早晨心情最好吗	4	3	2	1
4.你夜间睡眠不好吗	1	2	3	4
5.你吃饭像平时一样多吗? 食欲如何	4	3	2	1
6.你感到体重减轻了吗	1	2	3	4
7.你的性功能正常吗? 乐意注意具有吸引力的异性,并想和他(她)在一起、说话吗	4	3	2	1
8.你为便秘烦恼吗	1	2	3	4
9.你的心跳比平时快吗	1	2	3	4
10.你无故感到疲劳吗	1	2	3	4
11.你坐卧不安,难以保持平静吗	1	2	3	4
12.你做事情比平时慢吗	1	2	3	4
13.你的头脑像往常一样清楚吗	4	3	2	1
14.你感到生活很空虚吗	4	3	2	1
15.你对未来感到有希望吗	1	2	3	4
16.你觉得决定什么事容易吗	4	3	2	1
17.你比平时更容易被激怒吗	1	2	3	4
18.你仍旧喜爱自己平时喜爱的事情吗	4	3	2	1
19.你感到自己是有用的和不可缺少的人吗	4	3	2	1
20.你曾经想过自杀吗	1	2	3	4

附表A-13 汉密顿焦虑量表（HAMA）

项目	分数				
焦虑心境	0	1	2	3	4
紧张	0	1	2	3	4
害怕	0	1	2	3	4
失眠	0	1	2	3	4
认知功能	0	1	2	3	4
抑郁心境	0	1	2	3	4
躯体性焦虑:肌肉系统	0	1	2	3	4
躯体性焦虑:感觉系统	0	1	2	3	4
心血管系统症状	0	1	2	3	4
呼吸系统症状	0	1	2	3	4
胃肠道症状	0	1	2	3	4
生殖泌尿系统症状	0	1	2	3	4
自主神经症状	0	1	2	3	4
会谈时行为表现	0	1	2	3	4

注: 圈出最适合患者情况的分数

附表A-14 焦虑自评量表（SAS）

姓名：_____ 性别：_____ 年龄：_____

指导语 填表注意事项：下面有20条文字，请仔细阅读每一条，把意思弄明白，然后根据您最近1周的实际感觉，在适当的方格里画一个勾，每一条文字后有4个方格，表示：A.没有或很少时间；B.少部分时间；C.相当多时间；D.绝大部分或全部时间；E.由工作人员评定

项目	A	B	C	D		E
1.我觉得比平常容易紧张或着急	☐	☐	☐	☐	1	☐
2.我无缘无故地感到害怕	☐	☐	☐	☐	2	☐
3.我容易心里烦乱或觉得惊恐	☐	☐	☐	☐	3	☐
4.我觉得我可能将要发疯	☐	☐	☐	☐	4	☐
5.我觉得一切都很好，也不会发生什么不幸	☐	☐	☐	☐	5	☐
6.我手足发抖打颤	☐	☐	☐	☐	6	☐
7.我因为头痛、颈痛和背痛而苦恼	☐	☐	☐	☐	7	☐
8.我感到容易衰弱和疲乏	☐	☐	☐	☐	8	☐
9.我心平气和，并且容易安静坐着	☐	☐	☐	☐	9	☐
10.我觉得心跳得很快	☐	☐	☐	☐	10	☐
11.我因为一阵阵头晕而苦恼	☐	☐	☐	☐	11	☐
12.我有晕倒发作，或觉得要晕倒似的	☐	☐	☐	☐	12	☐
13.我吸气、呼气都感到很容易	☐	☐	☐	☐	13	☐
14.我的手足麻木和刺痛	☐	☐	☐	☐	14	☐
15.我因为胃痛和消化不良而苦恼	☐	☐	☐	☐	15	☐
16.我常常要小便	☐	☐	☐	☐	16	☐
17.我的手足常常是干燥温暖的	☐	☐	☐	☐	17	☐
18.我脸红发热	☐	☐	☐	☐	18	☐
19.我容易入睡并且一夜睡得很好	☐	☐	☐	☐	19	☐
20.我做噩梦	☐	☐	☐	☐	20	☐

附表A-15 "儿童心理行为发育问题预警征象"筛查表

年龄	预警征象		年龄	预警征象	
3个月	1.对很大声音没有反应	☐	2岁半	1.不会说2～3个字的短语	☐
	2.逗引时不发音或不会微笑	☐		2.兴趣单一、刻板	☐
	3.不注视人脸，不追视移动人或物品	☐		3.不会示意大小便	☐
	4.俯卧时不会抬头	☐		4.不会跑	☐
6个月	1.发音少，不会笑出声	☐	3岁	1.不会说自己的名字	☐
	2.不会伸手抓物	☐		2.不会玩"拿棍当马骑"等假想游戏	☐
	3.紧握拳松不开	☐		3.不会模仿画圆	☐
	4.不能扶坐	☐		4.不会双足跳	☐
8个月	1.听到声音无应答	☐	4岁	1.不会说带形容词的句子	☐
	2.不会区分生人和熟人	☐		2.不能按要求等待或轮流	☐
	3.双手间不会传递玩具	☐		3.不会独立穿衣	☐
	4.不会独坐	☐		4.不会单足站立	☐
12个月	1.呼唤名字无反应	☐	5岁	1.不能简单叙说事情经过	☐
	2.不会模仿"再见"或"欢迎"动作	☐		2.不知道自己的性别	☐
	3.不会用拇、示指对捏小物品	☐		3.不会用筷子吃饭	☐
	4.不会扶物站立	☐		4.不会单足跳	☐
18个月	1.不会有意识叫"爸爸"或"妈妈"	☐	6岁	1.不会表达自己的感受或想法	☐
	2.不会按要求指人或物	☐		2.不会玩角色扮演的集体游戏	☐
	3.与人无目光交流	☐		3.不会画方形	☐
	4.不会独走	☐		4.不会奔跑	☐
2岁	1.不会说3个字物品的名称	☐			
	2.不会按吩咐做简单事情	☐			
	3.不会用勺吃饭	☐			
	4.不会扶栏上楼梯/台阶	☐			

注：适用于0～6岁儿童。检查有无相应月龄的预警征象，发现相应情况在"☐"内画"√"。该年龄段任何一条预警征象阳性，提示有发育偏异的可能

附表A-16 儿童多动症评定量表-Ⅳ

父母版（儿童多动症RS-Ⅳ-Parent：lnv）

SNAP-TAYSIDE

孩子的名字：_____ 出生日期：_____

对立性（ODD）	从不或者很少 （从不）	有时 （轻度）	经常 （中度）	非常常见 （严重）
1.经常发脾气	0	1	2	3
2.经常和成年人争论、争吵	0	1	2	3
3.经常主动的违抗或者拒绝成年人的要求或者规则	0	1	2	3
4.经常故意地做惹恼其他人的事情	0	1	2	3
5.经常因为自己的错误或者失误而责怪他人	0	1	2	3
6.经常过分敏感或者很容易被他人惹恼	0	1	2	3
7.经常生气和愤怒	0	1	2	3
8.经常怀恨在心或者想报复	0	1	2	3

对立性总分：_____ 对立性总结评分（ODD总分/8）：_____

提供信息者的姓名：_____ 母亲/父亲/班主任/年级组长/其他（请详细说明）

临床医师的姓名：_____ 访谈时间：_____

注意缺陷（LNATT）	从不或者很少 （从不）	有时 （轻度）	经常 （中度）	非常常见 （严重）
9.学习时不能注意细节或者犯一些粗心大意的错误	0	1	2	3
10.在完成任务或者活动时难以保持注意	0	1	2	3
11.当直接和他（她）说话时，似乎没在听	0	1	2	3
12.不能始终如一地遵守指令并且不能完成学习任务、家务或者职责	0	1	2	3
13.安排和组织任务或活动困难	0	1	2	3
14.避免需要持续心理努力地任务（例如：学校作业，家庭作业）	0	1	2	3
15.丢失任务或活动中必须的东西（例如：玩具、学校作业、铅笔或者书）	0	1	2	3
16.容易分心	0	1	2	3
17.在日常活动中健忘	0	1	2	3

注意缺陷总分：_____ 注意缺陷总结评分（注意力集中总分/9）：_____

多动/冲动总分：_____ 多动/冲动总结评分（多动/冲动总分/9）：_____

多动/冲动（HYP/LMP）	从不或者很少 （从不）	有时 （轻度）	经常 （中度）	非常常见 （严重）
18.手或者足动个不停或者在椅子上动个不停	0	1	2	3
19.在教室或者其他需要坐在椅子上的场合中，离开座位	0	1	2	3
20.在不适宜的场合中，到处跑或者过度攀爬	0	1	2	3
21.难以安静地玩耍或者参加休闲活动	0	1	2	3
22.好像经常"就要走"或者行动像"被马达驱动"似的	0	1	2	3
23.说话太多	0	1	2	3
24.问题还没有问完，就抢先回答	0	1	2	3
25.难以等待轮替	0	1	2	3
26.打扰或者闯入他人（的谈话或活动）	0	1	2	3

[SNAP-TAYSIDE评分方法]

SNAP应当由临床医师在信息提供者，通常是父母亲（监护人）或者老师，提供信息的基础上完成。

SNAP的问卷用于决定患者是否具有儿童多动症的症状、有多严重及他们的功能损害如何。

问卷中两个特定症状组：注意缺陷（INATT）和多动/冲动问卷（HYP/LMP），将决定个案是否应当进一步进行儿童多动症的评估。

临床医师应当根据信息提供者的回答选择0~3分。当不清楚应该给哪个得分时，那么选择得分较低的那个，例如如果不确定选择1分还是2分时，则选择1分。

对于每一组问卷，将选择的分数相加，给出一个总分并且将总分除以症状条目数，对症状给出一个总结评分（总评分）。

总结评分：0~1分正常；1.1~1.5分边界；1.6~2分中度；2分以上严重。

如果患者在任一组问卷中的总评分为1.6分或者以上，那么他们应当转介给DDT做儿童多动症评估。

如果总评分为1.1~1.5分，那么在做儿童多动症评估前，必须至少有5个问题得分为2分（中度）和（或）3分（严重）。

如果总评分为1分或者以下，就不需要做儿童多动症评估。

诊断标准的描述

1.注意缺陷

标准（a）

存在：在学习、工作或者其他活动中，经常由于不够仔细或粗心而犯错误

拟定：（必须核对正确性的工作中，经常忽略或者跳过细节，对材料的回顾不系统）

标准（b）

存在：在完成任务或玩耍时，经常难以保持注意力集中

拟定：（容易不理会，在讲座、谈话或者阅读时，在任一段时间内集中注意力困难）

标准（c）

存在：当和他（她）直接说话时，经常似乎没有在听、心不在焉

拟定：［心思似乎经常在其他地方，其他人经常抱怨他（她）没在听］

标准（d）

存在：经常不能始终如一地遵守指令，并且不能完成学校作业，家务或者在工作场合中的职责（并不是因为对立行为或者不能理解指令）

拟定：（很快丧失聚焦点，很容易受到牵制）

标准（e）

存在：经常难以安排和组织个人的任务和活动（个人在完成任务和活动中，自我管理能力差）

拟定：（工作杂乱无序，难以完成顺序性的任务、保持正确的记录、保持衣物或者所属物的秩序、组织时间、反复推迟并且不能在时限内完成）

标准（f）

存在：经常避免、不喜欢或者厌恶参加需要耐心的任务（例如：学校作业或者家庭作业）

拟定：［避免无趣的心理任务，例如完成表格、平衡账本（balance checkbook）、准备报告、复习冗长的资料］

标准（g）

存在：经常丢失任务或者活动中需要的东西（例如：玩具、学校作业、铅笔、书或者工具）

拟定：（例如：玩具、学校作业、铅笔、书、工具、钱包、钥匙、证件、眼镜）

标准（h）

存在：经常容易因无关的刺激物分心

拟定：（或者无关的想法）

标准（i）

存在：在日常活动中经常健忘

拟定：（忘记完成使命、回复电话、付账、完成约会，东西放错地方，忘记车停在哪里）

2.多动/冲动

多动

标准（a）

存在：手或者足动个不停或者坐在椅子上显得烦躁不安

拟定：（经常在椅子上活动，轻拍腿或者手指，在须久坐的活动中感到不舒服）

标准（b）

存在：在教室内或者那些被期待坐在椅子上的场合中，经常离开座位

拟定：（在参加需要保持坐定的任务时，经常起身）

标准（c）

存在：经常在不适宜的场合中到处跑或者过度攀爬（在青少年或者成年人中，可能仅仅是主观的不安宁的感觉）

拟定：（……或者感到被困住了）

标准（d）

存在：经常难以安静地玩耍或者参加休闲活动

拟定：（在安静的活动中不舒服，声大或者吵闹）

标准（e）

存在：好像经常"就要走"或者行动像"被马达驱动"似的

拟定：（厌恶在延长时间内保持不动，在餐厅，讲座期间，感觉不得不走；由于烦躁不安，被认为与环境不适宜；难以放松或者休闲）

标准（f）

存在：经常过度说话

拟定：（对于成年人，在社交场合中）

冲动

标准（g）

存在：问题还没有问完前，经常抢先回答

拟定：［抢先完成别人的句子，"抢跑（在没有发枪前就跑）"］

标准（h）

存在：经常难以等待轮替

拟定：（等待轮流说话，排队等待，等待其他人）

标准（i）

存在：经常打扰或者闯入他人（例如：插入谈话或者游戏）

拟定：（例如：在没有被允许的情况下，经常插入谈话、游戏或者活动中，接替其他人在做的事情）

附表A-17 Weiss's功能性缺陷程度评定量表（父母评述）

（父母版）

日期：_____年_____月_____日　　你的姓名：_____　　你与患儿的关系：_____

患儿姓名：_____　　出生日期：_____　　患儿性别：□男　□女

年龄：_____　　　　年级：_____

指导语　在过去的1个月里，您的孩子情绪和行为方面存在什么问题？请认真阅读下面每一项的描述，然后在相应的程度上画圈：1.从不；2.有时候；3.经常；4.总是或频繁；5.不适用于您的孩子。

请不要在此填写	
A.家庭	
B.学习和学校	
C.生活技能	
D.自我管理	
E.社会活动	
F.冒险活动	
总分	

	从不	有时候	经常	总是或频繁	不适用
A.家庭					
1.和兄弟姐妹有矛盾	1	2	3	4	5
2.因患儿使父母间产生矛盾	1	2	3	4	5
3.家人常因为患儿的事情请假	1	2	3	4	5
4.在家庭中引发纠纷	1	2	3	4	5
5.由于患儿的原因，家人难以与朋友交往和参加社会活动	1	2	3	4	5
6.患儿使家人在一起时难有乐趣	1	2	3	4	5
7.不听父母的话，教养困难	1	2	3	4	5
8.因为患儿而难以顾及其他家庭成员	1	2	3	4	5
9.因触怒他人而遭打骂	1	2	3	4	5
10.因他/她家庭花费了很多钱	1	2	3	4	5
B.学习和学校					
1.很难跟上功课	1	2	3	4	5
2.需要学校的补课	1	2	3	4	5
3.需要请家教	1	2	3	4	5
4.在课堂上给老师找麻烦	1	2	3	4	5
5.被中途停课或逐出教室	1	2	3	4	5
6.在学校课外活动时出问题	1	2	3	4	5
7.在校期间或放学后被滞留受罚	1	2	3	4	5
8.被学校停课或开除	1	2	3	4	5
9.旷课或迟到	1	2	3	4	5
10.能力虽好但却得不到好的分数	1	2	3	4	5
C.生活技能					
1.过度地看电视，玩电脑，打游戏	1	2	3	4	5
2.保持清洁，刷牙，梳头，洗澡等	1	2	3	4	5
3.上学前的准备工作做不好	1	2	3	4	5
4.睡觉前的准备做不好	1	2	3	4	5
5.饮食习惯不好（挑食，喜食垃圾食品）	1	2	3	4	5
6.睡眠有问题	1	2	3	4	5
7.常受伤	1	2	3	4	5
8.不喜欢体育锻炼	1	2	3	4	5

	从不	有时候	经常	总是或频繁	不适用
9.常需要去诊所或医院	1	2	3	4	5
10.吃药、打针或看医生/牙医有麻烦如不遵守时间等	1	2	3	4	5

D.自我管理

	从不	有时候	经常	总是或频繁	不适用
1.孩子的自我感觉不好	1	2	3	4	5
2.孩子缺乏足够的乐趣	1	2	3	4	5
3.孩子对自己的生活感觉不幸福	1	2	3	4	5

E.社会活动

	从不	有时候	经常	总是或频繁	不适用
1.被其他孩子取笑或欺负	1	2	3	4	5
2.取笑或欺负其他的孩子	1	2	3	4	5
3.和别的孩子相处不好, 常有矛盾	1	2	3	4	5
4.参加课外活动(如运动,音乐,兴趣小组等)	1	2	3	4	5
5.很难交上新朋友	1	2	3	4	5
6.很难和朋友长期保持友谊	1	2	3	4	5
7.不能很好地参加社交聚会(如不被邀请,不愿参加,在聚会时举止失当)	1	2	3	4	5

F.冒险活动

	从不	有时候	经常	总是或频繁	不适用
1.很容易听其他孩子的指挥(迫于同龄或同伙孩子的压力)	1	2	3	4	5
2.弄坏或损毁东西	1	2	3	4	5
3.做违法的事情	1	2	3	4	5
4.招来警察	1	2	3	4	5
5.吸烟	1	2	3	4	5
6.用一些非法的药物,如毒品	1	2	3	4	5
7.做一些危险的事情	1	2	3	4	5
8.伤害他人	1	2	3	4	5
9.说一些刻薄或不恰当的话	1	2	3	4	5
10.(对同性或异性)有不当的骚扰行为	1	2	3	4	5

WEISS FUNCTIONAL IMPAIRMENT RATING SCALE-PARENT REPORT(WFIRS-P)

©2004, Margaret D. Weiss, Michael B. Wasdell, Melissa M. Bomben; Version2, November 29, 2004

附表A-18 长处与困难问卷

(Strengths and Difficulties Questionnaire, SDQ)——父母版

孩子的姓名:_____ 出生日期:_____ 性别:_____

指导语 对于下面的各个问题,请在相应的空格上画勾,以表明是否符合您孩子的情况。请根据您孩子过去6个月的行为来回答。请务必回答每一道题,即使您对某一题不是十分确定或不很清楚。

序号	项目	不符合	有点符合	完全符合
1	能体谅到别人的感受	0	1	2
2	不安定、过分活跃、不能长久安静	0	1	2
3	经常抱怨头痛、肚子痛或身体不舒服	0	1	2
4	很乐意与别的小孩分享东西(糖果、玩具、铅笔等)	0	1	2
5	经常发脾气或大吵大闹	0	1	2
6	比较孤独, 多数时间自己玩	0	1	2
7	一般来说比较顺从, 通常是大人要求做的都肯做	2	1	0
8	有很多担忧, 经常表现出忧虑	0	1	2
9	如果有人受伤、不舒服或者生病, 都很乐意提供帮助	0	1	2
10	经常坐立不安或躁动	0	1	2
11	至少有一个好朋友	2	1	0

续表

序号	项目	不符合	有点符合	完全符合
12	经常与别的小孩吵架或欺负其他小孩子	0	1	2
13	经常不高兴、情绪低落或哭泣	0	1	2
14	一般来说,被别的小孩所喜欢	2	1	0
15	容易分心,注意力不集中	0	1	2
16	在新的环境中,会紧张或黏住大人,容易失去信心	0	1	2
17	对年龄小的儿童和善	0	1	2
18	经常撒谎或欺骗	0	1	2
19	受别的小孩作弄或欺负	0	1	2
20	经常自愿地帮助别人(父母、老师或其他小孩)	0	1	2
21	做事前会想清楚	2	1	0
22	会从家里、学校或其他地方偷东西	0	1	2
23	跟大人相处比跟小孩相处融洽	0	1	2
24	对很多事物感到害怕,容易受惊吓	0	1	2
25	做事情能做到底,注意力持久	2	1	0

您是否有其他意见_____

您认为您的孩子是否有以下的困难? 情绪方面、注意力方面、行为方面还是和别人相处方面的困难。	否	是(有少许困难)	是(有困难)	是(有很大的困难)

如果你的回答为"是",请回答以下关于这些困难的题目。

这些困难出现了多久?	少于1个月	1～5个月	6～11个月	1年以上
这些困难是否困扰着您的孩子?	没有	轻微	颇为	非常

这些困难是否对您的孩子在下列的日常生活造成干扰?

	没有	轻微	颇为	非常
家庭生活				
与朋友的关系				
上课学习				
课余活动				

这些困难有没有加重你自己或全家人的负担?

签名:_____ 父亲/母亲/其他人(请写明)

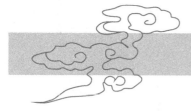

附录B

临床研究方案（示例）

研究方案摘要

目的

以安慰剂为对照，评价静灵口服液用于治疗儿童注意缺陷多动障碍（ADHD）的有效性和安全性。

研究设计

本研究是多中心、随机、双盲、安慰剂对照临床研究。

研究分为筛查期（3～7d）和双盲治疗期（8周）两个阶段。研究共访视4次。

经筛选合格的受试者按1∶1的比例随机分配到静灵口服液组和安慰剂组，接受为期8周的双盲治疗，研究结束后，赠予安慰剂组受试者疗程8周的静灵口服液进行治疗。

研究人群

随机入组120例患有儿童多动症的受试者，确保有100例受试者完成研究。

1.入组标准（符合下列所有条件时，可以考虑入选本研究）

（1）符合DSM-4中儿童多动症的诊断标准的住院或门诊患者。

（2）6～16岁，性别不限，体重≥20kg。

（3）男孩的儿童多动症RS-Ⅳ—Parent: lnv评分不少于25分，女孩不少于22分，或者在第一次和第二次访谈时其所诊断的亚型的评分均大于12分。此外，在第一次和第二次访谈时，CGI-S评分≥4分；智商正常（WIS评分≥75分）。

（4）中医证候诊断"肾阴不足，肝阳偏旺证"。

（5）法定监护人在试验前签署知情同意书；7岁以上的受试者还应签署儿童知情同意书。

2.排除标准（若符合下列任何一项，则不能入选本研究）

（1）有较严重的心、肝、肾、青光眼、前列腺肥大、内分泌等内科疾病；或有癫痫、精神发育迟滞等神经精神疾病。

（2）诊断为抽动障碍。

（3）研究者认为有临床意义的辅助检查和实验室检查异常。

（4）入选前3个月内参加过其他药物临床试验。

（5）对静灵口服液或静灵口服液中其他成分过敏。

（6）同时接受系统心理治疗。

（7）入组前2周使用过单胺氧化酶抑制药（MAOI）、抗精神病药、抗抑郁药、心境稳定剂。

（8）患有能够明显增强交感系统活动的躯体疾病（如分泌儿茶酚胺神经肿瘤），或每天服用拟交感神经活动的药物（如舒喘灵，吸入性气雾剂，假毛果芸香碱）。

（9）研究者认为有其他的共患疾病或正在服用的药物可能会干扰静灵口服液（胶囊）的安全应用。

（10）在研究的任何阶段，需要服用试验药物以外的精神药物，包括研究者认为有中枢神经系统活性的保健品［如褪黑素（脑白金）］。

（11）怀疑或确有酒精、药物滥用病史。

（12）明确或怀疑妊娠的女性。

（13）研究者认为受试者和（或）受试者的父母或监护人不能够充分理解此项研究或遵循研究的要求。

剂量及给药方法

□双盲治疗期：受试者按1∶1的比例随机分入静灵

口服液组或安慰剂组，分别服用静灵口服液或静灵口服液安慰剂。<12岁，药物剂量为每日20ml，分2次服用；12岁及12岁以上剂量分两个阶段调整，前4周为每日20ml，4周后为每日40ml，分2次服用。之后按此恒定剂量直至双盲治疗期结束。

伦理赠药

□研究结束后，赠予安慰剂组受试者疗程8周的静灵口服液进行治疗，剂量与双盲治疗期剂量一致。

疗效评价

□主要疗效指标：与安慰剂相比在双盲治疗8周末的父母版（儿童多动症RS-Ⅳ-Parent：lnv）评分的差异。

□次要疗效指标：与安慰剂组相比在双盲治疗8周末的儿童多动症评定量表-Ⅳ评分、父母问卷修订版-简版（CPRS-R：S）评分、临床总体印象评定量表（CGI-S和CGI-I）评分的差异。

□评定时间：筛选期（访视1）、基线（访视2）、双盲治疗4周末（访视3）及双盲治疗8周末（访视4）。

安全性评价指标

□不良事件。

□生命体征的变化。

□体格检查。

□心电图、临床实验室检查的变化。

体格检查、心电图和临床实验室检查在筛选、双盲治疗8周末进行。不良事件在各访视时间点进行询问。

统计分析

□分析人群。

□FAS人群：所有进入双盲治疗期并有相应疗效评价（双盲治疗1周末、2周末）的受试者。

□PP人群：所有进入并完成双盲治疗、无严重违反试验方案的受试者。

□安全分析人群：至少服用过一次试验药物并进行了安全性评价的所有受试者。

疗效分析

对主要疗效指标儿童多动症RS-Ⅳ-Parent：lnv量表的分析，计划描述不同访视点儿童多动症RS-Ⅳ-Parent：lnv量表18项总分相对基线变化，对2周末、4周末、8周末和12周末总分相对基线的变化值，采用协方差分析模型两组对照比较或分别进行自身前后对照比较，模型中以基线得分为协变量，考虑分组、中心的作用。同时，以此模型为基础，计算各组前后之差的最小二乘均数及其95%可信区间。

安全性分析

不良事件的种类、严重程度、发生频率及与研究药物的关系将列表描述，计算不良事件发生率并采用卡方检验（必要时用Fisher精确概率检验）进行比较。对因不良事件而中止研究及出现重度或严重不良事件的病例会加以特别的注明。对实验室检查、躯体及神经系统检查、ECG检查以治疗前后交叉表（根据正常值范围和研究者对临床意义的判断）的形式列出所有完成的检查项目及其描述性统计量。出现异常值的并有临床意义的检查项目须列出。对入组后每次访视时生命体征的检测结果与基线相比的变化进行统计描述，采用符号秩和检验对每组内的变化进行比较。列表描述异常者清单。

缩略语表

英文缩写	中文
ADHD	注意缺陷多动障碍
DSM-Ⅳ	美国精神疾病诊断与统计手册（第四版）
CYP2D6	细胞色素P450 2D6
NE	去甲肾上腺素
MAOI	单胺氧化酶抑制药
ADHDRS-Ⅳ-Parent：lnv	儿童多动症评定量表-Ⅳ：父母版
CPRS-R：S	Conners父母问卷修订版-简版
CGI-S	临床总体印象严重程度评分
CGI-I	临床总体印象改善程度评分
IRB/ERB	机构审查委员会/伦理委员会
GCP	药物临床试验管理规范
CRF	病例报告表
CFDA	国家食品药品监督管理局
AE	不良事件
ITT	意向性治疗
PP	符合方案
LOCF	末次观测数据向前结转法
RBC	红细胞
WBC	白细胞
HGB	血红蛋白
PLT	血小板
LY	淋巴细胞
GR	中性粒细胞
ALT	丙氨酸氨基转移酶
AST	天冬氨酸氨基转移酶
BUN	尿素氮
Cr	肌酐
GLU	空腹血糖
ECG	心电图

目 录

静灵口服液治疗注意缺陷多动障碍有效性和安全性的随机、双盲、安慰剂对照的多中心临床试验

1.简介

注意缺陷多动障碍(attention deficit-hyperactivity disorder, ADHD)是一种儿童和青少年时期最常见、对生活质量影响较大的神经行为障碍。5%~10%的学龄儿童罹患此病。主要表现为与年龄不相称的注意力易分散,注意广度缩小,不分场合的过度活动,情绪冲动并伴有认知障碍和学习困难。美国"精神疾病诊断和分类手册第四版"(DSM-4),将儿童多动症儿童划分为3个亚型:注意缺陷为主型、多动-冲动为主型和同时具有注意缺陷、多动-冲动症状的混合型。儿童多动症的起病年龄在7岁之前,不仅影响儿童的学校、家庭和校外生活,而且可随年龄发展进入青春期,甚至成年期,成为成年人主要精神障碍之一,并可伴有其他精神障碍和心理社会问题,导致学业、工作、婚姻、社会交往等诸多方面功能损害。

目前对儿童多动症儿童的药物治疗主要是中枢神经兴奋药,如盐酸哌甲酯、安非他明和匹莫林。有资料表明中枢神经兴奋药对注意力、集中注意的能力、课堂学习任务和社会功能都有改善作用,并且可以减少多动、冲动和破坏性行为等症状。其中应用最多的是盐酸哌甲酯。但盐酸哌甲酯作为中枢神经兴奋药具有潜在的依赖和滥用的风险,并且由于其明显的不良反应,如食欲下降、体重减轻、生长发育减慢及其对心血管的不良反应,使受试者很难耐受,长期服用的依从性很差。

静灵口服液是一种纯中药制剂,已经上市20余年,大量临床资料显示其疗效可靠,不良反应小。但是多数是开放性研究数据和临床经验报告,缺少多中心的双盲随机对照研究。因此,对静灵口服液进行多中心双盲随机对照研究意义重大。

现组织进行临床试验,首都医科大学附属北京安定医院担任临床研究组长单位,郑毅教授出任主要研究者;参加单位包括:首都医科大学附属北京儿童医院、首都儿科研究所及北京大学第六医院。

2.研究目的

2.1 评价静灵口服液治疗注意缺陷多动障碍的疗效

2.2 观察并评价静灵口服液治疗注意缺陷多动障碍的安全性

3.研究设计

本研究是多中心、随机、双盲、安慰剂对照临床试验。研究分为筛查期(–7～–3d)、双盲治疗期(8周)两个阶段。试验共访视4次。经筛选合格的受试者按1:1的比例随机分配到静灵口服液组和安慰剂组,接受为期8周的双盲治疗,研究结束后,赠予安慰剂组受试者疗程8周的静灵口服液进行治疗。

4.病例数及病例分配

设试验组和安慰剂组,试验组60例,对照组60例,共120例,分配至各个中心。各中心病例数分配见表1。

表1 各中心病例数分配

中心编号	中心名称	例数	试验组	对照组
01		20例	10例	10例
02		40例	20例	20例
03		40例	20例	20例
04		20例	10例	10例
	合计	120例	60例	60例

5.病例选择

5.1 入选标准(符合下列所有条件时,可以考虑入选本研究)

(1)符合DSM-4中儿童多动症的诊断标准的住院或门诊患者。

(2)6～16岁,性别不限,体重≥20kg。

(3)男孩的儿童多动症RS-Ⅳ-Parent:Inv评分不

少于25分,女孩不少于22分,或者在第一次和第二次访谈时其所诊断的亚型的评分均大于12分。此外,在第一次和第二次访谈时,CGI-S评分≥4分;智商正常(WIS评分≥75分)。

(4)中医证候诊断"肾阴不足,肝阳偏旺证"。

(5)法定监护人在试验前签署知情同意书;7岁及以上的受试者还应签署儿童知情同意书。

5.2 排除标准

(1)有较严重的心、肝、肾、青光眼、前列腺肥大、内分泌等内科疾病;或有癫痫、精神发育迟滞等神经精神疾病。

(2)诊断为抽动障碍。

(3)研究者认为有临床意义的辅助检查和实验室检查异常。

(4)入选前3个月内参加过其他药物临床试验。

(5)对静灵口服液或静灵口服胶囊中其他成分过敏。

(6)同时接受系统心理治疗。

(7)入组前2周使用过单胺氧化酶抑制药(MAOI)、抗精神病药、抗抑郁药、心境稳定剂。

(8)患有能够明显增强交感系统活动的躯体疾病(如分泌儿茶酚胺神经肿瘤),或每天服用拟交感神经活动的药物(如舒喘灵,吸入性气雾剂,假毛果芸香碱)。

(9)研究者认为有其他的共患疾病或正在服用的药物可能会干扰静灵口服液(胶囊)的安全应用。

(10)在研究的任何阶段,需要服用试验药物以外的精神药物,包括研究者认为有中枢神经系统活性的保健品[如褪黑素(脑白金)]。

(11)怀疑或确有酒精、药物滥用病史。

(12)明确或怀疑怀孕的女性。

(13)研究者认为受试者和(或)受试者的父母或监护人不能够充分理解此项研究或遵循研究的要求。

5.3 中止标准

(1)违反方案或不按方案服药的受试者。

(2)出现任何受试者不能耐受的严重药物不良反应。

(3)出现任何可能干扰静灵口服液(胶囊)安全服用的伴随疾病或伴随药物治疗。

(4)依据研究者判断,任何单次血压测量结果提示使儿童处于危险中。

5.4 剔除标准

严重违背临床研究方案(如依从性差、误用其他影响疗效和安全性评价的药物等)。

6.试验用药品及药品分配

6.1 试验用药品

（1）静灵口服液：每支10mg，批号：20140701，有效期：2年，由辽宁东方人药业有限公司生产提供。

（2）模拟静灵口服液：安慰剂，除无药物外其余均与静灵口服液一致，批号：20140702，由辽宁东方人药业有限公司生产提供。

所有临床研究用药均在符合GMP条件的车间制备，并按照国家食品药品监督管理局审批的质量标准检验合格。

6.2 药品包装

在临床试验开始之前，将所有双盲治疗期试验药物及模拟制剂按相同方法包装，并按照随机表在该份药品的包装上注明该份药品的顺序号。标签内容如下：临床研究批号，药物编号，试验分期、规格、数量、贮存条件，药物提供者，用法用量，失效日期，并标注"仅供临床研究使用"。

6.3 药品编盲

本试验为随机、双盲、安慰剂对照、多中心临床试验。随机数字表由统计专业人员提供，利用SAS软件模拟产生。由与本次临床试验无关人员完成药品编盲及应急信件的准备工作。分装药品结束后，盲底将一式二份分别存放在首都医科大学附属北京安定医院和辽宁东方人药业有限公司。所有双盲治疗期的试验用药品均附有一份相应编号的应急信件，应急信件保存在参加试验单位的主要研究者处。医师应根据每位受试者进入双盲治疗期的先后顺序，按药物编号由小到大发放药品，不得选择药品。在双盲治疗期研究者应分次提供给每位受试者同一编号的试验药品。

伦理赠送的药物无编号。

6.4 给药方法

试验分为筛查期和双盲治疗期。

（1）筛查期（-7～-3d）：不服用药物。筛查期的天数根据受试者筛查时所服用的药物而定，要求超过5个半衰期，最多不超过1周。筛查期不得短于3d。

（2）双盲治疗期：受试者按1∶1的比例随机分入静灵口服液组或安慰剂组，分别服用静灵口服液或静灵口服液安慰剂。<12岁，药物剂量为每日20ml，分2次服用；12岁及12岁以上剂量分两个阶段调整，前4周为每日20ml，4周后为每日40ml，分2次服用。之后按此恒定剂量直至双盲治疗期结束。

（3）伦理赠药：研究结束后，赠予安慰剂组受试者疗程8周的静灵口服液进行治疗，剂量与双盲治疗期剂量一致。

6.5 药品分发与回收

对筛查合格的患者，医师应根据其进入双盲治疗期的先后按药物编号由小到大的顺序发放研究药物，该药物编号在整个双盲治疗期内保持不变。在此期间研究者应按受试者编号分次给患者提供同一编号的试验药物。

每次随访发药时，研究者应告知患者服药方法和注意事项，提醒患者在下次就诊时将剩余药品和包装带回，并及时、准确填写药品发放回收记录。

试验结束后，剩余药品由申办单位清点后统一回收。

6.6 药品清点

每次访视时，研究者应翔实记录受试者接受、服用及归还的所有药品数量，用以判断受试者服药的依从性，并决定该受试者是否能继续参加试验。如果受试者每次评价时均按方案规律服药，且达到应服药量的80%～120%，则认为该受试者的依从性较好。

6.7 药品保存

研究用药由各研究单位统一管理，应保存在干燥、阴凉处。

6.8 合并用药与治疗

（1）禁用药物：整个研究期间不允许合并其他任何抗精神病药、抗抑郁药、心境稳定剂和其他治疗注意缺陷多动障碍的药物。

（2）禁用系统心理治疗：在试验过程中，可给予受试者支持性心理治疗，但不允许进行对试验有影响的系统心理治疗，例如认知领悟、行为治疗等。

（3）躯体疾病用药：整个试验期间允许合并使用治疗躯体疾病的药物，最好在治疗期间保持用药的种类和剂量不变，并须在病例报告表中记录药名、用量、使用次数和时间等，以便总结时加以分析和报告。

7.访视步骤

本试验的访视安排和内容见17.1附件1（流程图），其间受试者可随时因药物的安全性增加访视次数，如患者提前退出试验，应按第4次访视的要求进行试验操作。

7.1 -1周，第1次访视

本次访视的目的在于考察受试者是否适合入选本试验。

在此期间研究者将对可能的入选者进行病史和一般资料的询问，指导受试者的法定监护人完成儿童多动症RS-IV-Parent: lnv和CPRS-R: S量表评定，研究者根据受试者病情完成CGI-S评定，给受试者做全面体格检查、实验室及心电图检查。

法定监护人在了解试验情况后签署知情同意书；7岁及以上的儿童还应签署儿童知情同意书。

记录受试者和其监护人的联系方式，预约下次访视日期。叮嘱受试者和其监护人若在此段时间对本试验有任何疑问或出现异常情况，可随时与研究人员联系。

7.2　0周，第2次访视

测量生命体征，并再次指导受试者的法定监护人进行儿童多动症RS-Ⅳ-Parent: lnv和CPRS-R: S量表评定，研究者根据受试者病情完成CGI-S评定，（若受试者为首发且未接受过相关治疗，可不进行上述量表评定，而沿用筛选时的评定结果），核查入选、排除标准，确定患者是否符合入选条件。

符合入选条件的受试者随机分入静灵口服液组或安慰剂组。

询问不良事件及合并用药情况，并确保记录在相应的表格中。

发给受试者第1、2、3、4周试验用药，并详细说明服用方法及注意事项等。

叮嘱受试者的法定监护人密切观察受试者的情况，如实填写受试者日记卡，并在1周末和2周末时根据受试者的情况认真进行儿童多动症RS-Ⅳ-Parent: lnv和CPRS-R: S量表评定。若在此期间内对本试验有任何疑问或出现异常情况，可随时与研究人员联系。

7.3　4周末，第3次访视

本次访视应回收、清点所剩药物，测量生命体征，检查受试者是否严格按试验方案规定服药，并向受试者的法定监护人询问受试者的病情变化，询问是否已完成了儿童多动症RS-Ⅳ-Parent: lnv, CPRS-R: S量表评定，研究者根据受试者病情完成CGI-S和CGI-I评定。

询问不良事件及合并用药情况，并确保记录在相应的表格中。发给受试者第5、6、7、8周试验用药，并详细说明服用方法及注意事项等。

叮嘱受试者法定监护人继续密切观察孩子的变化，如实填写受试者日记卡，按医嘱用药，4周后带孩子空腹来医院访视，若在此期间对本试验有任何疑问或出现异常情况，可随时与研究人员联系。

7.4　8周末，第4次访视

本次访视应回收、清点所剩药物，检查受试者是否严格按试验方案规定服药。

进行全面体格检查、实验室及心电图检查，进行量表评定（儿童多动症RS-Ⅳ-Parent: lnv, CGI-S, CGI-I, CPRS-R: S）。

询问不良事件及合并用药情况，并确保记录在相应的表格中。

对安慰剂组受试者发放疗程8周的静灵口服液，剂量与双盲治疗期剂量一致，并详细说明服用方法。

完成病例报告表，确保不良事件及合并用药情况记录在相应的表格中。

若受试者尚存在未缓解的不良事件或出现有临床意义的实验室检查异常，研究者还应与受试者法定监护人约定追访的时间，并一直追访到该不良事件缓解或稳定。

8.疗效评价

8.1　疗效评定工具

（1）儿童多动症评定量表-Ⅳ：父母版（儿童多动症RS-Ⅳ-Parent: lnv）。

（2）Conners父母问卷修订版-简版（CPRS-R: S）。

（3）临床总体印象评定量表（CGI-S和CGI-I）。

8.2　疗效判断标准

（1）主要疗效指标：儿童多动症RS-Ⅳ-Parent: lnv量表的总分及治疗前后的变化，详见17.3附件3。

（2）次要疗效指标：儿童多动症RS-Ⅳ-Parent: lnv量表注意缺陷分量表分和多动-冲动分量表分、CPRS-R: S、CGI-S和CGI-I的评分及变化，详见17.4附件4、17.5附件5。

8.3　临床评定时间

于筛选、基线和入组后1、2、4、8周末评定，或中止出组时评定。正常情况下共需要进行6次评定。若受试者为首发且未接受过相关治疗，基线时可不进行上述量表评定，而沿用筛选时的评定结果。

9.安全性评价

安全性评价包括生命体征、躯体检查、实验室及心电图检查、不良事件评估。

9.1　生命体征

每次访视时均测量生命体征。

9.2　躯体检查

筛查、8周末时进行。

9.3　实验室检查及心电图检查

在筛查、8周末进行，包括以下几个方面。

9.3.1　血常规：白细胞（WBC）、红细胞（RBC）、血红蛋白（HGB）、血小板（PLT）、淋巴细胞（LY）、中性粒细胞（GR）。

9.3.2　尿常规：糖、蛋白、酮体、胆红素、镜检。

9.3.3　血生化：肝功能（ALT、AST）、肾功能（BUN、Cr）、电解质（钾、钠、氯）、空腹血糖（GLU）。

9.3.4　心电图（ECG）。

9.4　不良事件

9.4.1　不良事件定义

不良事件（AE）是指：受试者在服用药物后出现的任何不期望发生的、与药物有关或无关的医学事件。AE可以是任何不利的和非预期的体征（包括异常实验室检测值）、症状或暂时性疾病状态，且不必与研究药物有明确的因果关系。

9.4.2 与试验用药物相关性判定

对发生的任何不良事件均应根据以下标准判断与试验用药物的相关性，其中判定为可能有关、很可能有关或肯定有关，则认为此不良事件为试验用药物的不良反应。

□肯定无关：不良事件与药物的使用无相关性。

□可能无关：不良事件的发生更可能与另外一种因素，如合并用药或伴随疾病有关，或者事件发生的时间提示其不太可能与药物的使用有因果关系。

□可能有关：不良事件的发生可能由药物引起。不能确定不良事件是否可能由其他因素，如合并用药或伴随疾病引起。不良事件的发生与药物使用的时间上有逻辑关系，因此不能排除事件和药物使用的因果关系。

□很可能有关：事件的发生可能由药物的使用导致。事件发生的时间具有提示意义，如经撤药后得到证实。不太可能有另外的解释，如合并用药或伴随疾病。

□肯定有关：不良事件的类型已被认为是药物可能出现的不良反应且不能用其他理由，如合并用药和伴随疾病。事件发生的时间强烈提示因果关系（如：撤药及再次给药后的反应）。

9.4.3 不良事件的记录

任何不良事件包括发生在清醒期的事件，无论其严重性或是否与研究有关都要记录和描述在病例报告表（CRF）的不良事件表格上。研究者需确定其发生日期、严重程度、是否采取相应措施，以及本人对不良事件与试验用药物的相关性判断。

9.5 严重不良事件

9.5.1 定义

所有的严重不良事件都要记录在严重不良事件报告表中。以下任何一种情况的发生都应视为严重不良事件。

（1）导致死亡。

（2）威胁生命。

（3）导致住院或延长住院期间。

（4）导致持续或严重残疾/能力丧失。

（5）导致先天性异常或出生缺陷。

（6）重要医学事件（如有可能影响到受试者并有可能需要药物/手术以防止上述结果）。

9.5.2 上报方式

临床试验过程中所发生的任何严重不良事件，无论是否与药物有关，观察者必须做到如下几点。

在24h之内报本中心主要研究者、伦理委员会，以电话或传真方式通知组长单位郑毅教授和辽宁东方人药业有限公司（褚××1391103××××）、国家食品药品监督管理局药品注册司药品研究监督处及当地食品药品监督管理局和卫生行政管理部门。主要研究者和（或）申办者将在24h内到现场核查、处理。

在3d内将填写完整的严重不良事件报告表上报国家食品药品监督管理局药品注册司药品研究监督处、主要研究者和辽宁东方人药业有限公司，以及北京大学第一医院伦理委员会备案。

由组长单位或申办者通报各临床研究中心。

10.应急信件的拆阅和揭盲处理

当受试者发生紧急情况，须立即查明服药种类时，研究单位的主要研究者可将随每份药品下发的相应编号的应急信件拆阅，内有该受试者所服药物编号的药品名称。同时立即将处理结果通知临床监查员。研究人员应在病例报告表上详细记录揭盲的理由、日期，并签字。试验结束后，所有应急信件收回。

一般情况下，研究者不得轻易揭盲。如有揭盲，该受试者将被中止试验。

11.数据管理

研究者根据受试者的原始观察记录，将数据及时、完整、正确、清晰地载入病例报告表。

监查员根据药物临床试验质量管理规范（GCP）要求对试验进行监查。经监查员检查后的病例报告表，由监查员核查签字后，及时送交临床试验数据管理员。

数据管理员录入数据采用二次录入。数据管理员与主要研究者一起，按病例报告表中各指标数值的范围和相互关系拟定数据的范围检查和逻辑检查内容，并编写相应的计算机程序。数据库命名要规范、易读、易查找，并保证其正确、安全和保密。在录入过程中如发现问题，采用疑问表形式及时通知监查员，要求研究者做出回答。

原始病例报告表在按要求完成数据录入和核查后可按编号顺序归档保存，并填写检索目录等以备查考。电子数据文件分类保存并有多个备份，以防止损坏。

所有文件传输均有专门记录及相应签名，并按GCP的规定妥善保存。

12.统计分析

12.1 样本量估计

参考既往临床注册试验结果，考虑到国家市场监督管理局（CFDA）对临床试验最低病例数的要求，设计试验组与对照组至少各需50例，考虑到可能的脱落病例，计划入选病例120例。

12.2 统计分析人群

12.2.1 意向治疗（intent-to-treat, ITT）人群

ITT人群是指所有经过随机分组，进入双盲治疗期，至少接受过1次药物治疗并有相应的疗效评价的受试者。ITT集中疗效相关部分的缺失数据将采用末次观测数据向前结转法（LOCF）进行补充。

ITT人群用于主要和次要疗效指标的分析。

12.2.2 符合方案（per-protocol, PP）人群

PP人群是指试验中按方案规定完成双盲药物治疗、无重要方案偏离，完成所有评价内容的病例，其数据集将在试验完成后进行盲态审核时确定。PP人群至少包括以下几个标准。

- 符合试验方案规定的入选/排除标准。
- 完成全部计划访视且完成CRF规定填写内容。
- 试验期间未使用可能影响疗效评价的药物或治疗。
- 依从性良好（80%～120%）。

PP人群是本次研究疗效评价的次要人群。

12.2.3 安全性（safety）人群

所有经随机化分组，只要服用过1次研究药物并进行了至少1次安全性评估的受试者，构成本研究的安全性人群。

安全性人群是本次研究安全性评价的主要人群。

12.3 统计分析方法

12.3.1 一般原则

所有的统计检验均采用双侧检验，P值小于或等于0.05将被认为所检验的差别有统计意义（特别说明的除外）。定量指标的描述将计算例数、均数、标准差、中位数、最小值、最大值。分类指标的描述用各类的例数及百分数。

12.3.2 病例特征

A.入组及完成情况

总结各中心入组及完成病例数，对两组总脱落率和由不良事件导致的脱落率将采用卡方检验进行比较。列出脱落病例的清单。

B.一般信息与基线特征

对受试者的人口学信息、精神病病史、治疗史、其它病史等进行统计描述。

12.3.3 疗效评价

A.基线

基线定义为治疗第0天（随访2），除基线特有的项目外，其他沿用筛选期检查结果。对于首诊且未接受过相关治疗的患者，以筛选期评分作为基线评分。基线评价仅对ITT人群进行。

描述基线时儿童多动症RS-Ⅳ-Parent: lnv、CPRS-R: S评分，计算例数、均数、标准差、中位数、最小值、最大值；描述基线时的疾病严重度（CGI-S）。

B.主要疗效评价

主要疗效指标：儿童多动症RS-Ⅳ-Parent: lnv 18项问题总分于基线和入组后1、2、4、8周末评定。

描述每次访视儿童多动症RS-Ⅳ-Parent: lnv 18项总分相对基线变化，采用协方差分析模型对两组对照比较或分别进行前后自身对照比较，模型中以基线得分为协变量，考虑分组、中心的作用。同时，以此模型为基础，计算各组前后之差的最小二乘均数及其95%可信区间。

为考察中心的一致性，还将单独拟合一个协方差分析模型，模型中除考虑上述因素外，还考虑中心与分组的交互作用，并在0.10水平判断交互项是否有意义，即：是否存在交互作用。

C.次要疗效评价

次要疗效指标：注意缺陷分量表分、多动-冲动分量表分、CPRS-R: S、CGI-S和CGI-I的评分及变化为次要疗效指标。计算其均数、标准差、中位数、最小值、最大值，并采用Wilcoxon秩和检验对两组进行对照或进行前后自身对照比较。

12.3.4 安全性评价

A.受试者暴露于研究和治疗的情况

研究时间及治疗时间：总结受试者暴露于研究及接受研究药物治疗的时间，其中治疗时间（d）根据受试者的用药记录计算实际用药天数。

受试者依从性：依从性=（实际服药数量/应服药数量）×100%，计算治疗期每次访视时受试者对研究药物的依从性，并按<80%、80%～120%、>120%计算受试者例数及百分数。

B.安全性评价指标

不良事件、严重不良事件、生命体征于入组后每次访视时进行评定；躯体检查、实验室检查及ECG检查于筛选期和入组后8周末进行。

C.安全性评价方法

不良事件的种类、严重程度、发生频率及与研究药物的关系将列表描述，计算不良事件发生率并采用卡方检验（必要时用Fisher精确概率检验）进行比较。对因不良事件而中止研究及出现重度或严重不良事件的病例加以特别的注明。

对实验室检查、躯体检查、ECG检查以治疗前后交叉表（根据正常值范围和研究者对临床意义的判断）的形式列出所有完成的检查项目及其描述性统计量。出现异常值的并有临床意义的检查项目须列出。

对人组后每次访视时生命体征的检测结果与基线相比的变化进行统计描述,采用Wilcoxon秩和检验对组间进行比较,采用符号秩和检验对每组内的变化进行比较。列表描述异常者清单。

13.试验进度

2014年7月:完成临床试验方案定稿。

2014年7月至8月:通过各中心伦理并召开临床试验启动会。

2014年8月:开始临床试验工作。

2014年10～11月:召开临床试验中期会。

2015年1月～2015年2月:统计分析;召开结题会,评价临床试验结果。

14.伦理学和临床试验质量管理规范

本试验必须遵从试验方案、药物临床试验质量管理规范及赫尔辛基宣言进行。

14.1　伦理委员会审评

在进行此试验前,试验方案、拟定的知情同意书和给受试者的其他资料均须提交伦理委员会(IEC)审查,待批准后方可进行临床试验。

对本试验方案的任何更改或补充均须有书面的修正说明。当方案的修改可能影响到受试者的安全和权益,并可能导致受试者重新做出是否参加试验的决定时,须再次提交伦理委员会审批,得到批准后才能进行试验。需要伦理委员会审批的方案修改包括:改变了原方案的研究范围或科学性,增加了用药剂量,改变了用药方式,延长了用药后的观察时间等。

本研究进行过程中出现的任何严重不良事件须及时报告伦理委员会,并记录在案。伦理委员会有权为保护受试者的权益要求终止本试验。

14.2　知情同意书

在受试者纳入本试验(包括清洗期)前,研究人员应向受试者及其法定监护人说明试验的目的和方法、预期取得的疗效和可能发生的风险,并说明即使不同意进入试验,其医疗待遇和权益也不会受到影响。受试者在进入试验后的任何阶段都有权随时要求退出,说明内容还应包括保障受试者个人权益的必要事项。经充分说明后,应取得患者法定监护人签署的知情同意书。对于有理解能力的儿童(7岁及以上),还应取得本人签署的知情同意书。

15.试验监控

15.1　质量控制

为保证数据的准确性和可靠性,在试验开始前,选择有资格的研究者和合适的研究单位,与研究者及相关人员学习试验内容和有关CRF填写说明,进行量表评分一致性检验。申办方定期进行监查。

15.2　试验方案的任何更改

试验方案的任何更改或补充需要有书面的修正方案,实施前须经申办单位和研究者同意,若方案的修改显著影响受试者的安全、研究范围或研究的科学性,须再经伦理委员会批准。方案修改须批准的有以下几个方面。

(1)药物剂量增加或用药时间延长。

(2)研究设计的显著改变(如增加或删除对照组)。

(3)受试者接受有创性措施的次数增加。

(4)安全性检验项目的增加或删除。

如修改仅涉及试验管理方面,则无须提供正式修正案或伦理委员会批准,但必须将这种管理上的变动通知每一个中心,包括如下。

(1)监查试验的人员变动。

(2)纳入标准和排除标准的少许变动。

(3)试验药物的包装或标签的少许改动。

15.3　监查程序

研究正式开始之前的方案讨论会上,申办单位的试验负责人将与研究者一起讨论研究方案、病例报告表和知情同意书。临床试验期间申办单位监查员应定期访问各临床试验基地,检查病例记录的完整性和正确性,监查各研究基地对试验方案和GCP的遵从性、试验进度及试验药品是否根据特定要求进行储存、分发和计数。在访视期间,研究者须协助申办单位的监查员完成工作。

研究者应允许监查员查阅有关病例记录等原始资料,以确保病例报告表所记录的内容与其一致。监查员可要求对知情同意书、入选/排除标准的遵守情况、严重不良事件和主要疗效、安全性指标的记录等进行检查。

研究者有责任在受试者访视后3天内完成病例报告表,监查员有责任进行监查,并澄清和解决任何数据查询。研究者将保留病例报告表,并确保与其他研究文件如试验方案、研究者手册及方案修订案等一同保存于安全之处。

15.4　数据记录及文件保存

试验过程中病例报告表上所收集的受试者资料均以患者姓名的汉语拼音缩写方式记录,根据编号确定受试者。

试验方案中所要求的信息均须填写,对任何遗漏都要做出解释。受试者访视后3d内完成病例报告表，以便于监查员核查记录的完整性和准确性。研究者应在病例报告表上签字。

病例报告表所有的项目必须用蓝色或黑色的圆珠笔或签字笔填写，字迹应清晰，更正时可在更改处画一条水平线，这样仍能看到其原始内容，然后将改正后的记录写在旁边。研究者须在改正后的记录旁签全名或姓名的拼音缩写及日期，更正时不允许用涂改液。

研究者必须保留研究中每一个受试者的原始记录，病例报告表上的所有信息必须在这些原始记录中有据可查，原始记录一般保存在受试者档案中。原始记录应含有所有人口统计学和医学资料，如实验室检查数据、心电图等，也应有一份标有试验编号和试验题目的已签名的知情同意书复印件。对于重要文件（如下面所列）应按照国家的有关规定由研究者予以保存。当不再需要与试验相关的记录时，申办单位会通知研究者。研究者在试验协议书上签字，即表示同意遵守资料保存程序。

必须保存的文件包括如下。

（1）试验方案和所有修正案的IRB/ERB批准书。

（2）所有原始资料和实验室检查记录。

（3）病例报告表复印件。

（4）受试者知情同意书。

（5）其他相关的试验资料。

15.5 审核

除了常规的试验监查程序外，负责单位将按照内部SOP来审核临床试验，评价其是否符合GCP原则。有关的行政当局也可能会视察（在试验期间或试验完成后），若某一行政当局要求对本临床试验进行视察时，研究者必须立即通知申办单位。

15.6 试验用药的管理

试验用药由支持单位提供，药物须保存在适当的安全地方（如上锁柜），并按照药品标签上所指明的条件予以保存。研究者必须将试验药品的发放准确地记录在药品计数总表中。须有一份有关给每位受试者发放试验药品的具体日期和数量的准确记录随时可供审查。发给受试者多余的药品应在受试者下次复诊时进行回收、记录，并在监查员访视该研究基地时，将其交给监查员。

提供的所有药品仅限于本试验使用，不得用于其他任何目的。试验结束后，申办单位应立即回收剩余药品。

15.7 试验结果的发表

有关本试验资料或结果的任何形式的直接或间接的发表，均应事先征得负责单位的同意。

15.8 保密

在试验协议书上签字后，即表明研究者同意对申办单位提供的一切资料予以严格保密，同时要求下属人员和IRB/ERB同样遵守保密性原则，对于公司提供的试验文件（试验方案、研究者手册、病例报告表和其它资料）要妥善保管。除在获取愿意参加试验的受试者的知情同意书过程中所必须告知的内容外，在未经申办单位书面授权的前提下，研究者不得将负责单位提供的资料泄漏给他人。

16.声明

16.1 支持者声明

我们将根据《药物临床试验质量管理规范》规定，负责发起、申请、组织、资助和监查本项临床试验，保证本试验的如期、顺利进行。特别对临床试验中发生与试验相关的损害或死亡的受试者承担治疗的经济补偿，向研究者提供法律上与经济上的相应担保。

项目支持者负责人签名：_____

日期：____年__月__日

16.2 试验组长单位声明

我们将根据《药物临床试验质量管理规范》规定和本试验的规定，负责起草试验草案并提交给申办者和各参试单位讨论，协调、监督各中心的试验任务和进度安排。同时按照预期安排保证本中心试验任务的顺利完成。

组长单位：首都医科大学附属北京安定医院

项目负责人签名：_____

日期：____年__月__日

16.3 各参试单位主要研究者声明

我将根据《药物临床试验质量管理规范》规定和本试验的要求，负责本中心的试验任务和进度安排，保证试验的如期、顺利进行，保证本中心的所有数据资料的真实、完整、规范、准确。

*医院

主要研究者签名：_____

日期：____年__月__日

*医院

主要研究者签名：_____

日期：____年__月__日

*研究所

主要研究者签名：_____

日期：____年__月__日

*儿童医院

主要研究者签名：_____

日期：____年__月__日

17.附件

17.1 附件1 试验观察流程图

	筛选期		双盲治疗期	
访视次数	访视1	访视2	访视3	访视4
时间（窗口期）	−7～−3天	基线	4周末（±2d）	8周末（±2d）
签署知情同意书	√			
入选/排除标准	√	√		
人口学资料	√			
一般病史	√			
精神疾病既往史	√			
生命体征	√	√	√	√
体格检查	√			√
心电图	√			√
临床实验室检查	√			√
随机分组		√		
儿童多动症RS-Ⅳ-Parent: lnv	√	√	√	√
CPRS-R: S	√	√	√	√
CGI-S	√	√	√	√
CGI-I			√	√
合并用药		√	√	√
不良事件		√	√	√
处方、分发研究药物		√	√	√
回收、清点研究药物			√	√
分发受试者日记卡	√	√	√	√
回收受试者日记卡	√	√	√	√
预约下次复诊日期	√	√	√	√

17.2 附件2 服药剂量调整

发放的药物均有2d的富余量。

17.3 附件3 儿童多动症RS-Ⅳ-Parent: lnv

儿童多动症评定量表-Ⅳ: 父母版

姓名：_____ 年龄：_____ 性别：_____ 年级：_____

描述人: 母亲□; 父亲□; 祖父母或外祖父母□; 其他监护人□

以下有一些有关您的孩子从上次随访至今表现情况的描述, 请您仔细阅读, 并对适合您小孩情况的答案进行选择。

项目	无或极少	有时	常常	总是
1.学习、做事不注意细节, 犯粗心大意的错误	0□	1□	2□	3□
2.坐不住, 手足动作多或身体扭来扭去	0□	1□	2□	3□
3.在学习、做事或玩的时候很难注意力集中	0□	1□	2□	3□
4.在教室或其他需要坐在位子上的情况下离开座位	0□	1□	2□	3□
5.别人对他（她）讲话时, 像在想别的事情, 好像没听或没听见一样	0□	1□	2□	3□
6.在不该动的场合乱跑乱爬	0□	1□	2□	3□
7.在做功课或完成任务时虎头蛇尾, 不能始终按要求做事	0□	1□	2□	3□
8.在休闲活动中很难保持安静	0□	1□	2□	3□
9.很难组织好分配给他（她）的任务或活动	0□	1□	2□	3□
10.忙忙碌碌, 像上了发条一样	0□	1□	2□	3□
11.不愿意做那些需要持续用脑的事情	0□	1□	2□	3□
12.说话过多	0□	1□	2□	3□
13.把学习、生活必需的东西弄丢	0□	1□	2□	3□
14.常在别人提问未完成时抢先回答	0□	1□	2□	3□
15.容易因外界刺激而分心	0□	1□	2□	3□
16.很难按秩序等待	0□	1□	2□	3□
17.在日常生活中常常忘事	0□	1□	2□	3□
18.打断或闯入他人的活动	0□	1□	2□	3□

总分：

注意缺陷分量表分（奇数条目的评分总合）：

多动-冲动分量表分（偶数条目的评分总合）：

评定人签名：_____ 日期：____ 年 ____ 月 ____ 日

17.4　附件4　Conners 父母问卷修订版-简版　CPRS-R：S

儿童姓名：_____性别：_____年龄：_____岁_____年级

家长姓名：_____：填表日期：_____年___月___日

以下有一些有关您的孩子从上次随访至今表现情况的描述,请您仔细阅读,并对适合您小孩情况的答案进行选择。

项目	无	偶尔	常常	总是
1.注意力不集中,容易分心	0□	1□	2□	3□
2.生气和不满意	0□	1□	2□	3□
3.做作业或完成家庭作业有困难	0□	1□	2□	3□
4.常常忙忙碌碌,像是装了马达	0□	1□	2□	3□
5.注意力集中时间短暂	0□	1□	2□	3□
6.与大人争辩	0□	1□	2□	3□
7.坐不住,手足动作多,或扭来扭去	0□	1□	2□	3□
8.无法完成制订的任务	0□	1□	2□	3□
9.在商场购物时很难控制自己的行为	0□	1□	2□	3□
10.在家或学校时东西杂乱或没有条理	0□	1□	2□	3□
11.发脾气	0□	1□	2□	3□
12.需要密切地监督才能完成作业	0□	1□	2□	3□
13.只对他感兴趣的事情集中注意力	0□	1□	2□	3□
14.在不适当的场合乱跑乱爬	0□	1□	2□	3□
15.容易分心或注意广度有问题	0□	1□	2□	3□
16.很容易生气,易怒	0□	1□	2□	3□
17.常回避,不喜欢做需要持续用脑的事情(如家庭作业、课堂作业)	0□	1□	2□	3□
18.坐立不安,坐不住	0□	1□	2□	3□
19.被要求做事时,很容易分心	0□	1□	2□	3□
20.有意违抗或不服从大人的命令	0□	1□	2□	3□
21.上课时很难专心听讲	0□	1□	2□	3□
22.很难按顺序耐心等待,如游戏或集体活动时	0□	1□	2□	3□
23.在需要坐在位子上的地方(如教室或其他)离开座位	0□	1□	2□	3□
24.故意打扰别人	0□	1□	2□	3□
25.在做功课或完成任务时虎头蛇尾,不能始终按要求做事(不是由于故意对抗或没听懂指导)	0□	1□	2□	3□
26.在休闲活动中很难保持安静	0□	1□	2□	3□
27.在努力过程中容易有挫折感	0□	1□	2□	3□

总分：

评定人签名：　　　　　　　日期：　　　年　　月　　日

17.5　附件5临床总体印象量表-严重程度　CGI-S

疾病严重度：□

1=正常完全无病

2=边缘性精神病

3=轻度有病

4=中度有病

5=明显有病

6＝严重有病

7＝疾病极严重

评定人签名：_____

日期：_____年_____月_____日

17.6　附件6临床总体印象量表-改善程度　CGI-I

疾病改善程度：□

1＝改善极其明显

2＝改善较明显

3＝稍有改善

4＝无改善

5＝稍有恶化

6＝明显恶化

7＝严重恶化

评定人签名：_____

日期：_____年_____月_____日

17.7　附件7 药物标签

双盲治疗期药盒签：

×× 口 服 液

（供临床研究用）

药物编号：

规格：10ml/支

形状：本品为棕褐色至深棕色液体；气香，味甜、微苦。

适应证：滋阴潜阳，凝神益智，用于儿童多动症，见有注意力涣散，多动多语，冲动任性，学习困难，舌质红，脉细数等肾阴不足，肝阳偏旺者。

用法用量、不良反应、禁忌及注意事项详见说明书。

产品批号：20140701

有效期至：2014年6月

贮藏：密闭，置阴凉处。

××× 药 业 有 限 公 司

×× 口 服 液

（供临床研究用）

药物编号：

规格：10ml/支

形状：本品为棕褐色至深棕色液体；气香，味甜、微苦。

适应证：滋阴潜阳，凝神益智，用于儿童多动症，见有注意力涣散，多动多语，冲动任性，学习困难，舌质红，脉细数等肾阴不足，肝阳偏旺者。

用法用量、不良反应、禁忌及注意事项详见说明书。

产品批号：20140701

有效期至：2014年6月

贮藏：密闭，置阴凉处。

××× 药 业 有 限 公 司

17.8 附件8 儿科生命体征正常值范围

年龄	脉搏 （次/分）	呼吸 （次/分）	体温 （℃）	血压 （mmHg）
新生儿	110~130	30~40	37.4℃以下	75/50
1~3岁	100~120	30	37.4℃以下	SBP：（年龄×2+80）
3~7岁	90~110	20~30	37.4℃以下	
7岁以上	70~90	20~30	37.4℃以下	DBP：SBP×2/3

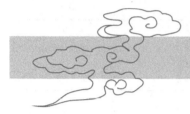

附录C

儿童多动症常用病历格式

一、儿童多动症科研病历格式（示例）

安神定志灵治疗注意缺陷多动障碍
心肝火旺证的疗效评价

研究病历

受试随机号：＿＿＿＿＿＿＿＿＿

受试者姓名：＿＿＿＿＿＿＿＿＿

南京中医药大学附属医院
20　年　月　日

<h1 style="text-align:center">首次病程记录</h1>

受试随机号: _____门诊: _____ 住院: _____

就诊日期: 20____年__月__日

一般项目

患者姓名: ____ 性别: ____民族: ____

出生年月: ____年__月__日

住址: _____

父亲职业: _____文化水平: _____

母亲职业: _____文化水平: _____

联系电话: _____

病史

胎孕史: 孕期是否正常_____ 曾服何药: _____

出生情况: 第____胎　出生体重: ____kg □足月 □顺产 □早产 □难产 □产伤

出生地: _____ 体重: _____其他: _____

生长发育情况: 正常□ 异常: _____　____

在校学习情况: 优秀□ 良好□ 一般□ 较差□ 作业完成: 及时□ 拖拉□

家族史: 无□ 有: 精神疾病□ 癫痫□ 家庭状况: 正常□ 异常□

食物过敏: 无□ 有□→请详述:

药物过敏: 无□ 有□→请详述:

病程: 1年以上□; 2年以上□; 3年以上□; 4年以上□; 5年以上□

注意缺陷多动障碍发生时间: _____年_____月

服药史: 无□ 有□→请详述:

体格检查

身高: ____cm 体重: ____kg

体温: ____℃ 静息心率: ____次/分 呼吸: _____次/分

各系统体格检查: 正常□ 异常: 请填写下表

	正常	异常（请详述）
头颅	□	
心肺	□	
肝、腹部	□	
皮肤	□	
四肢	□	
其他阳性体征	□	

如以上任何一项异常具有临床意义, 请再记录于诊断项"合并疾病"

理化检测（本次就诊应完成）

脑电图□ 空腹检查□ 微量元素（包括血铅）□

诊断　西医诊断: 注意缺陷多动障碍□

　　　中医辨证: 心肝火旺证□

合并疾病或症状: 无□　是□→请填下表

诊断或症状	诊断时间	是否活动
呼吸系统		是□ 否□
消化系统		是□ 否□
泌尿生殖系统		是□ 否□
内分泌系统		是□ 否□
血液系统		是□ 否□
免疫系统		是□ 否□
神经系统		是□ 否□
精神系统		是□ 否□
眼、耳		是□ 否□
皮肤及其附属物		是□ 否□
外科手术史		是□ 否□
其他		

注：因合并疾病或症状而用药，请记录

处方

□安神定志灵汤剂，每日1剂，分早、晚服。

□哌甲酯，每日0.5mg/kg，早餐后及午餐后分2次口服。

□合并用药：无□ 有□→请记录：

医嘱

1.预约下次随访日期：20____年__月__日

2.交代患者用药记录，注意事项。

医师签名：_____

20　年　月　日

附表C-1 注意缺陷与多动症量表

姓名：_____ 性别：_____ 年龄：_____ 随机号：_____

症状		计 分						0分	1分	2分	3分
		0周	2周	4周	8周	10周	12周				
注意缺陷	学习时容易分心，听见任何外界声音都要去张望							无此表现	偶尔有一点	较常见	很常见
	上课很不注意听讲，常东张西望或发呆							无此表现	偶尔有一点	较常见	很常见
	做作业拖拉，边做边玩，作业又脏又乱，常少做或做错							无此表现	偶尔有一点	较常见	很常见
	不注意细节，在作业或其他活动中常常出现粗心大意的错误							无此表现	偶尔有一点	较常见	很常见
	丢失或特别不爱惜东西（如把衣服、书本等弄得很脏乱）							无此表现	偶尔有一点	较常见	很常见
	难以始终遵守指令完成家庭作业或家务劳动							无此表现	偶尔有一点	较常见	很常见
	做事难以持久，常一件事没做完，又去干别的事							无此表现	偶尔有一点	较常见	很常见
	与他人讲话时，常心不在焉，似听非听							无此表现	偶尔有一点	较常见	很常见
	在日常活动中常丢三落四							无此表现	偶尔有一点	较常见	很常见
多动	需要静坐的场合难于静坐或在座位上扭来扭去							无此表现	偶尔有一点	较常见	很常见
	上课时常做小动作、或玩小东西、或与同学讲悄悄话							无此表现	偶尔有一点	较常见	很常见
	话多，好插嘴，别人问话未完就抢着回答							无此表现	偶尔有一点	较常见	很常见
	十分吵闹，不能安静地玩							无此表现	偶尔有一点	较常见	很常见
	难以遵守集体活动秩序和纪律，如游戏时抢着上场，不能等待							无此表现	偶尔有一点	较常见	很常见
	干扰他人的活动							无此表现	偶尔有一点	较常见	很常见
	好与小朋友打逗，易与同学发生纠纷，不受同伴欢迎							无此表现	偶尔有一点	较常见	很常见
	容易兴奋和冲动，有一些过火行为							无此表现	偶尔有一点	较常见	很常见
	在不适当的场合奔跑或爬高梯，好冒险，易出事故							无此表现	偶尔有一点	较常见	很常见
合计								医师签名：			
记录时间											

附表C-2 行为量表

姓名: _____ 性别: _____ 年龄: _____ 随机号: _____

行为表现	计分					0分	1分	2分	3分
	0周	2周	4周	8周	12周				
扭动不停						无此表现	偶尔有一点	较常见	很常见
暴怒, 不可预料的行为						无此表现	偶尔有一点	较常见	很常见
成为问题的易分心或注意力不集中						无此表现	偶尔有一点	较常见	很常见
妨碍其他儿童						无此表现	偶尔有一点	较常见	很常见
噘嘴和生气						无此表现	偶尔有一点	较常见	很常见
情绪变化迅速剧烈						无此表现	偶尔有一点	较常见	很常见
坐立不安经常 "忙碌"						无此表现	偶尔有一点	较常见	很常见
容易兴奋冲动						无此表现	偶尔有一点	较常见	很常见
做事有始无终						无此表现	偶尔有一点	较常见	很常见
努力中易灰心丧气						无此表现	偶尔有一点	较常见	很常见
合计									
多动指数 (合计/10)							医师签名:		
记录时间									

附表C-3 中医证候评分标准

姓名: _____ 性别: _____ 年龄: _____ 随机号: _____

主症	计分					无(0分)	轻(2分)	中(4分)	重(6分)
	0周	2周	4周	8周	12周				
多动不宁						无	偶有活动过多, 经提醒能自控	经常多动, 不安宁, 不能自控	常多动不宁, 打扰其他儿童
多言多语						无	平时话语较多	上课常抢着发言, 在家中话多	言语特多, 好与人争论
冲动任性						无	对外界事物易于动感情	为点小事就易冲动, 由着自己性子	干什么都易冲动、任性, 想干什么就干什么
急躁易怒						无	碰见不顺心的事就发脾气	为小事就发脾气或哭闹	几乎每天都无故发脾气或哭闹
注意力不集中						无	上课时坚持不到45min	上课时听30min课就分心	上课注意力集中不到15min
主症积分									

次症	计分					无(0分)	轻(2分)	中(4分)	重(6分)
	0周	2周	4周	8周	12周				
学习困难						无	学习效率低、平时成绩中等	作业拖拉、平时成绩中下刚及格	不能完成作业、平时成绩不及格
烦躁不安						无	偶有	经常有心烦意乱	常坐立不安
口干多饮						无	偶有	饮水多, 喜冷饮	冬天也喝水很多, 喜冷饮
小便短黄						无	不明显	有	----
大便干结						无	不明显	明显难排	如羊屎、数日一行
舌质						正常	舌红或舌尖红	----	---
舌苔						正常	苔薄黄	苔黄腻	----
脉象						正常	脉弦、弦数或弦细	----	----
总积分									
记录时间					观察医师:				

注: 诊断参考分 主症积分>8分

附表C-4　治疗前后软神经体征比较（阳性/阴性）

姓名：_____　性别：_____　年龄：_____　随机号：_____

项目	翻手试验	对指试验	指鼻试验	指指试验	记录时间	观察医师
治疗前0周			左？/5，？/5 右？/5，？/5	左？/5，？/5 右？/5，？/5		
治疗后4周			左？/5，？/5 右？/5，？/5	左？/5，？/5 右？/5，？/5		
治疗后8周			左？/5，？/5 右？/5，？/5	左？/5，？/5 右？/5，？/5		
治疗后12周			左？/5，？/5 右？/5，？/5	左？/5，？/5 右？/5，？/5		

注：①翻手试验：患儿坐在桌前，将两手平放在桌面上，首先手掌向下，将拇指沿桌边垂下，两手之示指靠拢，然后翻手，当手掌向上时，两手之小指靠拢，即限定在原位反复翻动双手，肘部摆动的幅度不能超过一个肘部的宽度。凡翻手超过原位、肘部摆动幅度过大、姿势笨拙者皆属阳性。②对指试验：让患儿以拇指顺序与示指、中指、环指和小指做对指动作，然后再顺序与小指、环指、中指和示指对指。如此快速反复来回对指活动3次。不能快速灵活地完成此动作者为阳性。③指鼻和指指试验：让患儿先用左示指、后用右示指指自己的鼻子，睁眼和闭眼各指5次。然后让患儿同样用示指尖，指对面坐的医师的示指尖也睁眼和闭眼各指5次

记录方法：除对试验中所见协调动作描述外，并以数字记载。指鼻试验：左，？/5、？/5；右，？/5、？/5。指指试验：左，？/5、？/5；右，？/5、？/5。分母为试验次数，分子为偏离目标次数，而前为睁眼，后为闭眼

附表C-5　安神定志灵临床试验划销测验表（第0周）

姓名：_____　性别：_____　年龄：_____　随机号：_____

例：请看我示范，画掉3字。下一行由你自己画掉3。
8 9 3 6 1 8 1 5 0 6 8 3 9 5 1 1 3 8 8 9 4 3 4 6 9 2 4 7 6 8 2 7 8 1 0
请画掉下行中的3（试验）
2 6 3 4 0 5 9 6 0 9 3 4 8 3 7 1 1 9 5 8 0 4 2 7 1 3 5 1 4 4 6 3 7 9 9
等画完上行中的3后讲：以下正式开始，仅画掉"3"字（开始计时3min）

9 1 0 6 3 4 8 4 6 3 3 6 8 5 9 6 5 9 6 2 9 3 5 7 6 0 9 7 1 6 7 8 5 9 3
6 4 5 6 0 8 1 0 6 2 7 6 6 5 6 1 3 3 8 5 5 0 9 4 9 1 9 3 4 0 3 2 1 9 2
8 4 1 5 8 9 3 1 9 6 0 3 9 8 7 6 2 7 3 9 5 9 8 7 6 8 6 3 2 5 8 8 0 9 0
3 4 6 4 9 4 2 9 8 3 9 6 0 1 8 2 4 3 0 5 3 9 0 6 5 9 6 7 9 3 4 6 8 7 8
6 8 0 4 5 8 2 8 8 4 3 2 5 8 0 4 3 4 8 1 4 0 3 5 5 9 0 7 4 3 4 2 8 3 5
3 9 0 2 0 4 6 9 6 6 4 6 3 4 9 7 8 7 9 4 9 5 2 2 3 5 6 3 7 1 2 5 3 5 9
3 9 4 6 8 9 5 7 5 9 5 8 6 7 5 2 9 0 2 0 8 1 0 9 5 7 9 1 8 6 8 7 6 6 2
4 6 8 1 5 9 6 1 7 8 0 5 8 5 2 7 9 4 9 0 5 8 1 8 9 3 2 8 3 8 7 9 7 8 4
8 8 2 3 3 7 6 3 0 4 6 4 4 1 2 7 9 9 5 2 5 2 5 2 1 5 7 3 4 1 8 6 0 2 2
3 6 1 2 3 7 1 0 0 6 5 9 0 6 9 7 4 6 6 4 6 1 0 7 7 7 8 7 5 2 3 0 6 9 4 4
9 1 7 5 7 8 6 6 6 2 7 7 9 1 4 6 6 7 7 9 5 8 3 4 9 0 2 3 2 0 7 6 7 1 6
8 1 8 7 1 5 9 0 1 1 6 5 9 4 7 9 0 9 4 4 3 2 5 0 4 8 0 0 1 8 8 2 9 7 8
3 1 4 9 0 8 5 5 3 6 2 4 9 5 0 1 0 4 6 9 6 3 7 8 5 1 9 1 8 0 0 3 7 6 4
5 0 4 7 3 1 8 8 4 6 0 7 2 2 1 8 7 8 6 0 0 4 4 7 1 1 5 2 2 8 6 0 9 9
0 7 0 9 5 2 1 3 8 7 5 2 3 1 2 2 7 2 3 0 3 4 7 9 2 3 4 7 0 7 9 1 1 4 4
7 9 0 8 6 8 4 8 6 5 0 8 5 8 3 9 7 7 1 2 6 5 9 5 1 j 3 3 7 7 2 5 3 1 8
5 7 3 6 0 5 2 4 3 2 5 1 9 0 5 3 1 6 7 8 2 4 7 7 9 1 1 7 2 4 1 5 2 7
3 0 7 2 6 2 4 6 1 7 6 5 3 1 9 3 3 2 5 9 1 3 6 4 0 8 2 4 0 4 4 9 1 2 6
9 7 7 8 3 5 7 3 0 6 1 1 3 1 0 1 8 1 1 4 8 9 6 6 6 4 2 7 5 4 7 9 1 7 5
3 3 1 7 2 9 8 4 6 7 7 3 0 2 0 5 4 9 8 8 8 9 0 4 2 4 2 7 5 4
2 8 5 3 4 2 1 6 2 3 7 4 3 6 9 0 4 8 6 3 0 0 9 7 1 1 2 6 1 9 0 2 0 5
1 8 0 9 3 0 6 0 4 5 4 1 9 2 0 0 8 7 4 1 3 8 8 6 2 7 1 9 1 7 1 0 6 8 8
0 3 1 2 1 4 2 0 6 7 5 4 7 0 9 1 6 0 1 0 3 2 6 7 5 2 6 7 5 3 5 6
7 1 9 8 3 8 2 2 0 2 6 5 9 5 7 7 8 2 8 9 6 3 9 8 3 5 8 4 1 7 6
6 1 0 3 1 9 0 4 5 7 5 9 8 8 2 0 6 9 0 4 0 7 1 8 1 0
3 8 2 1 5 2 1 3 7 2 0 4 0 8 1 8 9 5 8 8 6 6 1 2 4
5 0 8 6 3 3 0 8 4 9 6 5 5 2 7 3 3 1 6 5 8 2 5 0 5 6 6 4 9 4 7 4 3 0 2

9	4	0	8	8	8	6	9	6	3	2	0	9	1	0	2	0	3	9	0	4	6	5	4	5	5	5	3	3	8	6	2	4	5	9
0	8	5	4	8	3	5	0	2	4	2	5	0	1	6	2	9	1	5	2	8	0	2	8	3	7	0	1	6	8	9	7	8	0	3
1	4	1	3	2	3	8	8	3	6	1	4	7	9	2	3	0	4	9	2	0	8	5	7	0	7	0	6	3	1	2	6	3	0	8
0	4	3	6	5	2	1	2	6	9	8	2	3	1	0	1	2	3	3	4	6	3	1	7	5	6	2	2	3	9	8	3	6	2	3
0	1	6	3	0	9	8	1	3	2	1	4	3	2	2	7	1	6	5	2	4	5	8	2	4	6	3	7	3	1	6	5	9	2	8
4	0	7	8	6	5	6	3	5	2	6	9	0	5	2	3	6	6	9	9	3	8	2	8	3	1	9	5	2	0	2	5	9	5	3
8	1	6	4	7	9	8	1	3	3	2	3	6	9	4	1	0	1	9	5	6	0	5	8	4	7	8	3	7	5	9	5	9	3	2
4	8	2	3	0	9	8	5	3	6	1	8	0	3	9	6	7	6	8	4	7	6	7	5	8	1	5	4	9	1	5	6	3	8	9
1	7	9	1	9	7	5	7	1	4	2	0	3	9	7	6	8	7	1	8	6	3	3	0	2	1	0	1	1	1	8	9	2	0	5
1	1	8	5	9	0	4	0	0	6	7	8	9	0	0	7	0	7	6	2	3	9	4	2	9	9	1	7	6	5	4	2	2	8	0
9	4	4	5	4	2	3	7	8	0	9	5	4	2	3	7	0	6	0	8	6	2	0	1	1	6	0	9	5	4	0	7	7	2	3
3	2	6	8	4	5	3	2	8	9	7	4	9	1	4	4	6	4	8	8	6	0	3	6	0	7	8	8	6	5	1	0	2	8	5
5	2	5	4	0	6	5	9	2	7	8	4	3	7	6	4	1	5	7	1	5	7	8	3	7	6	5	3	9	1	4	2	1	1	0
8	0	2	8	6	4	1	5	4	2	7	1	9	7	4	5	8	5	9	0	7	4	8	3	0	5	8	9	1	7	7	9	0	2	7
9	0	7	9	6	0	9	9	2	7	9	9	1	7	6	5	0	3	8	1	4	7	0	8	8	4	0	6	5	0	8	2	3	3	4
0	1	5	9	6	2	9	6	1	6	5	4	2	6	4	7	9	4	8	4	4	5	2	1	4	1	3	1	7	0	3	5	0	4	3
9	7	0	3	7	0	6	3	1	8	3	8	7	9	2	0	4	7	2	2	7	4	1	4	2	5	0	8	9	1	9	6	3	7	8
4	7	3	2	5	4	0	7	3	5	6	2	1	5	9	3	6	5	1	5	8	5	6	9	9	4	5	8	0	3	0	0	9	8	2
2	0	6	5	8	8	9	1	8	4	6	5	1	0	1	4	9	3	2	9	6	0	3	5	1	5	5	9	7	9	5	7	3	8	2
5	2	1	5	3	2	5	9	4	4	1	4	7	4	5	0	7	5	8	8	2	5	0	1	7	2	5	0	1	8	7	4	1	7	3
8	5	3	1	6	4	3	1	6	8	1	6	3	7	9	0	0	3	4	8	7	4	1	2	0	9	7	2	0	9	3	4	6	6	9
4	7	7	0	2	4	1	5	4	8	2	9	5	2	0	4	2	1	4	1	8	6	5	6	7	2	9	6	3	9	2	5	3	5	4
6	8	6	2	3	4	1	4	7	1	8	7	7	4	9	5	5	9	9	1	8	2	8	5	0	1	3	4	7	9	5	2	6	4	5
4	8	5	9	1	1	7	5	5	4	6	4	7	6	7	4	4	1	7	6	8	2	1	3	4	7	5	6	6	0	7	5	4	6	9
3	3	0	4	1	9	1	2	9	4	5	4	5	7	5	4	6	2	0	6	6	3	2	1	2	1	0	6	4	2	7	2	7	9	5
2	1	2	4	9	1	1	1	9	5	1	4	9	0	8	2	5	6	8	9	5	7	0	1	7	3	3	1	8	1	7	8	1	4	3
9	5	7	6	4	1	8	2	8	7	3	9	5	0	0	5	5	5	2	0	5	4	5	8	7	9	6	3	1	6	3	7	0	1	2

结果：3min共画___行，画对___字，画错___字；净分：___分，失误率：___%。

观察医师：_____

日期： 年 月 日

附表C-6 安神定志灵临床试验划销测验表（第8周）

姓名：_____ 性别：_____ 年龄：_____ 随机号：_____

例：请看我示范，画掉3字。下一行由你自己画掉3 。
8 9 3 6 1 8 1 5 0 6 8 3 9 5 1 1 3 8 8 9 4 3 4 6 9 2 4 7 6 8 2 7 8 1 0
请画掉下行中的3（试验）
2 6 3 4 0 5 9 6 0 9 3 4 8 3 7 1 1 9 5 8 0 4 2 7 1 3 5 1 4 4 6 3 7 9 9
等画完上行中的3后讲：以下正式开始，仅画掉"3"字（开始计时3min）

9	1	0	6	3	4	8	4	6	3	3	6	8	5	9	6	5	9	6	2	9	3	5	7	6	0	9	7	1	6	7	8	5	9	3
6	4	5	6	0	8	1	0	6	2	7	6	6	5	6	1	3	3	8	5	5	0	9	4	9	1	9	3	4	0	3	2	1	9	2
8	4	1	5	8	9	3	1	9	6	0	3	9	8	7	6	2	7	3	9	5	9	8	7	6	8	6	3	2	5	8	8	0	9	0
3	4	6	4	9	4	2	9	8	3	9	6	0	1	8	2	4	3	0	5	3	9	0	6	5	9	6	7	9	3	4	6	8	7	8
6	8	0	4	5	8	2	8	8	4	3	2	5	8	0	4	3	4	8	1	4	0	3	5	5	9	0	7	4	4	8	3	3	8	5
3	9	0	2	0	4	6	9	6	6	4	6	3	4	9	7	8	7	9	4	9	5	2	2	3	5	6	3	7	1	2	5	3	5	9
3	9	4	6	8	9	5	7	5	9	5	8	6	7	5	2	9	0	2	0	8	1	0	9	5	7	9	1	8	6	8	7	6	6	2
4	6	8	1	5	9	6	1	7	8	0	5	8	5	2	7	9	4	9	0	5	8	1	8	9	3	2	8	3	8	7	9	7	8	4
8	8	2	3	3	7	6	3	0	4	6	4	4	1	2	7	9	9	5	2	5	2	5	2	1	5	7	3	4	1	8	6	0	2	2
3	6	1	2	3	7	1	0	0	9	6	5	9	0	6	9	7	4	4	6	1	0	7	7	7	9	8	5	2	3	0	6	9	4	4
9	1	7	5	7	8	6	6	6	2	7	7	9	1	4	6	6	7	7	9	5	8	3	4	9	0	2	3	2	0	7	6	7	1	6
8	1	8	7	1	5	9	0	1	1	6	5	9	4	7	9	0	9	4	4	3	2	5	0	4	8	0	0	1	8	8	2	9	7	8
3	1	4	9	0	8	5	3	6	3	2	4	9	5	0	1	0	4	6	9	6	3	7	8	5	1	9	1	8	0	0	3	7	6	4
5	0	4	7	2	3	0	9	8	7	7	6	7	2	2	1	8	7	8	6	0	0	4	4	7	1	1	1	5	2	2	8	6	0	9	9
0	7	0	9	5	2	1	3	8	7	5	2	3	1	2	2	7	2	3	0	3	4	7	9	2	3	4	7	0	7	9	1	1	4	4

```
7 9 0 8 6 8 4 8 6 5 0 8 5 8 3 9 7 7 1 2 6 5 9 5 1 j 3 3 7 7 2 5 3 1 8
5 7 3 6 0 5 2 4 3 2 5 1 9 0 5 3 1 6 7 8 8 2 4 7 7 9 1 1 7 2 4 1 5 2 7
3 0 7 2 6 2 4 6 1 7 6 5 3 1 9 3 3 2 5 9 1 3 6 4 0 8 2 4 0 4 4 9 1 2 6
9 7 7 8 3 5 7 3 0 6 1 1 3 1 0 3 1 8 8 7 0 7 9 6 6 4 2 7 5 4 7 9 1 7 5
3 3 1 7 2 9 8 9 6 7 7 3 0 2 5 9 0 6 7 0 9 8 3 8 0 5 3 3 0 2 4 2 7 5 4
2 8 5 3 4 2 1 6 2 3 7 3 4 3 6 9 0 4 8 6 3 0 0 9 7 1 1 2 6 1 9 0 2 0 5
1 8 0 9 3 0 6 0 4 5 4 1 9 2 0 0 8 7 4 1 3 8 8 6 2 7 1 9 1 7 1 0 6 8 8
0 3 1 2 1 4 2 0 6 7 5 4 7 0 9 1 6 6 5 5 6 0 1 0 3 2 5 5 2 6 7 5 3 5 6
7 1 9 8 3 8 2 2 0 8 5 1 9 2 0 5 0 6 0 2 4 7 4 2 8 9 6 5 3 5 8 4 1 7 6
6 1 0 3 1 9 4 9 6 1 8 0 6 1 8 0 6 4 3 3 0 5 0 3 4 7 0 8 5 4 0 7 1 8 1 0
3 8 2 1 1 5 8 8 9 3 7 0 4 3 3 0 9 2 2 4 2 2 9 3 5 6 6 2 4
5 0 8 6 3 3 0 8 4 9 6 5 8 5 2 7 3 3 1 6 5 8 2 5 0 5 6 4 9 4 7 4 3 0 2
9 4 0 8 8 8 6 9 6 3 2 0 9 1 0 2 0 3 9 0 4 6 5 4 5 5 5 3 3 8 6 2 4 5 9
0 8 5 4 8 3 5 0 2 4 2 5 0 1 6 2 9 1 5 2 8 0 2 8 3 7 0 1 6 8 9 7 8 0 3
1 4 1 3 2 3 8 8 3 6 1 4 7 9 2 3 0 4 9 2 0 8 5 7 0 7 0 6 3 1 2 6 3 0 8
0 4 3 6 5 2 1 2 6 9 8 2 3 1 0 1 2 3 3 4 6 3 1 7 5 6 2 2 3 9 8 3 6 2 3
6 1 4 7 8 8 2 3 4 2 7 9 2 6 4 7 3 2 2 4 1 8 3 6 3 1 3 9 6 7 7 4 7 7 4
9 3 8 2 6 9 8 2 0 6 1 4 3 9 9 5 3 4 4 6 1 1 9 0 0 1 8 7 1 6 8 8 5 4 8
1 7 7 2 3 6 9 6 7 4 8 8 0 1 1 0 3 7 7 2 3 4 4 7 2 2 7 0 7 3 0 1 7 2 7
9 5 7 1 7 5 9 6 8 7 0 1 5 6 2 6 5 6 4 6 6 0 9 1 4 7 9 7 7 2 4 2 7 1 5
3 7 8 1 2 0 6 9 5 2 3 1 9 0 5 1 6 9 8 2 6 6 7 0 0 5 3 0 8 0 1 1 1 5 2
0 1 6 3 0 9 8 1 3 2 1 4 3 2 2 7 1 6 5 2 4 5 8 2 4 6 3 7 3 1 6 5 9 2 8
4 0 7 8 6 5 6 3 5 2 6 9 0 5 2 3 6 6 9 9 3 8 2 8 3 1 9 5 2 0 2 9 5 3
8 1 6 4 7 9 8 1 3 3 2 3 6 9 4 1 0 1 9 5 6 0 5 8 4 7 8 3 7 5 9 5 9 3 2
4 8 2 3 0 9 8 5 3 6 1 8 0 3 9 6 7 6 8 4 7 6 7 5 8 1 5 4 9 1 5 6 3 8 9
1 7 9 1 9 7 5 7 1 4 2 0 3 9 7 6 8 7 1 8 6 3 3 0 2 1 0 1 1 1 8 9 2 0 5
1 1 8 5 9 0 4 0 0 6 7 8 9 0 0 7 0 7 6 2 3 9 4 2 9 9 1 7 6 5 4 2 2 8 0
9 4 4 5 4 2 3 7 8 0 9 5 4 2 3 7 0 6 0 8 6 2 0 1 1 6 0 9 5 4 0 7 7 2 3
3 2 6 8 4 5 3 2 8 9 7 4 9 1 4 4 6 4 8 8 6 0 3 6 0 7 8 8 6 5 1 0 2 8 5
5 2 5 4 0 6 5 9 2 7 8 4 3 7 6 4 1 5 7 1 5 7 8 3 7 6 5 3 9 1 4 2 1 1 0
8 0 2 8 6 4 1 5 4 2 7 1 9 7 4 5 8 5 9 0 7 4 8 3 0 5 8 9 1 7 7 9 0 2 7
9 0 7 9 6 0 9 9 2 7 9 9 1 7 6 5 0 3 8 1 4 7 0 8 8 4 0 6 5 0 8 2 3 3 4
0 1 5 9 6 2 9 6 1 6 5 4 2 6 4 7 9 4 8 4 5 2 1 4 1 3 1 7 0 3 5 0 4 3
9 7 0 3 7 0 6 3 1 8 3 8 7 5 9 2 0 4 7 2 2 4 1 2 5 0 8 9 1 9 6 3 7 8
4 7 3 2 5 4 0 7 3 5 6 2 1 5 9 3 6 5 5 6 9 9 4 5 8 0 3 0 0 9 8 2
2 0 6 5 8 8 9 1 8 4 6 5 1 0 1 4 9 3 6 9 0 3 5 1 5 5 9 7 9 5 7 3 8 2
5 2 1 5 3 2 5 9 4 4 1 4 7 4 5 0 7 5 8 8 2 5 0 1 7 2 5 0 1 8 7 4 1 7 3
8 5 3 1 6 4 3 1 6 8 1 6 3 7 9 0 0 3 4 8 7 4 1 2 0 9 3 0 3 4 6 6 9
4 7 7 0 2 4 1 5 2 7 2 4 2 1 4 1 8 6 5 9 1 2 6 3 2 5 0 2 5 4 5 2 9 6 4
6 8 6 2 3 4 7 1 2 7 1 3 6 1 8 2 5 6 3 2 8 5 2 6 6 5 0 7 1 9 2 2 6 4 5
4 8 5 9 1 1 7 5 7 1 6 8 1 7 6 8 2 1 3 4 7 5 0 6 0 6 4 2 7 2 7 9 5
3 3 0 4 1 9 1 2 9 4 5 4 5 7 0 2 0 6 6 3 2 1 2 1 0 6 4 2 7 2 7 9 5
2 1 2 4 9 1 1 1 9 5 1 4 9 0 8 2 5 6 8 9 5 7 0 1 7 3 3 1 8 1 7 8 1 4 3
9 5 7 6 4 1 8 2 8 7 3 9 5 0 8 5 5 5 2 0 5 4 5 8 7 9 6 3 1 6 3 7 0 1 2
```

结果：3min共画_____行，画对_____字，画错_____字；净分：_____分，失误率：_____‰。

观察医师：_____

日期：　　年　　月　　日

附表C-7　理化检查报告记录

脑电图（治疗前）

脑电图（治疗后）

微量元素（包括血铅）（治疗前）

微量元素（包括血铅）（治疗后）

附表C-8 综合疗效评价标准

（参照冷方南主编的《儿童多动症临床治疗学》制订）

（1）疾病疗效判断标准

临床治愈 □ 服药后注意缺陷与多动障碍症状减轻或消失，达不到注意缺陷与多动障碍的诊断标准，社会功能，适应能力均已恢复正常，学习成绩显著提高，疗效指数≥91%，多动指数＜1.1

显效 □ 服药后注意缺陷与多动障碍症状积分较治疗前下降≥70%，社会适应能力基本恢复，学习成绩有一定提高，61%≤疗效指数≤90%，多动指数1.2～1.5

有效 □ 服药后注意缺陷与多动障碍症状积分较治疗前下降≥30%，学习成绩有改善，但不够稳定，30%≤疗效指数≤60%，多动指数＞1.6

无效 □ 服药后注意缺陷与多动障碍症状积分较治疗前下降＜30%，或无下降，甚至增加，学习成绩无明显改善，疗效指数＜30%，多动指数无明显改善

（2）中医证候疗效判定标准

临床治愈 □ 临床症状、体征消失或基本消失，中医证候积分减少≥95%

显效 □ 临床症状、体征明显改善，中医证候积分减少≥70%

有效 □ 临床症状、体征均有好转，中医证候积分减少≥30%

无效 □ 临床症状、体征无明显改善，甚或加重，中医证候积分减少不足30%

医师签名：_____

20___年___月___日

二、儿童多动症临床观察病历（示例）

（广州中医药大学第一附属医院）　　分组：　　　　　　编号：

一般情况调查表

姓　　名_____　　　　　　　　　　　　　　性　　别_____

年　　龄_____　　　　　　　　　　　　　　出 生 日 期_____

父母姓名_____　　　　　　　　　　　　　　学 校 班 级_____

联系方式_____

出生情况　　顺产/剖宫产_____　　　　出生时体重_____（kg）

有 无 黄 疸_____　　　　有 无 窒 息_____

有 无 抽 搐_____　　　　其　　他_____

家 族 史_____

父母教育方式_____　　　　教育式（　）鼓励式（　）惩罚式（　）

亲情关系_____　　　　　密切（　）疏远（　）一般（　）

中医证候观察表

观察项目	阶段评价								
	0周	2周	4周	6周	8周	10周	12周	14周	16周
记忆力									
遗尿									
多梦									
眠差									
汗多									
疲乏									
纳呆									
便溏/便秘									
腹痛									
脾气暴躁									
磨牙									
口臭									
反复上感、咽痛、发热									
舌象,脉象									
其他									
填表日期									
填表医师									

儿童多动症核心症状观察表

观察项目	治疗阶段								
	0周	2周	4周	6周	8周	10周	12周	14周	16周
1.经常在学习、工作或其他活动中难以在细节上集中注意或犯粗心大意的错误									
2.经常在学习、工作或娱乐活动中难以保持注意力集中									
3.经常在与他人谈话时显得心不在焉、似听非听									
4.经常不能按要求完成作业、家务及工作任务									
5.经常难以有条理地安排任务和活动									
6.经常不愿或回避进行需要持续动脑筋的任务									
7.经常丢失学习和活动必需品									
8.经常因外界刺激而容易分心									
9.经常在日常生活中健忘									
10.经常坐立不安,手足不停地拍打、扭动									
11.经常在应该坐着的时候离开座位									
12.经常在不适宜的场合中跑来跑去、爬上爬下									
13.经常很难安静地参加游戏或课余活动									
14.一刻不停地活动,尤如被发动机驱动一样									
15.经常讲话过多、喋喋不休									
16.经常在问题尚未问完时就抢着回答									
17.经常难以耐心等候									
18.经常打断或干扰别人									

儿童多动症核心症状观察表

分组：　　　　　编号：

安全性观察表

观察项目	阶段评价				
	0周	4周	8周	12周	16周
实验室回报 ALT/AST					
BUN/Cr					
血分析					
尿分析					
风湿三项（ASO、ESR、CRP）					
血脂（CHOL、TG、HDL、LDL）					
心电图					
血压（mmHg）					
智力测试					
多动/注意力测试（CPT）					
其他					
填表日期					
填表医师					

不良事件记录表

观察项目	阶段评价				
	0周	4周	8周	12周	16周
纳呆					
腹泻/便秘					
呕吐					
消瘦（体重）					
咽痛/发热					
咳嗽					
心悸					
血压					
失眠					
填表日期					
填表医师					

三、儿童多动症中医证候诊断病历（示例）

编号：_____患儿姓名：_____性别：_____年龄：_____就诊日期：_____

症状记录表

产况（正产、剖宫产、难产）产伤（　）颅脑损伤（　）

五迟（立、行、齿、发、语）

睡眠（多、少、安、不安、不实、夜惊、多梦、梦游、梦呓）

语声（高昂、低微）言语（多、少）言语冒失（　）

神思涣散、精神恍惚（　）注意力不集中（　）集中注意时间短（　）

烦急、心中烦乱（　）易怒、所欲不遂即发脾气（　）

多动、冲动暴躁（　）狂妄（　）哭笑无常（　）呼号怒骂（　）打人毁物（　）

多动但缓弱不暴躁（　）小动作过多（　）自控能力差（　）

指甲不荣（　）发泽不荣（　）

遗尿（　）小便频数（　）小便黄赤（　）

口干咽燥（　）喜冷饮（　）口苦（　）口舌生疮（　）痰黄（　）

身疲乏力，肢软少力（　）

记忆力差（　）忽忽喜忘（　）思维缓慢（　）认知障碍（　）

口吃（　）鼻出血（　）

偏食纳少（　）恶心吐痰涎（　）腹胀（　）胸脘痞闷（　）

便溏（　）大便干结（　）大便不调（　）

面色萎黄少华（　）颧红面白（　）㿠白（　）面赤（　）青筋暴露（　）

目赤（　）眼周晦暗发青（　）巩膜有青灰色瘀斑（　）

体瘦（　）虚胖（　）手足不温（　）

自汗（　）盗汗（　）手足心热（　）

头晕（　）头痛（　）耳鸣（蝉鸣、轰鸣）

心悸（　）气短（　）时或作喘（　）

性情不开朗（　）抑郁（　）善太息（　）

舌质（　）

舌苔（　）

脉象（　）

其他

辨证分析：

　　证候诊断：

　　立法：

方药：

医师签名：＿＿＿＿＿＿＿＿＿

四、儿童多动症门诊病历（示例）

（广州中医药大学第一附属医院）

儿童多动症症状记录

编号（医师填）：＿＿＿＿＿＿姓名：＿＿＿＿＿＿性别：男□/女□　年龄：＿＿＿＿＿岁＿＿＿＿月

填表人＿＿＿＿＿＿；填表日期：＿＿＿＿年＿＿＿＿月＿＿＿＿日；分组号：＿＿＿＿＿＿

一、症状

1.经常在学习、工作或其他活动中难以在细节上集中注意或犯粗心大意的错误，例如忽视或注意不到细节，工作粗枝大叶　□

2.经常在学习、工作或娱乐活动中难以保持注意力集中，例如在演讲、谈话和长时间阅读时难以保持注意力集中　□

3.经常在与他人谈话时显得心不在焉、似听非听，例如思绪似乎在其他地方，即使没有任何明显分散注意的事物　□

4.经常不能按要求完成作业、家务及工作任务，例如开始任务但很快失去注意力，并容易分心　□

5.经常难以有条理地安排任务和活动，例如难于管理顺序性任务；难于有序保管资料或物品；做事凌乱、无序；糟糕的时间管理；很难如期完成任务　□

6.经常不愿或回避进行需要持续动脑筋的任务，例如学校作业或家庭作业，对较大青少年和成年人则为准备报告、完成表格、审阅较长文章　□

7.经常丢失学习和活动必需品，例如学习资料、铅笔、书、钱包、钥匙、文书工作、眼镜、移动电话　□

8.经常因外界刺激而容易分心，例如对较大青少年和成年人，可包括无关思维　□

9.经常在日常生活中健忘，例如做杂务、跑腿时；对较大青少年和成年人：回电话、付账单或保持预约时　□

10.经常坐立不安，手足不停地拍打、扭动　□

11.经常在应该坐着的时候离开座位，例如在教室、办公室或其他工作场所离开位置，或其他要求留在原地的情境　□

12.经常在不适宜的场合中跑来跑去、爬上爬下，例如在青少年或成年人，可能只有坐立不安的感受　□

13.经常很难安静地参加游戏或课余活动　□

14.一刻不停地活动，尤如被马达驱动一样，例如在长时间内很难安静或感到不舒适，如在餐馆、会议中；可能让他人感到烦躁或很难跟上　□

15.经常讲话过多、喋喋不休　□

16.经常在问题尚未问完时就抢着回答，例如完成别人的句子；抢着对话　□

17.经常难以耐心等候，例如排队等候时　□

18.经常打断或干扰别人，例如插入谈话、游戏或活动；不询问或未经允许，就开始使用别人的东西；对青少年和成年人，可能侵入或接管别人正在做的事情　□

　　其他：

五、问卷

儿童多动症父母调查问卷

姓名：_____性别：男□/女□出生时间：____年____月____日年龄：____岁____月

填表人：_____与孩子关系：父亲□/母亲□/其他_____；填表日期：____年____月____日

填写说明：请家长仔细回忆您的孩子在过去6个月内是否有以下行为表现，并在每条项目后面的相应地方画"√"，注意每项行为的异常程度是否与孩子的年龄相称。如您有不理解的地方，请向专科医师询问。

一、症状

	0	1	2	3
1.学习、做事时不注意细节，出现粗心大意的错误	没有	有一点	比较多	很多
2.在学习、做事或玩的时候很难保持注意力集中	没有	有一点	比较多	很多
3.别人对他讲话时好像没在听或没听见	没有	有一点	比较多	很多
4.做作业或完成任务时虎头蛇尾，不能始终按要求做事（并不是由于故意对抗，或没能理解指示所致）	没有	有一点	比较多	很多
5.很难组织好分配给他的任务或活动	没有	有一点	比较多	很多
6.逃避、不喜欢或不愿意做需要持续用脑的事情（如家庭或课堂作业）	没有	有一点	比较多	很多
7.把学习、生活必需的东西弄丢（如作业本、铅笔、书、玩具等）	没有	有一点	比较多	很多
8.容易因外界声音或其他刺激而分心	没有	有一点	比较多	很多
9.在日常生活中经常忘事（丢三落四）	没有	有一点	比较多	很多
10.坐不住，手足动作多或身体扭来扭去	没有	有一点	比较多	很多
11.在教室或其他需要静坐的场合离开座位	没有	有一点	比较多	很多
12.在不该动的场合跑来跑去，或者爬上爬下（中学生有主观坐不住的感觉）	没有	有一点	比较多	很多
13.不能安静地玩耍或在休闲活动中保持安静	没有	有一点	比较多	很多
14.总是忙忙碌碌，精力充沛，好象有个发动机在驱动一样	没有	有一点	比较多	很多
15.说话过多	没有	有一点	比较多	很多
16.在问题没说完时抢答	没有	有一点	比较多	很多
17.很难按顺序等候	没有	有一点	比较多	很多
18.在他人谈话或活动中插嘴或打扰	没有	有一点	比较多	很多
19.与大人争吵	没有	有一点	比较多	很多
20.发脾气	没有	有一点	比较多	很多
21.拒绝服从大人的要求或不守规矩	没有	有一点	比较多	很多
22.故意激怒他人	没有	有一点	比较多	很多
23.自己的错误或所做的坏事却指责他人	没有	有一点	比较多	很多
24.过于敏感，容易被他人激怒（"一碰就发火"）	没有	有一点	比较多	很多
25.生气或怨恨他人	没有	有一点	比较多	很多
26.怀恨在心（"记仇"），存心报复	没有	有一点	比较多	很多
27.恃强凌弱，威胁或欺负其他小朋友	没有	有一点	比较多	很多
28.挑起事端，打架斗殴	没有	有一点	比较多	很多
29.为免受责罚或逃避责任而撒谎（如哄骗他人）	没有	有一点	比较多	很多
30.逃学	没有	有一点	比较多	很多
31.对人残酷	没有	有一点	比较多	很多
32.偷东西	没有	有一点	比较多	很多
33.故意破坏他人的财物	没有	有一点	比较多	很多
34.玩弄可能造成严重伤害的器具（如棍棒、刀、砖头等）	没有	有一点	比较多	很多
35.对动物残酷	没有	有一点	比较多	很多
36.故意纵火，造成损害	没有	有一点	比较多	很多
37.不经允许就公然闯入他人的家里、办公场所或汽车	没有	有一点	比较多	很多
38.不经允许晚上不回家睡觉	没有	有一点	比较多	很多
39.离家出走，彻夜不归	没有	有一点	比较多	很多
40.猥亵异性或强迫性性行为	没有	有一点	比较多	很多
41.恐惧、焦虑或过分担心	没有	有一点	比较多	很多
42.由于害怕犯错而不敢尝试新的事物	没有	有一点	比较多	很多
43.觉得自己没用，低人一等	没有	有一点	比较多	很多

	没有	有一点	比较多	很多
44.一有问题就自责,怀有"犯罪感"	没有	有一点	比较多	很多
45.感到孤独、没人要、没人爱,抱怨"没人喜欢我"	没有	有一点	比较多	很多
46.忧伤,不开心,或情绪低落	没有	有一点	比较多	很多
47.害羞,容易受窘	没有	有一点	比较多	很多

二、表现

	1	2	3	4
48.总体学习成绩	优秀	中上	中等	中下
49.阅读	优秀	中上	中等	中下
50.写作	优秀	中上	中等	中下
51.数学	优秀	中上	中等	中下
52.与父母相处	很好	比较好	一般	比较困难
53.与兄弟姐妹(或堂、表兄弟姐妹)相处	很好	比较好	一般	比较困难
54.与同学(或其他小朋友)相处	很好	比较好	一般	比较困难
55.参与集体活动	很好	比较好	一般	比较困难

补充:

儿童多动症教师调查问卷

孩子姓名_____年龄:_____岁_____月填表日期_____年____月____日
学校(或幼儿园)_____ 班级:_____年级_____班
(以上内容请家长先填好)

填写说明:尊敬的老师,请您仔细回忆该同学在过去6个月内是否有以下行为表现,并在每条项目后面的相应的地方画"√",其中,注意每项行为的异常程度是否与孩子的年龄相称。

一、症状

	0	1	2	3
1.学习、做事时不注意细节,出现粗心大意的错误	没有	有一点	比较多	很多
2.在学习、做事或玩的时候很难保持注意力集中	没有	有一点	比较多	很多
3.别人对他讲话时好像没在听或没听见	没有	有一点	比较多	很多
4.做作业或完成任务时虎头蛇尾,不能始终按要求做事(并不是由于故意对抗,或没能理解指示所致)	没有	有一点	比较多	很多
5.很难组织好分配给他的任务或活动	没有	有一点	比较多	很多
6.逃避、不喜欢或不愿意做需要持续用脑的事情(如家庭或课堂作业)	没有	有一点	比较多	很多
7.把学习、生活必需的东西弄丢(如作业本、铅笔、书、玩具等)	没有	有一点	比较多	很多
8.容易因外界声音或其他刺激而分心	没有	有一点	比较多	很多
9.在日常生活中经常忘事(丢三落四)	没有	有一点	比较多	很多
10.坐不住,手足动作多或身体扭来扭去	没有	有一点	比较多	很多
11.在教室或其他需要静坐的场合离开座位	没有	有一点	比较多	很多
12.在不该动的场合跑来跑去,或者爬上爬下(中学生有主观坐不住的感觉)	没有	有一点	比较多	很多
13.不能安静地玩耍或在休闲活动中保持安静	没有	有一点	比较多	很多
14.总是忙忙碌碌,精力充沛,好象有个发动机在驱动一样	没有	有一点	比较多	很多
15.说话过多	没有	有一点	比较多	很多
16.在问题没说完时抢答	没有	有一点	比较多	很多
17.很难按顺序等候	没有	有一点	比较多	很多
18.在他人谈话或活动中插嘴或打扰	没有	有一点	比较多	很多
19.发脾气	没有	有一点	比较多	很多
20.拒绝服从大人的要求或不守规矩	没有	有一点	比较多	很多
21.生气或怨恨他人	没有	有一点	比较多	很多
22.怀恨在心("记仇"),存心报复	没有	有一点	比较多	很多
23.恃强凌弱,威胁或欺负其他同学	没有	有一点	比较多	很多
24.挑起事端,打架斗殴	没有	有一点	比较多	很多
25.为免受责罚或逃避责任而撒谎(如哄骗他人)	没有	有一点	比较多	很多
26.对人残酷	没有	有一点	比较多	很多

续表

27.偷东西	没有	有一点	比较多	很多
28.故意破坏他人的财物	没有	有一点	比较多	很多
29.恐惧,焦虑或过分担心	没有	有一点	比较多	很多
30.一有问题就自责,怀有"犯罪感"	没有	有一点	比较多	很多
31.感到孤独、没人要、没人爱,抱怨"没人喜欢我"	没有	有一点	比较多	很多
32.忧伤,不开心,或情绪低落	没有	有一点	比较多	很多
33.觉得自己没用,低人一等	没有	有一点	比较多	很多
34.由于害怕犯错而不敢尝试新的事物	没有	有一点	比较多	很多
35.害羞,容易受窘	没有	有一点	比较多	很多
36.对于课堂上布置的任务(如课堂作业),难以开始着手执行	没有	有一点	比较多	很多
37.在整个课堂学习期间不能始终专注于某项任务(如课堂作业)	没有	有一点	比较多	很多
38.难以完成课堂上布置的任务(如课堂作业)	没有	有一点	比较多	很多
39.在课堂上的书面作业、测验中经常写错或卷面不整洁	没有	有一点	比较多	很多
40.难以处理好课堂上的小组活动或讨论,缺乏合作协调的能力(并非由于与他人的关系不好)	没有	有一点	比较多	很多
41.在转换到下一个话题或下一课时的内容时出现困难	没有	有一点	比较多	很多
42.在教室里与其他同学相处困难	没有	有一点	比较多	很多
43.与老师或其他教学人员相处困难	没有	有一点	比较多	很多
44.难以遵守教学秩序,保持安静	没有	有一点	比较多	很多
45.难以在上课时按规定保持就座,不随便离开座位	没有	有一点	比较多	很多
二、学业表现	1	2	3	4
46.阅读	优秀	中上	中等	比较差
47.数学	优秀	中上	中等	比较差
48.书面表达	优秀	中上	中等	比较差

补充:

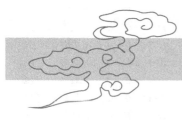

卫生部关于进一步规范保健食品原料管理的通知

1.既是食品又是药品的物品名单

丁香	八角茴香	刀豆	小茴香
小蓟	山药	山楂	马齿苋
乌梢蛇	乌梅	木瓜	火麻仁
代代花	玉竹	甘草	白芷
白果	白扁豆	白扁豆花	
龙眼肉（桂圆）		决明子	百合
肉豆蔻	肉桂	余甘子	佛手
杏仁（甜、苦）		沙棘	牡蛎
芡实	花椒	赤小豆	阿胶
鸡内金	麦芽	枣（大枣、酸枣、黑枣）	
罗汉果	昆布	郁李仁	金银花
青果	鱼腥草	姜（生姜、干姜）	
枳椇子	枸杞子	栀子	砂仁
胖大海	茯苓	香橼	香薷
桃仁	桑叶	桑椹	橘红
桔梗	益智仁	荷叶	莱菔子
莲子	高良姜	淡竹叶	淡豆豉
菊花	菊苣	黄芥子	黄精
紫苏叶	紫苏子	葛根	黑芝麻
黑胡椒	槐米	槐花	蒲公英
蜂蜜	榧子	酸枣仁	鲜白茅根
鲜芦根	蝮蛇	橘皮	薄荷
薏苡仁	薤白	覆盆子	藿香

2.可用于保健食品的物品

人参	人参叶	人参果	三七
土茯苓	大蓟	女贞子	山茱萸
川牛膝	川贝母	川芎	马鹿胎
马鹿茸	马鹿骨	丹参	五加皮
五味子	升麻	天冬	天麻
太子参	巴戟天	木香	木贼
牛蒡子	牛蒡根	车前子	车前草
北沙参	平贝母	玄参	生地黄
生何首乌	白及	白芍	白术
石决明	石斛（须提供可使用证明）		
地骨皮	当归	竹茹	红花
红景天	西洋参	吴茱萸	怀牛膝
杜仲	杜仲叶	沙苑子	牡丹皮
芦荟	苍术	补骨脂	诃子
赤芍	远志	麦冬	龟甲
佩兰	侧柏叶	制大黄	鳖甲
制何首乌	刺五加	刺玫果	蜂胶
酸角	墨旱莲	熟大黄	熟地黄
泽兰	泽泻	玫瑰花	玫瑰茄
知母	罗布麻	苦丁茶	金荞麦
金樱子	青皮	厚朴	厚朴花

姜黄	枳壳	枳实	柏子仁
珍珠	绞股蓝	胡芦巴	茜草
荜茇	韭菜子	首乌藤	香附
骨碎补	党参	桑白皮	桑枝
浙贝母	益母草	积雪草	蛤蚧
淫羊藿	菟丝子	野菊花	银杏叶
黄芪	湖北贝母	番泻叶	越橘
槐实	蒲黄	蒺藜	蜂胶
酸角	墨旱莲	熟大黄	熟地黄
鳖甲			

3.保健食品禁用物品名单

| 八角莲 | 八里麻 | 千金子 | 土青木香 |
| 山莨菪 | 川乌 | 广防己 | 马桑叶 |

马钱子	六角莲	天仙子	巴豆
水银	长春花	甘遂	生天南星
生半夏	生白附子	生狼毒	白降丹
石蒜	关木通	农吉痢	夹竹桃
朱砂	米壳(罂粟壳)		红升丹
红豆杉	红茴香	红粉	羊角拗
羊踯躅	丽江山慈菇	京大戟	昆明山海棠
河豚	闹羊花	青娘虫	鱼藤
洋地黄	洋金花	牵牛子	
砒石(白砒、红砒、砒霜)		草乌	
香加皮(杠柳皮)		骆驼蓬	鬼臼
莽草	铁棒锤	铃兰	雪上一支蒿
黄花夹竹桃	硫黄	雄黄	雷公藤
颠茄	藜芦	蟾酥	斑蝥

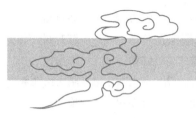

膏药的制法

按处方要求，将药物炮制合格，量称足，配齐。除黄丹及一些细药和贵重药品（如冰片、樟脑、麝香、牛黄、乳香、没药、肉桂、血竭、珍珠、鹿茸、人参、沉香等）外，其余药物全部浸入油内（一般多用植物油，种类不限）。油必须高出药面（包括药物吸足油后，体积增大），油药比例，应按6∶1计算。药物中，质较轻的，如花、叶类较多，则油要多些。相反，质重的矿物质较多的，油可少些。药物浸泡时间是：春、夏季2～4d，秋、冬季5～7d，古医籍中，也有春五、夏三、秋七、冬十的记载。然后，把药和油全部置于锅内，用文火熬。熬至药物枯焦呈黑色时（以不失药效为原则），捞去药渣，进行过滤；所过滤的药油，再放锅内熬10min，倒入盆内静置2d，使药渣沉淀，以保持膏药的柔软；然后，将药油再过滤1次，倒入锅内文火熬5～6h。在熬药时，要防止将水滴入锅内，以免引起暴溅。当熬至滴水成珠时（把药油滴入水内，凝成圆珠不散），再下黄丹。下丹的标准，因季节而异，一般每500g药油用黄丹250g（0.5市斤）；夏季可加至300g，冬季可减至180g。下丹时，火力要适当地加旺，将黄丹倒入箩中，徐徐颤动，这样下的黄丹均匀，快慢适中。黄丹入油后，药油暴溢，用鲜柳枝频搅，如有燃烧，迅速盖上盖子以灭火。黄丹下后，先以旺火熬10min，即转入弱火，继续熬至药油呈黑色。膏药将近成熟，这时青烟将尽，白烟上冲，开始散出药香，即是熬成。

验膏药的老嫩，一是将药油滴入水中，凝成圆珠不散；二是将药油少许入水中，用手扯之，如有响声断者，是火候正合适。如膏嫩，加黄丹；膏老加油，再继续熬一会儿。

膏药熬好后，软硬得所，离火，让其慢慢冷却。在膏药中，所加的细药或贵重药物，应事先单另研为极细末，过筛，混合，调均匀，再研一遍；在膏药熬至无烟时，徐徐加入，火候要小。或者离火加入，不停地搅动，力求均匀。也有学者主张在临贴时放在膏药上，以增强药物的效力。

膏药熬成后，待冷，将膏药拧成适当的小坨，一般分成500～1500g（1～3市斤）的小坨，浸入冷水中10～15d。每天换水1～2次，以出火毒。

将去了火毒的膏药，取一定量，摊于纸背（或牛皮纸）、布背或皮背上，对折即成。（摘录自张建德《中医外治法集要》）

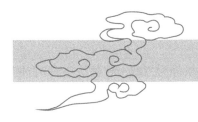

气功功法选录

气功学，是研究人体自我身心锻炼的方法与理论的科学。它是在特殊意念的指导下，进行身、息、心的自我调整和锻炼，以达到防病、治病、保健、益智延年的目的。包含了调身、调息、调神三项主要内容，因此称此"三调"为气功的三大要素。

调身，一是指身体姿式的调整（特殊的动作或运动，如站桩、太极拳及其他动作），一是指对身体的调节作用。

调息，则包括呼吸方式的调节（特殊的呼吸方式，如腹式呼吸、停闭呼吸等）和呼吸调整后的有序呼吸状态。

调神，又称调意、调心、神调或入静，也包括调理思维状态的过程和调整后的思维状态，是指练功过程中的意识作用，也是大脑思维活动的特殊训练过程。多数情况下，是以简单的意念活动，来代替复杂的、无序的思维过程，也就是练功者常说的"以一念代万念"，这一过程或这一气功要素在气功锻炼中非常重要。调神质量的好坏，直接影响到练功的效果。

"三调"为气功的三大要素，在练功过程中起到不可替代的作用，是气功锻炼的实质精华所在。

气功，根据其动作特点，分为动功和静功两大类。

静功，是指在练功过程中，练功者的形体在保持一个固定的姿势或体位后基本不动，同时，按不同功法的要求，结合调心和调息，以锻炼身体内部功能的一大类功种、功法。练静功应该达到心神宁静，杂念减除，气血和畅，精气充沛。

动功，是以动作为主，动中求静，动静结合，动中有静，静中有动，相互配合，相辅相成。

第一节　静　　功

早在2000多年前，春秋战国时期的文献中，已有关于静功的记载。如《素问·上古天真论》所曰"提挈天地，把握阴阳，呼吸精气，独立守神，肌肉若一"；《道德经》的"致虚极，守静笃""专气致柔，能如婴儿乎"；《庄子·人间世》所曰"若一志，无听之以耳，而听之以心，无听之以心，而听之以气"等，都可以理解为静功锻炼的方法、要领、目的和意境。自古以来，历代气功各派的静功修炼，名称很多，如"吐纳""行气""静坐""玄功""参禅""坐禅""禅定""定功""止观"等，以及近代的"因是子静坐法""内养功""放松功"等，都属于静功范围。

静功，是与动功相对而言。从形体上看，要静定握固，缄口垂帘，但这还不能说已真正达到静功的境界，进一步要运用调息、调心，使人身之元气，在体内经脉中条理充沛、循行畅通，即所谓精、气、神兼练，以达到身体内部精神、脏腑、气血、津液得到调养而畅达，以臻保健强身、祛病延年之功效。静功着重于人体内部的怡养，故又称为"内功"。

静功之静，不是绝对的静，王夫之《思问录·内篇》说："静者静动，非不动也。"气功术语称为"心死神活"，即杂念去净，正神充沛。静功的静，也不是身体四肢绝对静止不动。有时在内气运行或内气激荡下，练静功者的身体、头颅、四肢可以发生轻微柔和的和有节律的抖动、摇晃、摆动、旋转等。但无论习练何种静功，均须在医师的具体指导下进行。

一、放松功

选择较为舒适的姿势,首先做到全身放松,这是练功的基础,没有这个基础就无法调息,也就更谈不上入静了,放松的路线可以是纵向的,也可以是横向的。就是说既可以自上而下的放松,也可以自内而外的放松。总之,通过放松的方法使精神、脏腑、关节、肌肉及皮肤都放松下来,松松绵绵,静静融融,进入一个良好的练功状态。

(一)纵向分段放松法

先将整个身体分为头颈、肩臂手、胸背腰腹、腿足几段来进行放松,即吸气时轻轻意守所要放松的部位,呼气时使所意守的部位最大限度地放松下来,同时默念“松”字。如先从头颈部开始放松,即吸气时轻轻地意守头颈部,呼气时使头颈部从上到下放松下来,一个部位连续放松3~5遍,再进行第2个部位的放松,以此类推,直至放松到足底。

(二)横向分段放松法

仍按以上方法将身体分为几个段落,仍然在吸气时意守所要放松的部位,呼气时使意守之部位最大限度的放松,只是在放松路线上,是由里向外进行放松,而不是自上而下的放松了。仍然以头颈部举例,即吸气时轻轻意守头颈部,呼气时从脑、骨骼、肌肉、皮肤由里向外传导着放松,以下各部均按此法放松之,直至足底。

(三)纵向全身放松法

所谓全身放松,即在一吸一呼之内,使整个身体都放松下来。纵向全身放松,即吸气时,轻轻意守丹田(脐下一寸五分的气海区)或什么也不想,呼气时意想清泉、甘露之水由自己的头顶流遍全身,直至足底,随之全身放松下来,如此反复练习,全身轻灵,头清目爽,心旷神怡。

(四)横向全身放松法

仍吸气时轻轻意守丹田或什么也不想,但呼气时要随之进行脏腑、关节、肌肉、皮肤由里及外的传导放松。松松融融,胸怀无限宽阔,包天容地。

以上四种方法可任选其一,初练者,掌握全身放松的方法比较困难,可先练分段放松法,待熟练后,再练全身放松法。随着功夫的长进,以上放松法掌握纯熟、运用自如了,放松法亦可不必拘于形式或可直接练习正功。

根据病情来选择预备功的放松方法,一般的阳亢、火旺者,宜选练纵向放松,阳虚、气虚下陷的患者,宜选用横向放松的方法,而其他情况者则可交替练习。

二、松静功

松静功,是强调松静为主的一种静功功法。它是从放松功衍化出来的,具有既注意松,又注意静,松静紧密相联,相辅相成的特点。松静功方法简易、方便,它既是一种初步入门方法,也可作为练习其他功法时的一种“入静”手段。姿势和呼吸锻炼,基本与放松功同,故适应证亦相似。具体操作方法如下所述。

(1)先松后静法:摆好姿势,先全身放松,自头至足放松10次;或练放松功中的放松方法。继之,意守下丹田,并把意念与腹部上下起伏的腹式呼吸结合起来,意念随着腹部起伏而自然进行,久之心静息调,意气相依。

(2)吸静呼松法:将一松一静与一呼一吸结合起来。当吸气时,意念默想“静”;当呼气时,意念默想“松”。吸气——静,呼气——松,就这样一呼一吸,着重在调息与默念字句结合起来,以至心静意静。

三、内养功静功

这里介绍的是内养功静功中的吐纳停闭息调法。

吐纳停闭息调法,即内养功静功中的一种方法。在练功时,要求有规范的姿势和意念的调练,但关键在于调息。强调通过特殊的不平衡的停闭呼吸法的锻炼,来调整我们体内失衡的现象。使大脑皮质及皮质下中枢神经系统得到很好调整,交感神经和副交感神经的兴奋与抑制更加协调,使体内的阴阳平衡达到一个新的水平和状态。在修炼的过程中,呼吸要逐步的达到悠、匀、细、缓、深、长的程度,即通过停闭调息的锻炼而达呼吸协调的目的。

在吐纳停闭息调法中,调身、调息(调气)、调神(调意)的难度,较一般功法有所增加,练习时应循序渐进,不可贪快或贪多。现将具体练习方法介绍如下。

(一)调身

内养功调身,是根据练功需要采取侧卧式、尾高位式、平坐式、壮式四种方式。

1.侧卧式 有右侧卧和左侧卧之分,多以右侧卧为主,即向右侧卧于床上,头的高低用枕调节,以舒适自然为标准。上身在保持自然生理曲度的基础上,呈含胸拔背之势。右上肢自然屈曲，五指舒伸，掌心向上，置于面前枕上，距面一拳左右远。左臂自然伸直，五指舒松，掌心向下，放于同侧髋上。右腿自然舒伸，左膝置于右膝部（两膝相叠）大腿和小腿屈曲成120°。双目轻闭或微露一线之光。鼻吸鼻呼。左侧卧与其姿势相同，四肢体位相反。

2.尾高位式　自然仰卧，将臀下用物垫高10cm左右，使练功者的体位呈一马鞍形。可两腿舒伸，两足跟并拢，两足尖自然分开；亦可两腿屈曲，两足向臀部收回平行分开与肩同宽，两膝靠拢，呈一立体三角形。此式适宜气虚下陷者选用，也是治疗脏器下垂患者所采用的特殊姿势。

3.平坐式　平坐在没有靠背的凳子上，两足平行分开与肩同宽，小腿与地面垂直，膝关节屈曲成90°，两手心向下自然放在两大腿之上。胸微微内含，脊背自然竖起，松肩垂肘。下颌微内收，百会穴朝天，鼻吸鼻呼，两眼轻闭或目观鼻准。

4.壮式　面朝上仰卧于床上，枕头垫高到30cm左右，肩背随之垫实而呈一坡形，不可悬空。两手掌心向内贴于两大腿的外侧，两腿舒伸，两足并拢，足尖立起并上跷。此式有些费力，通常在练功后期为巩固疗效，增强体质而选用。

关于侧卧式中的侧左还是侧右，应根据病情和个人的习惯而定。为便于胃的排空和不因为重力而造成心脏负担，多以右侧卧为主，所以有心脏疾病或胃张力低下、排空迟缓者，均宜选用右侧卧。但胃黏膜脱垂的患者，宜选用左侧卧。坐式和卧式可以互相配合，亦可单独使用。卧式练习数日后，体力有所恢复，即可增加坐式练习。

（二）调神

将意念、思维、或注意力集中于特定的部位（意守部位）、特定的景象、颜色等，以达到一念代万念，进入到松静祥和的状态，以达到调节心身的目的。

内养功静功的意守部位，有丹田、涌泉、膻中和外景等。

1.丹田　丹田是气功中的常用术语。其部位和含义，说法不一，内养功之丹田即脐下一寸五分处，位于气海穴。古人认为气海穴是生气之源，聚气之所。用意守之，则元气益壮，百病消除。丹田虽为窍穴，但意守时不可同扎针灸一样拘泥一点，因意守部位过小，易形成意念偏重的弊端而产生头部不适症状，故应将丹田想象成如自己拳头大小的区域，以气海为中心设在小腹内。

2.涌泉　将意念放于涌泉穴，或两眼轻闭微露一线之光，意念随视线下移至足部，或闭目默默回忆足底的形象。肝阳上亢者或杂念较多，不习惯于闭目意守丹田者，均可选用意守涌泉。

3.膻中　即意念轻守两乳之间的膻中穴。气虚下陷、中气不足者，多意守此处，女子练功亦多意守此部位，尤其在月经期，可避免经期延长、经血过多的现象出现。另外，可根据病情和练功的进展，来选用这一部位。

4.外景　即意守体外的某一景物，如花卉、大海、明月等。

意守部位的选择，一般都以丹田为主，即可培补、充盈体内的真元之气，也可结合呼吸时有节律的腹壁起伏运动，较好地集中思想，排除杂念。但无论意守何处，都应做到似守非守，绵绵若存，顺其自然，切忌紧张、僵滞。

临床上，也可根据患者的不同情况，选择命门、足三里等其他穴位进行意守。

（三）调息

内养功停闭呼吸法的练习，在临床上常用的有三种，其中又以软呼吸法和硬呼吸法为基础方法。

1.软呼吸法（滋阴法）　即吸-呼-停的呼吸方法。可采用鼻吸鼻呼或鼻吸口呼，先行吸气，随之将气徐徐呼出，呼毕再行一定时间的闭息。这种呼吸法比较适合于慢性肝炎、早期肝硬化、习惯性便秘、高血压病、萎缩性胃炎、胃肠功能低下、慢性支气管炎、哮喘等。

2.硬呼吸法（补阳法）　即吸-停-呼的呼吸方法。即两唇轻闭，以鼻呼吸，先行吸气，暂不呼出，进行一定时间的闭气，然后将气徐徐呼出。此法适合于胃及十二指肠溃疡、胃下垂、慢性胃炎、慢性肠炎、幽门狭窄、泄泻、低血压等属阳气虚弱者。

3.气血双补法　即吸-停-吸-呼的呼吸方法。练习此法有一定的难度，但对消化和呼吸方面的作用，较前两种呼吸法显著。其练法是：先少量吸气，即行呼吸停闭，再将气吸满，最后徐徐呼出。

呼吸方法的选择，软呼吸法：吸-呼-停，适用于阴虚者，此法有滋阴潜阳的作用；硬呼吸法：吸-停-呼，适宜于阳虚者，此法具壮阳扶正的功效；气血双亏或气阴两虚者可采用第三种呼吸法：吸-停-吸-呼。但不论是何种呼吸法，停闭的时间和呼吸的长短，一定要掌握得恰到好处，即掌握好火候，避免因呼吸不当而产生不舒适的症状。如果一旦出现憋气现象，即可采用松静功或放松功以调节使其症状缓解。

（四）舌体起落

除了姿势、意守、呼吸的调练之外，本功法中还有舌体的运动，即称为舌动或舌体起落。

舌体起落，即是舌体配合呼吸，进行上下起落运动。舌动可以起到集中思想，排除杂念，刺激唾液腺大量分泌唾液，增进食欲，加强食物消化和吸收的作用；还有引君火下降，奉阴精上升，水升火降，水火既济，而达阴阳平衡的作用；又因在舌体与心、脾、肾三大经脉相通，故舌动能很好地协调心、脾、肾三经，活跃气血的运行。

舌动与软呼吸法的配合：吸气时舌抵上腭，呼气时舌体落下，停闭时舌落下不动。

舌动与硬呼吸法的配合：吸气时舌抵上腭，停闭时舌抵上腭不动，呼气时舌体落下。

舌动与气血双补法的配合：吸气时舌抵上腭，直至呼气舌体落下。

在进行舌体起落锻炼时，口腔内会产生大量的唾液，须平心静气地将其徐徐咽下，用意念诱导送入丹田。古称："常养玄谷芝，灌溉瑶池水。"

（五）默念字句

默念字句，也称默念字诀，是内养功修炼的一个重要手段。即练功中选择美好的、有利于身心健康的词或字句，用意默念，而不要念出声，具有以一念代万念的作用，并且通过词句的暗示和诱导，亦可导致与词相应的生理效应，加速疾病的治愈和体质的恢复。目前，在临床上常用的字句，多因人因病而异。如精神紧张者，可选用"我松静"；脾运失健者，宜选用"大脑静，脏腑动"；气血两亏者宜选用"恬淡虚无，真气从之"；气滞胸胁者，宜选用"气沉丹田，真气内生"；糖尿病患者，宜选用"血糖降，尿糖无"的字句等。默念字数开始要少。一般先以3个字开始练习为好，待呼吸调至柔细深长后，则可增加字数，但以不超过9个字为宜；如"我练功身体好""自己静坐身体能健康"等。

默念字句和呼吸法的配合：如果选练3个字的内容，即吸、呼、停各念1个字，比较容易。如果选用4个字以上的字诀默念，就要按一吸一呼各念一个字，其余的字，均按在停闭时默念的要求来练习。

默念字句和软呼吸法的配合：吸气默念第一个字，呼气默念第2个字，停闭默念剩余所有的字，如"练功身体好"，即吸气默念"练"，呼气默念"功"，停闭时默念"身体好"，以此类推。

默念字句和硬呼吸法的配合：吸气默念第1个字，停闭默念中间所有的字，呼气默念最后1个字。如"练功身体能健康"，即吸气默念"练"，停闭默念"功身体能健"，呼气默念"康"，以此类推。

默念字句和气血双补法的配合：即吸、吸各念1个字，停闭默念中间所有的字，呼气时徐徐呼出。

默念字句对呼吸的快慢和停闭时间的长短有一定影响，尽管字句的默念所用的时间没有统一规定，可灵活掌握；但默念时，字与字间隔的时间，应该是相等的。随着功夫的不断加深，停闭的时间会逐渐延长；默念的字数可不断增加。但初学者，不能一味追求默念字数的增多，而造成憋气现象的出现。

练习内养功静功，将其姿势、意守、舌动、默念、腹式停闭呼吸，全部兼顾起来，有一定的难度，应按循序渐进的原则，逐一掌握，切莫急于求成。患者亦可根据病情，优先选择其中的某一项，有针对性地学习；如难以入静者，先选择默念；消化不良者，可先增加舌动。如增加默念和舌动均觉困难者，亦可单纯练习停闭呼吸。

（六）养气

内养功静功，每个功时为45～60min，练功即将结束时，要停止默念和舌动，将腹式停闭呼吸，改为匀缓柔和的自然呼吸，进行养气。养气时，丹田部位感觉到充实，同时意想自己轻松恬静，周身有一种暖融融、轻飘飘的舒适美感。这种美感，像气、像云、像七彩阳光，笼罩着全身；一切病气、浊气随呼气被排出体外；日月精华之气，随吸气而充盈全身；烦恼、忧愁、不悦如烟消云散。整个身体如同沉浸在温暖的池水里，又如漂浮在海面上，轻松自然，愉悦恬静，温养丹田真元之气。

（七）收功

练功结束时，不要马上起来活动，避免收功过急，要逐步的从气功入静的状态中走出来，由静变动，先慢慢将双眼睁开，再将两手搓热后浴面收功。也可用保健按摩法收功，如叩齿、咽津、揉腹、搓腰、和带脉等，效果会更好。

四、六字诀

六字诀，是通过呼气时，结合默念嘘、呵、呼、呬、吹、嘻六字发音，以影响脏腑，祛除病邪，增强脏腑功能的一种以练习呼吸为主的呼吸锻炼方法。又称却病延年六字法、六字延寿诀等。现存文献中，最早记载六字气诀法，是南北朝梁代陶弘景的《养性延命录》。书中说："纳气有一，吐气有六。纳气，谓吸也；吐气六者，谓吹、呼、嘻、呵、嘘、呬，皆出气也。"在此以后，此类文献比较多，对操作方法，叙述得最具体的是南宋邹朴庵的《太上玉轴六字气诀》。从明代起则出现了六字气诀的歌诀，歌诀包括总诀、分字诀、四季却病歌3个部分。

（一）总诀

肝若嘘时目睁睛，肺知呬气手双擎，
心呵顶上连叉手，肾吹抱取膝头平，
脾病呼时须撮口，三焦客热卧嘻宁。

（二）分字诀

吹肾气诀

肾为水病主生门，有疾尪羸气色昏，
眉蹙耳鸣兼黑瘦，吹之邪妄立逃奔。

呵心气诀

心源躁烦急须呵，此法神通更莫过，
喉内生疮并热痛，依之目下便安和。

嘘肝气诀

肝主龙涂位号心，病来还觉好酸辛，
眼中赤色兼多泪，嘘之立去病如神。

呬肺气诀

呬呬数多作生涎，胸膈烦满上焦痰，
若有肺病急须呬，用之目下自安然。

呼脾气诀

脾宫属土号太仓，痰病行之胜药方，
泻痢肠鸣并吐水，急调呼字免成殃。

嘻三焦气诀

三焦有病急须嘻，古圣留言最上医，
若或通行去壅塞，不因此法又何知。

四季却病歌

春嘘明目木扶肝，夏至呵心火自闲，
秋呬定收金肺润，肾吹唯要坎中安，
三焦嘻却除烦热，四季长呼脾化食，
切忌出声闻口耳，其功尤胜保神丹。

总诀中还提到了，呼吸时要配合一定的动作，这是一个发展。

所主病症：嘘肝、呵心、呼脾、呬肺、吹肾、嘻三焦（或胆）就是六字诀与脏腑的配合。而基本上应用于练功者的体质和病理，表现为有余、结实、壮盛而正气未衰的病症。明·龚居中《红炉点雪》中具体指出：呵则通于心，去心家一切热气，或上攻眼目，或面色红，舌上疮，或口疮。嘘则通于肝，去肝家一切热聚之气，故胆生于肝，而胆气不清，因肝之积热，故上攻眼目。吹则通于肾，去肾中一切虚热之气，或目昏耳聋。呬则通于肺，去肺家一切积气，或感风寒咳嗽，或鼻流涕，或鼻热成疮。呼则通于脾，去脾家一切浊气，故口鼻四肢生疮，或面黄，脾家有积，或食冷物，积聚不化。嘻则通于胆，去胆中一切客热之气。

（三）具体练法

准备工作：平坐或自然站式。方向在子、丑、寅、卯、辰、巳的六阳时（半夜11时到次日午前11时），可面向东；午、未、申、酉、戌、亥的六阴时（午前11时到半夜11时），可面向南。做动功叩齿36次，搅海9次，鼓漱10余次后，用意送咽下去。

1.呼吸方法　稍低头撮口念字音，同时呼气，以吐出相应脏腑有余之气。念字音时，耳不得闻声，闻即气粗，反损脏腑本身之气。念毕呼尽后，稍仰头以鼻徐徐吸进天地之清气，以补脏腑本身之气。吸时耳也不得闻声，闻也气粗，也损脏腑本身之气。

2.默念次数　如六字通念，每字念6～12次，如单独做某字诀，则可做36次。每天做1～2次。

3.意念运用　要思想安宁，杂念排除，意念贯注在默念字音及呼吸上。

4.配合动作　可以配合，也可以不配合。各字音的动作是嘘字睁开双目，吸气时轻闭合；呵字两手轮流单举托天，吸气时放下；呼字撮口，吸气时口形还原；呬字双手托天，吸气时手放下；吹字双手抱膝，吸气时双手松开；嘻字可侧卧进行（仍平坐或站也可）。

（四）临床应用

六字诀的临床应用，可按具体情况，选用下列治法。

1.五脏通治法　顺着嘘、呵、呼、呬、吹、嘻的次序，每字各念音6次，呼吸长短相等。这是基本通用法，可用于保健。

2.见证治脏法　选用与病症相应脏腑的字音，如对肝气、肝火、肝阳的病证念嘘字，可念12～36次，呼长吸短。

3.寒热分治法　如疾病寒热辨证明显的，对热证可念呵字，对寒证可念吹字12～36次，呼长吸短。

4.去其克我法　按脏腑间五行相克理论，念克本脏之字音。如脾胃病，并见呕吐酸水，这是肝克脾土，为疏泄肝气，要重点默念嘘字12～36次，呼长吸短。

5.并去我生法　按脏腑间五行相生理论，母子二脏之字音一起念。如肝木能生心火；当见肝火亢盛时，并念嘘、呵两字各12～24次，呼长吸短，亦即实则泻其子。

四季用字法：春季做嘘字能明目，夏天做呵字能除心火，秋季做呬字能润肺金，冬季做吹字能滋肾水，一年四季常做呼字，有利于脾胃运化。每字做36次，呼吸相等。

第二节　动　功

动功是具有外动内静的特点，即通过特定的运动，配合呼吸、意念的锻炼，使人的心身更加完善协调，从而达到治疗某些疾病的目的，因为有动作的帮助，更容易使人接受，从有形的运动中逐渐过渡到外动内静，周身一家，精神在无意中得到锻炼、升华，自控能力得到提高。

一、内养功动功

易筋行气法：易，即通过运动、变化而达到新的平衡。筋，取其广义，泛指与运动系统相关的筋腱、关节、韧带、肌肉等。行气，即通过行气的方法而达到气血运行的目的。

调身：强调脊柱的牵拉，扭转、屈伸、曲动和"∞"字形扭动等多种练习形式，形成与肢体的肩、肘、腕、腰、胯、膝、踝等部位协调而灵活的运动相结合，刚柔并济，以达到活利关节、打开窍穴、疏通经络的目的。

调息：采用腹式停闭呼吸法，软呼吸法：吸-呼-停亦称滋阴法；硬呼吸法：吸-停-呼亦称补阳法。临床应用也称为不平衡式的呼吸法。其作用是：针对体内阴阳失衡的现象，选练滋阴法或补阳法，使之得到调整，继而使体内的阴阳平衡达到一个新的状态。

调神：首先要求有平和的心情，抛掉烦恼、忧愁、痛苦、悲伤一切不良情绪（因不良情绪会使人体产生毒性物质）；在此基础上，根据每节不同的练功内容，采取良性的意念思维。

提示：整套功法中，如动作分左右练习时，手臂的动作均先由右侧开始，腿足的动作均先由左侧开始。动功练习中，要注意力、气、意的巧妙配合，不要用拙意和拙力。当气感产生后，要求形随意走，意随气行，气随形动，形、气、神和。整套功法，除采取停闭呼吸外，均可采取自然呼吸，尤其是初学者，在动作不熟练的情况下，不要勉强采取停闭呼吸，闭气不是憋气，不能造成憋气现象的出现。可几次自然呼吸，穿插一次闭气呼吸，或采取停闭呼吸时，动作速度可以稍快一些，练习中要慢慢体悟，恰到好处的运用。

功法

（一）软呼吸法（滋阴法）吸-呼-停

1.升清降浊　松静站立，两足平行分开一拳间距，两臂在身体两侧自然下垂。目平视或微露一线之光，神不外驰。心情恬静，意守丹田，面带笑容。

吸气，两手心向上，两臂舒展，由身体的两侧缓缓抬起与肩平，同时头微微抬起，扩胸、舒脊，有揽抱日月、拥抱大自然之感。两手上合至头顶时，下颌内收，百会穴朝天，双手指尖相对，两手劳宫穴同照百会。脊柱伸展牵拉。呼气，松肩垂肘，两手由体前徐徐下落至耻骨联合处，指尖相对，双手虎口对两腹股沟，按掌坐腕。同时曲膝微下蹲，提左足足跟，足尖点地（腿足动作均先从左侧始），以刺激隐白、大敦、涌泉等足部穴位。双手下落时，意想清泉甘露之水自头顶贯入体内，沁人心脾，滋润丹田。定式后略行闭气。如血压偏高者练习，可意想清泉之水由头顶流遍全身直达足底，病浊之气随之而排泄下去，双足如松柏生根不动不摇。足尖点地，左右足交替练习，此动作反复练习4～8遍。

提示

①两臂由体两侧上举时，要和身体保持在一个平面上，以便做到扩胸，打开膻中穴，并刺激夹脊穴，形成膻中、夹脊呼应之势。

②两手下落时要松肩、垂肘、松腕，两臂呈弧形由体前徐徐下落，脊柱微做前后曲动。

③定式后，脊柱要中正，不偏不倚，并呈上下牵拉状。松肩、虚腋、含胸、拔背、收腹、敛臀。

功用：通过展臂、扩胸、上举等动作，打开和疏通任、督、手三阴经、手三阳经，并加大横膈升降的幅度，促进腹式呼吸的早日形成和加强其深度，增加肺活量，对哮喘、支气管炎均有积极的治疗作用。亦可加强胃肠蠕动，调整内分泌，改善脏腑功能。加之足尖点地，以激发、活跃足三阴、足三阳经的气血，对于胸胁胀满，消化不良，胃脾虚弱，功能低下，亦有积极的调整和治疗作用。通过虚灵顶颈，含胸拔背，脊柱舒伸，上牵下引，可改善脊柱的功能。特别是颈椎病的患者，可改善大脑的血运状况，对于因头部供血不足和颈椎病引起的头晕、头痛、耳鸣、目眩等症状起到改善和治疗作用。通过呼气时下落之导引和点足尖刺激足部穴位及配合甘露贯体，清气注身，直达涌泉的良性意念，对由于肾水不足，肝阳上亢引起的高血压等病症，亦有积极的预防和治疗作用。

2.卧望星辰　在上式的基础上，左手为阴掌，右手为阳掌，置于小腹前，目平视，排除杂念。吸气，两臂前后摆动，阳掌向前托起与肩平，阴掌向后摆动到极限。松肩、垂肘、手臂延伸，意想抓采天边清新能量之气。双手同时以小指领引由掌变拳，中冲、关冲点劳宫穴。呼气两臂同时收回，右手变拳后曲肘收回至右耳前，第3指掌关节按压听宫穴（定位后，第2指掌关节即按压听会穴，第4指掌关节则按压耳门穴），拳眼向下，拳心向外；左手变拳后，曲臂向腰部收回，后劳宫贴在命门处。同时左足向前迈一步，足跟着地，足尖翘起，重心落于实腿六分，虚腿四分。两膝内合靠拢并通过松腰落胯，旋转脊柱的运动而使血海、阴陵泉受到摩揉和刺激。脊柱扭转的幅度，以两肩随之转动运行90°为标准。上身向前倾斜（脊柱呈扭转后的牵拉）气沉丹田，回眸向左后方观望，神不外驰，成卧望星辰状，稍行闭气。练习中意想如银似水的星辰之光，遍洒全身，无限怡然，淋浴在日光月华之中，采日月星辰之精华，补己身之精华。如此左右交替练习，反复4～8遍。

提示： 在两臂向耳门收回时，并以人体中轴为轴旋转脊柱，意、气、力合，向前迈步出腿时，要避免夹裆突臀，纠正的方法，要松腰落胯，收腹溜臀，以便气沉丹田或气达足底。

功用： 通过以小指领引由掌变拳中冲、关冲点劳宫并依次搬动手指的方法，使以心经、心包经、小肠经、三焦经为主的手三阴、手三阳经得到调整，对于预防和治疗心脑血管方面的疾病有一定的意义和作用；通过对脊柱的旋转，牵拉，以保持和加强脊柱的功能，护髓健脑，强腰固肾，加之耳门和命门部位的穴位点按，心肾相交，可预防和治疗耳聋、耳鸣等疾病，使人耳聪目明，并对颈、胸、腰等脊柱疾病，也有积极的预防和治疗作用；通过落足跟、跷足尖等足部锻炼而使韧带得到牵拉、关节得到活利，并刺激足部穴位，调动、活跃足三阴、足三阳、阴跷、阳跷、阴维、阳维的经络气血。

3.气贯长虹 在上式的基础上，左手为阳掌，右手为阴掌，舒伸于胸腹前，身体半下蹲，双膝并拢，目视前方，心情平静。

吸气，右手外旋由前上方开始，在体右侧划一浑天圆，同时脊柱做"∞"字形的扭转运动，双腿亦配合脊柱而进行协调的运动。呼气，右手为阳掌由体前向上托起至掌根与天突穴平；左手为阴掌下按至任脉曲骨穴。阳升阴降，双手均指尖向前两肘内合。同时双腿缓缓直立，并脊柱进行前后曲动运动。直立定式后，略行闭气。继而再进行左侧浑天圆练习，脊柱与腿的动作均与前同，方向相反。如此左右交替练习4～8遍。

提示

①两臂在左右两侧划浑天圆时，要使其圆划在身体两侧面而不是斜面。正确的方法是：要使脊柱扭动旋转到位，并充分的扩胸展臂。肩、肘、腕、腰、胯、膝、踝要和脊柱的运动恰到好处的结合起来，即所谓"一动全身无所不动"。

②两手阴阳掌的变化，要掌握好最佳环节。正确方法是：当划浑天圆的双臂由上向下运行到体后侧由阳掌变阴掌时，前面舒伸的阳掌亦变阴掌。两手劳宫遥遥相对，双手间似有一巨大的太极球。伴随身体转正，并将球移向体前，在阳掌升阴掌降的体前直线练习中，把球化掉，如此从无到有，从有到无反复练习。

③动作要舒展，大方、浑然一体，既有月中嫦娥轻歌漫舞广舒长袖之美，又有挥臂划出七彩长虹飞架天际气势磅礴之感。神清气爽婷婷玉立在天地之间。

功用： 通过"∞"字形的扭动和前后曲动脊柱，能够改善脊柱的椎间盘、韧带、肌肉的气血运行，增强其韧度，同时能较好地刺激脊柱两侧的华佗夹脊穴及背部的俞穴，对疏通经脉，活跃周身气血，协调脏腑功能起到积极的作用。通过舒伸手臂划浑天圆，可打开和刺激极泉、少海等穴。使胸胁部的韧带、肌肉得到伸展牵拉，尤其是可以刺激章门、期门等穴位。章门是足厥阴肝经和足少阳胆经之交会穴，又是脾之募穴，八会穴之一，有脏会章门之说，具有疏肝理气，调和脾胃的作用，对脾胃虚弱，肝胆不和引起的腹痛、腹胀、肠鸣、泄泻或肝气郁结及肝胆失于疏泄所引起的胸胁疼痛等均有积极的调整和治疗作用。期门是足厥阴肝经之募穴，又是足厥阴、足太阳和阴维脉的交会穴，具有调节脏腑功能的作用，可治疗肝、胆、脾、胃和其他内脏疾病。极泉、少海是手少阴心经之穴，少海又是五输穴中的"合"穴，可通经开窍，调脉止痛，对胸闷、心痛、手臂挛麻，上肢不举等症状有治疗效果。通过腰、胯、膝、踝的运揉，可以疏通经络，活利关节，运动中双膝相合对血海、阴陵泉的摩揉，可起到健脾除湿，对水肿、小便不利或失禁、腹胀、膝痛和女子的月经不调、经闭等症，具有积极的调整作用。通过良好的意念思维活动，可以改善和调整情绪，消除患者的自闭、抑郁等不良情绪，使之愉悦、乐观、自信、自强。

4.逆水推舟 两足平行分开宽于肩，两手在身体两侧下垂，下颌内收，目平视，含胸、拔背、收腹。

吸气，两手掌心向上，其间距以两手小指的外缘与肩等宽为准，并由体前徐徐向上托起，如同托起一轮明月（或初升之红日）送上中天，身体后仰。双手以小指领引由掌变勾经头两侧下落至肩，两勾尖点肩井穴，同时呼气，并意想日月之华光溶遍全身。再吸气，两肘尖分别向外领引扩胸，打开任脉胸部的膻中穴，刺激督脉背部的夹脊穴。旋转手腕（刺激手三阳经在腕部的阳溪、阳池、阳谷）勾尖经两腋下向后穿出，同时向前曲动并放松颈椎；两手由勾变掌经两肾区，同时向前曲动并放松胸椎；两掌下落至两胯，并向前曲动和放松腰椎。呼气，两掌由两胯向前推出，同时由腰椎始，胸椎、颈椎依次直立起来。双腿亦随两臂的向前推出而形成马步桩式。定式后要求足十趾抓地，涌泉悬空，如树生根。定式后略行闭气，如此反复练习4～8遍。

提示

①脊柱进行大幅度的前后曲动练习，要求颈椎、胸椎、腰椎既能得到依次曲动锻炼，又要将动作做得连贯，浑然一体，柔中寓刚，刚中寓柔。

②双臂推出时，勿勉强伸得太直，亦不要屈曲太过，要保持一定的弧度，立掌坐腕（刺激手三阴经的神门、大陵、太渊等腕部的穴位），掌根与肩等高，虎口与肩等宽，形如推舟。此用"逆水"而不用"顺水"一词，即有顶风破浪，无往不胜之意。目的是培养练功者坚韧不拔（战胜疾病或困苦）勇往直前的信心和勇气。

③定式后，气沉丹田，脊柱要中正，不偏不倚，收腹、敛臀。

功用：通过脊柱较大幅度的前后曲动，可加强腰、胸、颈各部位肌肉、韧带及间盘的弹性和韧性，提高脊柱的功能，对相应的脊柱疾病有积极的预防和治疗作用。同时可以调整疏通任、督二脉，并对内脏起到按摩作用，改善脏腑功能，使消化不良、胸胁胀满、食欲不振等症状得到缓解。通过手臂的运动，尤以做勾旋转和立掌坐腕，以激发活跃阳溪、阳池、阳谷及神门、大陵、太渊等在腕部的穴位，调整手三阴、手阳经的气血运行，并通过一紧一松张弛有序的练习而改善末梢血液循环，改善血液的再分配状况。通过以中冲和关冲为主的双勾手点叩肩井和十趾抓地涌泉悬空以形成肩井涌泉相呼应之势。古有"欲使井水常满，定要涌泉汩汩不断"以起到强心肾，泻肝胆，调三焦的作用。通过马步桩的练习，以强壮两腿的肌肉，增强双腿的劲力，使下盘功夫加强（上盘清灵，下盘稳健）。

5.巨龙入海　在上式的基础上，右手为阳掌，左手为阴掌，置于身体右侧45°的位置，松肩，心平神悦。

吸气，双臂抬起至右前上方，脊柱与身体均伸展牵拉，阴掌的左手外旋翻转为阳掌，阳掌的右手横掌坐腕。呼气，双手经头前上方走弧线至左侧，分落于左胯的两旁按掌坐腕，同时向左转身以双肩运行90°为标准，体重移至左腿。再吸气，以腰为轴身体转正并放松手腕。呼气松腰，摆胯、俯身，左腿屈曲，右腿舒伸，双手向右前下方同时伸出并均为阴掌，完成什步下蹲入海式，略行闭气。接做下式时，双腿直立，重心居双腿

中，左手为阳掌，右手为阴掌从身体的左侧45°抬起，舒展牵拉脊柱及双胁，与前面的动作相同，方向相反，如此左右交替练4～8遍。

提示：动作要舒展自如，每个环节要到位连贯。旋转脊柱，转腰、松腰、摆胯、落胯等动作要意、气、力合，刚柔并济，融为一体，形如翻江倒海之巨龙，潜入水底静养生息。初学者或年龄较大行动不便者，可以采取高位简易练法。

功用：通过手臂舒展，有意识的牵拉脊柱和两胁，使胸腹、肩背的肌肉、骨骼、韧带等得到调理，对于肩周炎和腰背疼痛具有调理和防治作用。同时对肝气郁结、气滞胸胁等也具有一定的疏导作用。通过脊柱的扭转、曲动前俯等多方位运动，可加强其各部位的功能。通过转腰、松腰、摆胯、落胯、什步下蹲等腿部的锻炼可以活利腰、胯、膝、踝等关节，牵拉和改善筋腱、韧带的弹性和柔韧性能，促进腿足更加灵健（亦是强化下盘功夫的锻炼方法）。

此节功从运动所及的最高点到最低点，其运动幅度较大，对其经脉的调整也较广泛，尤对任、督、冲、带、阴阳二维及阴阳二跷均可起到调整和疏导作用。督脉为阳脉之海，与肾、胞宫、脑、髓、眼、鼻、口有密切关系，其脉气多次与手三阳经、足三阳经交会，对因阳气衰弱所引起的阳痿、带下、不孕、遗尿、泄泻及内脏诸病有着积极的防治作用。任脉称为阴脉之海，可以治疗泌尿、生殖系统疾病，对消化、呼吸、循环系统的胸腹疼痛、胀满、咳嗽、气喘、呕吐、泄泻等疾病亦有防治效果。冲脉称为血海，贯穿全身，为全身之要冲，有调整全身气血的作用。带脉与冲、任、督三脉关系密切，统束全身直行之经脉，可治疗下肢痿软，腹部胀满，月经不调，赤白带下，腰腿疼痛等疾病。阴阳二跷之脉有濡养眼目，运动下肢的功能，上属于脑，维持一身左右阴阳的协调，使人体寤寐正常，行动灵活，轻捷矫健。阴阳二维之脉有"维系""维络"人体阴经和阳经的功能，阳维脉主宰一身之表，阴维脉主宰一身之里，故对发冷、发热、外感风寒与风热等表证和心痛、胃痛、胸腹痛等里证都有良好的治疗作用。

6.内运乾坤　接上式收左腿，两足平行分开，内缘间距与肩等宽，两臂在体两侧自然下垂，下颌内收，虚灵顶劲。目平视或垂帘微露一线之光，敛绪除虑，心平神悦。

吸气，两手以小指领引向外旋转手腕，并依次搬动手指成撮手状，同时曲肘双手由两胯提起到腋下。呼气，双手分别以大拇指领引向外旋转成阳掌，双手虎口对耳朵，并保持与肩等宽距离。再吸气，两手心向

上托起与百会平,继而以中指引领向上舒伸。呼气,双手分别以掌根领引由体前保持与肩等宽的距离徐徐下落于两胯旁,按掌坐腕,指尖朝前。同时两腿下蹲成马步。定式后略行闭气。如此反复4～8遍。

提示: 本节的关键是随着外导引而实现内导引,使气血沿任督二脉运行。但气运任督决非一朝一夕之功夫,且不能急于求成,只有先掌握手臂的导引动作使之做得标准到位,才能逐步实现内气的运行。外导引要掌握好6个环节,即上提、外旋、上托、舒伸、下落、定式。手臂上升时整个身体进行螺旋运动,手臂下落时,脊柱进行前后曲动,定式后,如同坐在一把无形的椅子上,像一座钟的形象。

功用: 疏通任督,调和气血经脉,平衡阴阳,通过腕和五指的依次搬动和旋转,以激发手三阴和手三阳经之原穴、井穴和八脉交会穴之经气。原穴是人体原气作用汇聚的部位,即指三焦元气(真气、内气、原气)所汇集出入的穴位。可治五脏六腑之疾病。井穴,代表经气所出如水之源头。八脉交会穴是奇经八脉与十二经中的八条经所交会的八个穴位,既可治疗奇经病,又可治疗正经病,对全身经气的运行有着重要的调整作用。

(二)硬呼吸法(补阳法)吸-停-呼

1.托天按地 松静站立,目平视或微闭,右手为阳掌,左手为阴掌置于小腹前,心情恬静。

吸气,阳掌的右手向外舒展后收肘内合再旋腕经右耳向上托起成托天式,指尖向后。左手下落至左胯旁,按掌坐腕成按地状。同时松腰落胯,身体微下蹲,并将左足跟提起,足尖点地。动作到位后,略行闭气。呼气时右手变阴掌舒松手腕轻柔地由体前落下至小腹前,左手变阳掌由左胯旁托起亦至小腹前。同时,身体慢慢立起,左足还原与右足平行站立(两足保持一拳间距)。再吸气时,换左手向上托起、右掌下按坐腕,与前式练习姿势相同,方向相反,如此左右交替反复练习4～8遍。

提示: 手臂向上托起时,身体的螺旋劲和手臂的螺旋劲要协调,浑然一体;手臂下落时脊柱进行前后曲动,走内劲,用内力。动作要轻柔舒展,不要使拙意和拙力。定式后,有力顶千斤的意境,但含而不露,刚柔相兼。(一手上托可以擎天,一手下按可以撑地,顶天立地于天地之间)。

功用: 通过脊柱的螺旋运动和前后曲动,可以加强脊柱的功能,改善椎间盘、肌肉、韧带的气血运行,预防和治疗脊柱的相关疾病。通过单手托举可对胸膈和两肋进行伸展牵拉,以调理脾胃。自古有调理脾胃单托

举的说法,加之提足跟点足尖以刺激足太阴脾经之隐白,足阳明胃经之历兑,调节肝胆经的经络气血,强胃健脾、疏利肝胆。同时通过手臂的外旋、内合、上托和按掌坐腕等练习,以达到调理手三阴经和手三阳经的作用。

2.古木盘根 两足平行保持一拳间距松静站立,两臂在身体两侧自然下垂,收敛思绪,心情恬静。

吸气,两手以两肘领引向上提至两腋下横掌坐腕,呼气,双手向前穿掌并交叉于胸前,交叉点与天突穴(任脉)平,再吸气,翻掌心向前并向两侧分开,指尖相对同肩等宽,折腕搂气,两手由体两侧向后舒展劳宫穴同照命门。同时将左足提起置右腿腘窝处,足背贴于委中穴。伴随少许呼气,两手由腋下向体前下方插出,同时左足沿右腿膀胱经向下疏导并落于右足跟后外侧,足尖点地,两腿曲膝下蹲,左足跟抵会阴穴(俗称"天门常开,地户永闭")。低头,溜臀,脊柱呈弓形牵拉。开夹脊,展命门,两臂环抱两膝,形似胎儿在母体中。定式后,略行闭气。呼气,翻掌心向下,缓缓站立并腰、胸、颈依次竖立起还原,如此左右足交替练习4～8遍。

提示: 此节的呼吸法,只有血压偏低和身体瘦弱,脏器下垂者采用练习,余者均采用自然呼吸。整节动作要协调柔和,下蹲和站立时动作不要过快过猛,年龄较大,腿足不便者可采取半蹲位练习。

功用: 通过提掌,穿掌起到提气和疏导两胁的作用;通过折腕搂气灌命门以利于培元固肾;通过牵拉脊柱,舒展脊背,便于更好的激发背部的经络俞穴,调动和活跃以督脉为主的诸阳经的经络气血;通过双臂环抱两膝足跟抵会阴穴和模仿胎儿在母体中的形象以起到强腰固本补肾元,以后天补先天的作用。适用于肾气不足,肾阳虚,腰背冷痛,四肢不温、血压偏低、畏冷肢寒、身体瘦弱、脏器下垂等症。

3.回身射虎 两脚平行分开比肩宽,下颌内收目平视,虚灵顶劲,收敛思绪,排除杂念。两掌心相对缓缓抬起与肩等高,与肩等宽。

吸气,以腰为轴向右转90°,双臂向后摆动180°,右臂舒伸,左臂曲肘置于胸前,同时曲膝下蹲成马步;双手均以小指领引由掌变拳中冲点劳宫穴,并分别向相反的方向巧用拉力,如拉弓射箭状;扩胸展开膻中区刺激夹脊区,定式后略行闭气。呼气,肩臂放松,疏导手三阴经还原。身转正,双腿直立,目平视。再吸气时,姿势与前相同,方向相反,如此左右交替练习4～8遍。

提示: 定式后脊柱要中正,勿前俯后仰,并保持固定马步,不能因左右转体而移动体重。脊柱运动是

左右扭转和前后曲动两种形式。左右扭转定式后身体各部位处于相对紧张状态，但要做到紧而不僵；伴随着动作还原，脊柱进行前后曲动，同时肩、肘、腕各部位亦相对放松，尤以双肩放松为最重要，但要做到松而不懈。并通过张弛有序的练习，来改善气血运行的状况。

功用：练本节功主要是旋脊、转腰、扩胸、展臂，并加强下盘功夫的练习，通过练习可治疗腰酸背痛，脊骨不舒，并可加强内脏的调整和按摩，增加肺活量，使心肺及脾胃的功能得到调整和改善，疾病得到治疗。

4.追赶日月 两足平行打开内缘与肩等宽，两手后劳宫穴贴于两肾区，全身放松，心情恬静。

吸气，右手由体后向右前方45°舒伸托举，手心向上，随身体左转经头上方由体左侧落下，同时侧身弯腰右手继续经体前下方划圆至右足前，随手继续向体右侧运行开右足尖90°，蹬左足跟45°，转身向右，体重移向右腿沉肘合胯形成弓步。头微抬起，目视右手掌心劳宫（劳宫照印堂），略闭气。呼气时，身体转正，目平视。右手缓缓落下收回，后劳宫贴于右肾区部位，同时扣右足尖，收左足跟，还原成预备状。再吸气时，左手掌心向上由体后向左前方舒伸划圆至身体左上方。同时开左足尖，蹬右足跟，身体转向左侧弓步定式，头微抬目视左手掌心，略行闭气。呼气时身体转正，叩左足尖，收右足跟，左手缓缓落下，后劳宫贴于左肾区部位，还原成预备状，如此左右交替练习4～8遍。

功用：活跃以肺经和大肠经为主的手三阴经、手三阳经之气血，意在打开章门、期门等穴位，使相应脏腑的疾病得到治疗，通过阴阳虚实的变化可调节体内阴阳平衡，使之更加协调和有序化。

5.牵拉天柱 两足平行分开，内缘与肩同宽，两臂自然下垂环抱于小腹前，掌心斜向内，下颌微内收，两眼轻闭，或二目垂帘，神不外驰，心情平静，脊柱中正，全身放松。

吸气，两手上提至腹前神阙穴由掌变拳，两臂分别向左右拉开，拳距与身体等宽，体重移至右腿，左足跟提起，足尖着地，右肘上抬，左肘下压，身体左侧弯。牵拉腰椎右侧，动作到位后，略闭气。呼气时掌心向下，全身放松还原。再吸气时重复前边的动作，姿势相同方向相反。

提示：要由腰椎开始行左右牵拉，然后胸椎、颈椎按照以上方法进行左右牵拉运动，随后再依次按照颈椎、胸椎、腰椎的次序进行牵拉运动，一般要求上下牵拉的次数相等。在锻炼时内视脊柱，返观内照。由下到上，再由上至下进行左右掀动牵拉，一定要注意"意、气、力"的巧妙结合，不可强拉硬拽，做到意

到、气到、力合。如单独练习本节亦可一个椎体一个椎体的牵拉。

功用：通过这节功的练习，可以强化脊柱功能，治疗由于脊柱退行性病变所引起的一系列病症，起到补髓健脑，提高脏腑功能的作用。由于对脊柱两侧华佗夹脊穴不断的进行刺激，对脊神经亦不断进行调整和锻炼，对脏腑功能失调，臂麻肢软，挛急疼痛等疾病均有积极的治疗意义。

6.金鸡独立 松静站立，两臂在身体两侧自然下垂，目平视，脊柱正直，两唇轻闭，鼻吸鼻呼，敛心除虑，情舒神悦。

吸气，两臂由身体两侧平举至肩平，两掌心朝下，同时左腿提起，足尖自然下垂。动作到位后略闭气。呼气时两臂缓缓下落，两手在腹前交叉，同时左足落下还原站立。再吸气时，两臂仍由体两侧平举至肩平，同时右足提起，然后闭气，呼气时双臂落下在体前交叉，落下右腿还原站立。如此一左一右交替运动4～8遍。

提示：腿尽力上提，在动作结合呼吸时可配合舌体起落，这节功比较轻松自然，可作为本套功的收功整理动作。

功用：通过本节功的练习，可以调整、活跃十二正经的经络气血，达到疏通经络、调和气血的目的，使周身气血顺畅、融通，生机勃勃。使四肢运动轻灵矫健。轻柔舒缓的肢体运动再配以停闭呼吸，内导外引，自然流畅，导气令和，引体致柔，心情亦更加恬静安怡。整套功法在轻松、舒缓、融通、恬静之中结束。

以上各节练习结束后，两手心向上两臂舒展由身体的两侧缓缓抬起至头顶，然后两手交叉由体前徐徐下落，重复3次，然后双手相叠置于小腹部丹田的部位做3次深呼吸。然后轻轻揉腹9次、搓腰9次、搓两肋由腋下始连续6掌搓至腹股沟，重复3次、舒胸顺气3次（由天突穴始，两掌相叠，沿任脉向下舒导至曲骨），并将口中津液咽下，以意念送入丹田，引气归原。最后两手高举至头顶，掌心向上呈托天状"哈哈"大笑，振动五脏六腑。结束练功。

二、保健功

保健功既可保健，也可治病。是一种常用而简便易行的动功功法，对体弱气虚者尤为适宜。临床上亦可根据实际情况选用其中一节或几节进行习练。保健功共有18节，具体做法介绍如下。

1.静坐 两腿盘膝坐，轻闭双目，含胸，舌轻抵上腭，两手四指轻握大拇指，置于两侧大腿上，意守丹田，用鼻呼吸36次，初练者可采用自然呼吸，以后呼吸

逐渐加深，也可以采用腹式呼吸。

通过静坐的锻炼，可以安定情绪，排除杂念，放松肌肉，平静呼吸，为做好以下各节做准备。静坐时要求深呼吸36次，可使肺脏吸氧排碳的功能增强；并能改善全身的血液循环。

2.耳功　用两手分别按摩耳轮18次，然后以两手鱼际处掩住耳道，手指放在后脑部，用示指压中指并滑下轻弹后脑部24次，可听到咚咚响声（旧称鸣天鼓）。

按摩耳轮可以刺激听神经，使其兴奋性增高，听力增强，防治耳鸣耳聋。鸣天鼓可给大脑以温柔的刺激，有调整中枢神经的作用，鸣天鼓还能使循环中枢和呼吸中枢得到刺激，使心肺功能改善，同时对解除头晕头痛也有帮助。

3.叩齿　思想集中，上下牙齿轻叩36次（不要用力相碰）。

叩齿可以改善口腔和牙周围的血液循环，保持牙齿坚固，预防牙病的发生。

4.舌功（旧称赤龙搅海）　用舌在口腔内上下牙齿内外运转，左右各18次，产生了津液不要马上咽下，接着漱津。

5.漱津　闭口，将舌功所生唾液鼓漱36次，分三小口咽下，咽下时用意念诱导着津液慢慢送入丹田。

舌功和漱津可激发消化腺的分泌，使胃肠液分泌增多，改善消化功能，增进食欲，促进营养吸收。

6.擦鼻　两手大拇指指背先擦热，然后用两手大拇指指背夹鼻，轻轻地擦鼻翼两侧18次，再以迎香穴为中心向内向外各揉9次，此功能增强上呼吸道抵抗力，有预防感冒和治疗慢性鼻病和过敏性鼻炎的作用，对鼻塞有时可收到立竿见影的效果。

7.目功　轻闭双目，拇指微曲，用两侧指关节处轻擦两眼皮各18次，再用两大拇指背轻擦眼眉各18次，然后轻闭两目，眼珠左右旋转各18次。能促进眼球和眼肌的活动，加速血液循环，防治目疾，增进视力。

8.擦面　先将两手互相摩擦发热，用两手掌由前额经鼻两侧往下擦，直至下颌，再由下颌向两侧分开后向上至前额，如此反复进行，一上一下共36次。能促进面部血液循环，增强颜面神经活动，使面色红润光泽。

9.项功　两手指相互交叉抱后颈部，抬头仰视，两手微用力下压，与颈争力6～9次。能去颈肩痛、目昏，使血液循环良好。

10.揉肩　以左手掌揉右肩18次，再以右手掌揉左肩18次，可促进肩部血液循环，治疗和预防肩关节炎和肩关节周围炎。

11.夹脊功　两手轻握拳，两上肢弯曲，肘关节呈90°，前后交替摆动各18次，能促进肩关节及胸大肌的活动，重点刺激和活跃督脉夹脊区，增强内脏功能。

12.搓腰　先将两手互相搓热，以热手搓腰部两侧各18次，能促进腰部血液循环，消除腰肌疲劳，可强腰壮肾，防治腰痛等疾病。

13.搓尾闾　用两手的示指和中指搓尾闾两侧各36次，可以刺激肛门周围神经，改善其功能，促进局部血液循环，能防治便秘、脱肛及痔疮等疾病。

14.擦丹田（指擦腹）　将两手搓热，先用左手手掌沿大肠蠕动方向绕脐做圆圈运动，即由右下腹至右上腹、左上腹、左下腹而返右下腹，如此周而复始100次，再将两手搓热用上法以右手擦丹田100次。擦丹田能增强内脏功能，可以帮助胃肠蠕动，促进消化吸收，有解除便秘、腹胀的作用。

15.揉膝　用手掌揉膝关节，两手同时进行，各100次，可有防治关节病的作用，并能强壮腿力。

16.擦涌泉　以涌泉穴为重点，用左手擦右足100次，再用右手擦左足100次，能调节心肾功能，治疗头目眩晕、失眠、高血压等病症。

17.织布式　坐式，两腿伸直并拢，足尖向上，手掌向外，两手向足部做推出姿势，同时躯干前俯，并配以呼气。推尽即返回，此时手掌向里，配以吸气，身体尽力向后仰。如此往返36次，能使全身活动，促进新陈代谢，尤其腰部活动范围较大，有治疗腰痛、腰酸的作用。

18.和带脉　自然盘坐，两手腹前相握，上身旋转，自左而右转12次，再自右而左转12次，探胸时吸气，缩胸时呼气。本节有强腰固肾，增强胃肠功能，帮助消化吸收的作用。

三、太极拳

太极拳是一种轻柔的武术运动，讲究用意不用力，所有动作必在意念的指挥下进行，动中求静，柔中带刚，能较好的调节全身各部分功能，适合于各个年龄段的人习练，有条件的情况下，可选练太极拳以提高心身的协调能力。

太极拳，是我国传统武术中的一项拳术。"太极"一词见于《周易·系辞传》："易有太极，是生两仪。"由于太极拳的每一个动作圆柔连贯，每一式都是绵绵不断，好像一个完整的圈，犹如太极图故名。一般认为，太极拳的创始人是明末清初时的陈王廷。而后在太极拳的发展过程中，逐渐形成了各种流派和各种架式。1956年国家体育运动委员会（简称国家体委，现名国家体育总局）为太极拳的普及推广，将杨式拳架整理、改编成"简化太极拳"。

（一）太极拳的特点

1.拳术动作和导引、吐纳密切结合　太极拳术家，把拳术中的手、眼、身、法、步的协调动作与导引、吐纳有机地结合起来，使太极拳成为内外统一的内功拳运动。锻炼时，意识、呼吸和动作三者密切结合，动静结合，并自然地配合腹式呼吸运动。

2.独特的动作　太极拳的动作要求柔和缓慢，呈螺旋缠丝式的缠绕运动，动作呈弧形，连贯而圆活。每一个活动都是全身的活动，要求做到"一动无有不动""上下相随，内外结合"，要使手、身、法、步与意识、眼神密切配合，协调行动。太极拳的动作还要求以腰为轴心，通过旋腰转背带动四肢、全身的缠绕运动，"以意导气，以气运身"，以疏通全身经络，气达全身，内气发源于丹田，并复归丹田。

3.精湛的理论　在太极拳的长期发展过程中，各家还总结了一整套独特的太极拳理论。这些精湛的理论，为研究、探讨太极拳的锻炼方法、治病健身原理，以及武术技击奠定了良好的基础。

（二）锻炼要领

1.要始终保持"松静"状态　练太极拳忌精神和躯体肌肉的紧张。练拳时，首先要使大脑"松静"下来，以使全身内外松静。躯体四肢的动作，都是在以静为主导下的动作。始终要全神贯注，以意识来引导动作。

2.运用腹式自然呼吸为主的呼吸方法　练太极拳时，要求"气沉丹田"，动作要与腹式呼吸运动自然协调，做到"形神合一"。太极拳的腹式呼吸运动有逆式和顺式两种练法，它们都是"以意调息"的深呼吸运动。这种呼吸运动必须与动作密切配合，通过横膈膜的不断升降和胸、背及腹部肌肉的弧形松沉和旋转运动，以及肛门括约肌的一紧一松，以起到增进健康和防治疾病的作用。深长细匀的呼吸方式，可以使人安静，调节神经的兴奋程度，长期坚持可改变人的性格和气质，不急不躁，心态平和，有利于集中思想。

3.独特的姿势和动作要求　练太极拳时，要求以腰部的轴心运动为纲，头部要求正直，"虚领顶劲"，舌顶上腭，手到、意到、气到，而眼神先至。上肢部分要求沉肩、垂肘、坐腕；躯体部分要求含胸拔背，气沉丹田，腰部松竖，尾闾中正；下肢部分要求分清虚实，屈膝松胯，调整重心。练拳时，动作要求柔和、圆活、连贯和协调，一个姿势接着一个姿势，连贯圆活，绵绵不断。内外、上下、左右和前后都要协调一致，上下相随，不先不后。要做到"内外合一""一气贯穿""一气呵成"。

所有这些要求，均有利于集中思想，调节身心的统一。

太极拳主要流派有陈式、杨式、武式、吴氏和孙氏等五大派；架式主要有陈式老架、陈式新架、陈式小架、杨式大架、武式小架、吴氏小架和孙氏小架等多种架式。各种流派及其架式都各有其一定的特点、优点和长处。目前流传最广的杨式（大架）太极拳，其特点主要是松柔、缓和、速度不断、刚柔内含和姿势舒展大方。

近年来，我国的医疗和体育科研人员对太极拳进行了积极的研究，在生理、生化和免疫等各方面都得到了一些可贵的资料，这些试验资料已初步证明太极拳确实具有健身和防治疾病的积极作用。因此常被用来配合气功锻炼。还有人把太极拳中的一些动作经过加工整理，配合意念和呼吸运动，编成了多种以太极命名的气功锻炼方法，如太极十八式，太极三十六式等。

此外还有其他很多优秀的气功功法可供选用，有经验的医师可根据患者的病情自行选用。

几点说明：气功的锻炼方法既然是作为治疗疾病的方法来选用，就必须在有经验的医师指导下使用，以中医的基础理论为指导，根据不同的病情选取不同的功法进行调理，以调整其身体阴阳气血的虚实，这就是我们一直提倡的辨证施功的观念。上述各种气功功法，可以在正确掌握方法和严格遵循要领的前提下习练。为确保稳妥和提高功效，非常必要在具有丰富经验的气功医师指导下进行习练。

总之，气功功法的选择是灵活的，要根据患者的具体情况，选择适当的简便易行的功法。

【参考文献】

刘贵珍.气功疗法实践.河北科学技术出版社,1985

中国医学百科全书·气功学.上海科学技术出版社,1988

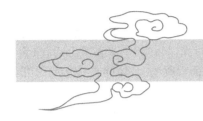

附录G

治疗儿童多动症中药专介

静灵口服液专介

儿童多动症，发病率高，对儿童身心健康影响甚大，主要临床表现为自我控制力差，注意不集中，活动过多，学习困难，冲动任性等，甚或导致少年犯罪，直接影响国家人口素质，给家庭、学校、社会带来不良影响。因此，对本病的治疗，引起了国际、国内有关方面的关注。

1986年11月，全国中医理论整理研究会在北京召开了全国中医儿童多动症专题学术会议。会议交流了各地研究情况及临床经验，在总结临床经验的基础上，制订了疾病诊断标准、辨证分型标准和疗效判定标准；决定把发病率最高的"肾阴不足，肝阳偏旺证"和"心脾气虚证"两个证型，列为全国科研协作重点。会议对山西省太原市中医研究所治疗"肾阴不足，肝阳偏旺证"的有效方剂——静灵丹，进行了论证，产生了"静灵口服液"全国科研协定处方，委托辽宁省本溪市中药厂（现名辽宁东方人药业有限公司）进行工艺设计，提供临床科研观察用药。自1987年6月起，在全国16个省市级以上的医疗、科研单位进行了临床扩大验证。验证工作分临床组、实验药理组、临床药理组三个部分分别进行。兹综合简介如下。

（一）一般资料

全国16个医疗、科研单位，1987年6月～1988年4月，共观察治疗儿童多动症"肾阴虚、肝阳亢"证患儿557例，均为学校普查和随机门诊患儿诊断为本证型者。其中男性454例，女性103例，男女之比为4∶1。年龄最小者4岁，最大者16岁，平均年龄9.5岁。病程最长者16年，最短者6个月。

（二）治疗方法

557例全部采用静灵口服液治疗，按年龄大小服用不同剂量。3～5岁每日10ml，6～14岁每日20ml，15岁以上每日30ml。分早、晚2次服。在治疗过程中，始终未加用治疗本病的其他药物或疗法。30d为1个疗程，连续服药2～3个疗程可做总结，不满2个疗程或中断治疗者，不做统计。

（三）治疗结果

557例中，临床治愈144例，占25.8%；显效127例，占22.8%；有效246例，占44.2%；无效40例，占7.2%。总有效例数517例，总有效率92.8%。其中见效最快者6d，最慢者60d。疗程最长者180d，最短者20d。治愈病例均为停药后观察3～6个月以上未复发者，总结时尚未观察到3～6个月者，均按显效统计。

（四）疗效分析

本病主要临床表现为注意缺陷，即注意涣散，由此导致自我控制能力差、活动过多、学习困难、冲动行为等一系列不同程度的多种临床表现。经观察分析，静灵口服液对改善和消除其主症疗效显著，故对其他伴随而生的诸多表现亦均有不同程度的改善和消除作用。其分症状疗效，注意缺陷的总有效率97%，活动过多91%，学习困难88.2%，冲动行为87%。本病患儿的学习困难、成绩不良，主要是由于注意不能集中和多动少静所致，经治疗后，学习成绩的普遍提高和稳定，是改善和纠正了注意缺陷这一主症的缘故。

（五）临床对照观察和药理试验结果

临床对照组随机分为3组，每组30例。3组年龄、性别、智商、病程无显著差异，3组资料有可比性。分别给予静灵Ⅰ号、静灵Ⅱ号、静灵Ⅲ号，三者包装、外形、颜色相同，味道极接近，各为10ml瓶装。3组均以双盲法对诊断为本证型的患儿投药，各服用2个疗程。临床观察结束后，对3组疗效、不良反应，分别进行总结，做出统计学处理，结论得出后，公布各组药剂成分：Ⅰ号为中药静灵口服液（每瓶含生药4.7g）、Ⅱ号为西药（每瓶含哌甲酯5mg）、Ⅲ号为安慰剂（棕色，无药液）。3组疗效与不良反应比较，中药与西药组疗效比较：有非常显著差异（$\chi^2=9.234$，$P<0.01$）；中药疗效显著高于西药组。不良反应比较：有非常显著差异（$\chi^2=28.71$，$P<0.01$），西药不良反应显著高于中药组。中药与安慰组疗效比较：有非常显著差异（$\chi^2=52.5$，$P<0.01$），中药疗效显著高于安慰组；不良反应比较：无显著差异（$\chi^2=1.014$，$P>0.05$）。

急性毒性试验结果： 采用小白鼠灌胃给药法，给药量相当于人耐受量的125倍，未测出LD50。

慢性毒性试验结果： 采用大白鼠口服给药法，肝、肾病理检查未见异常变化。以上急慢毒性试验证明该药无毒性。

动物药理试验结果： ①对正常小鼠行为、情绪等影响明显。②对L-多巴诱发的小鼠刻板运动和阿扑吗啡诱发的定向运动显现显著的抑制作用。③大剂量时对利血平诱发的小鼠眼睑下垂有短暂的对抗作用。④可使阿扑吗啡诱发的小鼠学习记忆障碍完全恢复正常，对利血平诱发的小鼠学习记忆障碍可显著提高其获得学习记忆的百分率。

结论： 动物实验结果证实①有显著的抗兴奋和抑多动作用；②有明显的加强记忆作用；③有增进智能作用。

（六）静灵口服液的主要药物组成和临床运用指征

药物组成： 熟地黄、山药、女贞子、五味子、茯苓、牡丹皮、泽泻、远志、龙骨、黄柏等。

功能与主治： 本品具有滋肾益阴，平肝潜阳，健脑益智，宁神开窍功效。主治儿童多动症由于肾阴不足、肝阳偏旺所致的多动暴戾，多语高昂，注意涣散，冲动任性，急躁易怒，学习困难，少寐多梦，口干咽燥，盗汗，舌红，苔少，脉细数等症。

临床辨证使用指征： 临床使用本药治疗儿童多动症，须抓住"肾阴虚，肝阳亢"的主要临床表现特征。

（1）主症特点：多动暴戾，多语高昂，冲动任性，急躁易怒等阳亢多动为主。

（2）舌质舌苔特点：无苔或薄白、薄黄苔（有厚腻舌苔者不能服用）；尤以舌质红、无苔最为适宜（舌质淡红者可以服用，而舌质淡、舌体胖属阳虚者，不能服用）。

（3）阴虚特征不典型：或见口干咽燥，或有盗汗，或有五心烦热，或有失眠心烦；也可无上述见症，或有先天不足之证据。上述症状和病史，可以互参，综合作出判断。

疗程和服用方法： 每个疗程30d，连服2～3个疗程。一般服用1个疗程就可见效，见效后须继续服药1～2个月，巩固疗效。见效最快者1周见效，最慢者有少数重症须坚持服药2个疗程才出现效果。起效后，疗效巩固；不同于服用哌甲酯起效快，停药后，症状又多再现。

本药临床验证和动物药理实验，均证实无毒副作用。

服用剂量：3～5岁，每日10ml；6～14岁，每日20ml；15岁以上，每日30ml。早、晚2次分服。

注意事项：服药期间，不要吃萝卜，以免影响药效发挥。遇感冒时，停药；感冒病痊愈后，继续再服。6个月内忌用各种酒类饮料及酒心巧克力等。

※承担本药临床科研的全国13个单位

中国中医研究院广安门医院（现名中国中医科学院广安门医院）

北京市儿童医院（现名首都医科大学附属北京儿童医院）

北京红十字朝阳医院（现名北京朝阳医院）

北京针灸骨伤学院

太原市中医研究所

太原市妇幼保健院

上海中医学院附属龙华医院

辽宁省本溪市中医院

山东中医学院附属医院

青岛市儿童医院（现名青岛市妇女儿童医院）

中国医科大学三院（现名中国医科大学附属第三医院）

大连市儿童医院（现名大连医科大学附属大连市儿童医院）

天津市儿童医院

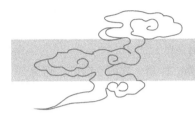

方 剂 汇 编

二至四画

人参远志丸（《证治准绳》）

人参、远志、酸枣仁、黄芪、桔梗、肉桂、朱砂、天冬、白茯苓、石菖蒲。治心气不安，惊悸恍惚。

人参卫生丸（国标）

人参、芡实、狗脊、续断、枸杞子、菟丝子、胡芦巴、锁阳、巴戟天、肉苁蓉、淫羊藿、山药、白术、楮实子、茯苓、党参、黄芪、甘草、当归、熟地黄、白芍、何首乌、酸枣仁、石菖蒲、泽泻、白豆蔻。补肾气，健脾气，用于虚损，老幼体虚，遗尿，尿频等。儿童多动症属心肾气虚、心脾气虚兼见遗尿、尿频者宜。

十味温胆汤（《证治准绳》）

制半夏、炒枳实、陈皮、茯苓、酸枣仁、远志、人参、五味子、熟地黄、炙甘草、生姜、大枣。治心胆虚怯，触事易惊，或梦寐不祥，遂致心惊胆慑，气郁生涎与气搏变生诸证，或短气，悸乏，或复自汗。饮食无味，心虚烦闷，坐卧不安。

大补阴丸（《丹溪心法》）

知母（酒炒）120g，黄柏（炒）120g，熟地黄（酒蒸）180g，龟甲（酥炙）180g。研末，猪脊髓蒸熟，炼蜜为小丸，早、晚吞服6～9g，或做汤剂，水煎服，用量按原方比例酌减。

小儿智力糖浆（部颁标准8册26页）

处方为龟甲、龙骨、石菖蒲、雄鸡、远志。调补阴阳，开窍益智。用于小儿轻微脑功能障碍综合征。口服1次10～15ml，每日3次。每支10ml装。

开心散（《证治准绳》）

石菖蒲30g，茯苓60g，远志7.5g，人参7.5g。共为细末，每服3g，每日服3次，食后米汤调下。

天王补心丹（《校注妇人良方》）

人参、玄参、丹参、茯苓、桔梗、远志、五味子、当归、天冬、麦冬、柏子仁（炒）、酸枣仁（炒）、生地黄。共研细末，炼蜜为丸，桐子大，朱砂为衣，每服20～30丸，临卧，竹叶煎汤下。或做汤剂，水煎服。

化瘀养阴宁神汤（《儿童多动症临床治疗学》）

丹参6g，赤芍6g，生地黄6g，玄参6g，当归6g，茯苓9g，石菖蒲9g，生牡蛎15g，龟甲15g，桃仁6g，枳壳4.5g，牛膝6g，山楂4.5g。水煎服。

丹栀逍遥丸（《部颁标准1册49页》）

柴胡、当归、白芍、白术、茯苓、薄荷、甘草、牡丹皮、山栀子。水泛为丸，每次3～6g，每日2次，早、晚温开水送服。

六神散（《三因极一病证方论》）

人参、白茯苓、山药、白术、白扁豆、炙甘草等分为末，每用3g，大枣1枚，生姜2片，同煎。

六味地黄口服液（国标转正11册34页）

熟地黄240g，山药120g，山茱萸120g，泽泻90g，茯苓90g，牡丹皮90g。依法做口服液。滋阴补肾，用于肾阴亏损，头晕耳鸣，腰膝酸软，骨蒸潮热，盗汗遗精，消渴。每服10ml。或做汤剂，水煎服，用量按原方比例酌减。

五　画

左归饮（《景岳全书》）

熟地黄12g，山药6g，枸杞子6g，茯苓4.5g，山茱萸6g，炙甘草3g，水煎，食远服。

右归饮（《景岳全书》）

熟地黄30～60g，山药6g，山茱萸3g，肉桂3.6g，附子3～9g，枸杞子6g，炙甘草3.6g，杜仲6g。水煎服。

甘麦大枣汤（《金匮要略》）

甘草9～15g，小麦30～60g，大枣9～10枚（劈）。水煎服。

归脾汤（《济生方》）

人参3g（或党参9～15g），炙黄芪12～16g，炒白术、茯苓、当归、炒酸枣仁、龙眼肉各9g，远志6g，木香3g，炙甘草4.5g，生姜2片，大枣3枚。水煎服。

归脾合剂（部颁标准8册53页）

白术、大枣、当归、党参、茯苓、甘草、黄芪、龙眼肉、木香、生姜、酸枣仁、远志。益气健脾，养血安神。用于心脾气虚，气短心悸，失眠多梦，头昏头晕，肢倦乏力，食欲不振，崩漏，便血。口服，一次10～20ml，每日3次。

生化丸（部颁标准1册56页）

当归（酒制）800g，川芎300g，桃仁（去皮）100g，甘草（蜜炙）50g，干姜（炭）50g，依法做蜜丸，每丸重9g。口服，每次服半丸，每日服3次，温开水送服。养血祛瘀，用于产后受寒恶露不行而不畅，夹有血块，小腹冷痛。

加味补阳还五汤（《儿童多动症临床治疗学》）

黄芪30g，当归6g，赤芍4.5g，地龙3g，川芎3g，桃仁3g，红花3g，石菖蒲9g，远志6g，水煎服。

四逆散（《伤寒论》）

柴胡、白芍、枳实、炙甘草。透邪解郁，疏肝理脾。

宁神定志丸（部颁标准3册62页）

党参300g，茯苓300g，远志200g，石菖蒲200g。共为细末，炼蜜为丸，益气安神，交通心肾，明目。用于神志不宁，惊悸健忘，失眠，倦怠，视力减退。口服，一次服9g，每日服2次。

六至七画

朱砂安神丸（部颁标准10册56页）

由朱砂、黄连、甘草、生地黄、当归组成。清心养血，镇惊安神。用于胸中烦热，心悸不宁，失眠多梦。成年人每次服1丸，日服1～2次。温开水或灯心汤送下，小儿酌减。

安神定志灵（《儿童多动症临床治疗学》）

黄芩、连翘、决明子、醋柴胡、广郁金、全当归、炙龟甲、钩藤、益智、远志、天竺黄、石菖蒲。江苏省中医院韩新民针对儿童多动症心肝火旺证而研制的医院制剂。

竹沥达痰丸（中国药典）

半夏、沉香、大黄、甘草、黄芩、橘红。豁除顽痰，清火顺气。用于痰热上壅，顽痰交结，咳喘痰多，大便干燥，烦闷癫狂。口服，一次6～9g，每50粒重3g。

还少丹（丸）（部颁标准11册79页）

山药、远志、石菖蒲、巴戟天、肉苁蓉、枸杞子、熟地黄、怀牛膝、山茱萸、杜仲炭、茯苓、楮实子、五味子、大枣。依法蜜制为丸。本方原出《普济方》，温肾补脾，养血益精。用于脾肾虚损，腰膝酸软，阳痿遗精，耳鸣目眩，精血亏耗，肌体瘦弱，食欲减退，牙龈酸痛。每丸重9g，每服9g，淡盐水送下，日服2次。小儿酌减，感冒时停服。

血府逐瘀丸（部颁标准1册72页）

当归45g，川芎22.5g，生地黄45g，桃仁60g，红花60g，枳壳30g，桔梗22.5g，赤芍30g，牛膝45g，柴胡15g，甘草30g，依法做蜜丸，每丸重9g。活血祛瘀，行气止痛，用于瘀血内阻，头痛或胸痛，内热憋闷，失眠多梦，心悸怔忡，急躁易怒。

足卫和荣汤（《医林改错》）

黄芪15g，白术6g，党参6g，赤芍6g，当归6g，酸枣仁6g，桃仁4.5g，红花4.5g，甘草3g。水煎服。

补肾宁神汤（《儿童多动症临床治疗学》）

芡实9g，益智9g，山药9g，远志5g，五味子5g，金樱子10g，桑螵蛸12g，杜仲10g，核桃仁15g。水煎服。

补阳还五汤（《医林改错》）

黄芪、当归尾、赤芍、地龙、川芎、桃仁、红花。

八　画

知柏地黄丸（中国药典）

熟地黄240g，山药120g，山茱萸120g，茯苓90g，牡丹皮90g，泽泻90g，知母60g，黄柏60g。为末，炼蜜为丸，滋阴降火，用于阴虚火旺，潮热盗汗，口干咽痛，耳鸣遗精，小便短赤。水蜜丸，成年人每次6g；大蜜丸每丸重9g，成年人每次1丸。小儿酌减。

枕中丸（《中国基本中成药》一部）

本方原名孔圣枕中丸。炙龟甲（酥炙）、龙骨（研末，鸡腹中煮一宿）、远志（去心苗）、石菖蒲（去毛）。上四味等分，为末，每服3g。或做汤剂，水煎服，用量酌减。

炙甘草汤（《伤寒论》）

炙甘草、党参各20～25g，生地黄30～50g，麦冬、阿胶（烊化）各15g，火麻仁10～20g，桂枝、生姜各10g，大枣6枚（劈）。水煎服，每日2次。

参芪膏（部颁标准17册137页）

党参、黄芪、冰糖，依法制成膏滋剂。补脾益肺，用于脾肺气虚，动辄气喘，四肢无力，食少纳呆，大便溏泄。每瓶装300g，每次10g，每日2次。

参芪集神汤（《儿童多动症临床治疗学》）

党参10g，黄芪10g，远志5g，五味子5g，茯神10g，桂枝10g，淮小麦30g，炙甘草5g。水煎服。

泻肝安神丸（部颁标准4册92页）

柏子仁、车前子、当归、地黄、茯苓、甘草、黄芩、蒺藜、龙胆、龙骨、麦冬、牡蛎、酸枣仁、远志、泽泻、珍珠母、栀子。清肝泻火，重镇安神。用于失眠，惊悸及神经衰弱。口服，一次6g（每100丸重6g），每日2次。

泻火涤痰方（刘河间方）

黄连、黄芩、黄柏、栀子、半夏、姜汁、竹沥。

九画

柏子养心丸（中国药典）

黄芪、党参、当归、川芎、柏子仁、酸枣仁、五味子、半夏、肉桂、远志、茯苓、甘草、朱砂。依法蜜制为丸。补气，养血，安神。用于心气血亏虚，心悸易惊，失眠多梦，健忘。每服水蜜丸每次6g，小蜜丸每次9g，大蜜丸每次1丸（9g），每日2次。

祛瘀静神汤（《儿童多动症临床治疗学》）

桃仁6g，红花6g，川芎6g，赤芍6g，鸡血藤9g，石菖蒲9g，益智6g，酸枣仁6g，生龙骨12g，生牡蛎15g，熟地黄6g，水煎服。

养心汤（《证治准绳》）

人参（党参）12g，黄芪12g，茯苓9g，茯神9g，当归9g，川芎9g，柏子仁9g，酸枣仁9g，远志9g，半夏9g，肉桂6g，五味子6g，甘草6g，生姜2片，大枣6枚。水煎服。

十画

桂枝甘草龙骨牡蛎汤（《伤寒论》）

桂枝、炙甘草各6～9g，生龙骨、煅牡蛎各15～30g，水煎服。

健脾安神合剂（部颁标准19册145页）

由一味茯苓组成。健脾渗湿，补中，宁心安神。用于脾虚湿滞，食欲不振，失眠，健忘，心悸等，以及单纯性消化不良，神经衰弱具有上述证候者。口服，每次20ml，每日3次。

健脾八珍糕（部颁标准5册132页）

白扁豆、白术、陈皮、党参、茯苓、莲子、芡实、山药、薏苡仁。健脾益胃，用于老年、小儿及病后脾胃虚弱，消化不良，面色萎黄，腹胀便溏。每块重8.3g，口服，每日早、晚服前热水化开炖服，亦可干服。每次3～4块，婴儿每次1～2块，或遵医嘱。

健脾益智汤（《儿童多动症临床治疗学》）

泡参9g，茯苓9g，陈皮3g，法半夏6g，远志6g，石菖蒲9g，生牡蛎15g，益智6g，枳壳6g，二芽（稻芽、麦芽）6g。水煎服。

脑力静糖浆（部颁标准19册162页）

大枣、甘草流浸膏、甘油磷酸钠、维生素B_1、维生素B_2、维生素B_6、小麦。养心安神，和中缓急，补脾益气。用于心气不足引起的神经衰弱，头晕目眩，身体虚弱，失眠健忘，精神忧郁，烦躁及小儿夜不安寐。瓶装10ml、20ml、100ml、168ml四种。每次10～20ml，每日3次。小儿酌减。

脑乐静（糖浆）（部颁8册143页）

大枣、甘草浸膏、小麦。养心，健脑安神。用于精神忧郁，易惊失眠，烦躁及小儿夜不安寐。口服每次30ml，每日3次。小儿酌减。

通窍活血汤（《医林改错》）

赤芍、川芎、桃仁、红花、葱白、鲜姜、大枣、麝香。黄酒半斤煎药。活血通窍。主治头发脱落，眼痛白珠红，糟鼻子，耳聋年久，白癜风，紫印脸，青记脸如墨，牙疳，出气臭，妇女干劳，男子劳病，交节病作，小儿疳证，紫癜风。

逍遥散（《太平惠民和剂局方》）

甘草、当归、茯苓、芍药、白术、柴胡、生姜、薄荷。治血虚劳倦，五心烦热，肢体疼痛，头目昏重，心忪颊赤，口燥咽干，发热盗汗，减食嗜卧，以及血热相搏，月水不调，脐腹胀痛，寒热如疟，又疗室女血弱阴虚，荣卫不和，痰嗽潮热，肌体羸瘦，渐成骨蒸。疏肝解郁，健脾和营，为调和肝脾的代表性方剂。

逍遥口服液［国标WS-44（Z-12）-93］

本方系逍遥散方制成口服液，便于儿童服用。

柴枳四逆散（部颁标准12册154页）

柴胡、白芍、枳壳、甘草。即四逆散（《伤寒论》）制成口服液。

柴芍六君丸（部颁标准9册150页）

柴胡、白芍、党参、白术、茯苓、甘草、陈皮、半夏。

益气聪明丸（部颁标准4册164页）

党参、黄芪、升麻、葛根、蔓荆子、白芍、甘草、黄柏。水泛为丸。益气升阳，聪耳明目，用于视物昏花，耳聋耳鸣。每次口服3～4.5g，每日2～3次，温开水送服。

益脾宁神汤（《儿童多动症临床治疗学》）

党参6g，黄芪9g，白术3g，远志3g，法半夏6g，陈皮4.5g，茯神6g，石菖蒲9g，生牡蛎15g，生姜3g，炙甘草3g。水煎服。

调神一号方（《儿童多动症临床治疗学》）

石菖蒲12g，柴胡4g，升麻4g，葛根4g，淮小麦8g，甘草6g，大枣6g，川芎4g，细辛2g，制首乌6g，淫羊藿4g，巴戟天4g。上药碎成粗末，水煎2次，每次沸后再煮5min，滤汁，上午、下午各服1次。

调神二号方（《儿童多动症临床治疗学》）

石菖蒲12g，柴胡3g，葛根3g，煅牡蛎10g，淮小麦8g，甘草6g，大枣6g，赤芍4g，生地黄6g，制首乌6g，陈皮4g，制大黄3g，制法服法同调神一号方。

读书丸（《证治准绳》）

菟丝子、生地黄、地骨皮、川芎、远志、石菖蒲、五味子为末，薄糊丸，桐子大，每服七八十丸，临卧白汤下。

十一画

菖蒲益智丸（《证治准绳·健忘》）

石菖蒲（炒）、远志（姜汁淹炒）、牛膝（酒浸）、桔梗（炒）、人参、白茯苓、桂心、制附子。共为细末，炼蜜丸如梧桐子大，每服30丸，饭前服。

羚角钩藤汤（《重订通俗伤寒论》）

羚角片（先煎）、霜桑叶、京川贝、鲜生地黄、双钩藤、滁菊花、茯神木、白芍药、生甘草、淡竹茹。凉肝息风，增液舒筋，清化痰热。

黄芪赤风汤（《医林改错》）

黄芪60g，赤芍3g，防风3g。水煎服。小儿减半。

黄连温胆汤（《六因条辨》）

黄连、半夏、陈皮、茯苓、甘草、竹茹、枳壳、生姜。

清气化痰丸（《医方考》）

胆南星、黄芩、瓜蒌仁、陈皮、枳实、半夏、杏仁、茯苓。水丸，每袋18g，口服，每服6～9g，每日2次，小儿酌情减量。

十二画以上

斑龙丸（《中国基本中成药》）

鹿角霜、鹿角胶、菟丝子、熟地黄、茯苓、补骨脂（盐水炒）、柏子仁。依法蜜制为丸。本方为原上海市药品标准，方出《景岳全书》青囊仙传斑龙丸。每次服5～9g，用淡盐汤或温开水送服，每日服2次。

集神口服液（《儿童多动症临床治疗学》）

党参、黄芪、茯苓、白术、酸枣仁、远志、石菖蒲、五味子等。瓶装每瓶10ml，3～5岁每次服5ml；6～14岁每次服10ml；15岁以上每次服15ml，每日服2次。

越鞠丸（中国药典）

香附、川芎、栀子、苍术、神曲。理气解郁，宽中除满，用于胸脘痞闷，腹中胀满，饮食停滞，嗳气吞酸。口服，每次6～9g。

舒肝颗粒（部颁标准17册266页）

白芍、白术、薄荷、柴胡、醋香附、当归、茯苓、甘草、牡丹皮、山栀子。即丹栀逍遥丸加醋香附组成。疏肝理气，散郁调经，用于肝气不疏所致两胁疼痛，胸腹胀闷，月经不调，头痛目眩，心烦意乱，口苦咽干，以及肝郁气滞所致的面部黧黑斑（黄褐斑）。口服，每次1袋，每日2次。

蜀漆大黄汤（《金匮翼》）

蜀漆（洗去腥）、煅龙骨、煅牡蛎、黄连、生大黄。

静灵口服液（国标转正4册42页）

熟地黄、山药、女贞子、五味子、茯苓、牡丹皮、泽泻、龙骨、远志等。滋阴潜阳，宁神益智。用于儿童多动症见有注意力涣散，多动多语，冲动任性，学习困难，舌质红，脉细数等肾阴不足，肝阳偏旺者。瓶装每瓶10ml，3～5岁，每服5ml；6～14岁，每服10ml，每日服2次；15岁以上，每服15ml，每日服3次。服药期间忌食辛辣刺激食品，感冒发热时暂停服。

礞石滚痰丸（中国药典）

沉香、黄芩、金礞石、熟大黄。降火逐痰，用于实热顽痰，发为癫狂惊悸，或咳喘痰稠，大便秘结。口服，每次6～12g，每日1次。